Medicine

——医学を変えた70の発見

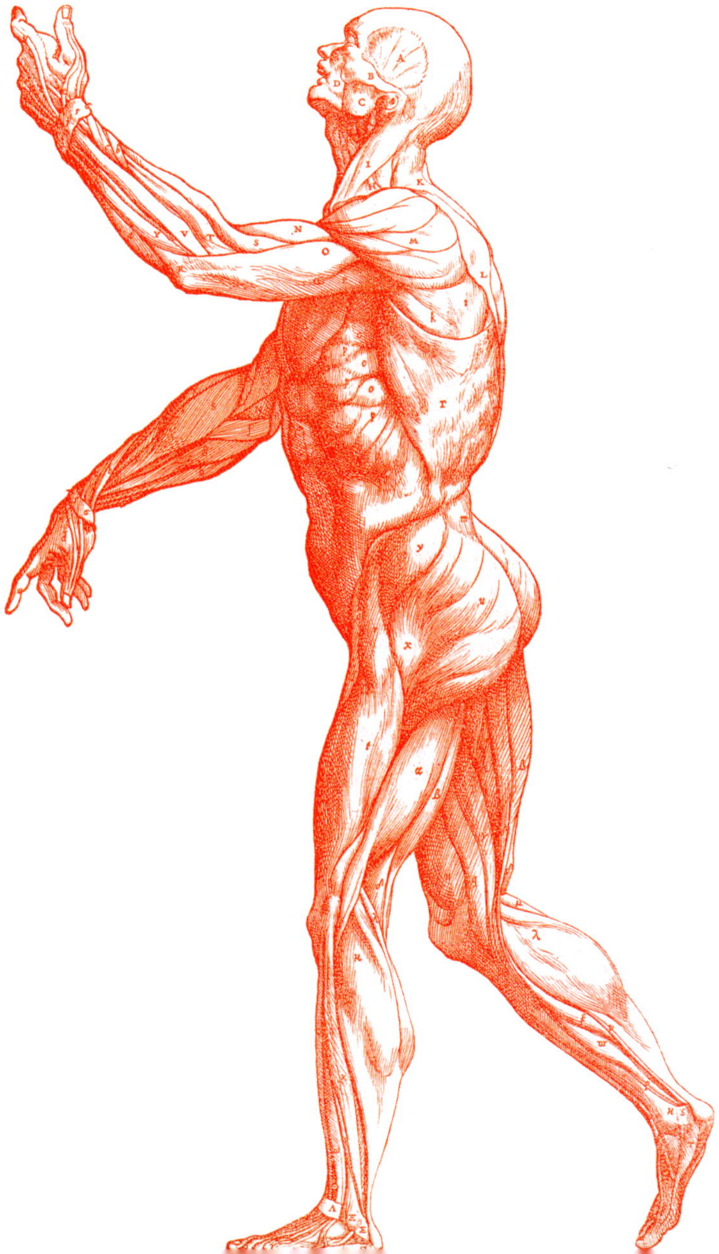

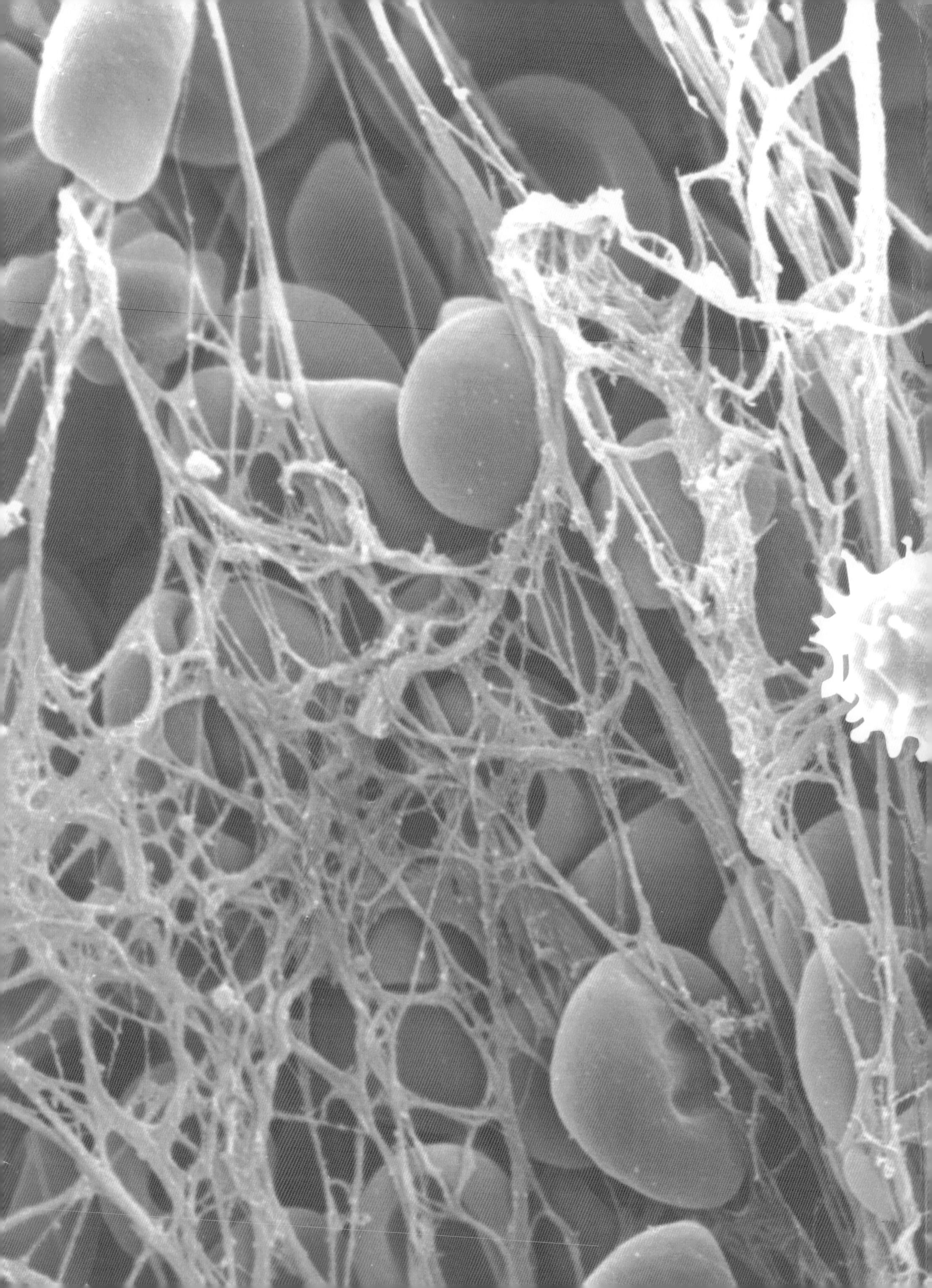

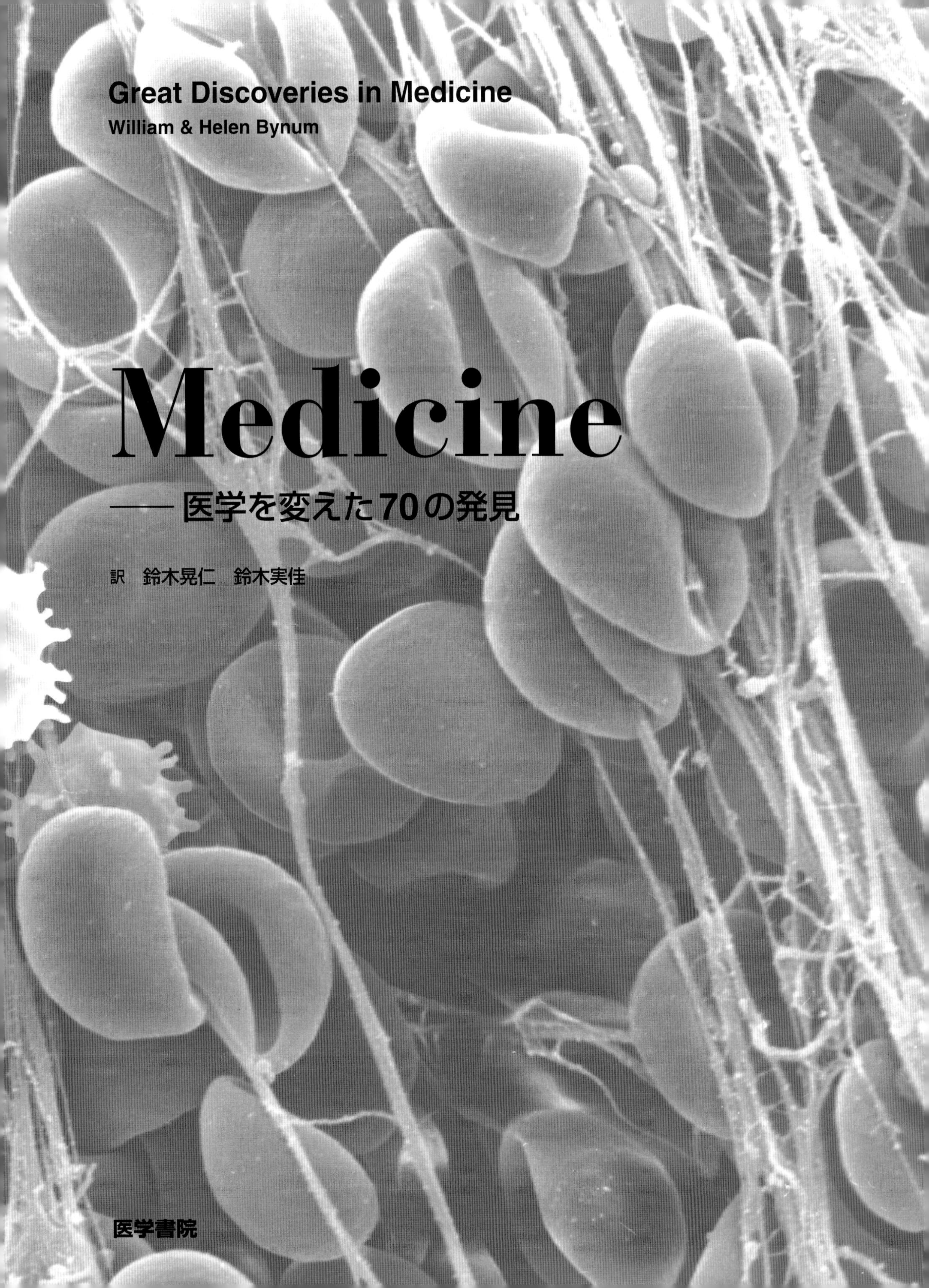

Great Discoveries in Medicine

William & Helen Bynum

Medicine

―― 医学を変えた70の発見

訳　鈴木晃仁　鈴木実佳

医学書院

図版説明
表カヴァー　1594年にパドヴァに建てられた解剖劇場の模型。ロンドン科学博物館蔵/ウェルカム画像コレクションより。
裏カヴァー　(上部)人工心臓(2000年)。ロンドン科学博物館蔵/科学・社会画像ライブラリーより。
—(下部)　マシュー・ベイリーの心臓図版画(1799年)。ロンドン・ウェルカム図書館蔵/ウェルカム画像コレクションより。
小扉　アンドレアス・ヴェサリウス『人体構造論』(1543年)より。
本扉　血栓の電子顕微鏡画像。
5ページ(左)　耳とこめかみを示すプレヴォーの版画(1762年)。デュヴェルネ、ヴァルサルヴァ、ルイシュの解剖図を模したもの。
—(中央)　中国医学で用いられるヤブミョウガ(*Pollia japonica*)の手彩色版画(1665年)。
—(右)　乳癌の細胞の走査電子顕微鏡図。
6ページ(左)　17世紀ドイツの臓器はめ込み式象牙製解剖模型。
—(中央左)　ペストから身を守る衣装をつけた17世紀の医師。
—(中央右)　現代の錠剤。
—(右)　マシュー·ベイリー『人体のもっとも重要な部分の病理解剖学』(1799年)所収の心臓図版より。
7ページ(左)　アメリカ南北戦争で用いられた外科器具図版より。
—(中央)　拡散の法則を発見したトマス・グレアムの測定装置。
—(右)　エドワード・ブレイルスフォードの『タバコの化学的・医学的性質についての実験的論考』(1799年)の口絵より。タバコの植物画。

Authorized translation of the original English language edition,
"Great Discoveries in Medicine"
edited by William & Helen Bynum
Published by arrangement with Thames & Hudson, London

This edition first published in Japan in 2012 by IGAKU-SHOIN LTD, Tokyo

Printed and bound in China by Toppan Publishing

Medicine—医学を変えた70の発見
発　行　2012年9月1日　第1版第1刷
　　　　2013年5月1日　第1版第2刷
訳　者　鈴木晃仁(すずきあきひと)・鈴木実佳(すずきみか)
発行者　株式会社　医学書院
　　　　代表取締役　金原　優
　　　　〒113-8719　東京都文京区本郷1-28-23
　　　　電話　03-3817-5600(社内案内)
組　版　三報社印刷
印刷・製本　凸版印刷(深圳)

ISBN978-4-260-01518-9

目　次

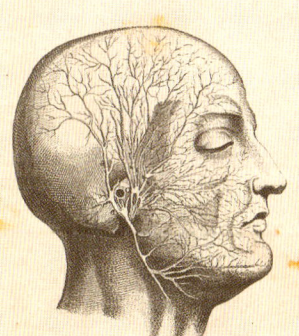

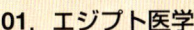

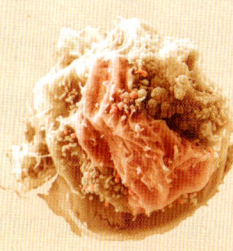

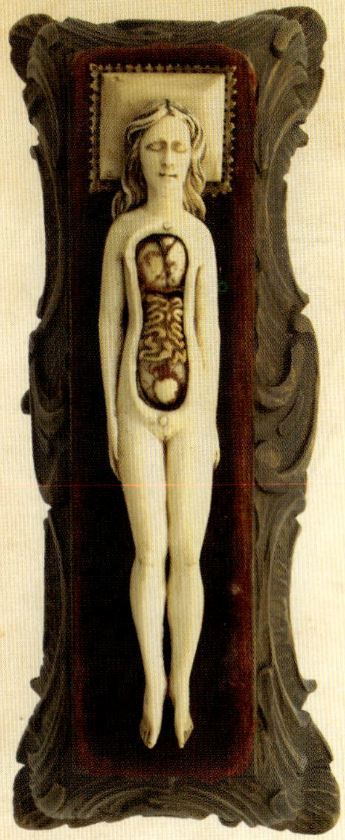

第４章

疫病との戦い　142

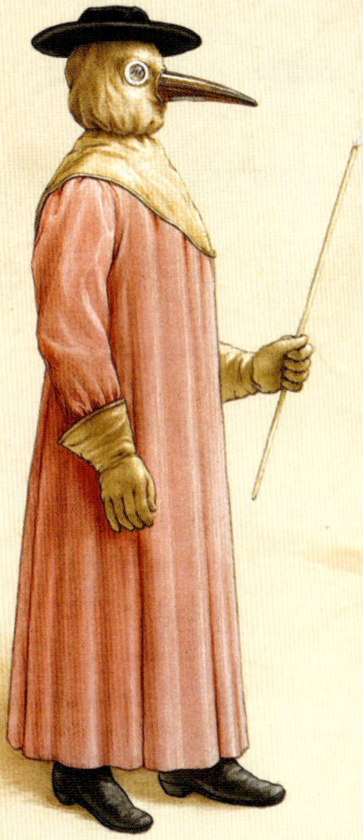

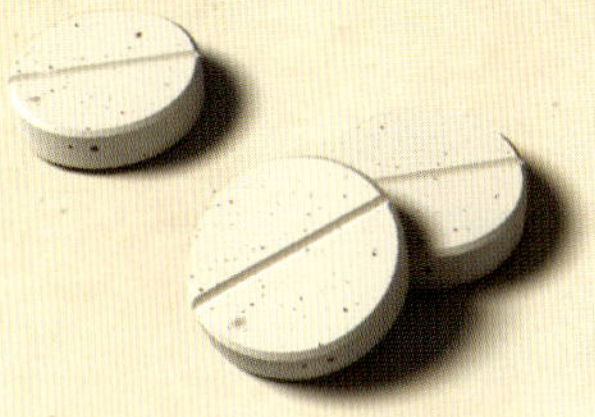

第５章

苦あれば薬あり　180

第６章

外科の飛躍的進展　214

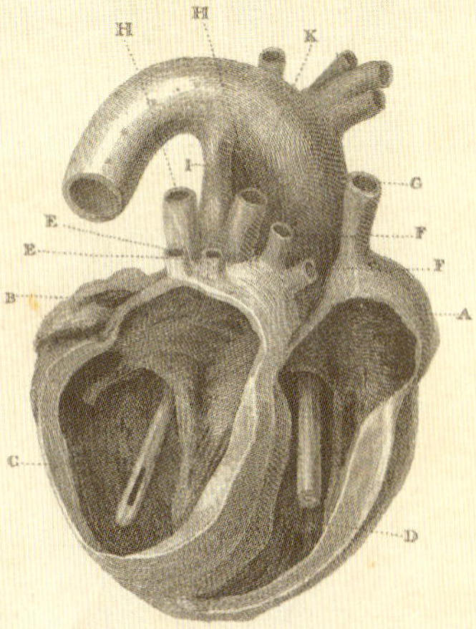

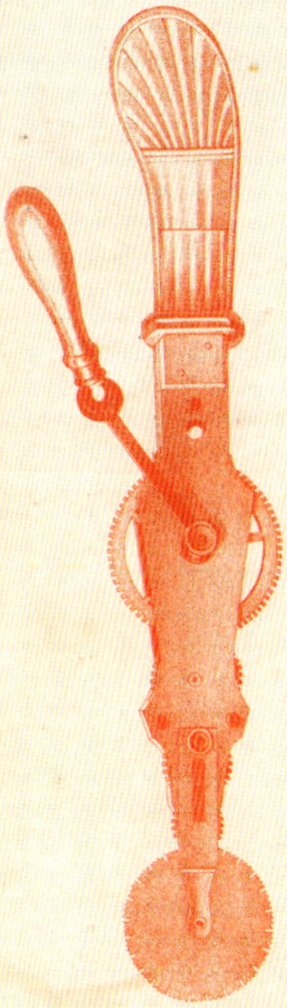

第7章

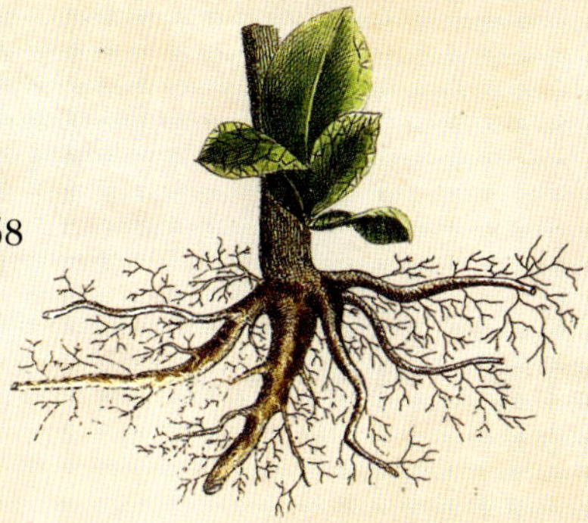

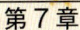

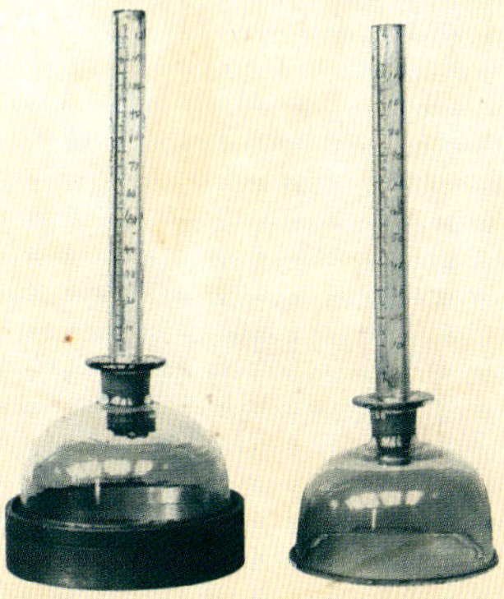

医の知識と技

The SCIENCE & *Art of Medicine*

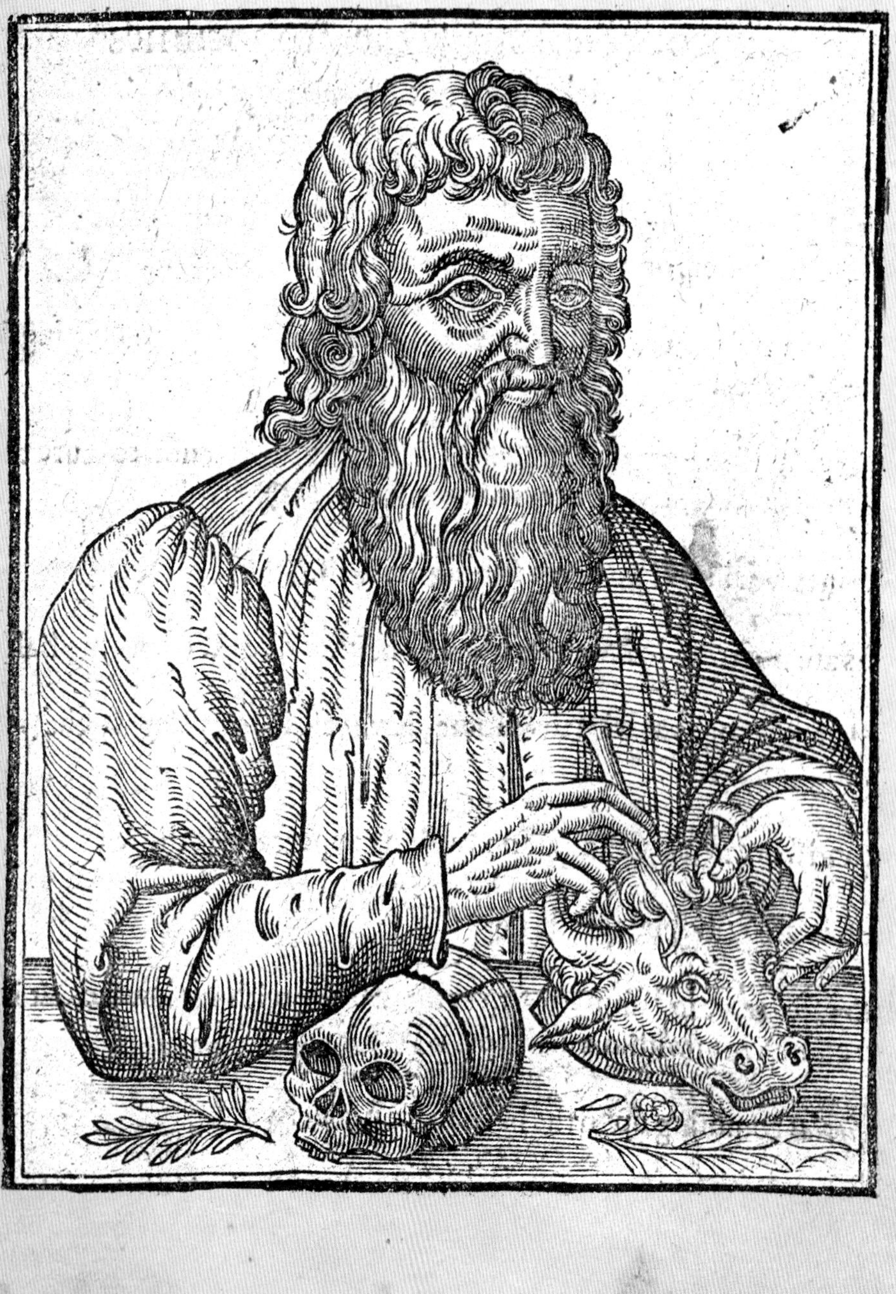

健康は重要である。人は病気になったとき，いつの世でも家族，隣人，あるいは治療者に同情と助けを求める。医学はもっとも古い職業では必ずしもないかもしれないが，たいへん古い起源をもっている。

長い歴史を通じて，医学は万物の超自然的な解釈や宗教と密接な関係をもってきた。古代アッシリア，バビロニア，エジプトなどオリエントの諸文化が残した病気と治療の古い記述を眺めてみると，病気の原因あるいは治療について宗教的な説明がよく行われている。古代エジプトには，治療の神殿があり，それからずっと下って古代ギリシャではさらに有名な治療の神殿が存在した。そして，書かれた記録が残っているすべての古代社会において，医師と聖職者が結びついている例が，普遍的に見出される。

紀元前5世紀から，古代ギリシャで，医への新しいアプローチが現れた。ヒポクラテスと彼に従う者たちのグループによるものであった。ヒポクラテス派は，宗教を信じなかったわけではないが，世俗的な医学を発展させ，自然主義的な枠組みのなかで，健康と病気を説明する医学であった。この意味において，ヒポクラテスは「西洋医学の父」と呼ばれるに値する。ヒポクラテスとその弟子たちが，病気を診断・治療し，患者に健康を維持する方法を教えていたのは，現代の医師とまったく同じである。

健康と病気が宗教的・神学的な関心から完全に切り離されたことはなかったといってよいが，だいたいにおいて医師たちは，患者の病気を合理的で科学的な方法で理解したいと望んでいる。現代の医師は，診断し，病気を治療するために，多くの機械や器具を使い，生理学，生化学，微生物学，分子生物学を医学部で学ぶ。そして，（医師の助けを必要としている患者と出会ったときには）このような学問を臨床に適用することになる。これこそが，医の科学である。本書の目的は，今日の医学を作り上げてきた洞察と個人の功績を知ってもらうことである。

しかし，医という営みのなかで，科学は部分にすぎない。そこには常に，医の技があった。ヒポクラテスもそのことを十二分に知悉していた。今日では医師は臨床の技を研ぎ澄まし，患者の訴えに注意深く耳を傾け，患者に思いを馳せ，心を1つにしながら，治療せよといわれている。ヒポクラテス派は，「常に患者を助けよ，そして最低でも害をなしてはならない」ということも目標の1つとした。医学の長い歴史においてこの教えが達成されたことは，残念ながら非常にまれであったが，本書で時折この教えに出会うことになろう。疫病はなぜ起きるのか理解しようと医師が苦悶しているとき，あるいは，われわれが何を食べ，何を飲むか，あるいは，喫煙するかしないかが，われわれの寿命にどんな影響を及ぼすのか理解しようと医師たちが問うているときの様子を知るにつけ，この教えが姿を現す。現代社会において医学化が進むのに応じて，医学は，いにしえの医師・聖職者が果たしていた人の魂をケアする機能を再びもつようになってきている。われわれはいまだに，「治療の神殿」と呼べるものをもっている。それは私たちがホスピタル（病院）と呼んでいるものである。

容姿を描いた記述はあっても同時代の図像はないので，われわれはヒポクラテスの姿を知らない。しかし，医学の歴史における彼の地位は非常に高く，現代の医療でもしばしば言及されるので，彼を想像して描いた肖像画は無数にある。

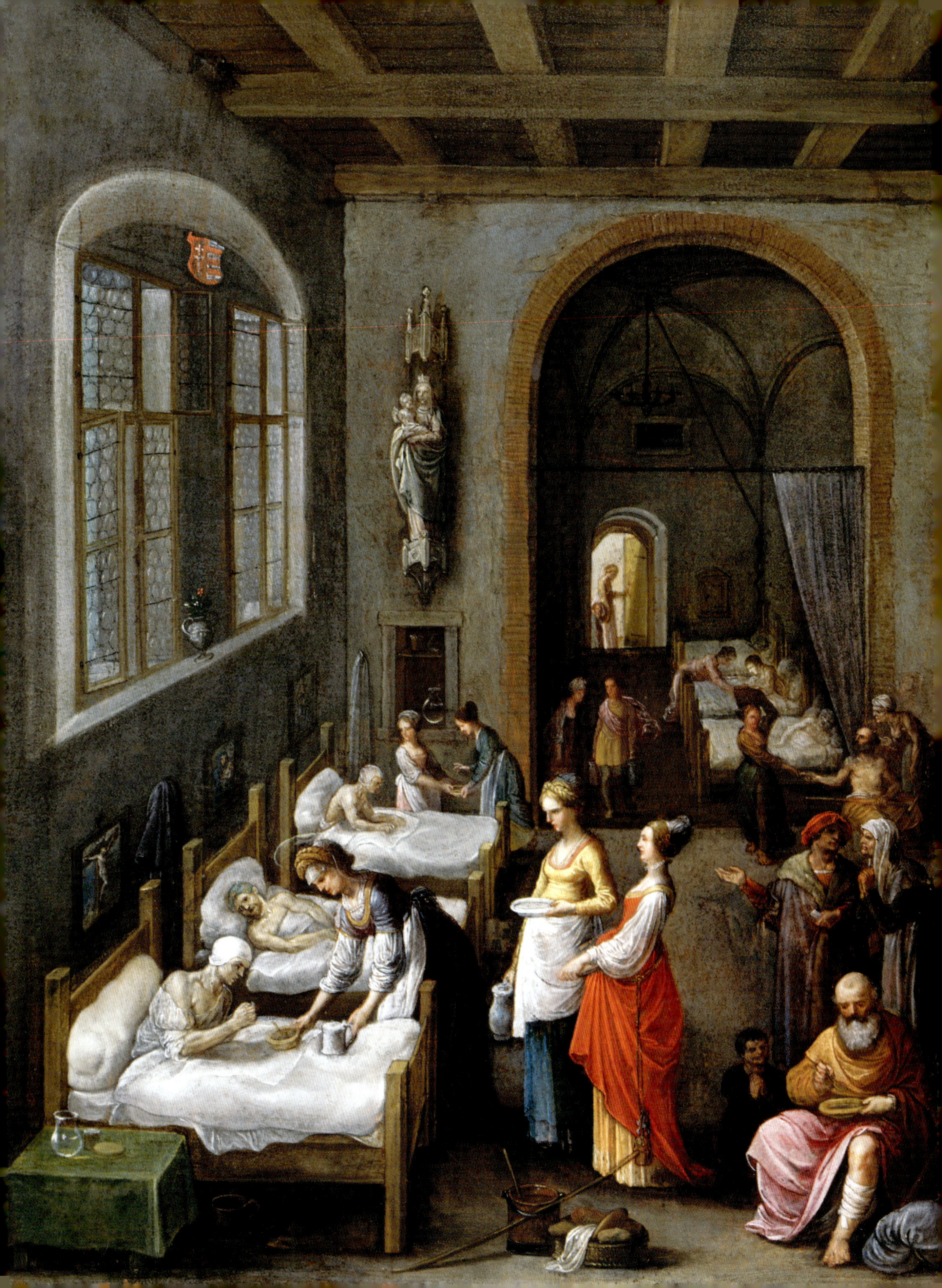

方法と手段

医学の知識の基礎には，常に，身体がどのように働くのか，病気のときにはどのように損なわれるのかについての理解が含まれていた。その理解を通じて，健康を増進し，寿命を延ばすこともできる（もっとも，人々は，健康の絶頂にあると思っているときには，そんなことなど忘れているものだが）。本書の第1章「身体の発見」，第2章「健康と病い」においては，健やかな身体と精神，病んだ身体と精神が，さまざまな文化圏においてどう理解されてきたかを眺める。非西洋的な伝統のなかでは，本質において心身を全体としてとらえるアプローチが支配的だった。一方，西洋医学では，徐々に微細な部分が焦点になっていく傾向がみられ，臓器にはじまり，細胞，分子の順で，微細化していった。こうした単位の機能不全と，相互作用の乱れが病気を説明し，治療する新しい方法を教えてくれたが，おそらくその過程で，患者という全体像が見失われた。

過去に比べて，医学に可能なことは非常に多い。その理由は，驚くほどシンプルな，あるいは目が眩むほど複雑な診断・治療技術である。第3章「商売道具」では，それを紹介する。第4章「疫病との戦い」では，われわれが地球上で共存している微生物と出会う。微生物は，数十世紀にわたって人類を悩ませてきた。ある土地でくすぶっている疾病が，燎原の火のように広がって大流行となりうる。過去と現在の疫病は，まさしくそのようにして作られ，個人の生命を奪い，社会という組織に裂け目を入れてきた。

後半の3つの章において，医学が患者を助けることを試みた多くの方法のうち，重要な3つの側面を検討する。そこでの焦点は，感染症以外の病気になる。第5章の「苦あれば薬あり」は，経口・注入・吸入で痛みを止め，精神病に救いをもたらし，望まない妊娠が起こらないように体内のホルモンの状況を変えるといった薬物のさまざまな役割を探求する。かつて，「切開すれば治る見込みあり」といわれたことがあったが，第6章の「外科の飛躍的進展」においては，メスによる侵襲の栄光を（そして汚辱も）描き出す。第7章の「医学の勝利」は，病気を予防し，健康を増進するために，われわれが発展させてきた広範な方法を示す。どのような人が病気になりやすいか，それはなぜかを，現在の医師は過去に比べてよく理解している。そして，予防接種という手段をもち，臓器が失調したときに身体を生かしておく方法も知っている。胃潰瘍において，あるバクテリアが癌の原因となるメカニズムを明かし，ノーベル賞に輝いた発見で本書は終わりを迎える。ノーベル賞共同受賞者のバリー・マーシャルの言葉を読み，明断に思考すること，一般に容認されている考えを疑ってみること，反対に直面したときでも行動する勇気をもつことの価値を思い出そう。ビッグ・サイエンスと高度なテクノロジーと並んで，このような人間としての特徴をわれわれは必要としている。そして，常にケアをする能力も必要としているのである。

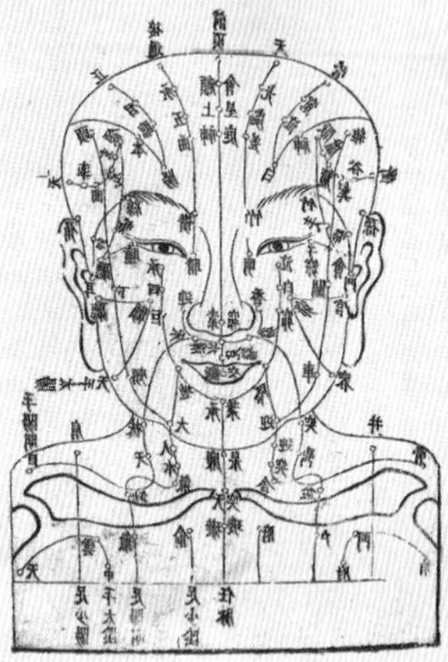

上
17世紀中国の木版画より。頭部前面の鍼図。身体を全体として理解し，気の流れのバランスを正すことを目的として，描かれた線は身体をめぐる気の経路を表し，点は鍼灸を施す場所を表す。

左ページ
聖エリザベートが病院の男性患者に一鉢の食べ物と飲み物を与えている。アダム・エルスハイマーの銅版油彩（ドイツ，マールブルグ）。近世の病院は，治療だけでなく，宗教的な慈善や貧民のケアと密接に結びついていた。

身体の発見

Discovering THE *Body*

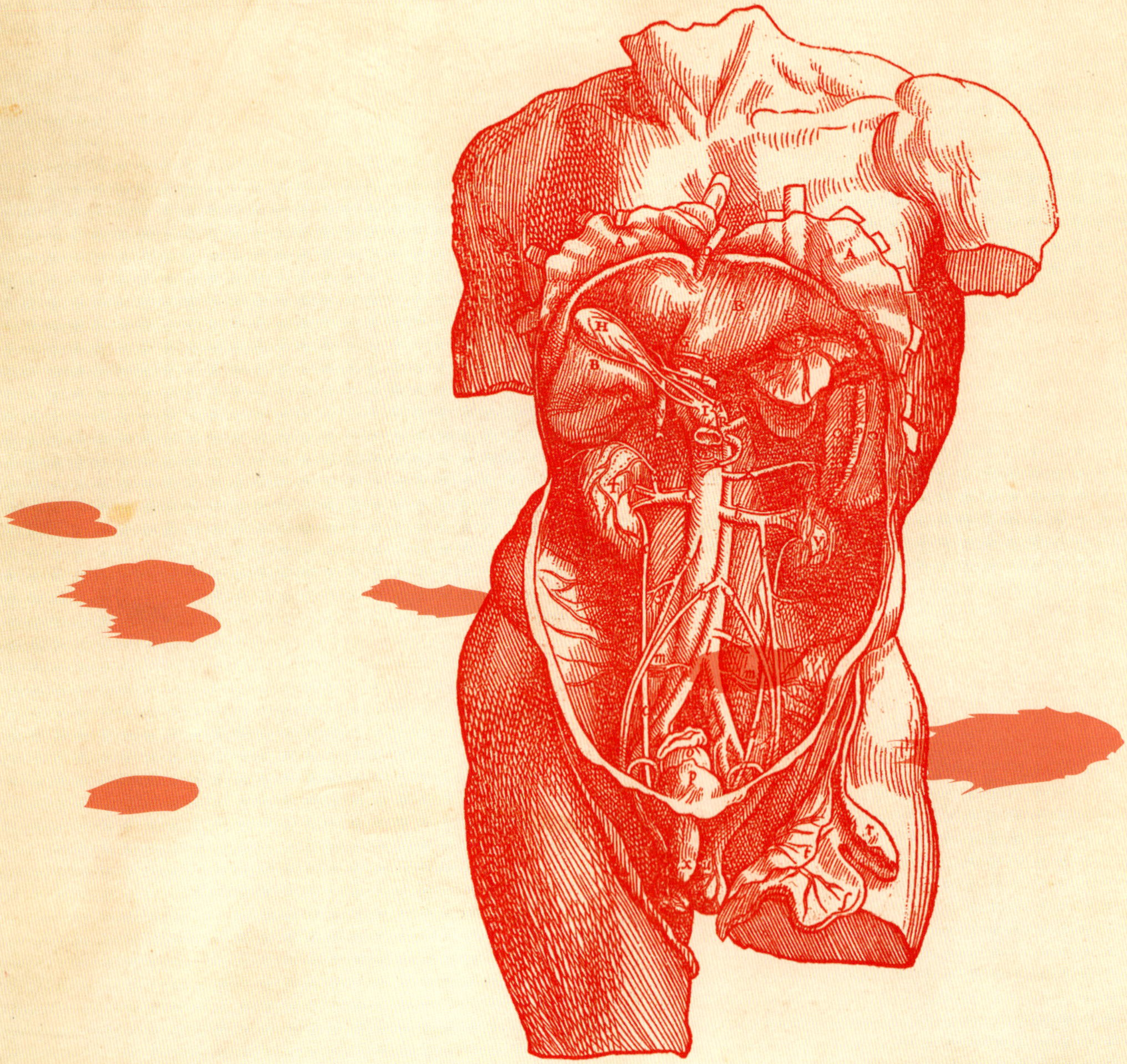

第１章

古代世界に，重要な医学の伝統が誕生した。たとえば，エジプトの医学的伝統はその1つである。医学的伝統の多くは消滅していったが，中国，インド，ギリシャで発達した体系は，長期間残ることになり，それぞれ長い間に変化を被ったが，現在でも多くの信奉者と治療者がいる。中国の体系は，陰と陽，気の流れの概念に基づき，現在の中国でも西洋でも広く実践されている。西洋でよくみられるのは鍼であるが，薬草療法もまた中国以外でも多くの支持者がいる。

古代インドの体系であるアーユルヴェーダ医学も，インドに限らず広く行われている。インド文化のなかで，それと比肩するもう1つの体系があり，ユナニ医学と呼ばれている。イスラムの思想によって形成された古代ギリシャ医学の遺産である。ユナニ医学は，イスラム社会においていまだに人気を保ち，ギリシャ医学の祖であるヒポクラテスの流れをくむ。ヒポクラテスの医学は，西洋では，それとは異なる道をとり，現代の科学的医学の礎となった。この3つの医学（中国，インド，ギリシャ）は，そもそもの枠組みにおいては多くを共有している。いずれも，健康と病気を理解する鍵として体液を強調し，いずれも全体論的であり，病気を患者の心身全体の中で起きる現象とみなしている。またいずれも，健康におけるバランス（平衡）の重要性を強調している。どの体系も，食事，運動，薬物，そして現代では「ライフスタイル」と呼ばれるような広がりをもった治療法をとる。

ヨーロッパにおいて，ヒポクラテスとガレノスの古代ギリシャの伝統の変容は，後期中世に徐々に始まって，ルネサンス期に加速した。この過程の発端には，体系的な人体解剖があり，とりわけ，1543年に出版されたアンドレアス・ヴェサリウスの著作は，解剖学の水準を劇的に高めた。印刷と新たな技法を用いた挿絵は，解剖学の伝統に医学的な意味だけでなく，文化的な意味も与えた。

ヴェサリウスの著作である『人体構造論』の表題は，医学における焦点の変化を雄弁に語っている。かつての体液（血液，黄胆汁，黒胆汁，粘液）中心の医学から，構造をなす固体（心臓，肝臓，脾臓，脳のような臓器）に関心が移っている。ヴェサリウスの基本的な関心は，正常体の解剖学であったが，医師たちが患者の死体を解剖するようになると，病気は臓器に変化を起こすものであることがすぐに発見された。この変化をイギリスの哲学者であるフランシス・ベーコンは，「病気の足跡」として描きだしている。医師たちはこれを「病変」と呼び，ある種の熱病，癌，炎症，潰瘍，膿瘍などさまざまな病気と同一視し，病気になったとき，何が起きているのか理解する手段を提供した。

19世紀以来，分析のレベルがさらに進み，臓器から組織へ，細胞から分子へと微細化していった。健康と病気を理解する枠組みがより微細なものになるにつれて，現代医学はより強力になり，科学と技術に緊密に絡み合うようになった。それと同時に，現在の医師たちには患者という全体を見失わないことが要求され，古代の医学の伝統で本質的だった全体論をある程度保持しなければならないのである。

16世紀の偉大な解剖学者アンドレアス・ヴェサリウスは，パドヴァ大学で解剖を行って，人体の構造を理解しようとした。左図は，切開して内臓が露わになった人体のトルソーであり，ルネサンスの科学と芸術を融合させた記念碑的著作『人体構造論』（1543）に収められている。

01. エジプト医学 EGYPTIAN MEDICINE

美術，考古学，パピルス，ミイラ

A・ロザリー・デイヴィッド *A. Rosalie David*

医師，セクメットのワブ司祭，あるいは魔術師は，
四肢に脈としてあらわれる心臓をはかる。

エーベルス・パピルス（854a）

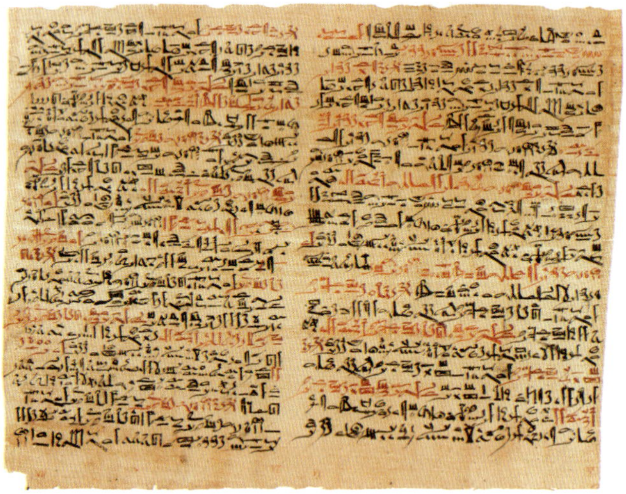

エドウィン・スミス・パピルス（紀元前1570頃）の一部。19世紀にエジプトで購入したアメリカ人業者に因んでつけられた名称。右から左へと神官文字（ヒエラティック）で書かれ，外科についての現在知られている最古の記述である。

古代エジプトの医療は，客観的で科学的な方法と魔術的な操作の両者を用い，「合理的な」治療法と「非合理的な」治療法の双方を組み合わせたものだった。ある病気の原因が外的であり，可視的である場合には，通常合理的な治療法が用いられた。隠れた病因については，神の処罰や，死者や敵の復讐などによるものと考えられ，それにはしばしば呪文や魔術が使われた。どちらの方法も，同じように効果があると考えられていた。近年の研究は，われわれがかつて想像していたよりも，エジプトの病気に対するアプローチが実用主義的だったことを明らかにしている。

古代エジプトの医学をわれわれに伝えるのは，美術作品，考古学，パピルスそしてミイラなどであるが，それぞれ，その量と正確さにおいて，大きなばらつきがある。たとえば，墳墓に由来する美術品では，エリートは完全で理想化された身体をもち，病気や奇形をもっていないものとして描かれる。考古学的な資料，あるいは筆記された記録の残存は限定的である。一方，ミイラなどの研究は，病気，ライフスタイル，医療について，偏りが少ない情報を与えてくれる。

医師の手引書

これまで発見された医学パピルスは12点しかない。それぞれがより大規模な集成の一部であると考えられている。おそらく医師の手引書であり，エジプトの生理学の概念を垣間見せてくれ，多様な疾病についての症状，診断，治療法を描いている。しかし，翻訳には多大な困難があり，多くの単語の厳密な意味と重要性は不明なままである。

紀元前1820年頃のカフン・パピルスは，産科学についての最古の論文であり，そこには避妊のための処方と妊娠判定が記述されている。紀元前1570年頃のエドウィン・スミス・パピルスは，世界最古の外科の記述であり，通常ギリシャに帰される重要な進歩が実ははるかに早くエジプトで起きていたことを示している。たとえば，症状をグループとして考えること，すなわち症

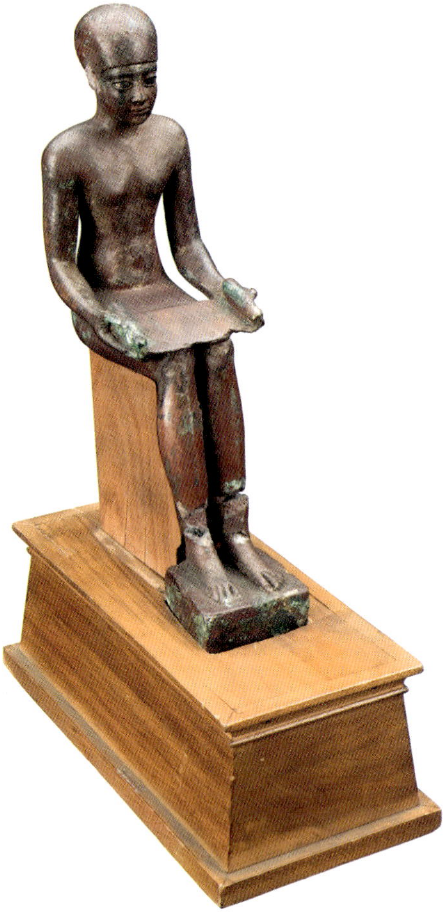

左
紀元前600頃~30年のイムホテプ神の青銅像。その頃このような小像が数多くつくられた。司祭の帽子をかぶり，膝の上に巻物を置いており，書記司祭であることを示している。

下
上エジプトのデンデラの神殿遺跡。泥煉瓦でつくられたある種のサナトリウムで，来訪者は特別な水で沐浴した。右上部には，ローマ時代に建てられた出産館がある。そこでは，女神ハトホルがホールスとの間にもうけた子どもであるイヒーを出産する儀礼が行われた。

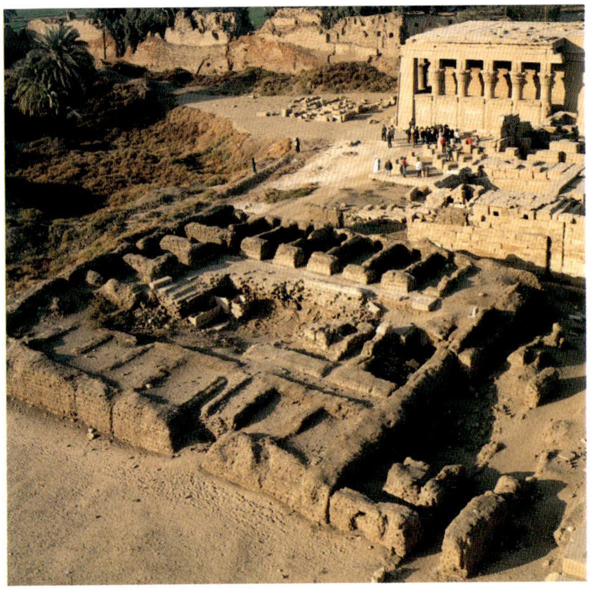

候群の概念がすでに現れていた。また，エジプトでは，脈が測られていた証拠がある。さらに脳の機能の局在性が理解されていた。

神の次元

治療者たちは，外科，薬物治療，魔術を含む多様な治療を用いた。町や村の地域で医療を営んでいた者もいる一方，医学の女神であるセクメットの司祭のように，儀礼司と医師の役割の両方を行う者もいた。医療と癒しにかかわる神がいた。イムホテプは，王家付きの建築士であり，おそらく国王の侍医であった。彼は死後神格化され，医学知識の創設者の栄誉を与えられ，後にはギリシャの医神であるアスクレピウスと同一視された。

治療において寺院は重要な役割を果たした。医師を訓練しただけではなく，患者を聖なる水で清め，「寺院睡眠」も行われた。患者は，小さな暗い部屋に一人きりになり，トランス状態になった。そして，神と出会って，癒しを経験すると信じられた。エジプト人は，このタイプの治療をギリシャよりもはるか以前に行っていた。しかしながら，エジプトで発掘されているのは，デンデラの神殿に隣接する1か所のみで，おそらくプトレマイオス朝時代（紀元前332-30）の建物である。

エジプトの貢献

エジプトの伝統は，ギリシャとアラビアを通じて伝えられ，ヨーロッパと近東の医学と薬学に受け継がれた。エジプト由来の重要事項には，解剖学における観察，外科学における実験，解剖学と医学の語彙，再現可能で治療の効果があることが証明されている薬学，添え木，包帯，補綴具の使用，心身を病む者が治療されるサナトリウムがある。このようにエジプトの貢献は多大だが，合理的な治療法と並行して，非合理的な治療法を保持し，それがさらなる発展を妨げた。

02.

中国医学 CHINESE MEDICINE

全体を理解すること

リンダ・L・バーンズ *Linda L. Barnes*

自分の心を完全に発達させることで人は自分の本性を知る。
自分の本性を知ることで，人は天を知る。

孟子（紀元前４世紀）

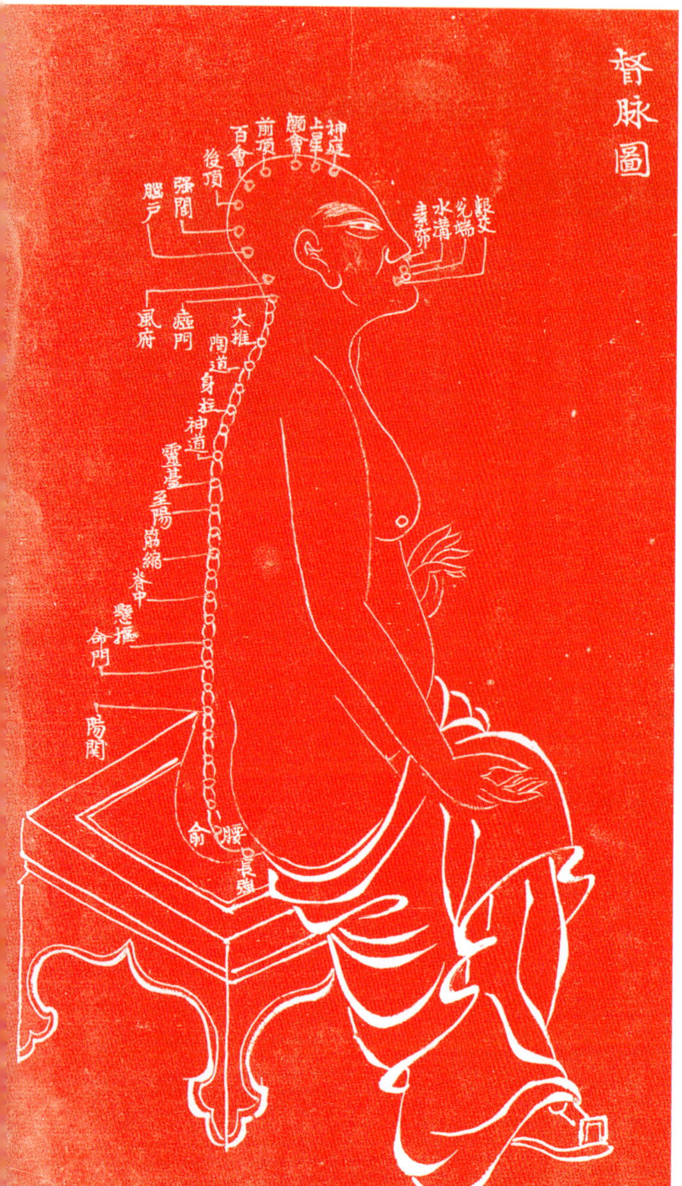

中国の歴史を通じて，思想家と医療者は変化の本質を研究し，万物は決まったかたちをとって変成する内なる傾向をもつという理解のもとに探究してきた。彼らは発見を治療術に適用し，それを行う概念の枠組みを発展させた。その枠組みが，強調される側面を変えながら，歴史を通じて複雑な解釈の重層を形成した。

気・陰陽・五行

中国の新石器時代は，紀元前１万年頃に始まり，紀元前２千年頃の金属器の導入で終わる。その時期には，生きているものとそうでないものを区別する境界は見出されていなかった。すべての事物を作り出しているのは，動的な宇宙に満ちている気（「チー」と発音される）であった。生・病・死の状態はいずれも，気の変化として理解された。このような理解が可能になった理由は，気が炊飯のときに立ち上る蒸気のように細かくなることもできるし，岩のように密になることもできると考えられていたからである。蒸気や吐息は，岩のように固いものに変わりうると考えられ，万物は気であるから，人間であれ自然界であれ宇宙であれ，すべての変化は気が無限のパターンをたどって変成するときの表現なのである。

そのようなパターンの１つが陰と陽の概念で理解された。陰はもともと，冷たく，日かげで，湿った山の側を意味し，陽は反対に，熱く，明るく，乾いた側のことだった。太陽が空をめぐるにつれて，それまで日かげだった側が日なたになる。このことは，暗と明という２つの相補的な現象が，連続した変化によってつなげられることを示している。であるから，陰が常に陽の源となり陽が常に陰の源となるような陰陽図を描くことができる。

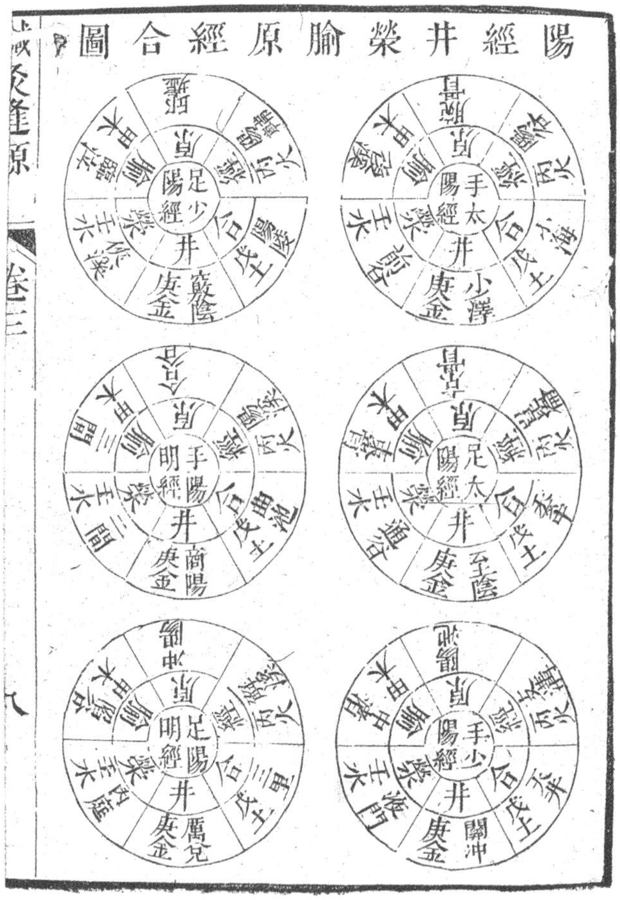

左
1817年の木版画。円形の図は，陽の経路の名と点を示す。陰の気の経路もあり，陰と陽のパターンが常に維持されている。

左ページ
清朝（1636-1912）末期の督脈図。身体の8つの特別な経路のうち1つを表している。経路に沿って鍼灸を行う点が示されている。

「五行」は，第2のパターンである。これは，火，土，金，水，木の5元素とも訳され，気が変化する5つの形の性質を表している。どの元素も，結びつきを繰り返しながら，別のものに変化する。どの元素も，他のものに影響を与え，あるいは他のものに影響される形式をもつ。

道

中国の思想家と医療家たちは，このような変化のパターンを特徴づけ支配しているある原理を想定していた。すなわち，「道」の概念である。道は，言葉では説明できないがゆえに「名無きもの」である。道は，万物に先んじて存在し，また自然と世界のあらゆる現れに反映される。この原理は，一見すると関係ないようにみえる現象の間にネットワークを作り出して相互に連関し反映し合うパターンやプロセスを作り出す。それゆえ，孟子（紀元前372-289）は，自己修養を通じて，自分がもつ感じ，考え，知る能力を深く意識することができ，道が自分の生命と世界に展開していく過程に働いていることも意識することができると考えた。

気と陰陽五行は，それらが道の表れであるから，人間のシステムのなかにも見出せるし，人間のシステムとしても理解できる。それゆえ，人間はその内部の要素を感じ，経験し，調和させることを学ぶことができ，それとともに外部の世界と他の人々と調和することもできる。人間のシステムは，その結果，あらゆる自然と宇宙の過程と深部において共鳴する。

経路

共鳴の1つの形は，気をつなぐ経路である。身体を多くの経路が通っているが，よく知られているのは20ほどである。そのうち12は肺，大腸，胃，脾臓，心臓，

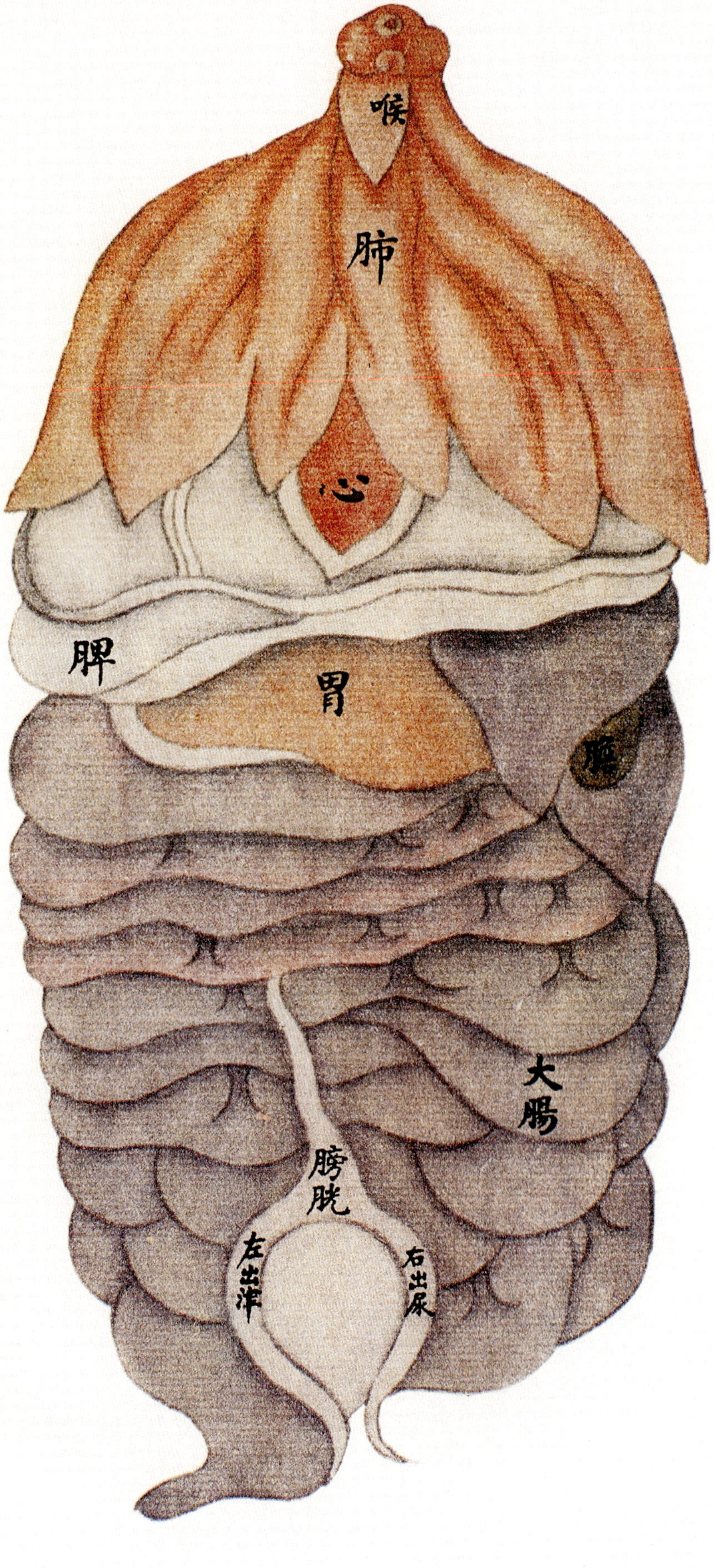
喉
肺
心
脾
胃
大腸
膀胱
左出滓
右出尿

小腸，膀胱，腎臓，心嚢，胆嚢，肝臓，三焦の 12 の臓器に対応している。残りの 8 つの経路は，12 の経路の上にある点をつなぐものである。

中国医学における「元素」という言葉は，固定的な現象よりも過程を示すものであり，「臓器」や「内臓」は，それぞれの身体部分と結びついた機能や過程を指している。「臓器」は，ある種の事物が行う行為でもあり，事物同士の関係でもある。たとえば，三焦は，身体を通じて熱と液体が動くことも意味している。それぞれの臓器の機能は，特別な感情にも対応し，それ自身の形，属性をもつユニークな存在である。

「道」は，ものとその部分の内部，そしてそれらの間に存在する深いダイナミックなバランスを示すものであり，異なった経路にある自由な流れでもある。そうだとしたら，バランスの失調や，流れの遮断は，人の健康を損ない，疾病へと至ることになる。例をあげると，死者は，気が 1 つのあり方から別のあり方に変化したことを表し，死者と生者は，相互に影響を与え続ける。生者は，生きている家族にするのと同じように，死者にも感謝を捧げ続けなければならない。それをしなければ，死者は怒り，幽霊として生者を苦しめて注意をひこうとするだろう。他の家族に打ち捨てられた幽霊も，苦しみを与える。それを直すには，捧げ物や回復の儀式，特別な場合にはお祓いが必要になる。

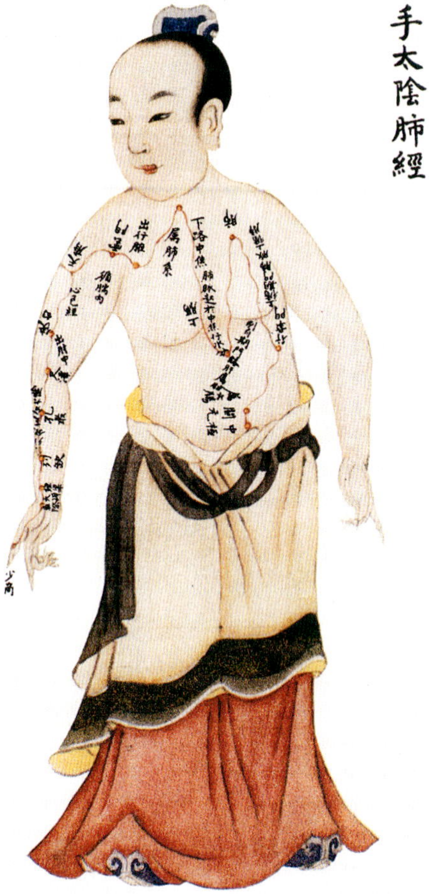

上
清朝初期の手稿より。この図は，手太陰の経路と点を図示している。

左ページ
24 の彩色画つきの同じ手稿より，腹部内臓を前面から示したもの。

外部・内部が全体に与える効果

外部にある自然の力，たとえば，熱や冷，湿，乾，風，火は，個々にあるいは組み合わさって身体に悪影響を与える。その結果，気の平衡が崩れて，過剰または欠乏が生じる。ある食べ物を食べたり，ある行動をするなどの日常的な事件で，さらに悪くなる可能性がある。内部の要因としては，臓器の機能や，それと関係する感情が，異常に高まったり，低下したりすることによる。肺は悲しみや苦しみと結びつき，肝臓は怒りや恨みと，腎臓は恐れや不安と，脾臓は過度な心配と結びついている。

中国医学は歴史的にいくつかの部門をもっていた。それぞれの部門で，バランスを欠いた食事の効果や，内外の病原体，気の流れの阻害，出血や骨折，老化，環境の影響などが扱われた。これから，食事療法，薬草医学，太極拳のような運動を基本とするもの，骨接ぎや按摩，長寿法のための自己修養，顔相を読んだり風水によ

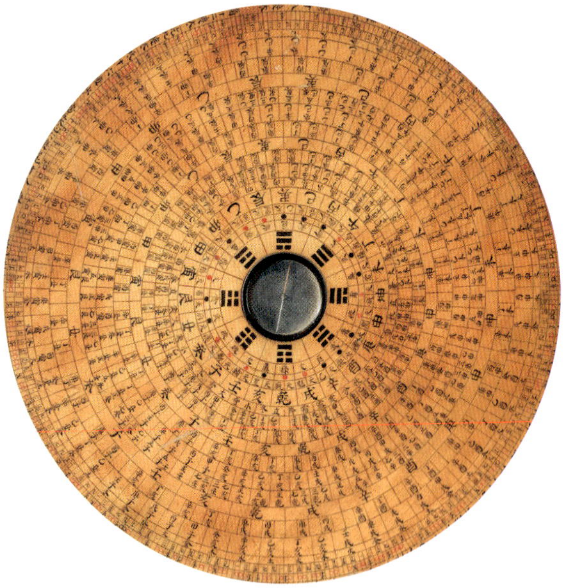

左
木製の占い円盤万年暦。風水においては，家を建てる際にもっとも健康によい場所を決めるのにこのような羅盤が用いられる。陰と陽のバランスがとれて，病気になる可能性が下がるような方向が決められる。

下
鍼とナイフなど中国の外科用具。

る占い，鍼や灸などの介入（鍼は，もともとは針だけでなく，簡単な外科器具も用いていた）が発展した。薬師如来に祈ることは，これらのアプローチと並ぶ方法だった。

治療者は，気の阻害の具合を診て，見ること，臭いをかぐこと，触れること，聞くこと，そして平衡の失調の性質を特定するために質問することなど，感覚に基づいた診断方法を発展させた。なかでも，触れることは，患者の脈を診る洗練された手法に発展した。社会と宇宙の水準における平衡の失調を知るためには，それに対応する方策が必要だった。たとえば，地中の気の流れを知る特別な羅盤である。

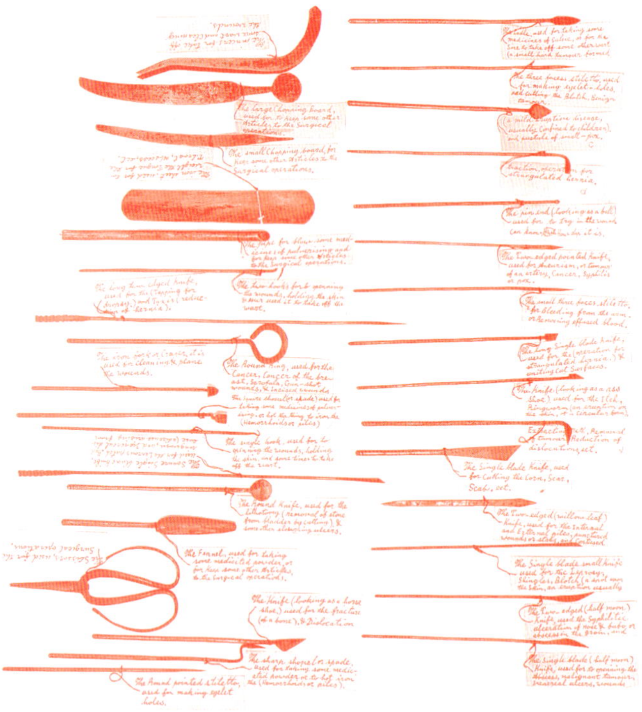

生きている伝統

これらの治療は，中国本土だけでなく，台湾や香港などの華僑により今でも行われている。それだけでなく，世界のさまざまな文化に採用された。それぞれ時間を通じて変化し，さまざまな系統の学派と伝統に分かれていき，1つの体系的なアプローチにまとめる必要はなかった。1970年代以降，鍼はもっとも知られる実践となった［21］。特に，トラディショナル・チャイニーズ・メディシン（TCM）と呼ばれる中華人民共和国の標準化された鍼がよく行われている。しかし近年，中国本土で医療市場が開放されるのに伴い，かつての古い方法も再び浮上し，世界の各地でTCMと並んで成功を収め

右
中国南東部の廈門の死者に捧げられた紙製の祭壇。生者は，死者を尊敬し，その名誉を守ることを継続しなければならない。それを怠ると，亡霊に襲われ，病気に罹る。

下
脈を診る正しい方法。上の部分は，他人の脈を診る方法。下は自分の脈を診る方法である。脈診は，さまざまな身体部位で脈の質的な違いを感じとる。中国医学のなかでも非常に洗練され，高度に複雑なのが脈診である。

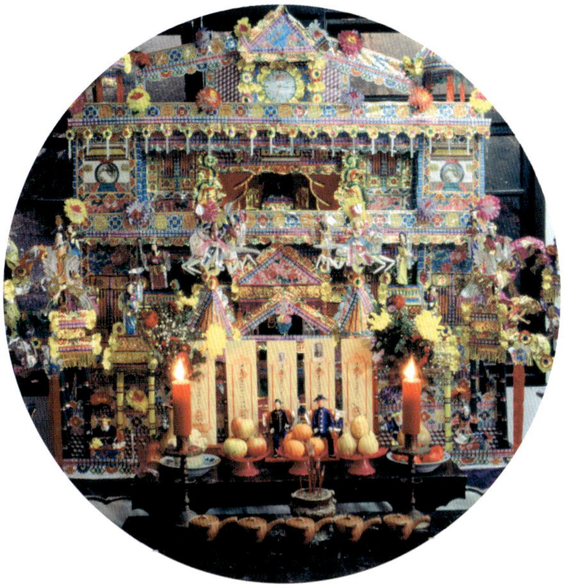

ている。

　こうした治療法に中国医学の多様性をみることができるが，根本的に「気」を重視することが共通項である。ある現象は「道」が表れるすべての形と結びつき，ひとつの状態を見ることは，他の状態を見る窓を開くことになる。個々の治療者はこの広大な領域の一部分だけを行い，科学者の共同体はそれよりもさらに狭い部分へと専門化するのだが，中国医学のもつ身体と人格の理解が本領を発揮するのは，全体においてである。

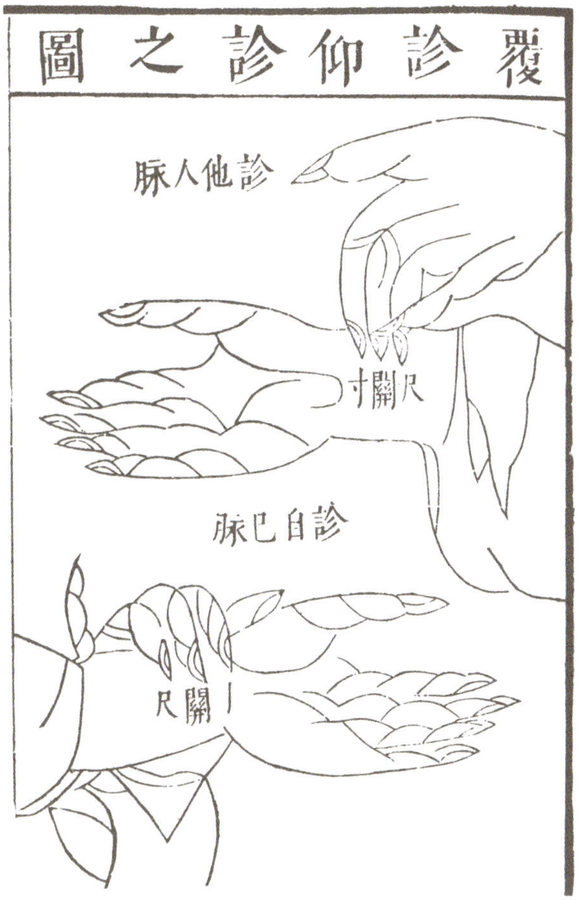

03. インド医学 MEDICINE IN INDIA

アーユルヴェーダを作った世界

ガイ・アトウェル *Guy Attewell*

それはアーユルヴェーダと呼ばれる。なぜなら，それはどの物質，性質，作用が生命を高め，どれがそうでないかを教えてくれるから。

『チャラカ・サンヒター』(1.30.23)

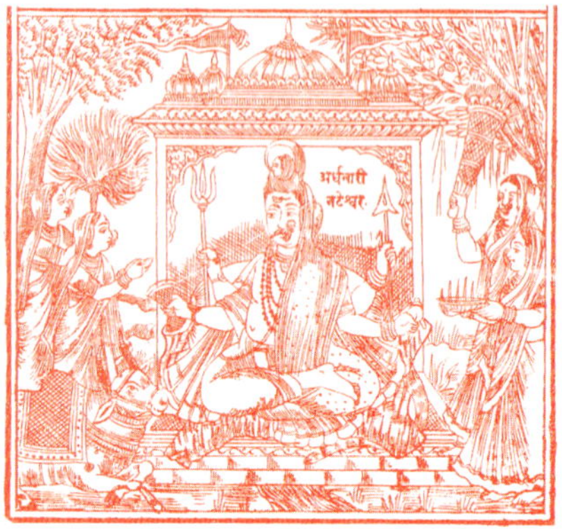

左
アーユルヴェーダ医学の神であるダンヴァンタリは，サンスクリットのテキストに記されているヴィシュヌの4頭の化身である。ダンヴァンタリの像や似姿は，アーユルヴェーダ医学の病院や製薬会社の入り口などにみられる。

右ページ
1800年頃のネパールの人体解剖図。実際の解剖ではなく，アーユルヴェーダの文献に基づいた人体の図像である。経路が体の上に記され，体液の座である臓器がトルソーの中に描かれている。図に付されている解説は，16世紀のサンスクリット語の書物からの抜粋であり，ネパール語の校訂が付されている。

インド亜大陸の治療文化は，地域によって違いがあり，歴史的にも大きな変化を経て，多様で複雑である。一方で，人と物と文献の移動を通じて，それぞれの地域の医学は相互に浸透している。インドは，アーユルヴェーダとユナニ医学とシッダやヨガなどの医学体系を擁し，そのなかでアーユルヴェーダはもっとも広く行われ，成功している。

アーユルヴェーダは，サンスクリット語文献の伝統に基づき，特に紀元前200年から紀元600年の間に書かれた3つの集成から成っている。その3つの書物とは，『スシュルタ・サンヒター』，『チャラカ・サンヒター』，『アシュターンガフリダヤ・サンヒター』である。『アシュターンガフリダヤ・サンヒター』の著者と書かれた時期については諸説あるが，その写本は1400年頃からインドの各地図書館に存在し，この集成的な著作が重視されていたことを物語る。それに対して，それぞれの地方ごとの治療の伝統と，サンスクリットから土俗語に翻訳されたテキストについては，これまであまり研究されていない。ある地域に限定的な口承の伝統の知識についても，われわれが知るところは少ない。

平衡を失った身体

アーユルヴェーダは，複雑な歴史の重層をもつゆえに，その根本的な概念を議論するには注意を要する。しかし，人体の3つの体液(「3つのドーシャ」)の原理は，多くのアーユルヴェーダのテキストにみられ，その理論と実践の基本であると考えられている。3つの体液(ヴァータ，ピッタ，カパ)とは，もともとは「欠点」を意味し，3つを総合して「トリドーシャ」と呼ばれる。3つのドーシャは，インド・イスラム教の伝統に発し，アラビアで先行して，14世紀以来ペルシャで発展した体液理論の概念に対応している［04，05］。

サンスクリット語の文献は，固有の感覚的属性をもつ物質としての形態をとるドーシャを論じている。『チャラカ・サンヒター』においては，ヴァータは乾と冷の性質をもち，そして軽い。ピッタは熱く，酸で辛い。カパは冷たく油質で，重く，甘い。ドーシャが，体内のそれぞれの座から切り離されたり，過度に集合したり減少したりすると，病気を引き起こす。『アシュターンガフリダヤ・サンヒター』では，身体の組織と廃棄物とドーシャは人体の3つの基本的要素だと考えられている。健全なバランスのとれた状態では，ドーシャ

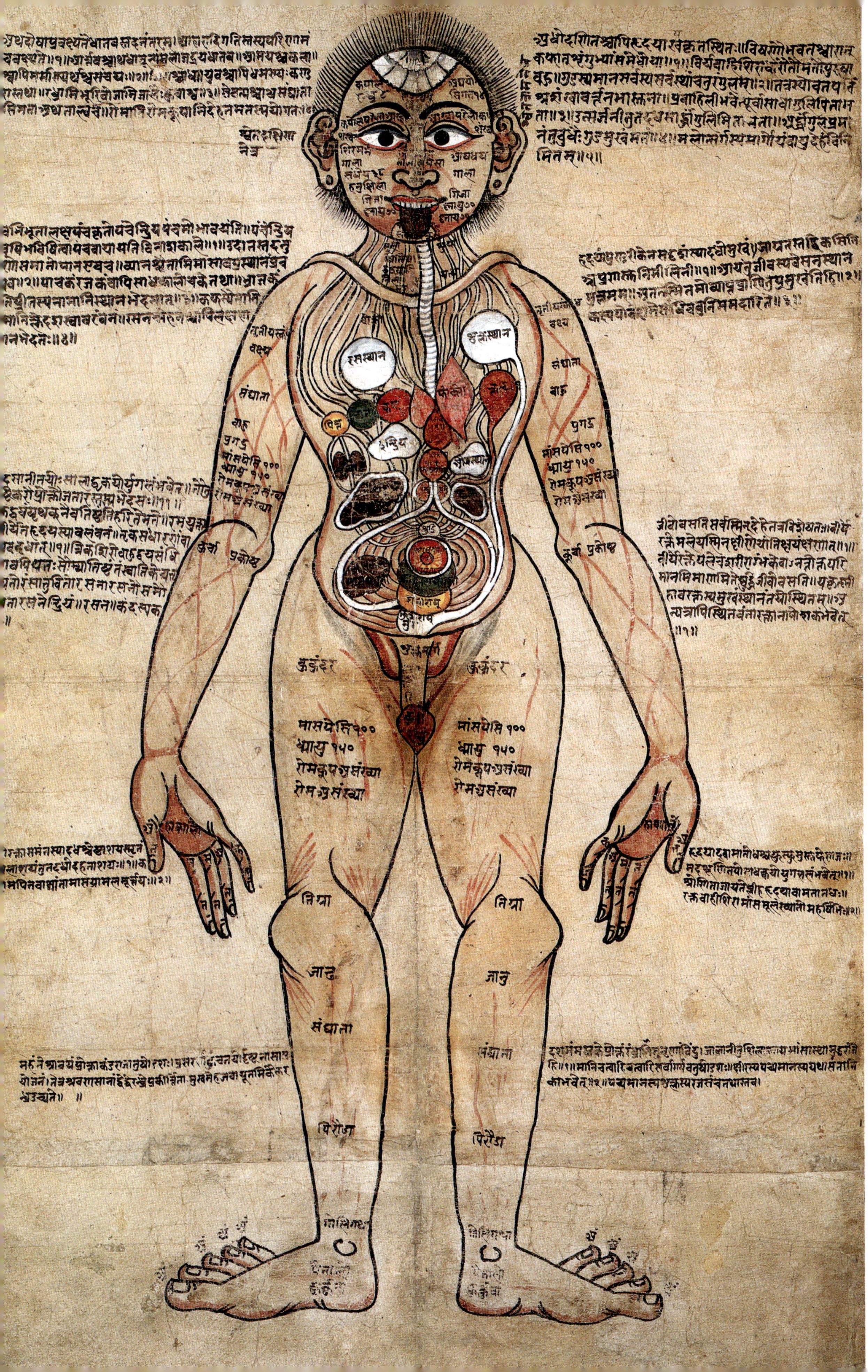

は身体を適切に機能させる。ヴァータは動きや運動のもとであり，ピッタは消化の働きをする火や，知性や美相のもととなり，カパは油と安定と辛抱強さのもととなる。しかしながら，増加しすぎると，それぞれの体液は問題を起こす。ヴァータは痩せと便秘と色のくすみと感覚の弱まりを起こし，ピッタは黄化と飢えと渇きと不眠を起こす。カパは消化の火を止め，白化と疲労とけだるさと重さを引き起こす。

ヴァーグヴァータは，平衡が失われると，ドーシャは何かを支えるものではなくなり，破壊するものになると主張している。破壊状態は，「賢さに対する犯罪」，季節の変化，（量と質において）不適切な消費，不摂生な性行動，毎日の習慣などによってもたらされる。ドーシャについての後代の見解は，このように一般化できるが，実際にドーシャがどのような意味がもつのかについて議論が続いている。3つのドーシャを（たとえば内分泌学のように）生物医学的に解釈するのが20世紀初期からのアーユルヴェーダ理論の1つの特徴である。

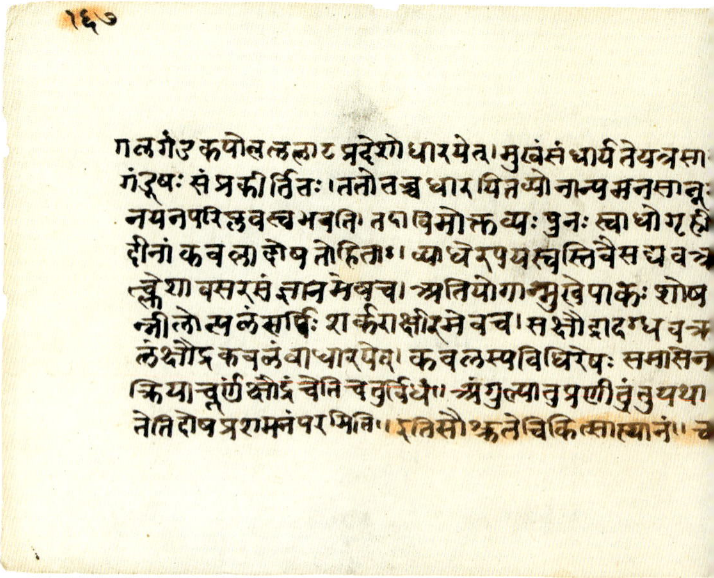

診断

アーユルヴェーダの診断的および予測的手順は，時代を経て変化してきている。『アシュターンガフリダヤ・サンヒター』は3つの特徴をもつ。それらは規則を示したもので，必ずしも実践でそうなっているとは限らないが，ダルシャナ（特に舌に注意を払い，患者のすべての部分の診察），スパルシャナ（触診），プラシュナ（問診）である。14世紀の書『サールナガダーラ・サンヒター』には脈診の体系的手順が示され，後にはアーユルヴェーダの代表的手法となる。それ以前のテキストにはそのような記述はみられない。こうした手法は，ペルシャ・ガレノス系医学から，あるいは長きにわたる中国との接触，あるいは密教秘術を通じて導入されたのであろう。医文化の相互促進という見方を嫌悪してか，こうした手法がアーユルヴェーダ起源であったが，ここでとりあげた3つの重要な集成が成立する前に失われたと主張する学者もいる。

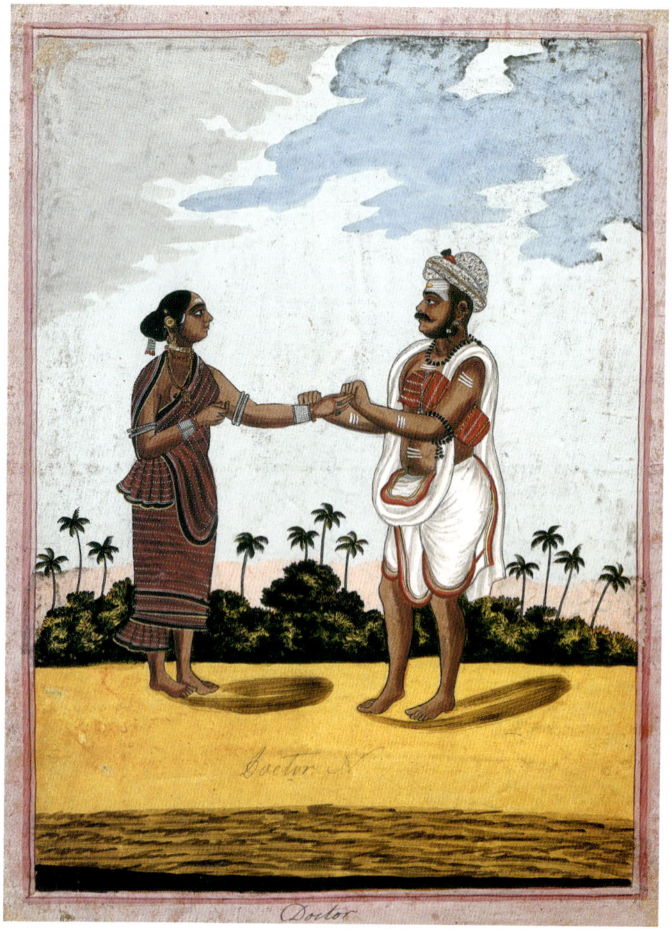

治療

アーユルヴェーダの療法には，多様な技法がある。『スシュルタ・サンヒター』は，外科に重点を置いている。ただし外科的療法は，後のサンスクリット語の書では目立たず，後代には身分の低い者の職業領域になっ

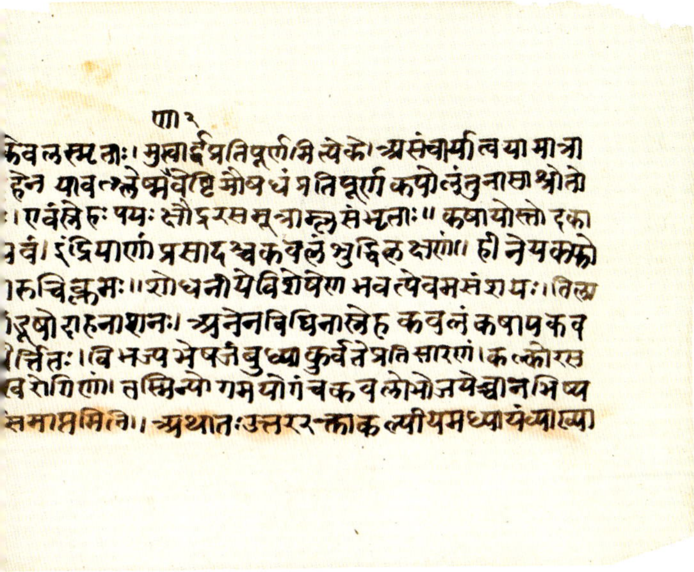

たように思われる。助産，検眼，接骨，瀉血，蛇咬治療，行商薬売り，家畜の治療，憑き物払いなどを行う人々が，特殊な技能をもった治療者であり，こうした人々の技量とエリートの学問的知識が交わり，インド医学の重層性と多様性をなしている。

サンスクリット語集成の共通の特徴は，霊の知識だが，植物・鉱物・動物起源の薬と洗練された薬体系にも重点が置かれた。薬体系の一要素として効能の特定があげられ，これは摂取した物質の効果について直接的かつ経験的な観察を取り込んでいることを示す。10世紀以降には複合的治療法で（特に水銀の）焼成金属への言及が目立ち，これは異なる「体系」（アーユルヴェーダ，ユナニ，シッダ）を通じて一貫した薬局方の特徴である。

薬局方に掲載された多くの複合療法は，富者にしか手が届かないものだったが，薬の交易が盛んで，しばしば言及があったことは，交易や移住のために地域をまたがる繋がりがあったことを示す。アヘン，サルサパリラ，および16世紀以来梅毒の治療薬として有名だった山帰来は，アジア内やアメリカとの交流の証拠であり，そうした関係は，実践でのそれぞれ区別された「体系」があったと考えることに疑問を呈する。

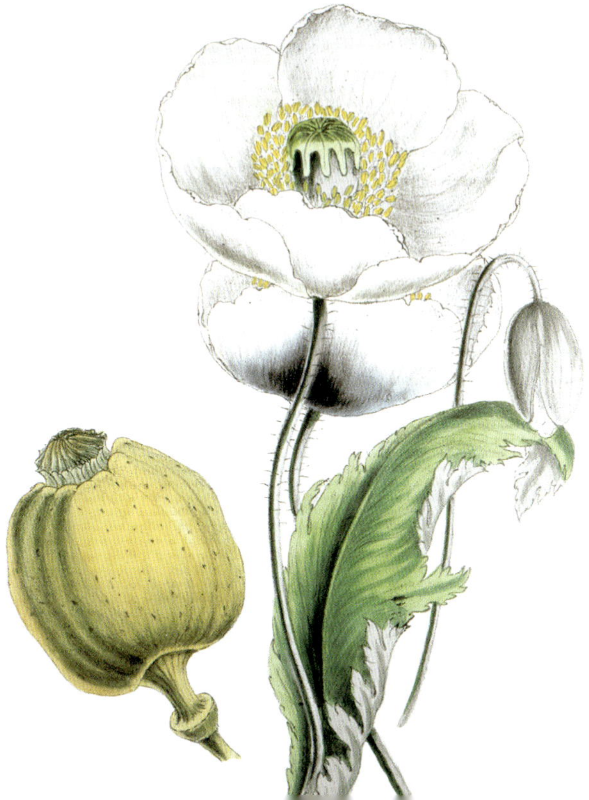

上
『スシュルタ・サンヒター』（アーユルヴェーダのなかでもっとも重要な3つの伝統の1つ）より。このテキストは，ダンヴァンタリが，弟子のスシュルタに教えたものという形をとっている。その中には，外科学も含まれ，皮膚を植えて，鼻を再形成する造鼻術の記述もある。

左ページ下
この19世紀のグアッシュの絵画では，アーユルヴェーダの医療者が女性の患者の脈をとっている。体系的な脈診は14世紀から現れ，豊かな流動性をもつアジアの複数の体系の一部である。

左
白芥子（*Papaver somniferum*）。この植物の果液は，アーユルヴェーダの薬方に含まれており，アジア地域において，薬剤と知識が交換されていたことを示す。

04. ヒポクラテスの伝統 THE HIPPOCRATIC TRADITION

体液と精気

ヴィヴィアン・ナットン *Vivian Nutton*

いかなる病気の原因をも知っていた。
それが熱気か寒気か湿気か乾気か，
またどこにそれが生ずるか，またどんな体液の性質かを知っている。
彼は実に完全な医師であった。

チョーサー『カンタベリー物語』，14 世紀

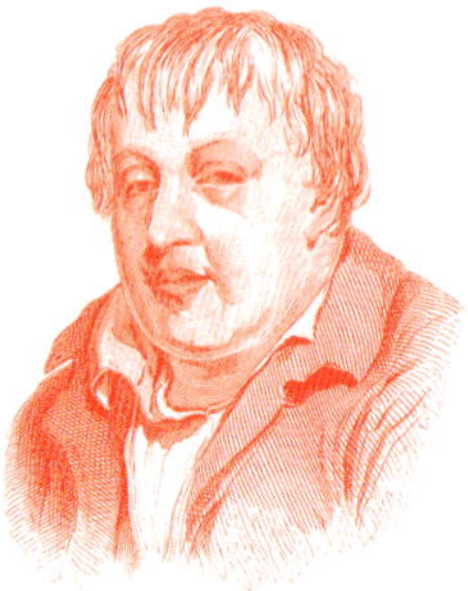

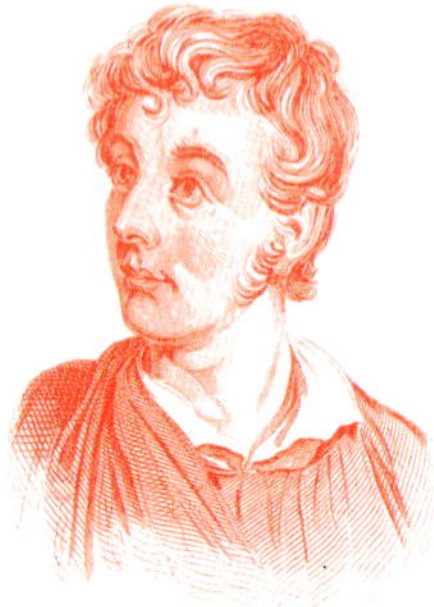

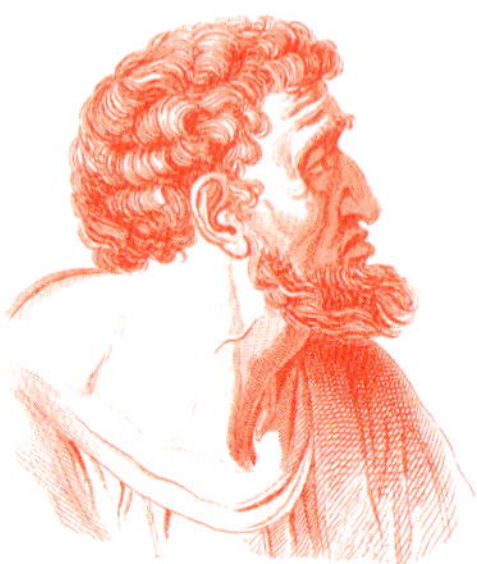

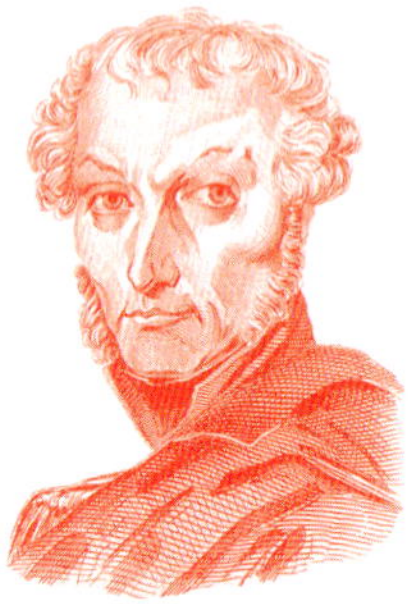

健康と病気を身体の液体の平衡とその失調とみなした医師たちは多く，インド［03］やバビロニアの医師たちもそう考えたが，古代ギリシャ人たちが，後に西欧の医師たちが体液理論と呼ぶものを発展させた。気質・体質をなす ‘humours’ の字句どおりの意味は「液」である。

古典古代のギリシャからガレノスへ

紀元前 450 年には，ギリシャの著作家たちの多くは胆汁と粘液に着目し，水・血液や他の液体を加えた者もいた。しかし，胆汁と粘液が体にもともと存在するのか，あるいは血液が悪性に変化して作られるものかは，議論されていた。4 体液の理論は，伝統的にはコス島のヒポクラテス（紀元前 460–370 頃）の手によるとされてきたが，実はヒポクラテスの義理の息子であるポリュボスが，『人間の本性について』で血液・黄胆汁・粘液に黒胆汁（メランコリー）を加えて，4 体液理論としたのである。ポリュボスはまた，その 4 種類の体液を 4 つの季節，4 つの基本性質（熱・冷・湿・乾），そして 4 つの年齢階層（少年・青年・壮年・老年）と結びつけた。完全な平衡というものは，気候，季節，食事，ライフスタイルなどの変化により，常に脅かされているが，この図式によって，医師はどのような変化が起きるか予言し，それに対して備え，患者を健康に戻すことができた。

この「ヒポクラテス派」の概念は，すぐに他の要素と結びつけられたが，ギリシャ人の間で 4 体液理論を支配的なものにしたのは，ペルガモン生まれのガレノス（129–216 頃）の権威によるものだろう。ガレノスによれば，健康とは体液と性質との間の完璧な平衡ではなくて，1 つか 2 つの体液が生来，平衡をやや失っていることであり，それは不健康なのではなく，ただ単にある個人を特定のタイプの病気にかかりやすくしている。ガレノスの議論，学識，そして技量は，同時代の多くの人々の理解を得た。彼の見解は後に，近東のキリスト教徒の言語であるシリア語に翻訳され，さらにアラビア語，ヘブライ語，アルメニア語，そしてラテン語に翻訳された。1250 年には，設立されたばかりの大学という制度において，教えられるただ 1 つの医学理論になっていた。

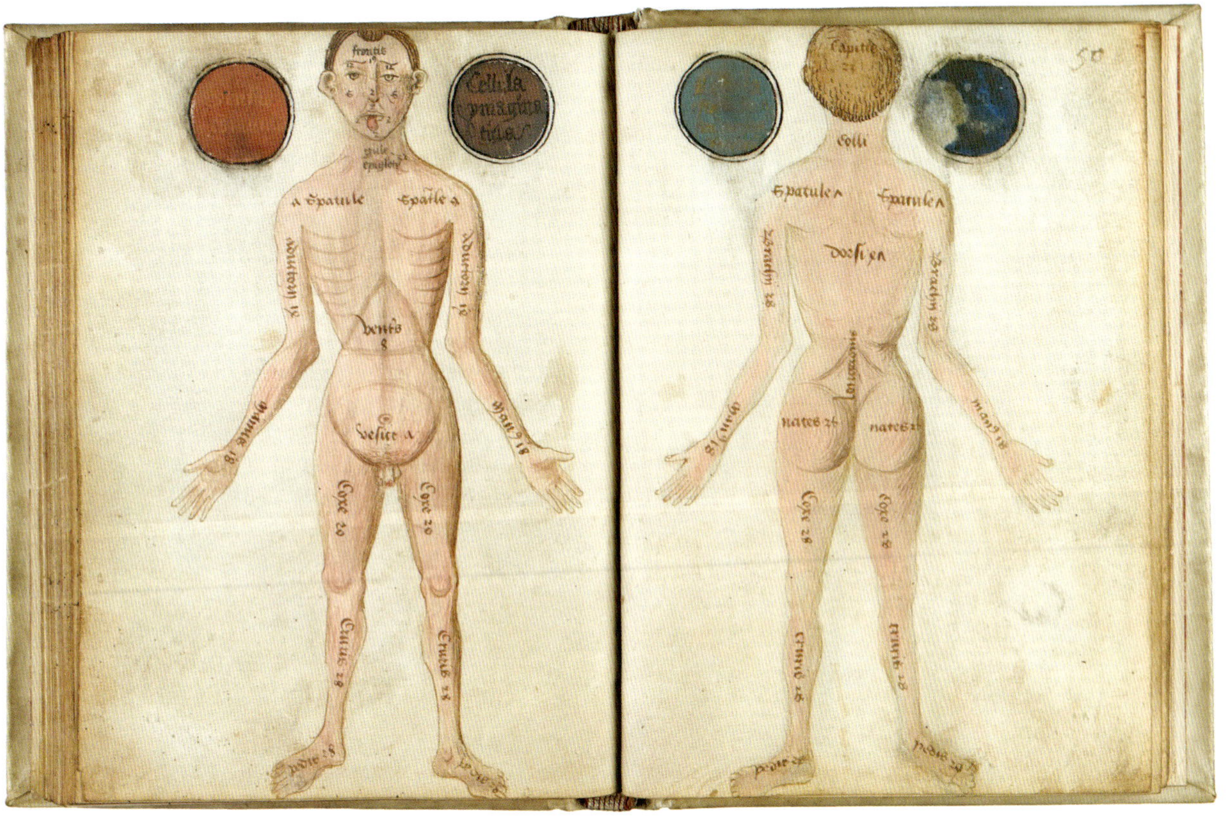

ガレノスはまた，哲学者であり，解剖学者でもあった。彼はプラトン（紀元前 428-347）を崇拝して，その説に従い，身体は脳，心臓，肝臓の 3 つの主要な器官に依存していると信じていた。これらの器官は，残りの身体と，独立した経路，神経，動脈，静脈を通じて結びついている。肝臓からは，身体に栄養を与えるもとである動脈血が流れ出し，心臓で動脈血と精気の混合物に変えられる。そしてこの精気は，エネルギーと呼ぶことができるもののもとである。さらに，これが動脈の網状構造において，霊魂の精気に変えられる。霊魂の精気は，神経を通じて運ばれ，思考と感覚の過程に何らかの仕方で関与することになる。

このように，身体と精神（あるいは霊魂）の間に強い結びつきが考えられていたので，ガレノスは人間の心理を体液の変化で説明することができた（この考えについては，紀元前 5 世紀の『神聖病について』まで遡る多くの先行者がいる）。たとえばメランコリーが過剰になると，今日ではうつと呼ばれるものが生まれ，あるいは創造的な天才の源でもあるとみなされた。同様に，血液

上
ガレノスに帰されている書物（『解剖学』）の 15 世紀の写本。色つきの挿絵を 8 点含み，中英語に翻訳された。これは，ガレノス主義の 1 つの事例である。長きにわたってガレノスの著作がイスラムの翻訳を通じて伝えられ，その後，西洋ではまずラテン語に，そして各地の言語に翻訳された。ガレノスが唱えた解剖学が描かれているが，彼自身の図解ではない。挿絵にみられる 4 つの円は，脳室を表している。

左ページ
19 世紀初頭の版画に描かれた 4 つの体液による気質。左から順に，粘液質，血液質，黄胆汁質，そして黒胆汁質である。どの体液が支配的であるかによって個人の外見と人格と健康が形成されると考えられていた。ここでは，18 世紀の身体の固体部分についての学知が，歴史的な体液の考え方に取り込まれている。

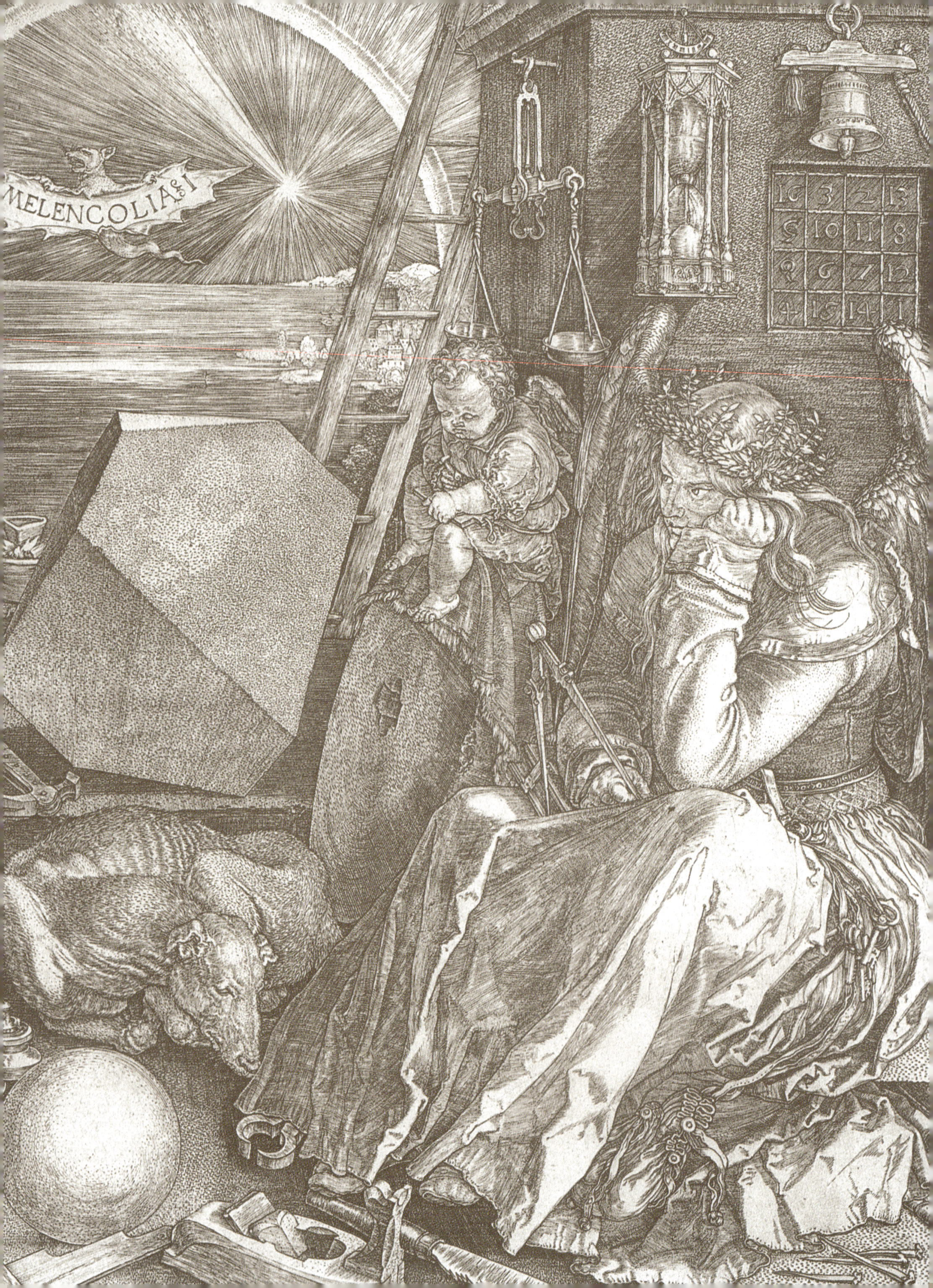
MELENCOLIA I
16 3 2 13
5 10 11 8
9 6 7 12
4 15 14 1

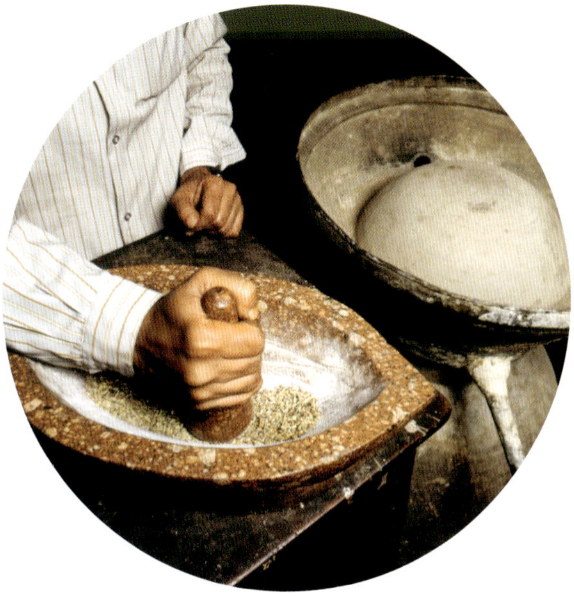

左
ユナニ医学の病院の薬局。たとえばニザミア・ユナニ病院とインドのヒジュラバードの医学校においては，体液と精気のユナニ理論の伝統に沿った訓練を受けた薬剤師によって，患者に薬が処方されている。

左ページ
アルブレヒト・デューラーの『メレンコリアⅠ』（1514）。羽の生えた女性が憂うつに沈み込んでコンパスを持ち，学問探究，特に錬金術を象徴する事物に取り囲まれている。錬金術師は憂うつになりやすいと考えられ，学者や知識を求める者は誰でもメランコリーの傾向をもつとされていた。

が過剰になると，勇気と快活さが生まれるとみなされた。これは双方向の現象であって，飲酒が過ぎると，行動に明らかな変化がもたらされる一方で，怒りや恐怖などの感情は，身体の体液のバランスに影響を与え，病気を生み出すと考えられた。

ガレノスからガレノス主義へ

ガレノスは決して体系的な思想家ではなく，後期古代アレクサンドリアと中東の後継者たち，たとえばイブン・シーナ（アヴィセンナ［05］）と，中世にアヴィセンナを解釈したラテン学者たちが，身体を3組の器官と精気の概念でとらえた。診断と治療を患者の体液のバランスですべて系統立てたのも彼らである。この図式は，星と音楽の影響も取り込み，中世の医師はそれぞれの患者の個々の性質に応じた処方をしていると主張できた。これは，教養ある医師にとって，重要なセールスポイントだった。

ガレノス主義はキリスト教（およびアリストテレス学派）とも共存することができ，3つの精気（霊魂・生命・自然）は1つの霊魂の道具であると論じた。ルネサンス期に，ガレノスの著作がもともとのギリシャ語で再発見されたときにも，解剖学と生理学は変化したが，体液の理論はむしろ強化され，19世紀に至るまで西洋の教養ある医師たちは体液説を信じ続けた。

現代への連続

現代でも内分泌学者の理論を，機械的な方法では簡単にはわからない，個人の生来のバランスとしてとらえることができる。一般の人々は，ガレノスとポリュボスが注意を喚起した要因によってもたらされるバランスの失調として病気を理解している。イスラム世界などでは，特にインドとパキスタンにおいて，体液医学は国家の公的な支持を受けて，ユナニ医学（ギリシャ医学）として今日でも栄えている。ユナニ医学において精気の考えは生き残っているが，西洋医学からは全面的に消え去った。それが残っているのは，「元気がいい high spirited」「士気を高める raising one's spirits」という比喩的な言い方だけである。

それと対照的に，現代の心理学者は，子どもの発育や心理学上の類型を説明するのに，ガレノスの身体主義を再生している。ここでは，身体と精神のタイプを記述するのに，体液理論に起源をもつメタファーを使うという現在一般に行われている行為以上のことがされている。今日，粘着性の気質，あるいは憂うつ型の気質という体液理論由来の概念にもっとも頻繁に出会うのは，人間の行動と外観が議論される場合である。

05. # イスラム医学 ISLAMIC MEDICINE

継承と革新

クリスティナ・アルバレス・ミラン *Cristina Álvarez Millán*

医術は，経験を推し量ることに基づいている。

アブ・マルワン・イブン・ズール，12 世紀

イスラム医学あるいはアラビア医学と呼ばれるものは，実は古代のギリシャ・ローマ医学をもとに体系化・総合化した医学である。イスラム帝国は領土を拡大し，東はインドに始まり，ビザンツ帝国と北アフリカを経て，西はスペインに至る広大な地域の哲学・科学知識と接することとなった。征服した土地からの要素を同化し，また学術的な医学は民間の魔術的な医学と共存していたが，中世イスラムの医学と医療において決定的だったのは，古代ギリシャの医学の伝統だった。紀元後750～1000 年までの間に，ビザンツ帝国の東部と中東の科学・哲学的な著作のほとんどすべてがアラビア語に翻訳されるという空前の事業が進行した。イスラム医学を発展させたのは，アラブまたはイスラム教徒の医師だけではなく，ユダヤ人，キリスト教徒，異民族のイスラム教徒であり，アラビア語を共通語としてその発展に協力した。ギリシャ・ローマ世界から引き継がれた理論は，常にイスラム医学の駆動力であり続けた。

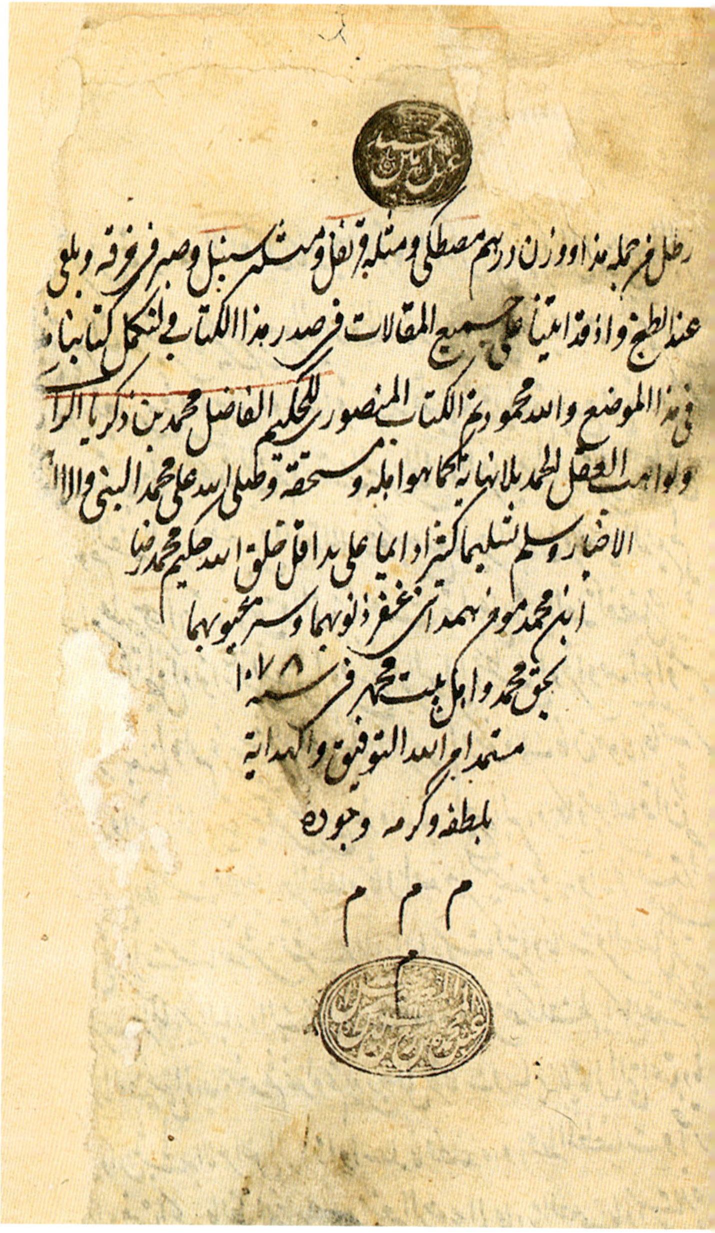

体系化

学術的なイスラム医学における病気の理解は，ヒポクラテス，ガレノスの体液理論に基づいていた。解剖学と生理学の知識もギリシャ・ローマの学問を反映していた。中世イスラム医学の著作家たちの大きな貢献は，散逸していた著作（とりわけガレノス）をとりまとめ，体系的に整えたことである。それ以前の医学文献を総合し，洗練させる試みのなかで，独自の傑作が生まれた。その 1 つであるイブン・シーナ（アヴィセンナ，980-1037）の『医学典範』は，中世ヨーロッパの大学で著名で影響力がある教科書だった。

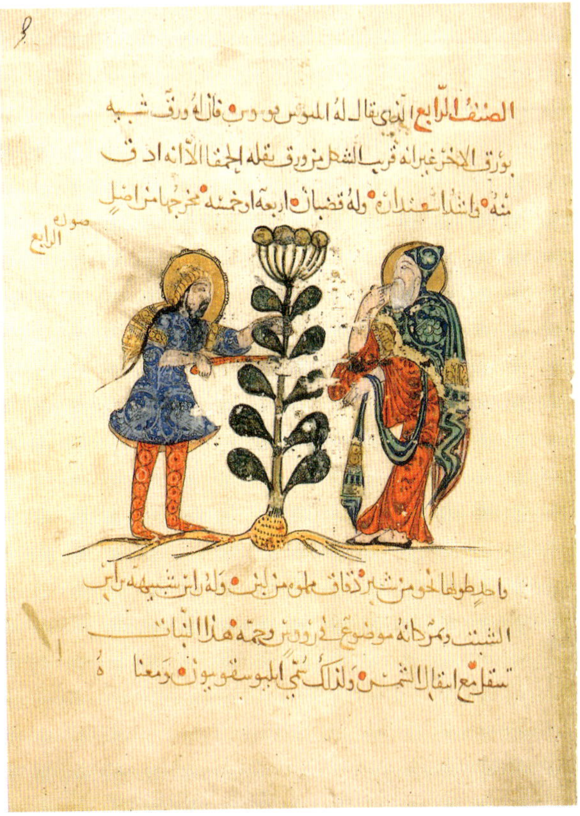

左ページ
アル・ラーズィ（ラーゼス）による『アルマンスールのための書』の奥付。アル・ラーズィは，大きな影響力をもった中世イスラムの医師であり，多くの学に通じる著名な学者であった。

上
ディオスコリデス『本草学』の15世紀の翻訳。この書物はイスラムの薬学の基幹であり，帝国の成長とともに，内外から集められた薬物を取り入れた。図版の右側に描かれているのはディオスコリデスである。彼は助手とともに薬草を採集している。

革新

かつて中世イスラム医学の貢献とされてきた発見や治療法については再検討も必要であるが，イスラム医学が臨床に大きな貢献をしたことは疑いえない。症状の注意深い観察と論理の使用は，以前から知られていた病気の知識を改善し，新しい病気の記述にも繋がった。たとえばイブン・マサワイ（777頃–857頃）は，眼病である「パーヌス」という病気を詳細に記述しているが，これはギリシャの文献には見当たらない。実際には，タビット・イブン・クラ（836頃–901）がすでに記録していたが，アル・ラーズィ（865頃–925頃）には，天然痘と麻疹を区別して詳細に記述した功績があるとされている。

死体解剖は，イスラム教において明白に禁止されてはいないが，中世イスラムの医師たちは，それを行わなかったようである。その一方で，知的な思索と個人的観察が解剖学上の重要な革新をもたらした。イブン・シーナの正典の意味不明瞭な箇所を解説した注釈書において，イブン・アルナフィス（1213頃–88）は，血液が肺を経て循環することを初めて記述している。しかし，その発見は観察によるのではなくて，心臓内壁が不透過であることから，論理的に演繹された。またアブド・アル・ラティファル・バグダーディー（1162–1231）は，エジプトの飢饉の死者の骸骨を研究して，下顎部と仙骨の正確な記述に至った。

そのような解剖学的な貢献は必ずしも有名ではなかったが，薬物における貢献は大きな意味があった。主としてディオスコリデス（40頃–80頃に活躍）によるギリシャ・ローマの薬学は，拡大して広範なイスラム世界から集められた膨大な数の薬物を含むようになった。菖蒲，白檀，胡椒，丁子，樟脳，麝香，水連，アンモニア塩，そしてタマリンドなどが薬物の世界に加えられた。柑橘類のような身近なものもスペインにもたらされ，綿と砂糖きびが西洋にもちこまれた。ギリシャ，インド，ペルシャに起源をもつが，アラビア語の名前をもつ多くの単純薬・複合薬が初期ヨーロッパの薬局方に取り入れられた。

中世イスラムの医師たちは，侵襲的な外科手術を数多く記している。もっとも有名なテキストは，コルドバの外科医であるアル・ザラウィー（936頃–1015頃）によるもので，西洋医学の伝統に大きな影響を与えた。そのテキストには，伝統的な外科器具の記述と図解が多

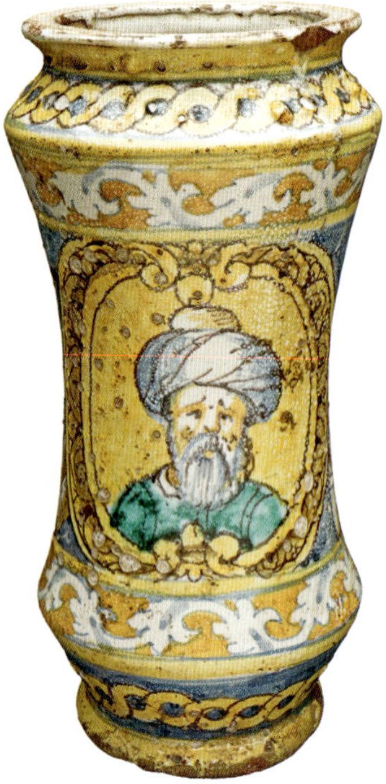

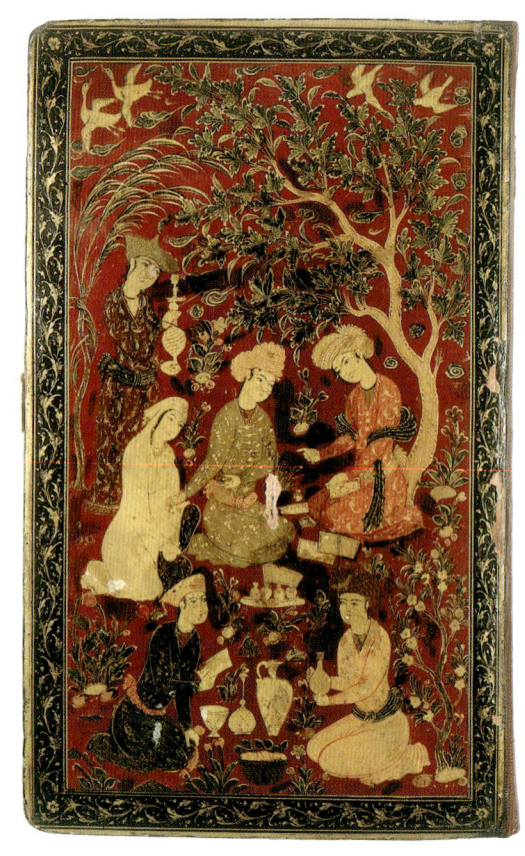

く含まれ，新たに発明されたものも記されている。しかしながら，イスラムの外科学は主としてギリシャ起源で，学識あるイスラムの医師がそのような手術を行った証拠はない。外科はおそらく骨接ぎ，瀉血，吸玉放血法，扁桃腺切除，割礼，焼灼法，痔とできものの切除に限られていた。アヘンやヒヨスを麻酔薬として用いたことを直接明言している記録は，中世イスラムの医学文献には見当たらないが，そのような薬物は，さまざまな治療のための調合法には登場する。

中世イスラム医学の重要な達成は，病院（ビマリスタン）の設立と医療市場における薬種商，外科医，医療者の瞞着行為に対する公衆衛生上の規制であった。医師を対象とした監査も時折行われた。

長期的遺産

西洋医学の歴史は，中世イスラム医学なしには理解することができない。ギリシャ・ローマの遺産を翻訳，注釈，要約，反駁，拡張し，再定式化するという活動を通じて，イスラム文化は古典古代の遺産を保存し，それを中世ヨーロッパに伝えた。また，イスラム医学の伝統は，西欧における専門的医療に知的な枠組みを与えた。イスラム医学はラテン語に翻訳されて，ヨーロッパの自然哲学と科学の思想の源となった。近代医学は最終的には，そこから生まれたのである。

1600年以降のオスマン朝期に書かれた書物には，西洋の医学知識（たとえば梅毒）が含まれているが，イスラムの医学の伝統が優勢であった。ユナニ医学（ギリシャ医学）の名のもとに，イスラム医学は今日でもインドやパキスタンなどのアジアの国々において，西洋医学とアーユルヴェーダと並んで公式な医学として広く行われているのである。

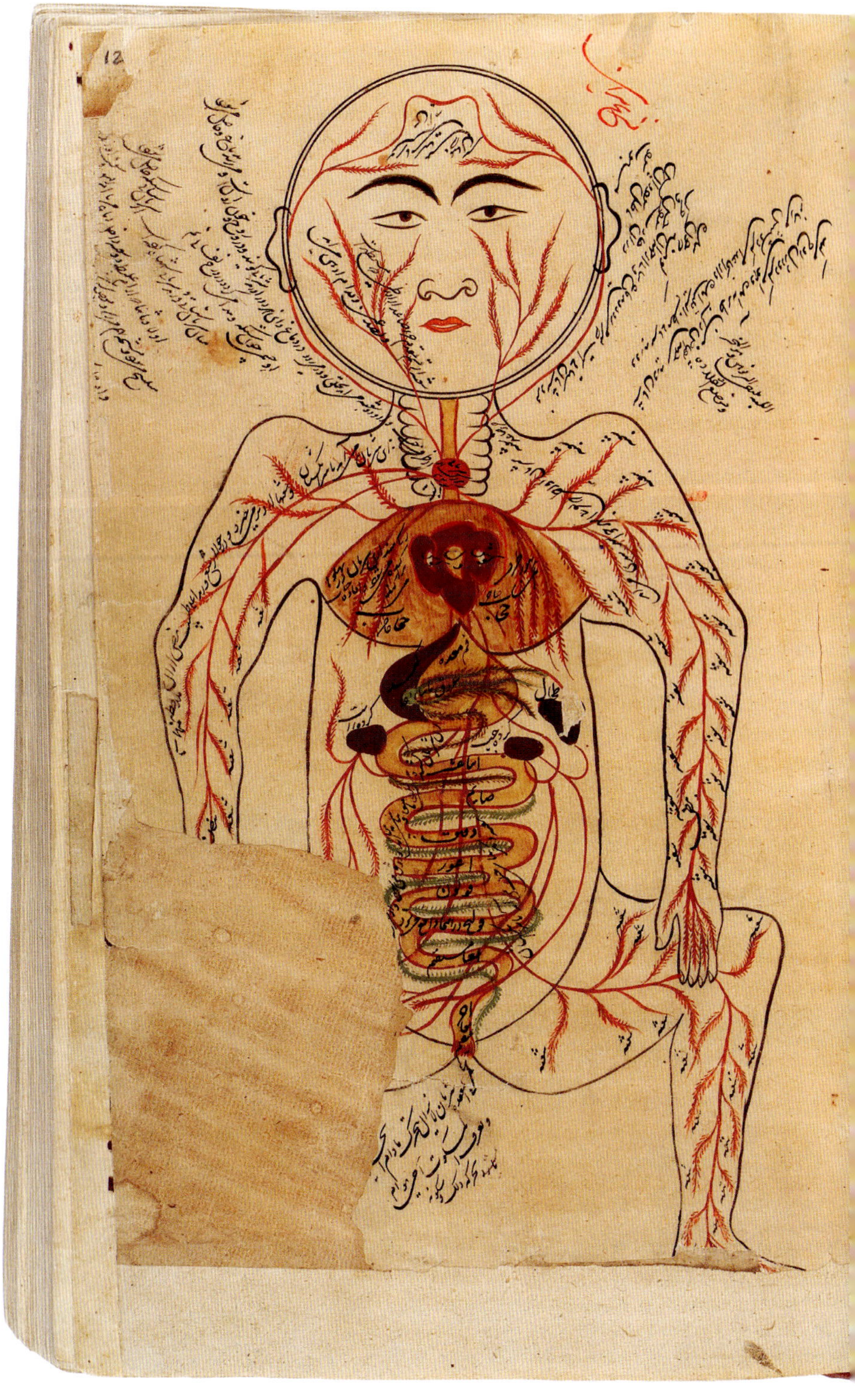

左ページ左
マジョリカ陶器のアルバレロ（1640 年頃）。アルバレロとは，軟膏や乾燥薬を保存するために薬剤師の店や薬局に備えられた壺で，中東からヨーロッパにもたらされ，15～18 世紀にはイタリアで製造された。

左ページ右
イブン・シーナ（アヴィセンナ）の『医学典範』の 17 世紀初頭のペルシャ式装飾表紙。医師が女性患者に話しかけている絵が描かれている。イブン・シーナによるこの著作は，イスラムが医学と医療を体系化したことを雄弁に語る。

上
1632 年のイブン・シーナ『医学典範』から，タシュリ・イ・マンスールによる室と血管の描写。カエルのようなポーズと高度に様式化された描写は，身体の初期の表象の 1 つの特徴であり，実際の観察よりもテキストの読解に基づいた図解である。

06. 解剖学 DISSECTING THE BODY

肉体を曝露する

サイモン・チャップリン *Simon Chaplin*

私の義務として皆さんにお願いします。できるだけたくさん解剖しなさい。

ウィリアム・ハンター，1784 年

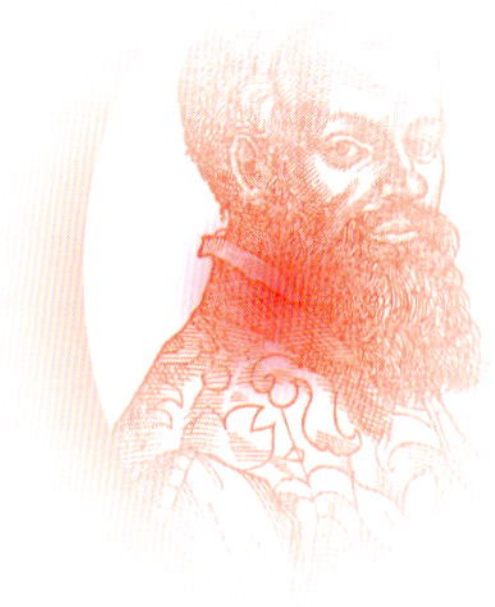

上
アンドレアス・ヴェサリウスは，ブリュッセルで生まれ，パリ，ルーヴェン，パドヴァで学び，1537 年 12 月 5 日にパドヴァ大学博士号を得て，その翌日，外科学と解剖学の講師に任命された。彼の偉大な著作である『人体構造論』は 1543 年に出版された。

右ページ
17 世紀初期のライデン大学の解剖講堂を描いた版画。同心円上の座席には，さまざまな人間と動物の骸骨が描かれ，ラテン語で「汝自身を知れ」「われわれは死ぬために生まれた」などの文句が書かれた旗を掲げている。

解剖とは，身体を開いてその構造を理解する行為である。15 世紀から 19 世紀半ばにかけて，人体解剖は少数のエリートの医師だけに限られた散発的で高度に儀礼化されたものから，多くの医師がキャリアの途上で経験する当たり前のことになった。解剖された身体は，内部の肉をあらわに見せ，医学書に載り，解剖標本となり，魅力的であると同時に不快でもある医学の権威の決定的な象徴となった。

儀礼としての解剖

近代初期の解剖は，見世物でも学問でもあった。公開の解剖は，多くの観客を集めて教会で行われ，神が創り出した身体という驚異を褒め称える場であっただけでなく，自己宣伝の恰好の機会でもあった。パドヴァではアンドレアス・ヴェサリウスが，ガレノスの解剖知識を公然と批判し，それによって，自らに名声（批判者からみると，悪名かもしれないが）をもたらした。解剖された身体は，医師たちが論争を繰り広げる場となった。解剖学者たちは自分たちが発見した身体の部位にまるで探検家のように自らの名前を刻んだ。たとえば，ガブリエレ・ファロピオ（1523–62）は，ファロピウス管に，バルトロメオ・エウスタキオ（1574 没）は，エウスタキオ管に，それぞれ名を残している。イタリア，フランス，オランダ，ベルギーなどの大学では，解剖は内科医・外科医の教育を助けるというより，ある種の自然哲学の探求として行われた。その重要性は，パドヴァやライデンでいずれも 1594 年に完成された常設の専用解剖劇場（講堂）に反映されている。イギリスにおいてオックスフォードとケンブリッジの両大学は，解剖学の点では後進であり，解剖はより実践的な目標を志向していた。外科医のジョン・バニスター（1532/3–99 頃）は，ロンドンの床屋外科組合で同業者の観衆のために解剖を実演した。そのおかげでバニスターは，内科医の地位に取り立てられた。彼のように解剖を行って社会的に上昇した者は数多い。

実験的解剖学

17 世紀の初頭までには解剖学への興味は，北方そし

IOANNIS MEVRSI

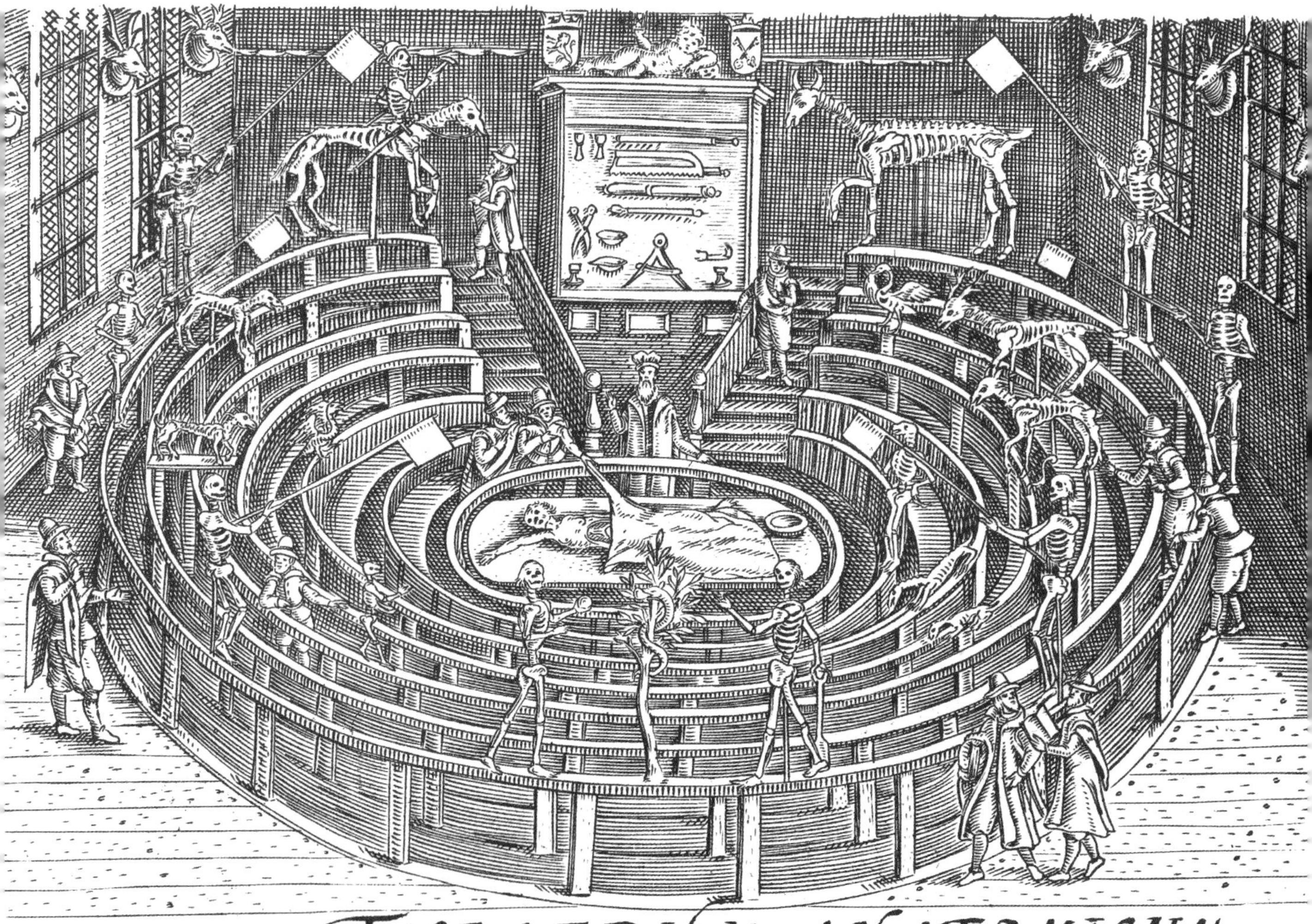

THEATRUM ANATOMICUM.

て東方に移動していた。ライデン，アムステルダム，パリ，コペンハーゲンが研究の中心となった。実験的な自然哲学者が解剖を研究に用いたのである。それは機械としての身体を理解するための手段だった。ロンドンでは，医師のウィリアム・ハーヴィ（1578-1657）が，死体解剖と生きた動物の解剖を行って，身体の構造ではなく働きを理解しようとしていた。北海の対岸では，ヤン・スワメルダム（1637-80），フレデリクス・ルイシュ（1638-1731）のようなオランダの解剖学者たちが身体部分に液体を注入し，新しい保存技法を開発していた。水銀や色つきの蝋を用いて，細管の経路をたどり，研究の証拠をテレピン油やアルコールで処理した標本として保存した。解剖の科学に関する論争は，その方法に対する攻撃にもなった。イギリスの医師のトマス・シデナム（1624-89）は，解剖で得るような知識は「知恵が限られている男でも簡単に手に入るものだ」と言った。一方で，解剖学の推進者たちは，血を見ると気絶してしまうような気が弱く軟弱な医師に非難を浴びせかけた。神の技を明らかにする聖なる仕事の性格を失い，世俗のものとみられるようになった解剖学は，切った張ったの商売としての外科の実践との繋がりを強めるようになった。

教育的な解剖

正式な公開解剖は衰退し，それに代わって研究のためだけでなく，教育のために解剖が行われるようになった。上達するためには，身体が解剖されるのをただ見ているだけでなく，自分で解剖の実際の技法をマスターしなければならなかった。1720年代のパリでは，オテル・デュー（施療院）とシャリテ諸病院の死んだ患者の身体を使って解剖実習を行っていた。ジャック・ウィンズローやアントワーヌ・フェレンといった解剖学者は，私設の解剖「拡大授業」を提供していた。1745年にロンドンの床屋外科組合が解散し，それと同時期に実習を伴う解剖の授業の数は劇的に増加した。この機会を最初にとらえたのは，ウィリアム・ハンター（1718-83）だった。ハンターはスコットランドで生まれ，パリで教育を受けた外科医・男産婆であり，バニスターのように，後に昇格して内科医となった。

もともとはウィリアム・ハンターらによってパリ式の方法として売り出されたこのような教育法は1750年代以降ロンドンの医学校に特徴的なものになった。18

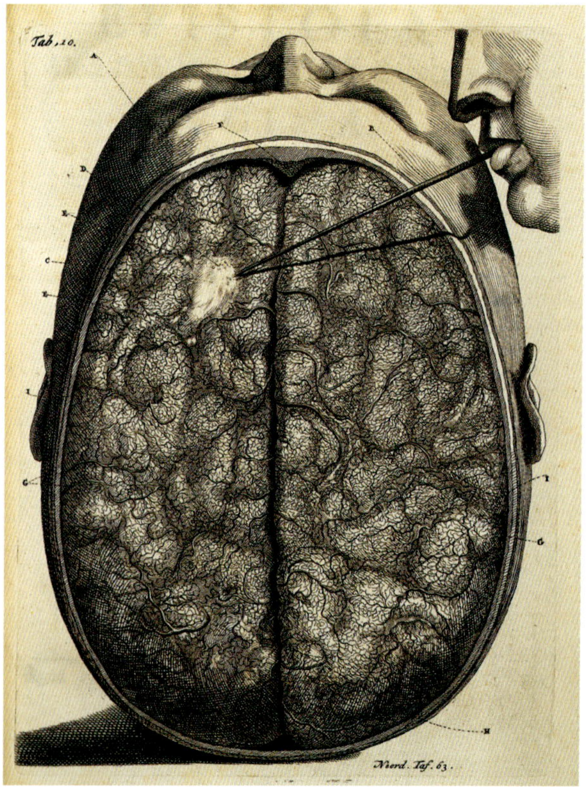

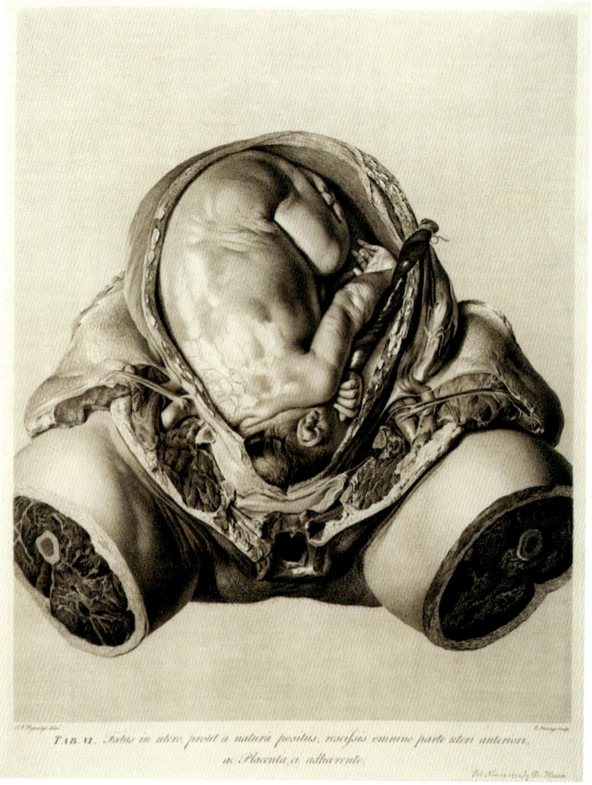

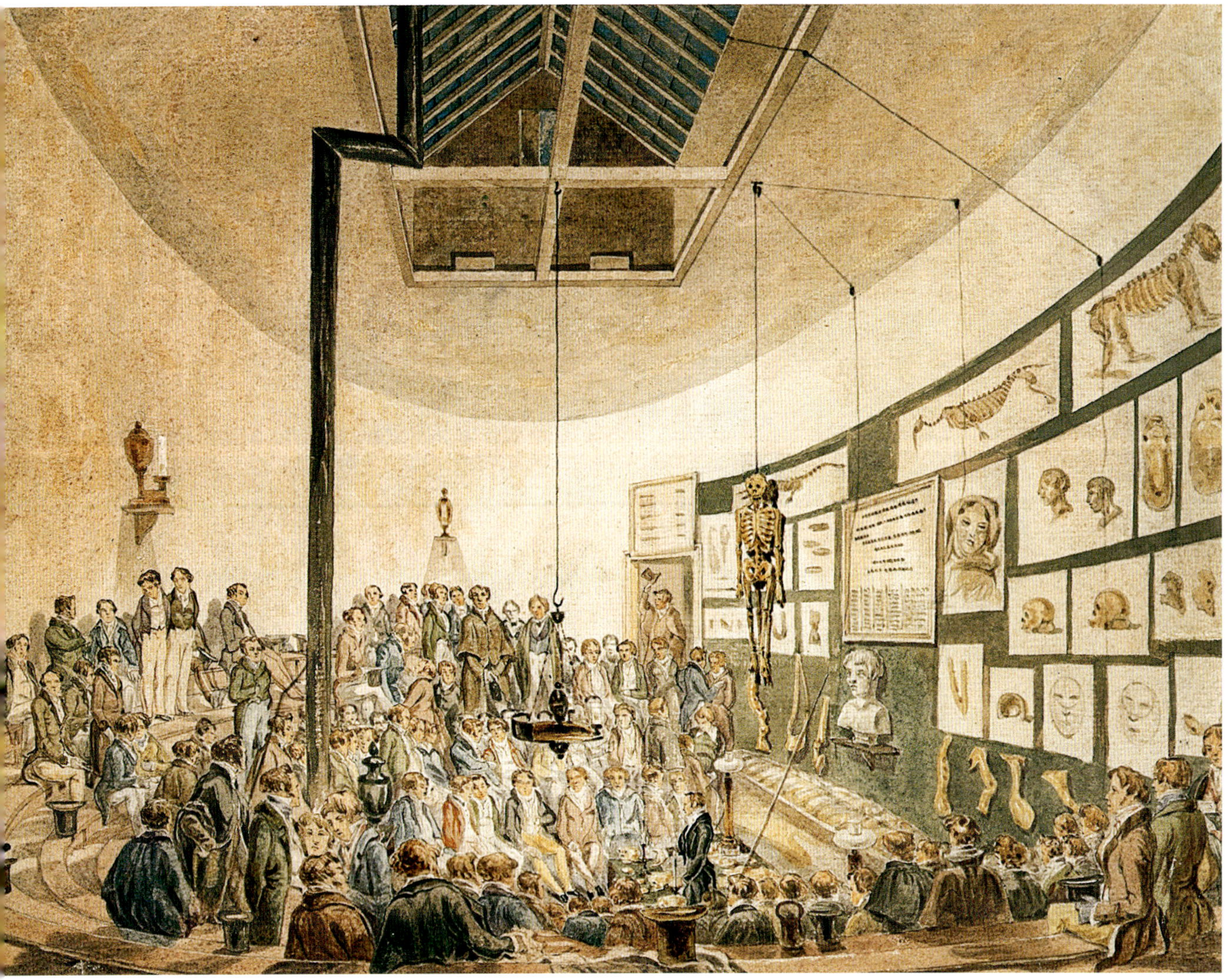

左ページ左
1744年刊行のフレデリクス・ルイシュの『解剖学書簡』よりの図版。ここでは3つの脳膜のうちの2つ，くも膜と脳軟膜の血管に蝋を注入する新しい技術が示されている。

左ページ右
「自然な状態での子宮の中の子」。ウィリアム・ハンター『妊娠中の子宮の解剖』（1774）より。ハンターの書物はヤン・ファン・リームズダイクが精巧な版画を添えている。細部にわたる解説は，ハンターが死ぬ前に執筆され，死後の1794年版に付け加えられた。

上
ロンドンのグレート・ウィンドミル・ストリートにあったハンター解剖学校の解剖学講義を描いた水彩画。ロバート・ブレメル・シュメベリーが1850年に描いたもの。ジョン・ハンターが比較解剖学に興味をもっていたことは，壁に貼られた図から明らかである。

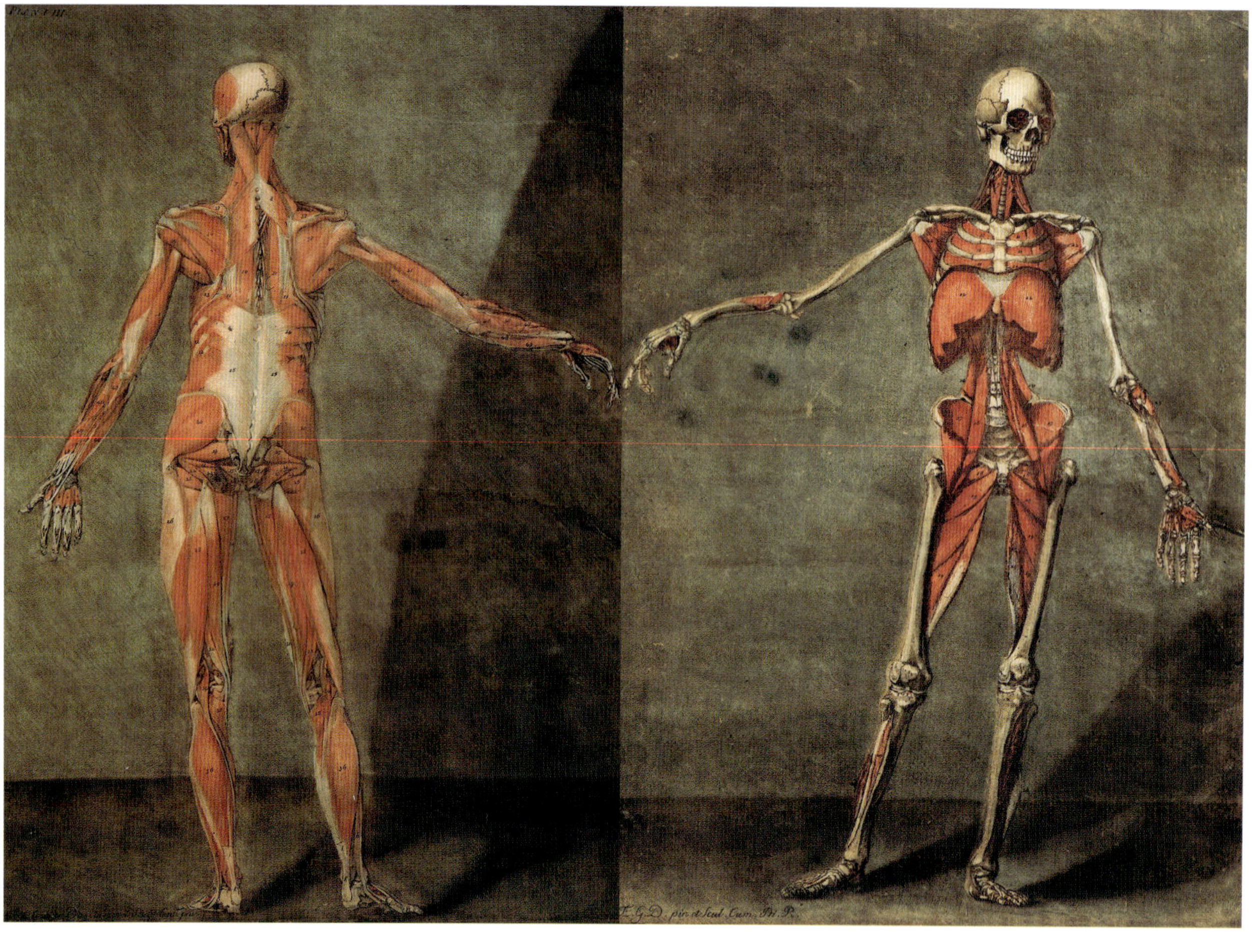

世紀末には，外科医だけでなく内科医もこのような解剖実習を少なくとも1課程履修することが一般的になった。それを通じて知識を得ただけでなく，医師たちはある経験を共有したのである。すなわち，解剖は身体的に不快なものだった。腐敗していく身体を扱い，刃物の取り扱いを間違えば，感染の危険が常にあり，解剖実習は危険だった。それは，解剖を学ぶだけではなく，医師たちに自信をもって冷静にナイフを扱うことを教える身体と精神の鍛練であるといわれた。

ウィリアム・シッペン・ジュニア（1736-1808）たちは，ハンター式の医学校で学び，その方法を大西洋を越えてアメリカに広めた。エジンバラでは，代々教授を務めたモンロー一族がハンターたちを模倣していた。解剖の授業にはより多くの死体が必要となり，イギリスとアメリカでは，埋葬地から非合法に死体を得て解剖に用いることに対する批判の声があげられた。しかし公権力は，解剖は「必要な非人道性」であるというウィ

上
「人体の筋肉群第二層背面図」と「人体の筋肉群第四層正面図」。アルノ＝エロワ・ゴーチエ・ダゴティによる彩色メゾチント。父のジャック・ファビアン・ゴーチエ・ダゴティは，解剖描画でこのテクニックを多用した。人物のポーズは，美術学校の写生教室を模したもので，解剖学者にも芸術家にもアピールするものになっている。

右ページ
ジャック・ファビアン・ゴーチエ・ダゴティ『男性と女性の生殖器の解剖』（1773）より。p 36に掲げたウィリアム・ハンターの妊娠中の子宮のイラストとほぼ同年代であり，18世紀の解剖図が対照的な様式をもっていたことを示している。

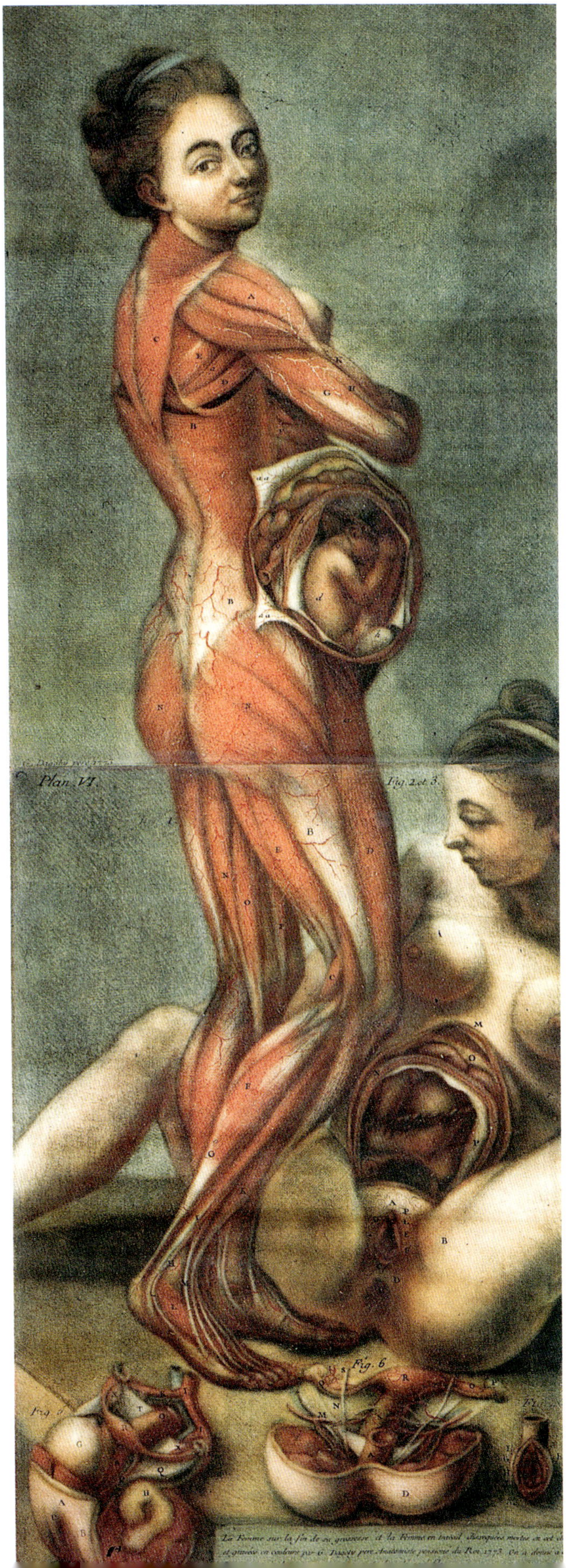

リアム・ハンターの信念に共感することが多かった。死体の供給を定めた立法（たとえば1831年のマサチューセッツの解剖法や，1832年のイギリスの解剖法）は，墓荒らしの問題に対する反応であり，それと同時に医学教育のなかでの解剖の重要性を公式に認めることにもなった。

描かれた解剖

公開の解剖のように，解剖図譜は知識を共有する手段であると同時に，自己宣伝の手段だった。解剖図譜の存在感は継続的だった。ヴェサリウスの『人体構造論』（1543）からウィリアム・ハンターの『妊娠中の子宮の解剖』（1774）のような書物は，強烈な印象を与えることを目標にしている。堂々たるフォリオ版で細心の注意を払って制作され，その図は美しく，制作にも購買にも大層な金額がかかった。

解剖書の物品としての形や，政治的な機能は変わらなかったが，図を描く技術と様式は変わっていった。木版画は銅版画やエッチングに変わり，ウィリアム・チェゼルデン（1688–1752）は，より正確な描画をするためにカメラ・オブスクラを用いることを唱え，ライデンではベルンハルト・アルビヌス（1697–1770）が，ヤン・ワンデラールと共同作業をして，細部にわたって遠近法を用いた図譜を作り出した。パリのジャック・ファビアン・ゴーチエ・ダゴティ（1717–85）は，彩色のメゾチントを用いて絵画の効果を作り出した。かつての寓意的な象徴に代わって，意図的に簡素だが，巧妙な自然主義が用いられた。今日，ハンターの解剖図譜がヴェサリウスやアルビヌスの図よりもよりリアルに見えるとしたら，その理由は，われわれがいまだに科学は装飾を排するものと信じているからである。

新たな解剖図譜では，切り離されて部分化された身体が強調されたが，これと並行する現象が新たな解剖の視覚表現にみられる。それは，解剖標本である。ウィリアム・ハンターの弟のジョン・ハンター（1728–93）は，13,000点以上もの解剖標本を集め，彼のロンドンの解剖学校に専用博物館を作った。解剖は今や人目につかない密室で行われ，解剖博物館が，解剖という技とそれが医学に中心的な意味をもっていることを視覚を通じて伝えている。

07. 病理解剖学 PATHOLOGICAL ANATOMY

死体に切りいる

マルコム・ニコルソン *Malcolm Nicolson*

死体をいくつか切り開いてごらんなさい。観察だけでは明らかにできなかった謎がたちどころに氷解するでしょうから。

マリー＝フランソワ＝ザビエ・ビシャ，1801 年

臓器の病理学

15 世紀には，解剖を学ぶことは重要であり，先端的な営みだった［06］。一般に研究は正常な構造に集中していたが，病理的損傷が発見されて注意を引くのは不可避だった。1557 年にはアンドレアス・ヴェサリウス（1514-64）は心大動脈瘤を記述し，患者が生きているときに観察された症状を死体解剖で明らかになった病理的な変化によって説明している。ジュネーヴの医師テオフィール・ボネ（1620-89）は，そのような観察を初めて体系的に収集し，1675 年には『実用解剖学基礎』を出版し，後に膨大な『墓地』（1679）を出版した。ボネは自分でも解剖を行ったが，この 2 冊の書物に収められている死体解剖の大部分が彼のものではない。ボネは勤勉な学究肌であり，400 人もの著者の著作を調べて 2,934 例の症例を集め，生前の症状と死後の病理的損傷の間に構造的な関係を発見した。実地の経験も十分であり，ボネは個々の症例から一般的な臨床上の原理を引き出すことができた。

1707 年にボローニャでジョヴァンニ・モルガーニ（1682-1771）は，「病理解剖」に基づいて診断を行うことが可能だと述べた。彼は人生をこの臨床・病理的なプロジェクトに捧げ，1761 年に『解剖によって探求された病気の座と原因について』に結実した。この大著では，約 700 の検死解剖が記述されている。ほとんどはモルガーニ自身が行ったが，彼の師アントニオ・ヴァルサルヴァ（1666-1723）の調査も用いている。

モルガーニの目的は，生前の患者に観察された症状を発生させた損傷を厳密に同定することだった。『病気の座と原因について』が取り扱った主要な臓器の病気の描写は，長い間，貴重だった。たとえば彼は，頭骨内の病気が中耳に発すると証明した。これは疾病の過程を

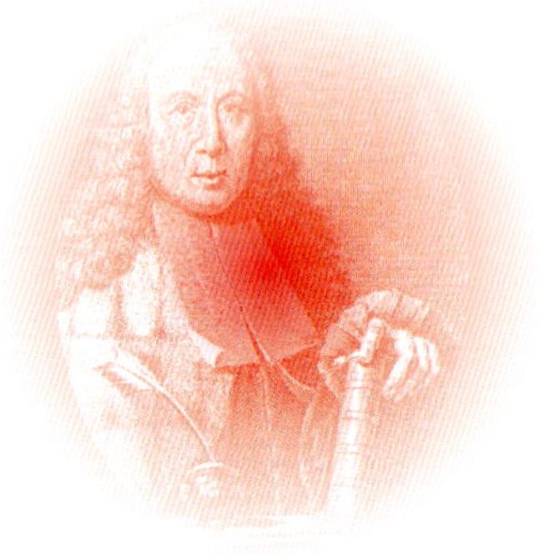

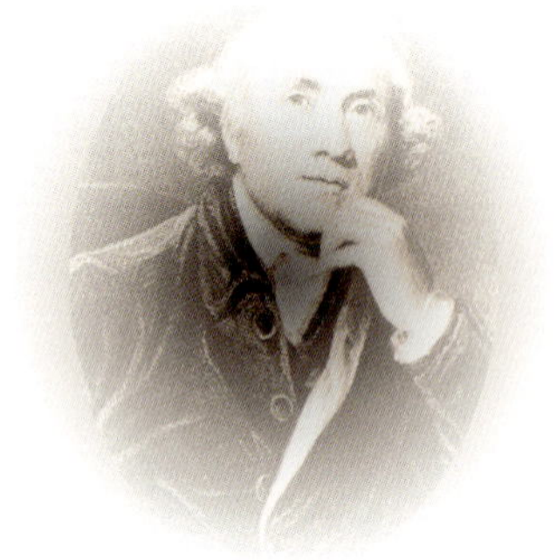

最上
『病気の座と原因について』の扉絵にあるジョヴァンニ・モルガーニの肖像。1761 年に出版されたこの大規模にして博識な書物の中で，唯一の図版である。

上
ジョン・ハンターの肖像。18 世紀の画家ジョシュア・レノルズの絵画に基づく版画。ハンターの肖像画をレノルズが描いたということは，病理解剖という「醜業」に携わっていたにもかかわらず，社会的な地位が高かったことを物語っている。

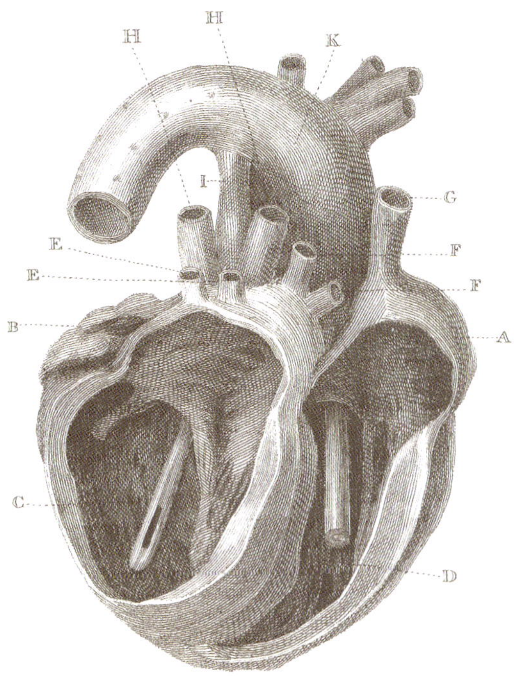

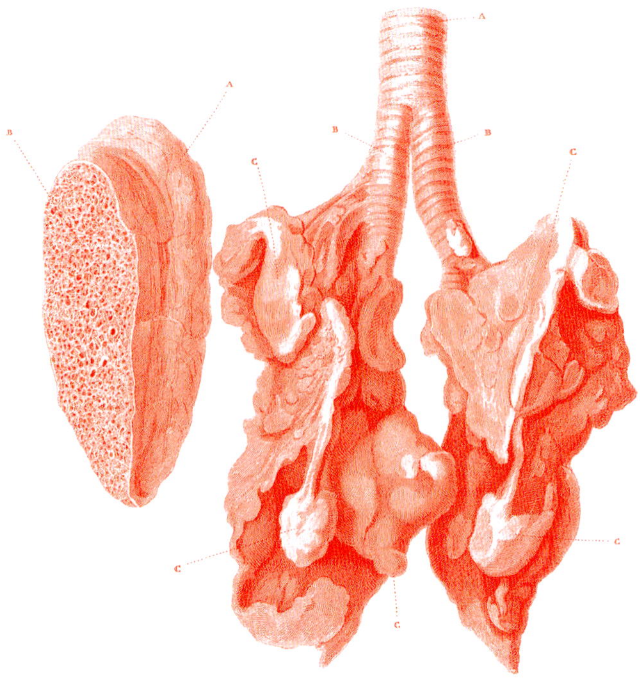

上
マシュー・ベイリーは,『人体のもっとも重要な部分の病理解剖学』で研究水準を飛躍的に高めた。版画により,彼がテキストで描写している変化を理解しやすい。ここでは,心臓が切り開かれ,心室が露わになっている。

下
著名な文学者で辞典編纂者であったサミュエル・ジョンソン(1709-84)の死後解剖をベイリーが行ったところ,肺の組織に典型的な肺気腫の兆候がうかがえた。

理解するのに解剖が有効であることを鮮やかに示している。彼はまた,卒中による損傷は身体の反対側の機能を損ねるというヴァルサルヴァの観察を立証した。モルガーニ以後は,病理解剖学の方法を疑うことはできなくなった。

組織の病理学

18世紀後半に,健康なあるいは病気の身体の精緻な構造についての知識は長足の進歩をみせ,病理博物館が医学研究と教育に不可欠になった。ジョン・ハンター(1728-93)の博物館は,病気になった人間の臓器を1,000点近く所蔵していた。それらは,病気の作用を示すだけではなく,治癒し機能を回復する過程も示した。ハンターは,病理学の知識は外科学を向上させると主張した。『血液・炎症・銃創についての論考』(1794)において,ハンターは病気の過程は,臓器全体に一様に働くのではなく,特定の表面や線維体を侵すと考えるべきであると主張した。この「表面」や「線維体」は,後に「組織」と呼ばれることになった。

1793年にハンターの甥であるマシュー・ベイリー(1761-1823)は,『人体のもっとも重要な部分の病理解剖学』を出版した。ベイリーはモルガーニの影響も受けていたが,叔父の人体解剖と比較解剖学からも大いに学んでいた。モルガーニは,取り上げる症例の細部を記録しようと努力し,患者との最初の出会いから臨床を経て,死体解剖の所見を描いた。

一方,ベイリーの著作では,もっとも一般的な病理的構造変化が簡潔に語られている。そして病理解剖学は,それ自体として重要な科学的探求であり,臨床の実践に重要であるが,そのなかに完全には包摂されない形式の研究であるという新しい病理解剖の概念づけをした。ベイリーは,臨床的に重要な病理的変化と瑣末または正常な変異の範囲内にある構造変化を区別する経験を実践的に積んだ医師であった。彼はまた,生前に起きた変化と死後に起きた変化を区別することができた。たとえば,心室に大きな血の塊がたまるのは,後者の例である。

ハンターとベイリーが示したモデルはイギリスに定着し,フランスでより一層進展した。マリー=フランソワ=ザビエ・ビシャ(1771-1802)は,組織の理論をさらに発展させ,疾病過程の包括的概念の基礎とした。フランスにおいては,生前と死後の観察を組織的に関連

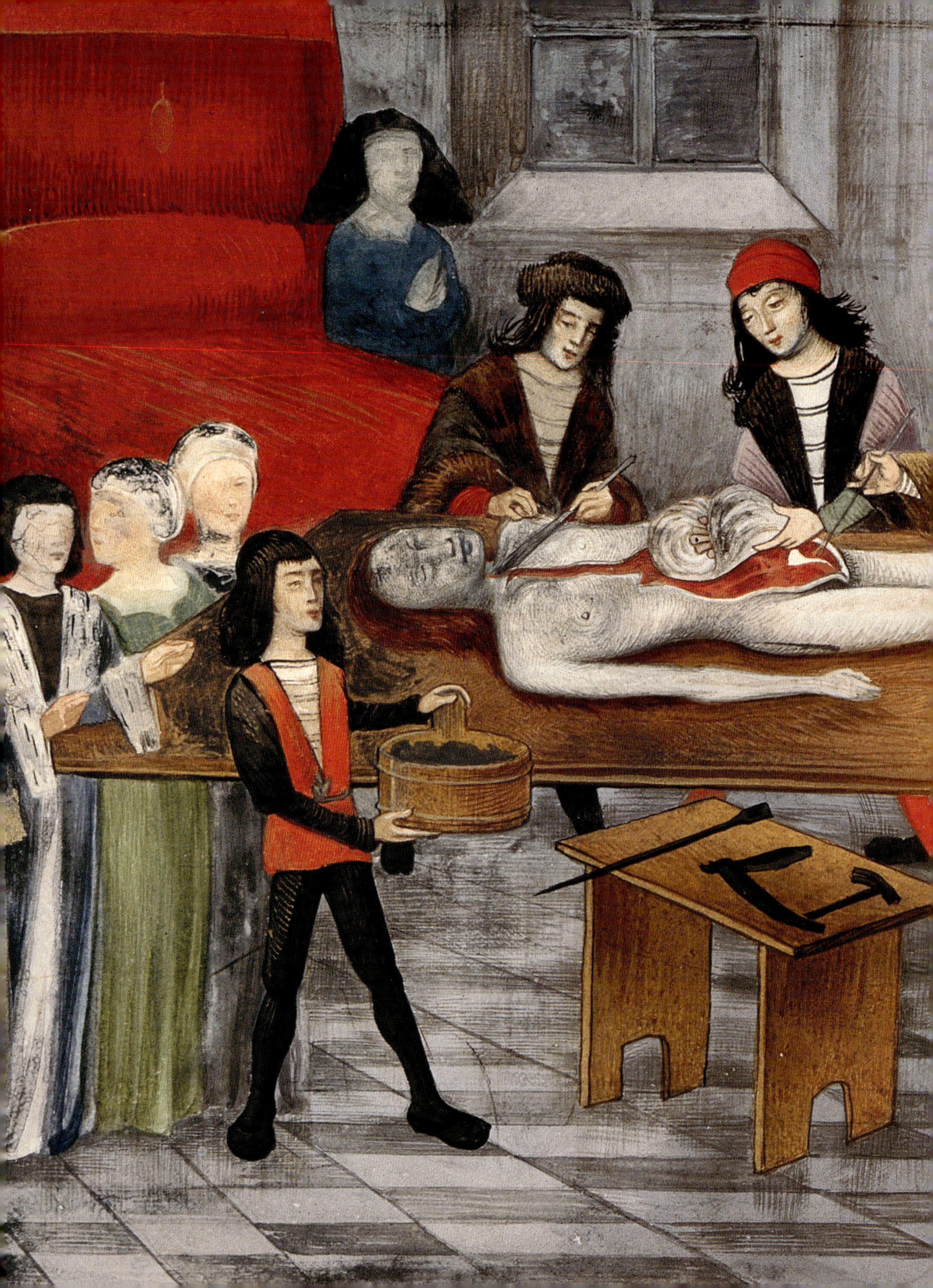

づけることが病院医学の慣例となった。これが理学的診断を推し進める力となった。ルネ・ラエネック（1781-1826）が聴診器を発明し［22］，胸部の器官における病理的変化を生きている患者で正確に識別できるようになった。ラエネックの主著である『間接聴診について』（1819）は，死体解剖と組織病理学に基づいている。ウィーンのカール・ロキタンスキー（1804-78）は，優れた検査で身体全体から得られる情報の理解向上のために，病理学者と臨床医が協力することが重要だと示した。

細胞病理学

19世紀の末には，顕微鏡［23］が病理的現象に用いられ，細胞病理学が発達し，小さな組織のサンプル（生体組織）を患者からとって，それによって病気を特徴づけることが可能になった。外科医は手術の最中に休止して，病理学者が生体組織について見解を述べるまで待つようになった。これは特に悪性腫瘍の場合によく見られることである。それにもかかわらず，裸眼による大雑把な病理学が病院医学と医学教育で重要な役割を果たし続けた。多くの教育病院では，病理学者が死体を開き，臨床医と学生の聴衆に見せ，臨床に基づく診断にコメントを加え，必要とあらば診断を変更することが20世紀に至るまで日常的に行われた。これらの出会いは，多くの若い医師に教訓を与えたに違いない。これはモルガーニの時代から変わらぬ構造なのである。

左ページ
15世紀写本の挿絵にみられる中世の死後解剖。不審な点がある場合や，流行病の初期には，死の原因を知るために死体解剖が行われ，それは公開の催しであった。

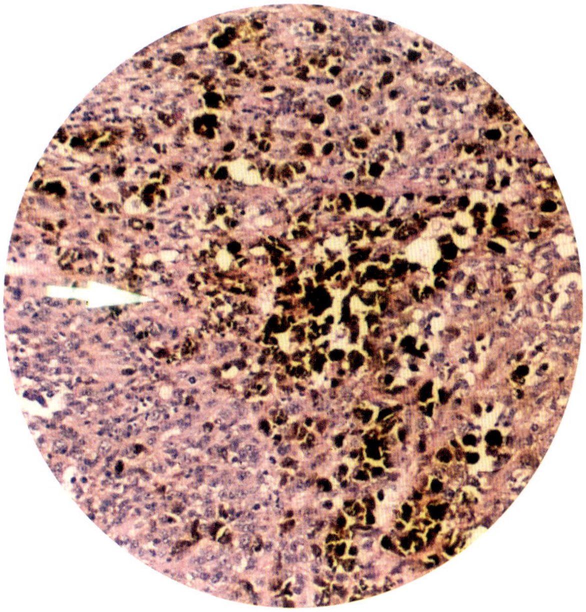

右
頸部の癌性リンパ節から極細の吸水管で得られた生体組織を拡大した画像。患者は転移性悪性メラノーマ（黒色腫）をもつ。こうした病理学的技術は診断を助け，治療の結果を判断するのにも役立った。

08. 細胞理論 CELL THEORY

生命の単位

アリアーネ・ドレッシャー *Ariane Dröscher*

私はコルク片が全体に孔があいて蜂の巣のようであることを
非常に明瞭に見ることができた。その穴は規則的ではなく，
その点において蜂の巣と類似していた。

ロバート・フック，1665 年

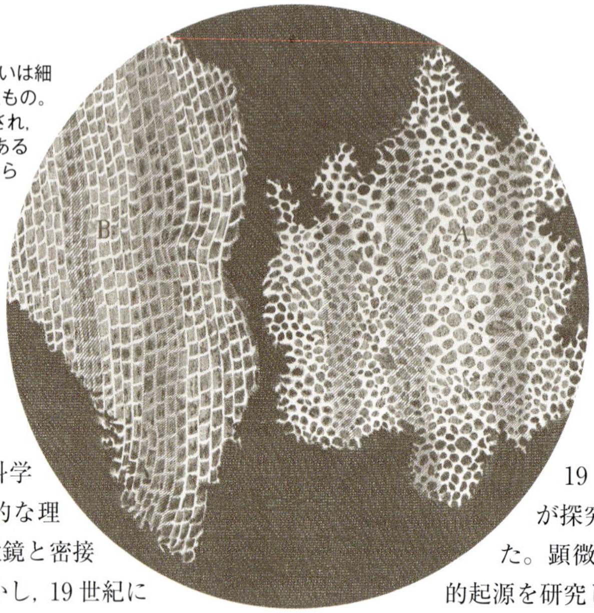

ロバート・フックの「小さな箱」あるいは細胞。左側は，瓶のコルクを縦に切ったもの。右は横に切ったもの。顕微鏡で観察され，17 世紀科学の偉大な著作の 1 つである『ミクログラフィア』（1665）に収められた。

細胞理論は，現代の生命科学のなかで最初の総合的包括的な理論である。その歴史は，顕微鏡と密接に結びついている［23］。しかし，19 世紀になるまで細胞は，生理的・病理的な現象の説明において中心的な位置を占めなかった。

顕微鏡の発明の後すぐに，科学者の「武器を得た目」は微細な解剖に向けられた。最初に観察された細胞が，植物のものであったことは驚くにあたらない。しかしそれらはわれわれが今日考えるような細胞ではなかった。ロバート・フック（1635–1703）が描いた「小箱」，ニーヘマイア・グリュー（1641–1712）が描いた泡，マルチェロ・マルピーギ（1628–94）が描いた「小嚢」や「嚢状物」は，空の孔や，液体で満たされた空間を囲んでいる細胞の外壁だった。その後，動物の単一細胞，すなわち赤血球と精子がマルピーギとアントニ・ファン・レーウェンフック（1632–1723）などによって，独立に発見された。しかし，このような動物の構造と植物の構造との間に類比が見出されることはなかった。

実際，見られ，記述されることは多かったとはいえ，19 世紀初期にならないと細胞が探究の対象になることはなかった。顕微鏡学者たちが組織の発生学的起源を研究し，生理学者たちが生化学的な現象の場を探し始めたときに，体内の組織とその力学に注意が向けられた。1759 年に，ヨハン・クリスティアン・ヴォルフ（1734–94）は，発生は顕微鏡で観察される，形を成していない「小滴」から始まることを示した。「細胞」という言葉が，最初にその意味で用いられたのは，1792 年に生理学者のステファノ・ギャリーニ（1756–1836）によってだった。15 年後にハインリッヒ・フリードリッヒ・リンク（1767–1851）は，ダチュラの真髄の隣り合う細胞の間には 2 重の線が見えることを記している。このことは，すべての細胞はそれ自身の膜をもっていることを示した。さらに 5 年後，ヤコプ・パウル・モルデンハウワー（1766–1827）が生きた植物の組織から細胞を孤立させて取り出すことに成功し，それぞれの細胞は膜に覆われていた。

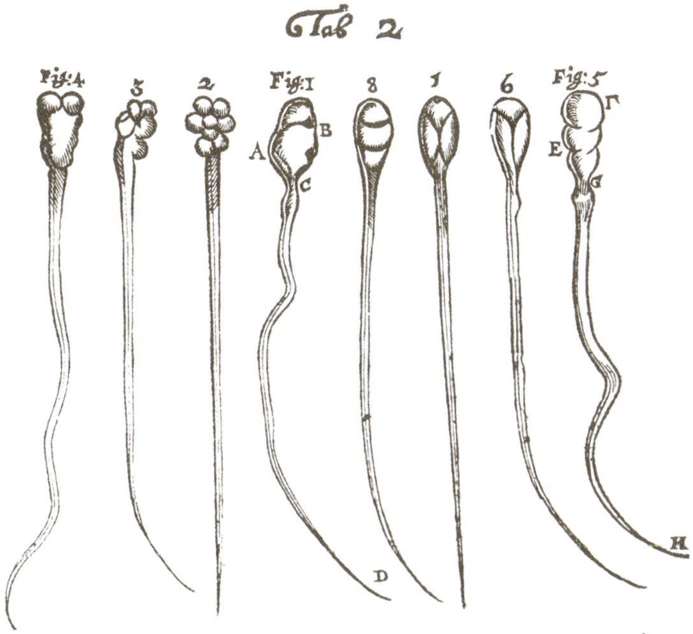

上
1667 年にオランダの布商であり，兼業でレンズ磨きと顕微鏡観察を行っていたアントニ・ファン・レーウェンフックは，ロンドン王立協会の雑誌である*Philosophical Transactions*に動物の細胞の観察を掲載した。左の 4 つはうさぎの精子，右 4 つは 1 匹の犬の精子。

左
ニーヘマイア・グリューは，1682 年に『植物の解剖』を出版し，数多くの描画を添えた。そのなかの 1 枚。顕微鏡観察による水平に切ったぶどうの枝。細胞が複雑な構造を成しているのがわかる。しかし，ロバート・フックと同様，グリューは細胞を空の箱とみなしていた。それが中身をもっていることがわかったのは，しばらく後のことになる。

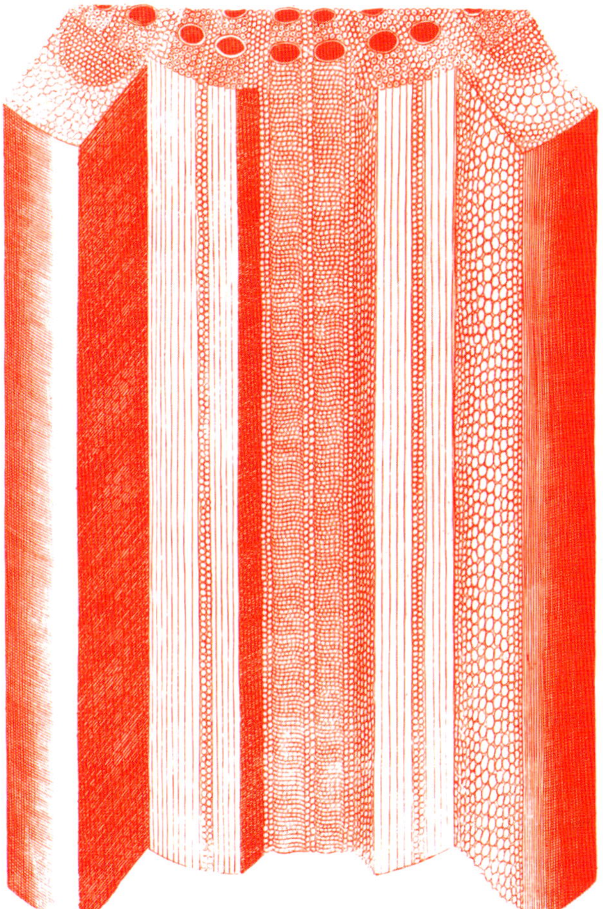

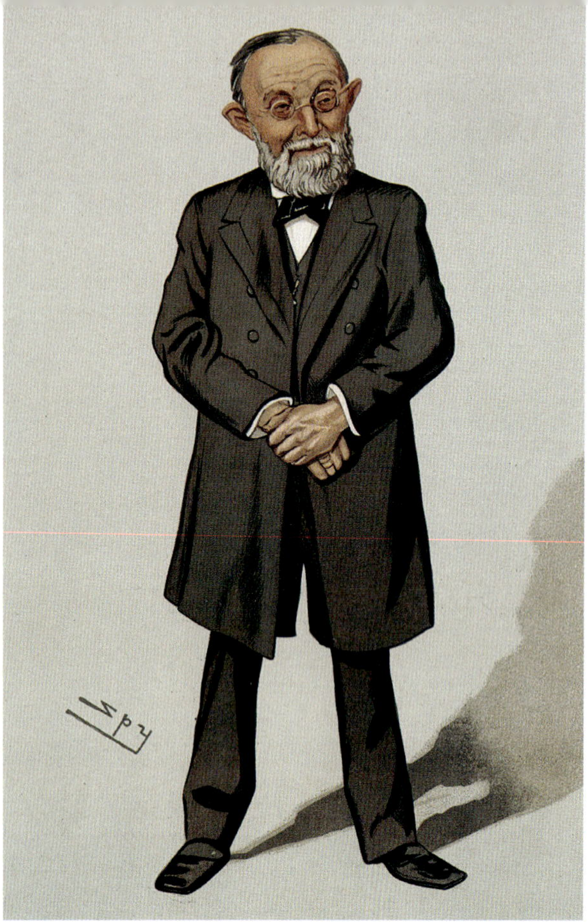

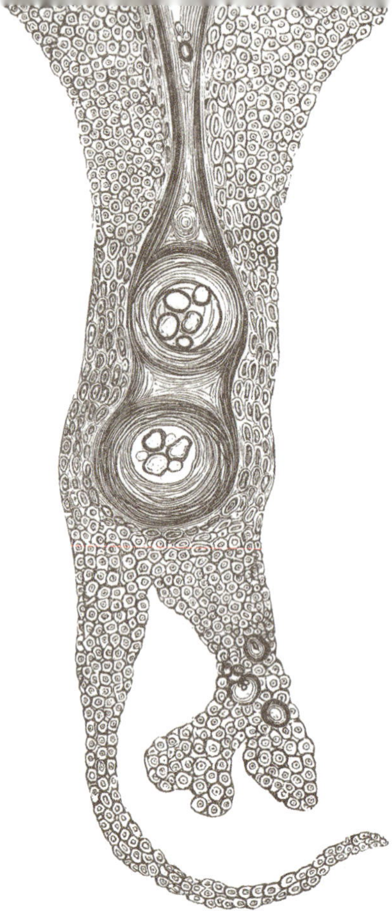

生命科学における最初の統一的概念

その後，生命体にとって細胞がいかなる役割を果たしているかいくつかの意見が出されたが，もっとも注目と支持を集めたのは，マシアス・ヤコブ・シュライデン（1804–81）とテオドール・シュヴァン（1810–82）が1838年および1839年に定式化した細胞理論だった。この理論は，発生にとって細胞とその核が中心的役割を占めること，細胞は解剖学上そして生理学上自律的であること，そして細胞はすべての有機体にとって基本的な構成単位の機能をもつことを中心的に論じていた。数年間のうちに細胞理論は，急速に発展し，生物学的研究の他の分野に可能性をもつことが明らかになった。多くの学者は組織学，生理学，発生学，微生物学，あるいは動物分類学，ダーウィニズムなどの研究の基礎に細胞理論を据えた。細胞理論に基づいて，ルドルフ・ウィルヒョー（1821–1902）は，1850年代に病理学の新しい概念を発展させ，腫瘍などの病気の起源は全身の状態ではなく，各個の細胞にあると論じた。

1836年にロバート・ブラウン（1773–1858）は，細胞核はあらゆる細胞の構成要素であると確定した。ヤン・エヴァンゲリスタ・プルキンエ（1787–1869）は，細胞の中身の残りの部分を1839年に「原形質」と名づけた。この用語は，フーゴ・フォン・モール（1805–72）により確固とした地位を得，細胞学研究の中枢を占めることになった。トマス・ハクスリー（1825–95）が1861年に原形質は「生命の有形の基礎」であると宣言した。その後数十年間，細胞の構成が明瞭に理解され，そのなかには光合成が行われる葉緑素を含む葉緑体（1883）があった。もう1つは1886年に発見されたミトコンドリアで，動物細胞においてエネルギーが生産される場である。1873年に染色体を最初に確定的に記述したのは，アントン・シュナイダー（1831–90）であった。

細胞が増える過程としての分裂が理解されたのは1840年代のことであり，そこではロバート・レーマック（1815–65）とジョン・グッドサー（1814–67）の功績が大きい。そして分裂を決定的に確定したのは，ウィルヒョーの有名な「すべての細胞は細胞から」という法則である。1883年にエドゥアール・ファン・ベネーデン（1846–1910）は，細胞分裂中の染色体の変化の諸段階を明らかにした。

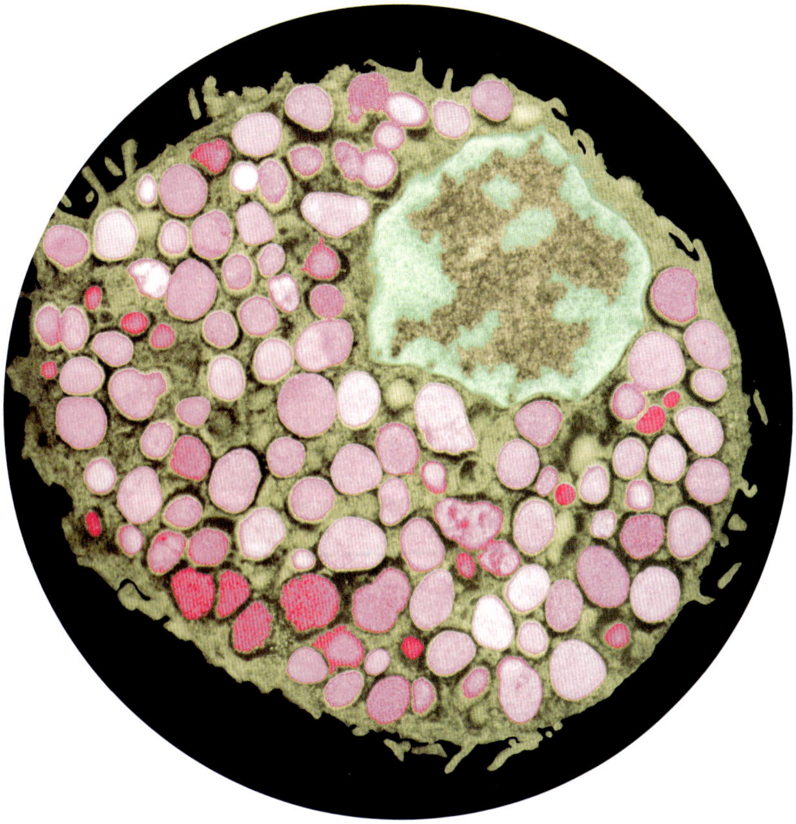

細胞研究の危機と再生

20世紀半ば，生命現象を説明する主要な鍵として細胞を考えることに危機が訪れた。細胞学は進化していたが，最先端の研究は今や細胞より小さな単位に移った。多くの生化学者，遺伝学者，分子生物学者にとって，生命の神秘は分子構造の研究により明らかにされるものになった。

1940年代に，分画遠心法と呼ばれる方法が導入された。大きさと密度により細胞の構成要素を分離する方法で，単体抽出物を精製することにより，細胞小器官の化学的構成を正確に分析することが可能になった。それとは別に，1950年代初めから，ジョージ・パラディ（1912-2008）の新しい定着剤を用いて，電子顕微鏡で細胞の超微細構造に入り込むことができるようになった。

細胞膜の構造と機能について，3つの基本的概念が1895年にアーネスト・オヴァトン（1865-1933）により導入されたが，この貢献が認められるのは，電子顕微鏡写真により細胞内の驚くべき構造が明らかになる数十年後のことだった。やがて細胞は，細胞膜と核膜をもつ複雑な組織として考え直されることになった。1961年にピーター・ミッチェル（1920-92）が，ミトコンドリア細胞膜内のATP（アデノシン三リン酸，p 51）の合成過程を特定することに成功した。これは，細胞のもっとも重要な化学的エネルギー源であり，こうして生化学研究と構造研究が結びついた。1980年代から分子生物学者は，視野を広げて細胞作用を動的に三次元的に見て，細胞同士の相互関係と情報および細胞膜輸送の複雑な道筋に注目する必要性を認識するようになってきている。こうしたことが細胞生物学の庇護のもと細胞学再生につながった。

左ページ左
ルドルフ・ウィルヒョーは，19世紀の偉大な細胞理論主唱者だった。1893年の雑誌 *Vanity Fair* で「スパイ」（サー・レズリー・ウォード）に風刺されるエリート有名人の仲間入りをした。

左ページ右
ウィルヒョーの重要な著作『細胞病理学』（1858年ドイツにて出版。英訳1859年）掲載の皮膚癌（細胞レベル）の図。

上
ヒスタミン（ピンク色）に満ちた肥満細胞の透過電子顕微鏡画像（色加工されている）。右上の大きなものが細胞核。肥満細胞は免疫系の一部でアレルギー関連で重要な役割を果たす。ヒスタミンにより炎症反応が引き起こされる。

09. ニューロン理論　NEURON THEORY

細胞の最終フロンティア

アリアーネ・ドレッシャー　*Ariane Dröscher*

すなわち，神経要素というもの（「神経単位」あるいは「ニューロン」と私が呼ぶことにしたもの）が存在する。

ヴィルヘルム・フォン・ヴァルダイヤー＝ハルツ，1891 年

細胞理論について大いなる進展があった［08］が，脳や神経系も細胞で構成されているのか，互いにどう関連しているのかという問いは疑問のままだった。脳は，柔軟で脆く，構造が非常に複雑であるので，解剖的分析からずっと除外されていた。1880 年代になって初めてニューロン理論と近代的神経科学研究の道筋がついた。

網状組織理論

神経細胞研究の重要な先駆的考察を 1830 年代にヤン・エヴァンゲリスタ・プルキンエ（1787–1869）が行い，1860 年代にはオットー・フリードリッヒ・カール・ダイテルス（1834–63）が顕微解剖技術を使って行った。しかしそれでも，細胞体，線維，1896 年に軸索と名前がついた線維，1889 年に樹状突起と呼ばれた枝分かれして伸びるものなど，神経細胞のすべての部分を明確に識別し相互関連を理解することは不可能だった。そのため当時の名だたる神経解剖学者のなかには，神経細胞を一連のネットワークとみる，神経系の網状組織理論を推奨する人もいた。たとえばアルベルト・フォン・ケリカー（1817–1905）とヨゼフ・フォン・ゲルラッハ（1820–96）は，神経は結合により身体中に解剖学的・機能的連続体を形成しているという見解を出した。

「黒化反応」

理論上の劇的変化は，偶然に起こった。1875 年，ミラノ近くの病院にある部屋の台所で，染色剤と定着剤の実験をしていたカミッロ・ゴルジ（1843–1926）は，重クロム酸カリウムを施した脳組織に硝酸銀を意図せず注いでしまった。捨てる前に顕微鏡で見ると，驚いたことに「黒化反応」が誘因となり少数の（それ以外は黒化せず）神経細胞が黒化した。このようにして，神経細

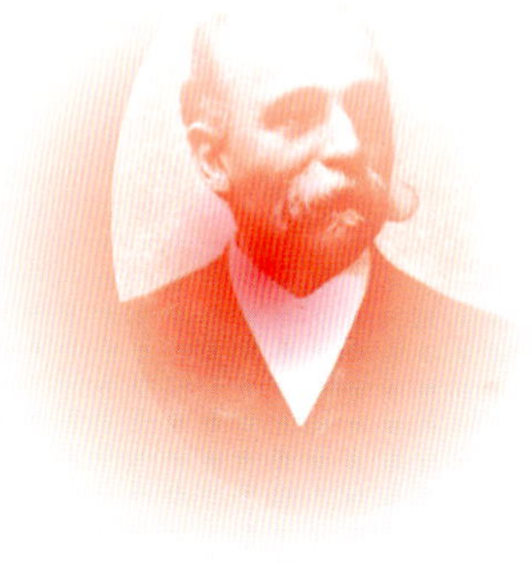

上
カミッロ・ゴルジの写真。「黒化反応」として知られる神経組織染色技術を発達させた。

下
サンティアゴ・ラモン・イ・カハールによる神経細胞のスケッチ。細胞体と軸索と樹状突起を示している。

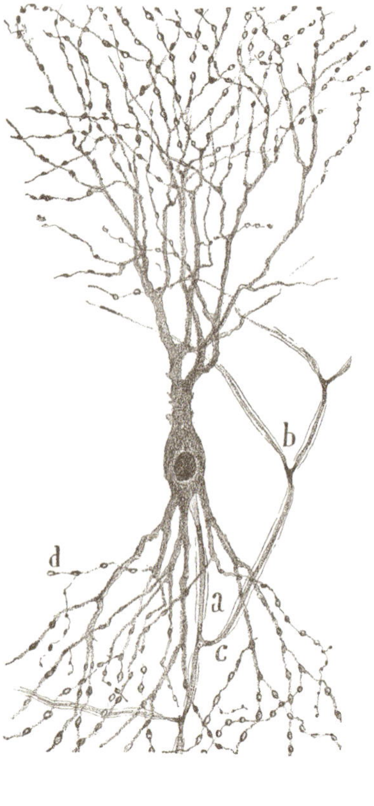

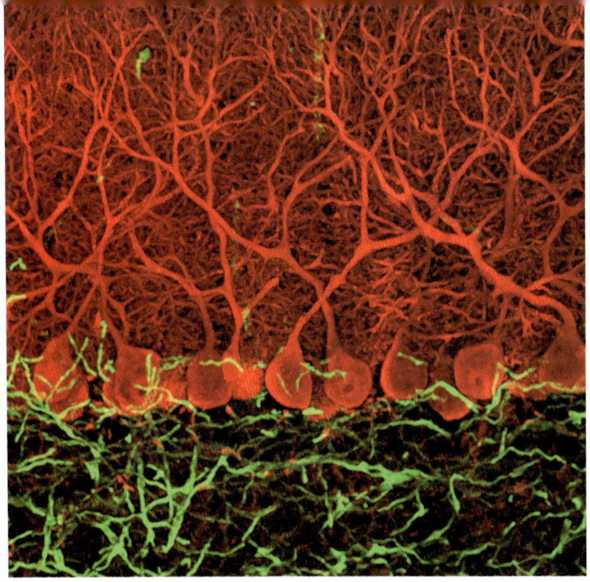

胞のシルエットと複雑な分岐の仕方を観察し，組織のなかでの位置を観察することができるようになり，ゴルジは，神経組織学で重要な研究結果を発表した。彼は，ゲルラッハの結合樹状説を廃し，一連の軸索ネットワーク説を支持した。これを彼は伝達物質だと特定した。

ニューロン理論

1880年代後半に，ゴルジの銀染色法は広く知られるようになり，網状組織理論の基盤を崩した。発生学者のヴィルヘルム・ヒス（1831-1904）と精神医学者のオーギュスト・フォレル（1848-1931）が，神経細胞体とその延長は1つの独立した単位を成していると考えた。この仮説に対するもっとも強力な証拠は，芸術的才能をもつスペインの神経学者サンティアゴ・ラモン・イ・カハール（1852-1934）がもたらした。カハールは，ゴルジの技術を少し変更し，より精密な画像を得て，異なった動物種の神経組織を組織的に研究し，神経細胞の独自性の概念に到達した。さらに，アルトゥール・フォン・ゲフーフテン（1861-1914）と共同で，カハールは動的分極の法則を定式化した。その法則によれば，情報は樹状突起から細胞体を通って，軸索へと一方向に流れる。1960年にカハールはゴルジとともにノーベル賞を受賞した。

そして最後に解剖学者のヴィルヘム・フォン・ヴァルダイヤー＝ハルツ（1836-1921）が，これらの記述と細胞理論を両立させて，1891年に神経細胞を「ニューロン」と命名した。これは，ギリシャ語の腱を意味する言葉である。それから6年後，サー・チャールズ・シェリントンは，2つのニューロン間の連結であるシナプスの概念を示し，隙間があるにもかかわらず隣接するニューロンが刺激を伝達する仕組みを説明した（p 210参照）。

1900年には，古典的なニューロン理論が完成した。しかし，今日では多くの例外が知られ，神経系は，より解剖的・機能的に複雑で多様であることがわかっている。さらに電子顕微鏡により，神経細胞が化学シナプスだけでなく電気シナプスももちうることが明らかになっている。

上
プルキンエ細胞が赤で示されている。後頭部にある小脳に位置し，随意運動と運動技能や定位にかかわるプルキンエ細胞は，小脳の他の細胞に繋がる多数の枝を伸ばしている。

下
成人の後根神経節（脊髄の神経と連絡する神経系の部分）からの感覚ニューロン。神経成長因子（生体内で細胞を維持する蛋白質）を加えた培養皿でこの細胞は成長し，蛍光染料で染色され，特別な蛍光顕微鏡で見られるようになっている。

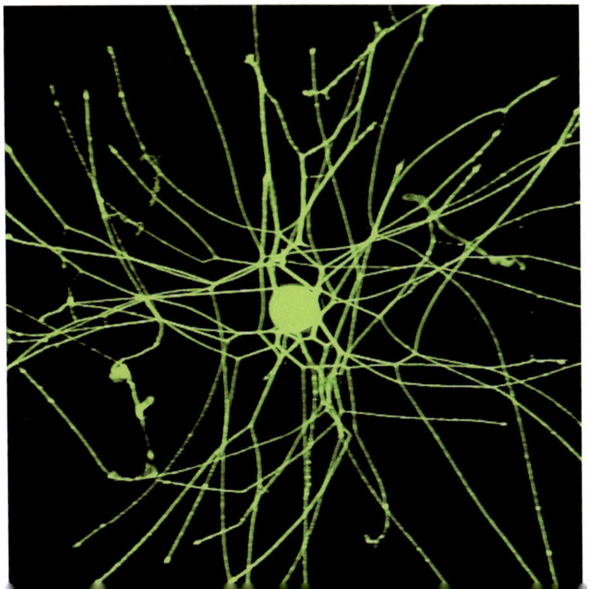

10. 分子 MOLECULES

生命の化学

デイヴィッド・ウェザレル *David Weatherall*

生命体は，驚くべき機械に他ならない。

クロード・ベルナール，1865年

生化学，すなわち生命体の化学は，多くの異なった分野に起源があるが，科学の一分野として認められたのは20世紀の初めだった。古代エジプトやギリシャの時代から16世紀まで，世界を作る基本的構成要素は，空気，水，土，火だと考えられ，健康と病気はわれわれの身体を作る4つの体液の均衡と不均衡によるものと考えられていた［04］。パラケルスス（1493-1541）は，16世紀にこの考えを否定し，錬金術に影響されて，生命体は世界に似ているだけでなく，同じ物質から作られていると論じた。その結果，正常，あるいは異常な生命機能を理解するために化学が重要であることが強調された。

それに続く3世紀の間，生命力は神的存在が設計した独立したものであり化学による探求になじまない，という議論に邪魔されつつも，生命体の化学は進歩し続けた。18世紀の末に，アントワーヌ・ラヴォアジエ（1743-94）とジョセフ・プリーストリー（1733-1804）は，酸素の重要性と，酸素と炭素が相互作用することが生物にエネルギーを与えることを証明した。栄養物の基本的構成要素が同定され，イーストの研究からそれ自体は変わらずに化学反応をコントロールできる物質である酵素が発見された。19世紀には，すべての生物において，細胞が中心的役割を占めることが認識され，クロード・ベルナールは生命体が内的環境を一定に保っていることを発見し［13］，この考えは，生理学と生化学の発展に深い影響を与えた。

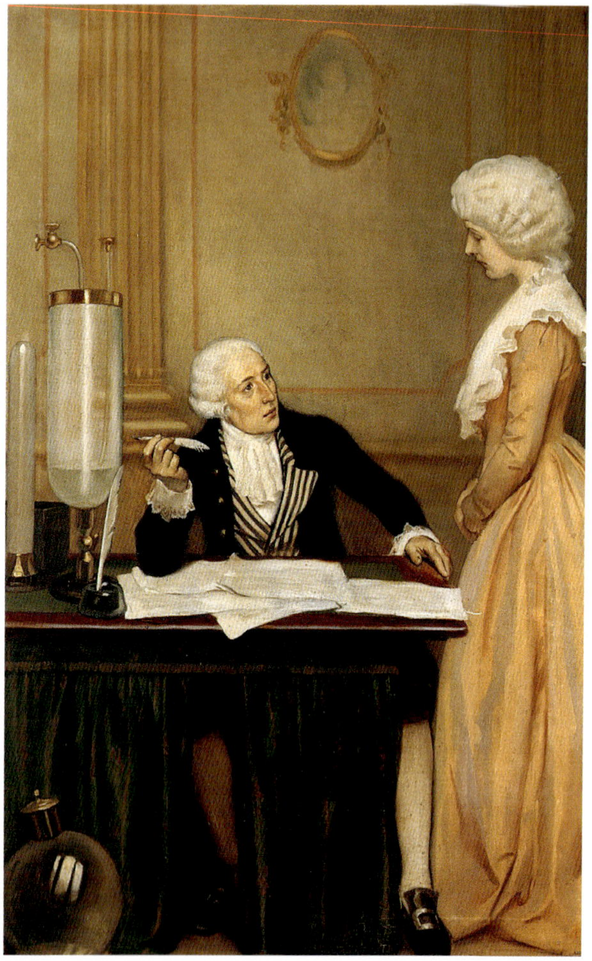

右上
アントワーヌ・ラヴォアジエと彼の妻で助手であったマリ・アンヌ・ピエレット・ポールズの肖像画（エルンスト・ボアールによる）。妻は，ラヴォアジエが読めなかった英語を学び，スケッチと版画に巧みで，彼の書物に図版を提供した。

右ページ左
ジョゼフ・プリーストリーの『異なった種類の気体に関する実験と観察』（1775）扉絵。酸素の重要性についての研究を示している。

右ページ右
ライナス・ポーリングは，DNAの構造を研究していた科学者の一人である。彼は三重らせん説を唱えたが，正しかったのは，ワトソンとクリックの二重らせん説であった。

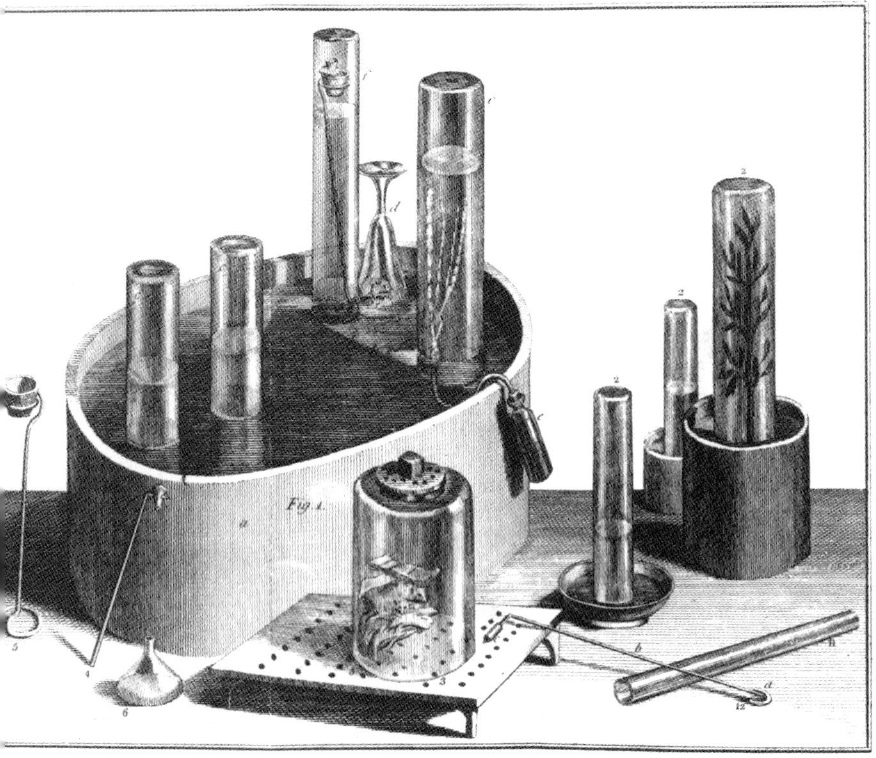

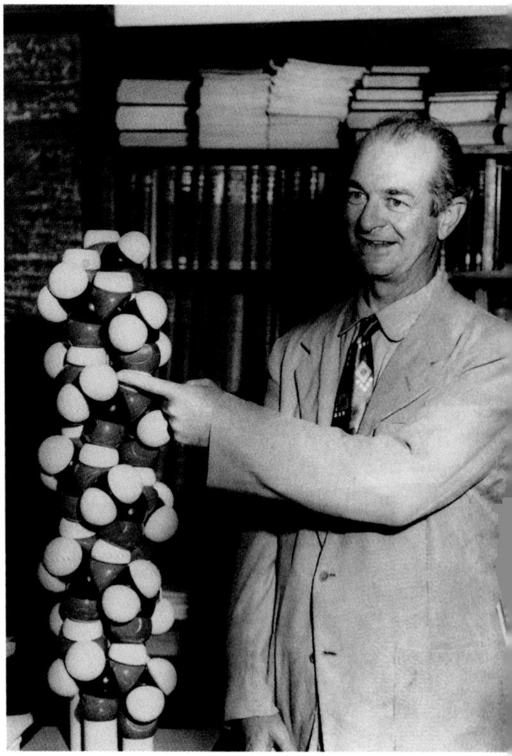

生化学「統一科学」

20世紀初頭，生化学は多様な方向に発展した。エネルギー転換は，アデノシン三リン酸（ATP）を含む合成物によって媒介されることが発見され，それを仲介するのは「細胞内の工場」と呼ばれるミトコンドリアか，関連する酵素が支配する多様な経路を通じてであることがわかった。そのなかには，糖や脂肪やアミノ酸などを分解してATPを生ずるものもあり，ブドウ糖，グリコーゲン，脂肪，蛋白質などを合成するものもある。

複雑な経路のなかには，たとえばハンス・クレブス（1900-81）が発見したクレブス回路などがあり，医学の多くの分野に重要な影響を与えることとなった。また1920～1935年の間に，オットー・ワールブルグ（1883-1970），グスタフ・エンブデン（1874-1933），オットー・マイヤーホフ（1884-1951）らは赤血球のなかでのブドウ糖代謝の段階を逐一発見した。これらの経路がどのようにエネルギーをもたらすか，そして細胞がその化学工場の副産物によってダメージを受けないよう防衛するメカニズムをどう提供するのかを明らかにした。その過程にかかわる酵素の欠陥が，さまざまな遺伝性の貧血の原因であることが後に明らかになった。

蛋白質の構造と機能

19世紀に蛋白質の構造が発見され，その機能と生産についての理解が目覚ましく進歩した。エミール・フィシャー（1852-1919）は，蛋白質はアミノ酸の鎖から成ることを発見し，これは後にペプチド鎖と名づけられた。驚くべきことに，アミノ酸は約20しかなく，これらはすべての生物によって共有されている。そして，それぞれの蛋白質の特徴における違いは，それを構成する鎖の順番を反映している。

1930年代にライナス・ポーリング（1901-94）らは，蛋白質の構造を決めるペプチド鎖の化学結合と配列を特徴づけ，X線解析により，蛋白質の構造が三次元で分析できるようになった。1950年代初頭には，フレデリック・サンガー（1918-）がインスリンの構造を記述し［65］，マックス・ペルッツ（1914-2002）はヘモグロビンの構造を明らかにした。両者はノーベル賞を受賞した。1949年にポーリングは，世界に多くの患者がいる鎌状赤血球症という遺伝性貧血は，ヘモグロビンの構造的な変化によることを報告した。他のヘモグロビンの変異が，貧血などの臨床的な疾患に関係していることが発見され，酵素の構造異常がさまざまな遺伝病

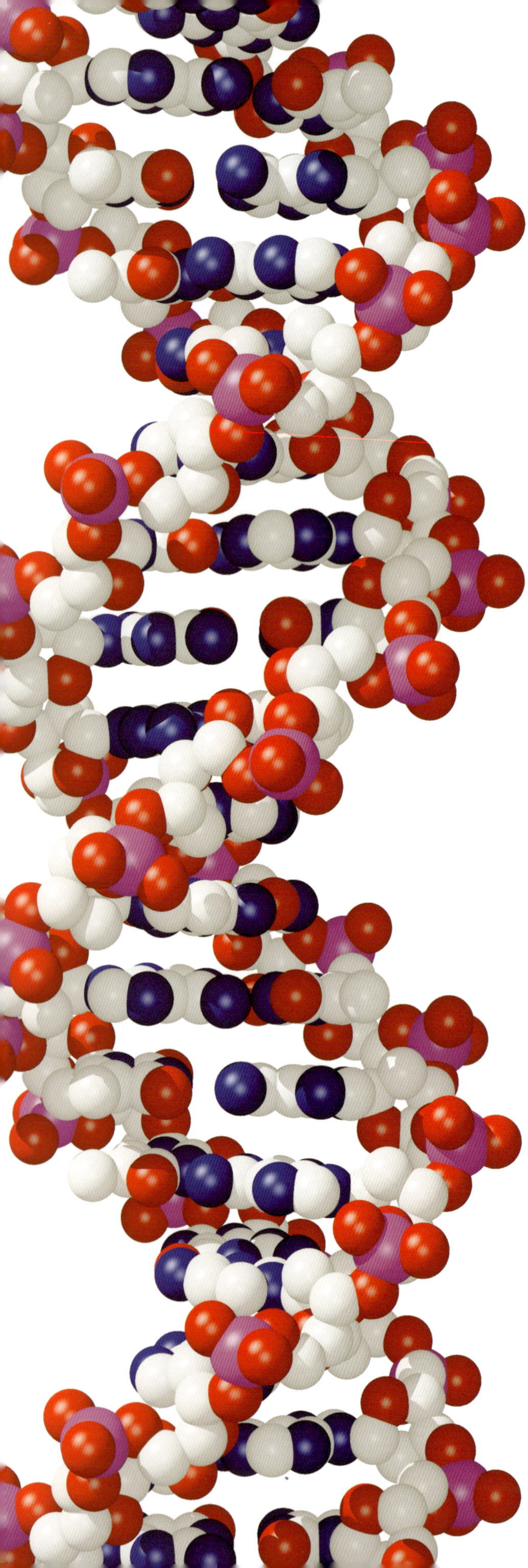

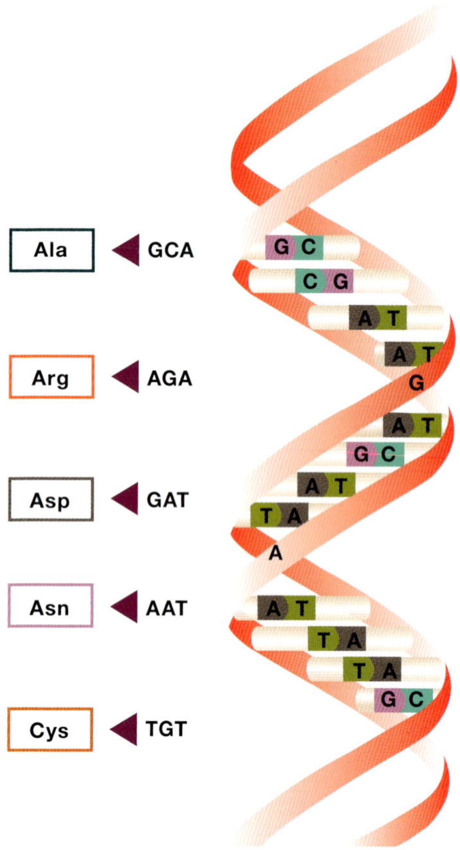

左
約 12 の塩基対をもつ DNA 二重らせんのモデル。酸素分子は赤，窒素は青，硫黄が紫，炭素は白で表されている。生命体において，DNA は何百万対もの塩基をもちうる。

上
DNA は，4 つの塩基の 2 本鎖からなる二重らせんである。アデニン（A），グアニン（G），シトシン（C），チミン（T）が互いに絡み合っている。塩基の組み合わせには法則があり，常に A は T と，C は G と組み合わさる。これらの塩基は二重らせんの横木を成す。それぞれのアミノ酸（左列）は，3 つの塩基の組み合わせ（コドン）（中列）によって作られる。蛋白質はアミノ酸の組み合わせから成る。

右ページ左
フランシス・クリックによる DNA 二重らせんの鉛筆書きスケッチ。彼とワトソンが発見を発表した 1953 年のもの。右側のらせんと 2 つの対応するらせんのヌクレオチド基を表す。

右ページ右
フランシス・クリックによるスケッチ。1954 年 1 月 19 日の日付が入っている。DNA 研究継続中のノートブックより。彼は同僚とともにコドンの遺伝暗号を読み解いた。

のもとになっていることが明らかにされた。20 世紀の間に，生化学は他の学問にも大きな影響を与えた。たとえば栄養学においては，ビタミンの発見と研究がその 1 例であり［64］，内分泌学においては，ホルモンの構造と機能の解明に寄与した［17］。生化学は，糖尿病や腎不全など広範な代謝異常の解明に貢献した。

DNA と分子生物学

遺伝学［19］は生化学とともに発展し，ショウジョウバエなどの生物の研究によって，遺伝子が変異することが明らかになり，ある遺伝子と酵素の構造の間には直接の関係があることが示唆された。もともと遺伝子情報はヒトからヒトへ，そして細胞から細胞へ特別な蛋白質によって伝えられると考えられていたが，1944 年にオスワルド・エイヴリー（1877–1955）らは，形質を伝える物質はフリードリッヒ・ミーシャー（1844–95）が 1869 年に最初に発見した核酸であることを証明した。その 1 つであるデオキシリボ核酸は，糖とデオキシリボースが 4 つの塩基により結びつけられている物質である。

1953 年にジェイムズ・ワトソン（1928–）とフランシス・クリック（1916–2004）はその構造を記述した。それは二重らせんであり，4 つの塩基をつなぐ 2 本の鎖が絡み合ったものである。細胞分裂で 2 本の鎖が切り離されると，それぞれが同一の DNA 分子を合成するテンプレートとなる。すなわち，DNA は自己を複製する。後にこれらの塩基配列は，それぞれのペプチド鎖におけるアミノ酸の順番を決定することが発見された。すなわち，DNA は遺伝情報を運び，蛋白質の厳密な構造を決定する。現在では分子生物学と呼ばれている学問から発展した技術を用いて，蛋白質合成のメカニズムとコントロールが後に明らかにされた。また，多くの遺伝病の原因も同定され，癌などの病気の分子レベルでの解明が始まった。

次には何が起こるのだろうか？

約 100 年の間に，生命の化学についての私たちの理解は生理化学から始まり，生化学を経て，分子生物学に至った。これらは，どの段階においても，医療に重要な発展を伴っていた。21 世紀の大きな問いは，化学分子レベルで，生命の過程を研究することによって明らかになった極度に複雑な事柄を統合する次の学問は何であるかというものである。われわれは何ゆえ存在するのか，われわれは何であるのか —— 病めるときも健やかなるときも —— を教えてくれる次の学問は何だろうか。

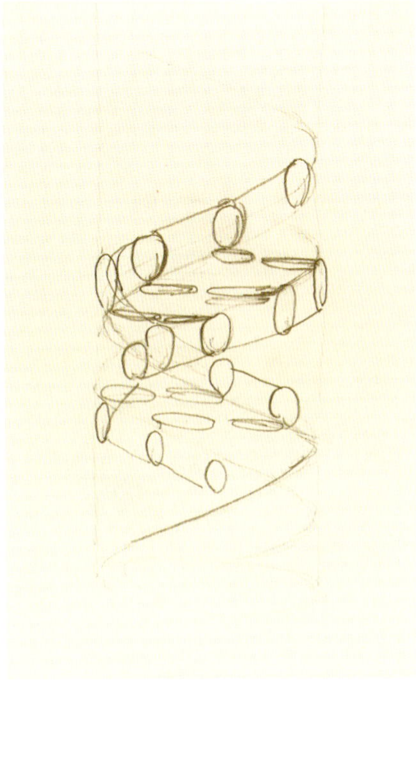

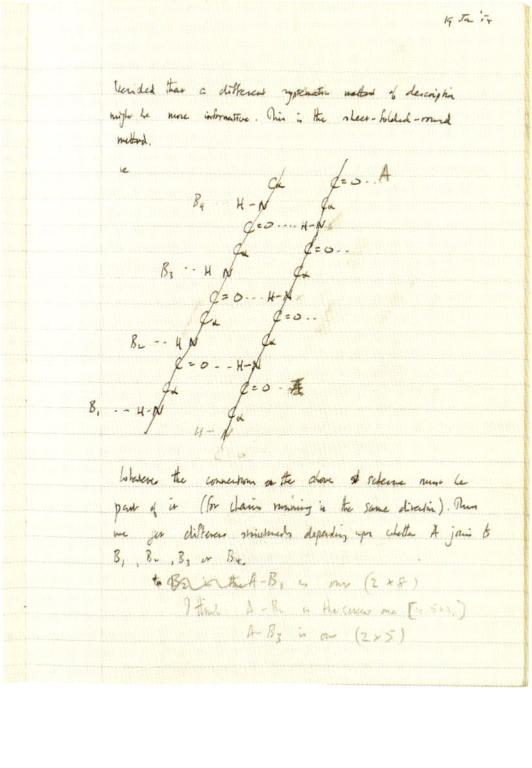

健康と病い

Understanding HEALTH & *Disease*

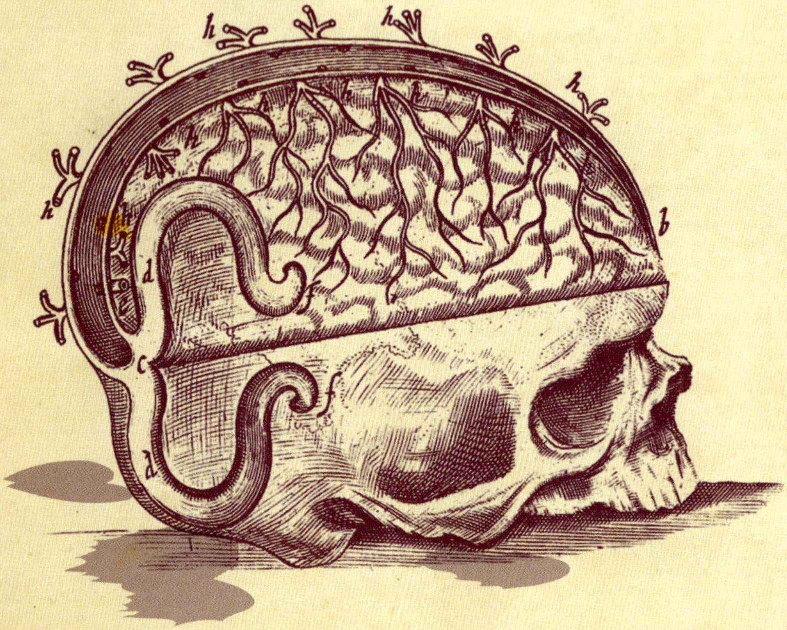

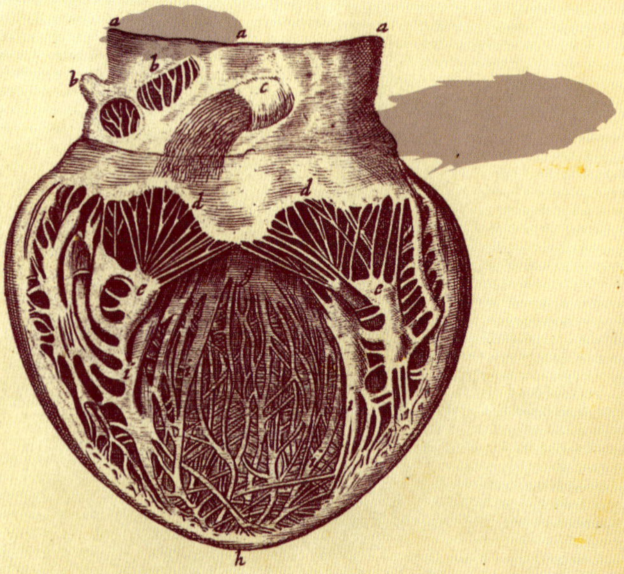

第２章

病い（disease＝dis＋ease）の観念は，あらゆる文化において健康の観念を前提条件としている。しかし，われわれは健康をほとんど意識しない。何かが悪くなったときにだけ，以前は正しかったのだということに気がつく。医師の教育を支配しているのはこの論理である。彼らはまず，正常を学び，体の機能を学ぶ。その後で異常について，身体がどのように病気になるかを学ぶ。

第2章では，西洋の社会で正常と異常の連続がどのように定式化されてきたかを探求しよう。たとえば血液の循環は，われわれにとってはあまりにも「自然」なので，それとは違う説明がヒポクラテスの後，2,000年間も続いたことは想像するのが難しい。身体がどのようにコントロールされているか（クロード・ベルナールの「内的環境」）や，ホルモンの発見は，それよりもさらに遅れた。どちらも，以前から想定されていた身体の働きについての真実を語っている。現代のわれわれの理解は，健康と病気，正常と異常の幅という考えに基づいている。

正常と異常は連続していると同時に，正常とされる状態は範囲や平均値で表すことができるという考えは，細菌学の基礎となる病気についての考えとは大きく異なっている。細菌学は，医科学における根本的な発見であり，病気についての新しい考え方を導入した。病気は，侵入であり，体の外に存在する。細菌理論により，患者と病気を切り離して考えるようになり，医師たちは病気を戦いだとみなすようになった。長い間，病気は戦争のイメージでとらえられ，これは，「闘病する」「病気に打ち勝つ」などの表現に表れている。「細菌」は，バクテリアやウイルス，寄生虫などの外から侵入する有機体に対してどのようにわれわれの身体が対処するのか理解するよう仕向けた。感染やその広がりや身体の防御メカニズムについては，寄生虫［15］と免疫学［18］の章で解説した。

それぞれの人が似た種類の病気に対して異なった反応を示すのはなぜだろうか。現代における回答は，個人の遺伝子構造・遺伝体質によるものである。現代ではゲノムが注目され，ある特定の病気と関係する遺伝子が発見されたという報道をよく耳にする。われわれは今，遺伝学革命の入り口におり，今すぐに役立つ場合より将来への約束のほうがいまだ多い。しかし，未来の医学が個人の遺伝子研究の影響を受けることは疑いない。また，癌とその進化についてのわれわれの理解も遺伝学の影響を受けるだろう。癌は，現代社会が大きく恐れるものになり，その予防と治療は現代医学の優先事項の上位に位置している。

精神医療の医学としての位置づけは議論を呼んできた。つまり，精神科に行く多くの患者は，落ち込んでいる，よく眠れない，説明のつかない痛み，疲労，不安など「精神的な」理由をもっているからである。幻聴，パラノイア，でたらめな思考など劇的な症状も加わる。対話療法は，軽度の症状を直すことができる。より重度の病気で苦しむ人は，自分自身にも他人にとっても脅威となり，特別な病院に閉じ込められてきた。そのなかでもっとも有名なのが「ベドラム」である。

西洋では，健康と病気を理解する別の方法も広まっている。ホメオパシー，カイロプラクティック，整骨術，自然療法などは，今日では「補完医療」と呼ばれ，信じている人が多い。

リチャード・ロウワー『心臓論』（1669）より頭部の血管と心臓の内部構造を描いた図版。ロウワーはウィリアム・ハーヴィの血液循環に関する仕事を発展させた。身体がいかに機能するかについての基礎知識が健康と病いを理解するうえで重要だった。

11. 血液循環 CIRCULATION

往って，巡って，帰って

ジョン・フォード *John Ford*

心臓の動きを理解できるのは神のみである。

ウィリアム・ハーヴィ，1628 年

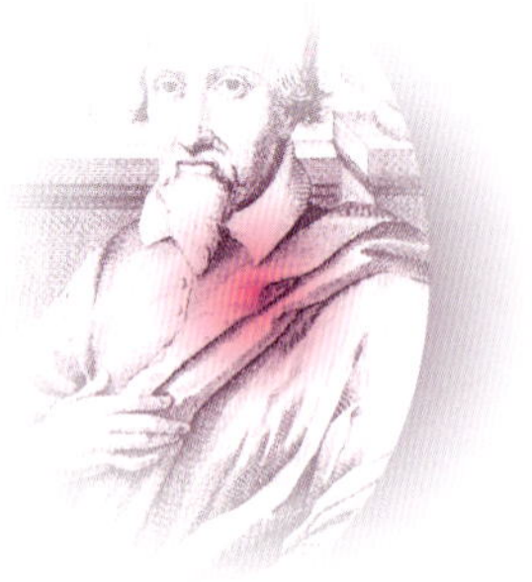

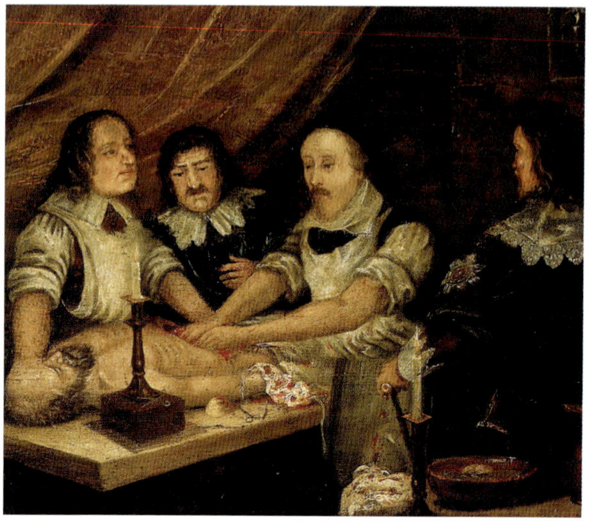

上
ミカエル・セルベトゥスは血液が体内をどのように動くかという問題をめぐる古代の考えを問い直したルネサンスの思想家・研究者の 1 人だった。

右
ウィリアム・ハーヴィは，血液は心臓をポンプとして使って体内を循環するという説を提唱した。この図版では 152 歳で死んだといわれていたトマス・パーの身体を解剖している。

心臓はポンプのように体内を循環する血液を送り出しているという考えは比較的新しい。古代を通じて血液は滋養を与える体液だと考えられていた [04]。血液は生命を与える「プネウマ」を含んでいると考える理論もあった。ガレノス（129–216 頃）は，多くの動物を解剖し，血液は肝臓で作られ，あるいは醸し出され，体のなかを潮汐のように流れて，器官に到達して給養すると唱えた。この理論によれば，血液は 2 つの流れに分けられる。一方は肺に行き，そこで空気と混ぜられる。もう一方は，心臓の 2 つの室を分けている壁の穴を通って染み出し，そこから心臓と血管の拡張によって体の主な動脈を通じて運ばれ，末梢で消費されるものである。この理論では心臓は駆動力をもっているとは考えられていない。これが中世の定説だった。

脈という謎

ルネサンスの時代に，古代の概念が批判的に検討され，脈の性質が人々の疑問を呼び起こした。脈は，健康であっても病気であっても人々が感じていたものであった。そして動脈の傷からほとばしる血の流れ方は，静脈が傷つけられたときの緩やかな流れ方とは違うものであることに気づいていた。ミカエル・セルベトゥス（1509–53）は，心臓の右側から肺を通って心臓の左側に至る血液の循環を唱え，この考えをマッテオ・コロンボ（1516–59）が支持した。コロンボは心臓の中隔壁には孔がないことを示した。すなわち，ガレノスの見解は正確ではなかったのだ。

パドヴァにおいて，アンドレアス・ヴェサリウス（1514–64）は，正確な人体解剖を行い，その結果は，1543 年に高品質な図像とともに出版された [06]。アクアペンデンテのファブリシウス（1537–1619）は，静脈は血液が心臓の方向にだけ流れるようにしている一方通行の弁をもっていることを示した。しかしながら，心臓と血管の正確な解剖がわかっていたにもかかわらず，彼は血液循環の理論の発見には至らなかった。

心臓ポンプ

ウィリアム・ハーヴィ（1578–1657）は，パドヴァのファブリシウスのもとで1600～1602年に学び，帰国してロンドンで開業するとともに，動物解剖を定期的に行って心臓の研究を続けた。1619年までには，彼は心臓の作用で血液が循環しているという説を明白にもっていたが，さらに証拠を得るために実験を続けた。そのため『動物の心臓および血液の運動について』の出版は1628年になった。彼の革新的な提案は，血液にとってもっとも重要な器官は，肝臓ではなく心臓であり，心臓は，動脈で送り出し，静脈で取り込み，身体全体に血液を循環させるポンプとして働いているというものだった。ハーヴィは，この書を国王チャールズ1世に献呈し，「あらゆる恩寵と権力が生ずる源」として国王を心

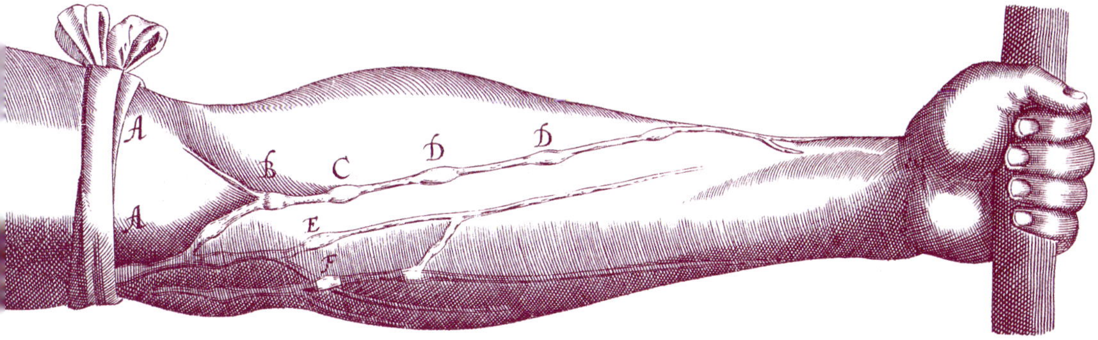

上と下
ハーヴィは，血液循環説において実験と論理的な演繹を用いた。これらの図版は，1628年のハーヴィの書物からとられている。上の図では上腕部を止血帯で縛れば循環が妨げられて，この部分に血液の出入りがなくなることを示している。下の図は，静脈の弁が，血液が心臓に向かってしか流れないようにしていることを示している。

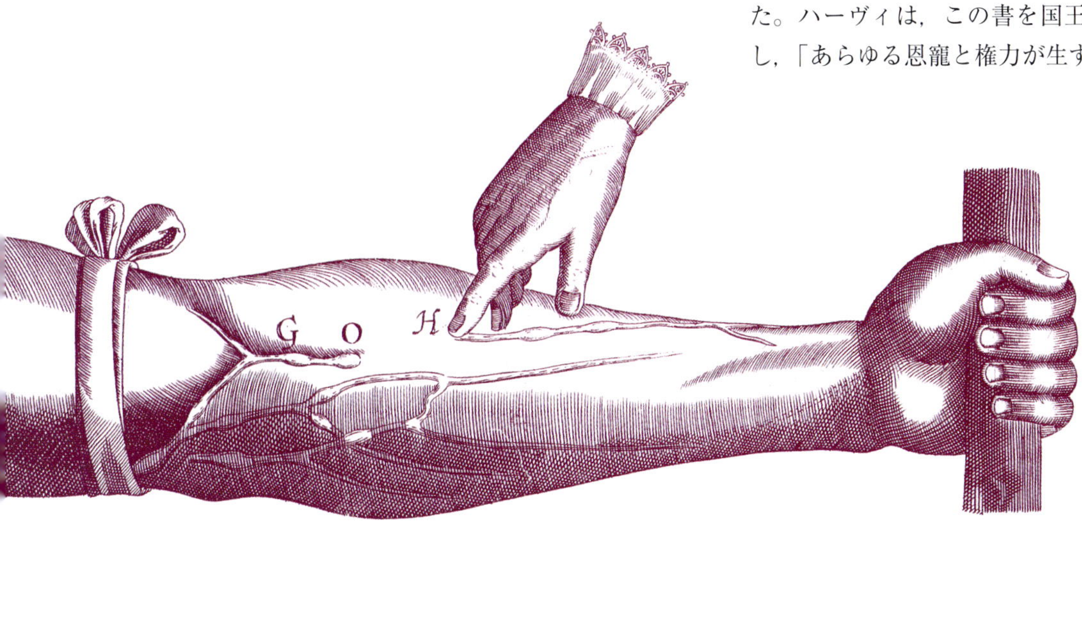

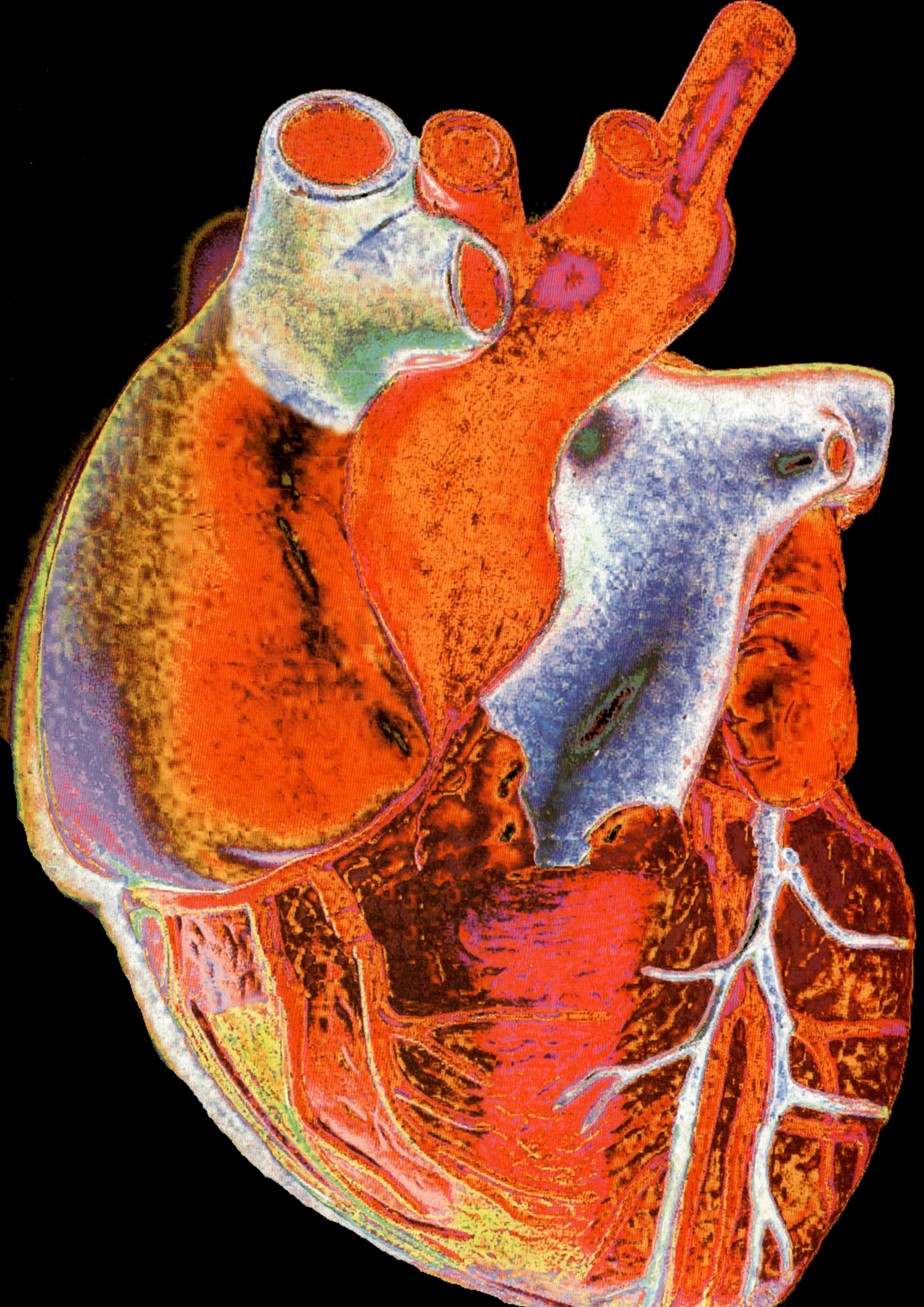

臓に譬えた。王室侍医として，そして内戦中には熱意ある王党派支持者として，彼は宮廷に出入りでき，国王の前で発見を提示することができた。

ハーヴィの実験によれば，心室の血液容量はそれぞれ2オンス（56.7グラム）であり，心臓には毎分約72回の鼓動がある。そうすると，心臓は1時間に平均的な人3人分にあたる重さの8,640オンス（244.9キログラム）の血液を動脈に送り出すことになる。肝臓はそのような量の血液をそんなに早く作れるわけがなく，そんな速さで末端が血液を放散できるわけもない。ハーヴィが導いた結論は，常にある量の血液が心臓から動脈に送り出され，一方通行の弁を通じて静脈で帰ってくるということだった。残念なことに，ハーヴィは動脈と静脈の2つの体系が出会うところをみることはできなかった。これが理解されたのは，マルチェロ・マルピーギ（1628-94）が顕微鏡を使って1661年に肺の組織の毛細血管を示してからのことだった［23］。ハーヴィは血液循環を提示したが，その重要性を十分に認識せず，「栄養のためなのか，熱を伝達するためであるのか不確かである」と書いた。

生命の必需品

肺での血液循環の重要性がリチャード・ロウワー（1631-91）とロバート・フック（1635-1703）の実験で示された。暗赤色の静脈血が心臓右部から肺に入り，動脈血のように明るい赤になって肺から出ることを示したが，なぜそうなのかわからなかった。18世紀後半まで，色の変化が肺での血液の酸素供給により起こるとは認識されなかった。酸素を得た血液は末端に運ばれ，人間の代謝に不可欠な役割を果たす。

ハーヴィの実験結果と導いた結論の説明は，明確で論理的であったが，循環説が受け入れられるには数年かかった。特に，ジャン・リオラン（1580-1657）に率いられたパリの反動的な学派は，ガレノス理論を堅持した。イギリスでは多くの支持者がいたが，開業医としての仕事が減り，ハーヴィは不平をこぼした。

しかし，循環系の仕組みを研究する人もいた。スティーヴン・ヘイルズ（1677-1761）は，馬の動脈に管をつないで，心臓の容量と血液の速度を推定するだけでなく，その圧力を計測することに成功した［27］。ジョン・フロイヤ（1649-1743）は脈を測定する時計を設計し，ルネ・ラエネック（1781-1826）は1819年に新発明の聴診器で心臓の音を聴きはじめた［22］。

心臓がポンプであり，血液循環が生命に必須とみなされ，20世紀には人工心臓が開発されるようになったのは驚くにあたらない。心臓手術の間，一時的に循環を助けるために，心臓と肺の役割をする機械が用いられ，人間の心臓が動かない場合に使用する人工心臓が設計されてきている［59］。

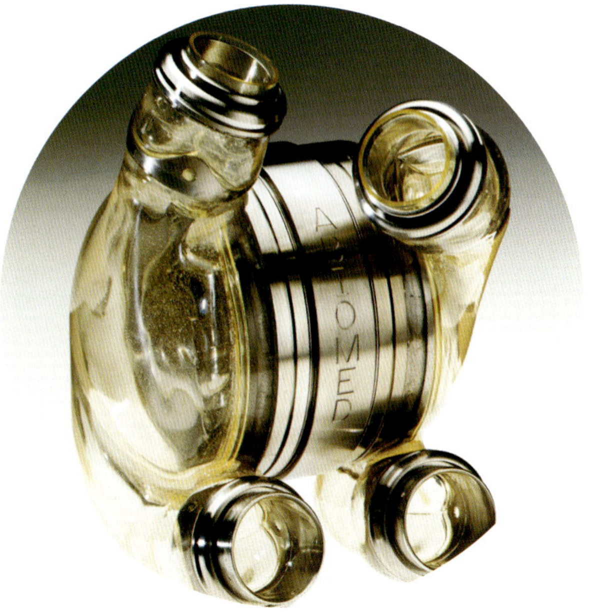

左ページ
デジタル処理した人間の心臓見本。この重要臓器はわれわれの想像をとらえて離さない。

左
人工心臓。20世紀半ばに全身に血液を送る外部機械が開発され，心臓手術は大いに行いやすくなった。移植が可能になるまで患者の生命を一時的に保つためのものではなく，身体への埋め込み型の人工心臓は，まだ実現可能になっていない。

12. 精神病院の変遷　BEDLAM & BEYOND

狂人の閉じ込め

アンドリュー・スカル　*Andrew Scull*

狂人を救うという名目で作られた施設のほとんどで,
互いに苦しめ合うことが狂人たちの仕事になっているようだった。

サミュエル・テューク，1813年

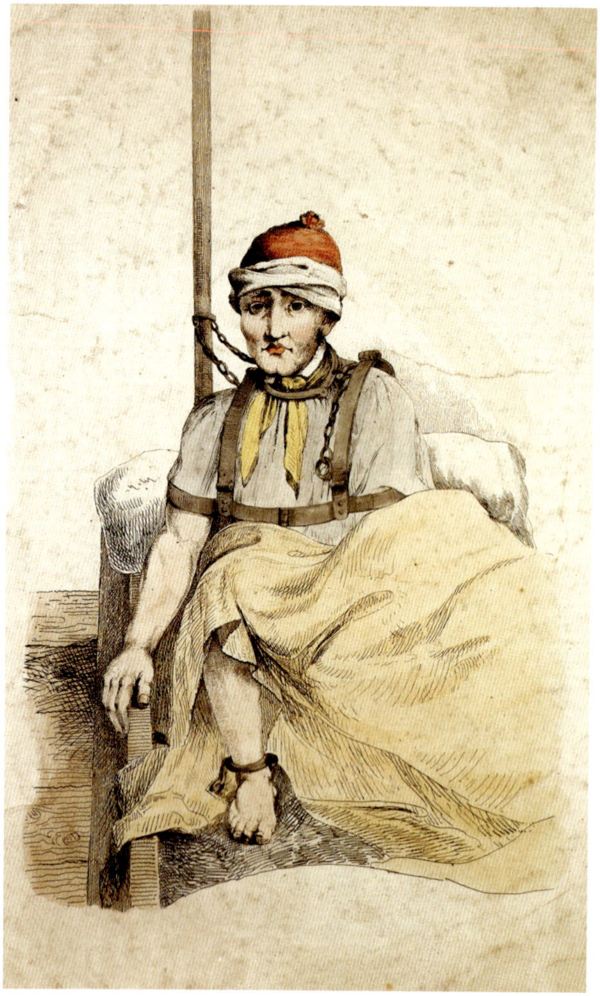

上
アメリカ人水兵のジェイムズ・ノリスは，鉄の拘束具で柱につながれベドラムで拘禁された。彼の苦境を和らげたのは，読書と1匹の猫をペットにすることだった。G・アーノルドによるエッチング（1815）。

右ページ
18世紀にウィリアム・ホガースが描いた「蕩児」は，その放蕩生活をベドラムに収容されて終える。患者たちは，理性を失った者たちを見て唖然とするためにやってきた富裕な観衆に「芸」をしている。

旧制度

ロンドンのベスレム病院（俗称ベドラム）は，長いこと英語圏でもっとも有名な精神病院で，14世紀から17世紀末まで精神を病む者のケアに特化している唯一の組織であった。その後，イギリス社会が商業化すると，その流れのなかで別の「狂人収容所」が現れ始めた。裕福になった社会において，重い精神病のもたらすトラブルや困難を家族がお金を払って人に解決してもらうことが可能になり，18世紀には，いわゆる「狂人ビジネス」が拡大した。イングランド，ヨーロッパ，北アメリカでは，しばしば慈善の形で，他の精神病院も設立された。これらの精神病院の多くは，悪評にまみれていた。高い塀，鉄格子が入った窓，秘密主義のせいで，そこに収容された者にどのような治療がされているのか人々は猜疑心をかきたてられた。

真実の姿をいうと，多くの患者は鎖でつながれ，残忍な扱いあるいは無関心な扱いを受けていた。「治療法」といえば，瀉血や，嘔吐や下痢を起こす薬剤を定期的に与え，体力を弱めるような食事法を施すだけであった。これは，18世紀の医学が多くの病気を取り扱う方法で

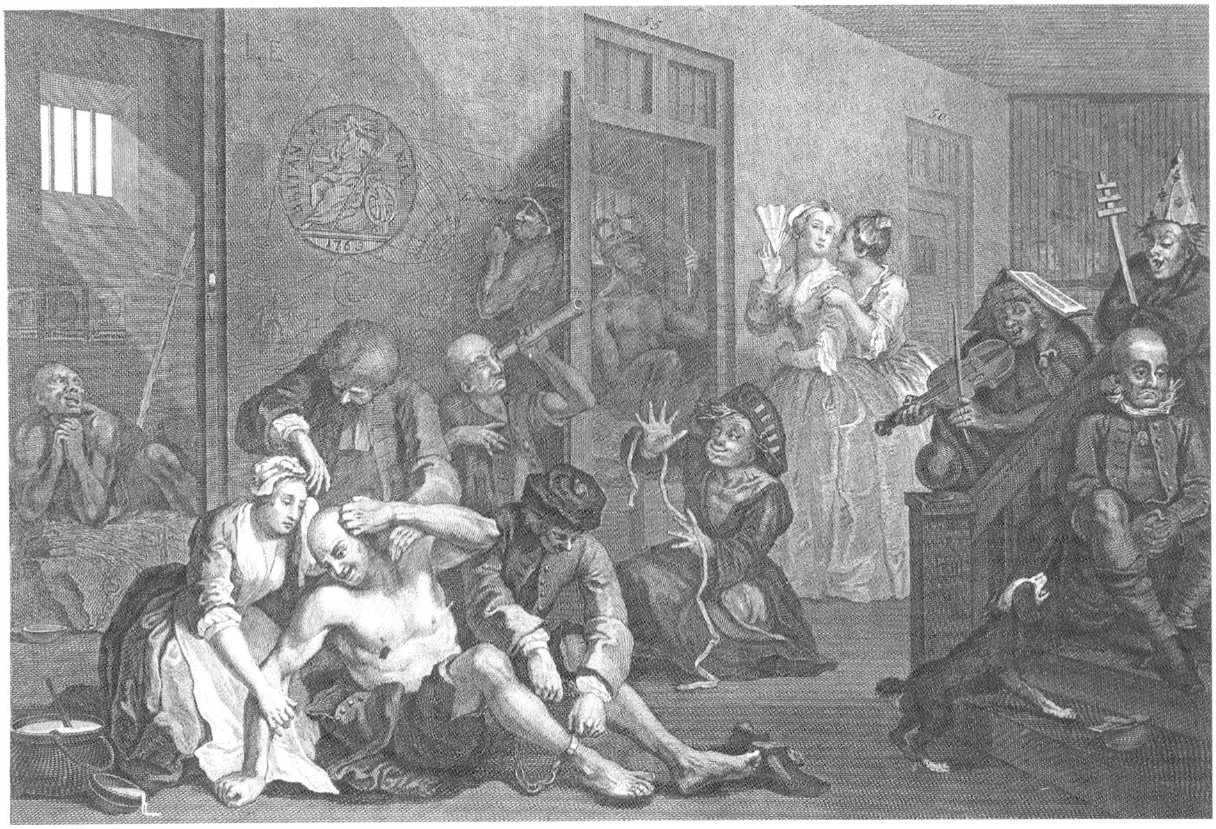

もあった。しかしながら，徐々に治療上のある種の実験を促すかのような精神病院が増えてきた。これには緩い規制も逆説的に貢献していた。そしてこれらの新しい施設は，精神病院の管理者（医師も非医師もいた）が狂人を取り扱う経験を得て，狂人の行動や精神状態を改善するために，経験に基づいた治療法の実験を試みる社会的空間を用意した。

モラル・トリートメントの登場

18世紀後半には，イギリスとフランスとイタリアで，ほとんど同時にそしておそらく独立して，精神疾患を管理するための新しい方法が現れた。提唱者たちはそれを「モラル・トリートメント」と呼び，瀉血や下剤などの伝統的方法と区別した。この世代の精神病院の監督たちは，精神病の治療にあたり伝統的な強い介入に懐疑的になり，しばしば明白な敵意を示した。彼らは，精神疾患の治療における心理社会的な要素を強調し，依然として「きちがい」と呼ばれていた者たちは，モラル・トリートメントの方針に沿って運営の改革された精神病院で治療されるべきであると主張した。

それぞれの国の事情に応じた違いはあったが，モラル・トリートメントには共通点があった。精神疾患患者が閉じ込められている物理的空間のあり方すべてが重要なのだという確信が強まっていった。そして，精神疾患患者にとって治療的環境を作り出すことができるのだという希望的観測も高まっていった。建築それ自体がモラルを表現するものになり，建物は精神疾患を悪化もさせるし，治療もするという信念を反映するようになった。

たとえば鉄格子を例にとると，それは収容者に間違ったメッセージを伝えると考えられた。そのため，新しいアプローチを体現したパイオニアである精神病院のヨーク・リトリートでは，窓ガラスの枠の間にあった鉄の柱が木に見えるように塗り直された。リトリートを道から隔てる高い壁はなく，そこにやってきた人々には，患者であれ，家族であれ，通行人であれ，これは隔離収容の空間ではなく，1軒の家であるという印象を与えようとした。リトリートは，新鮮な空気と活気を与えるような景観を得るために丘の上に建てられ，敷地は建物から滑らかに下っていき，見える範囲に収容者

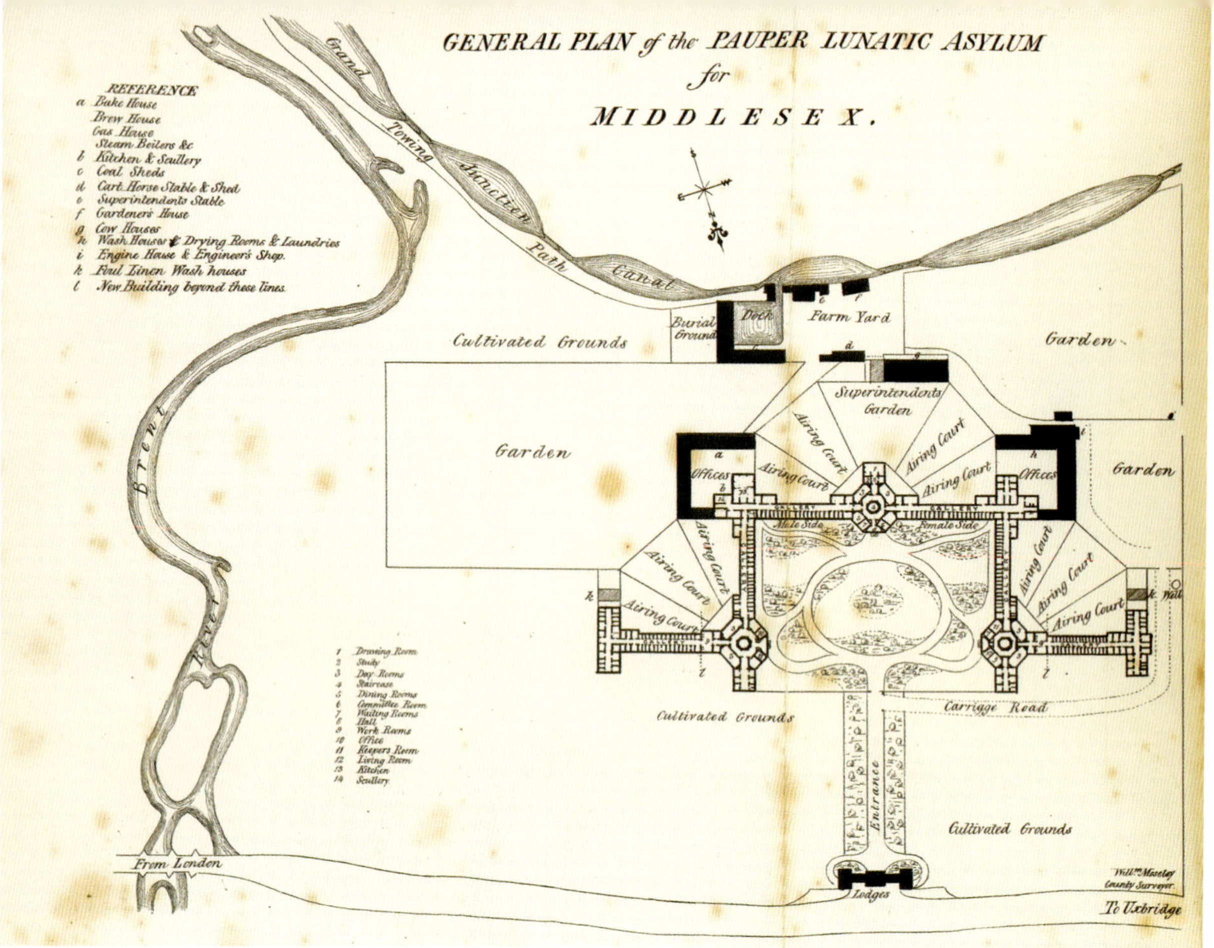

と田園風景を遮る障壁はなかった。しかしながら実際には，逃亡を防ぐための障壁として，隠された堀があった。これを当時の造園の言葉では「ハーハー」と言った。独立した病棟によって安静な者と乱暴な者，治癒に向かっている者と不治の者が注意深く分けられていた。そして，このシステムを通じて，病棟を管理する者は，患者が自制心を発揮して，精神疾患から回復することを促す強力な武器を得たことにもなった。行儀が悪いと望ましくない環境の病棟に移されることを意味し，行儀がよければ，より良いところに移ることができた。

モラル・トリートメントは，外部からの制限と，拘束するようなことはできるだけ少ないのが望ましいことを強調している。患者を打ったり，脅したりすることは旧制度の精神病院では一般的だったが，ここではそれが明確に禁止され，肉体上の拘束は最小限にされた。精神病院の職員たちは，患者を個人として扱うべきであり，精神疾患の症状としての振舞いに直面したときに，「右の頬を打たれたら，左の頬も出すべきだ」と言われた。その一方で，より文明化された行動をしたら，褒めて励ますべきだとされた。精神疾患患者の多くが示す異常な行動は，その理論に従えば，精神疾患の症状であると同時に，患者が虐待された結果でもあるのだ。

狂気の博物館

治療法のラジカルな改変に当初，精神疾患患者たちは良好に反応しているようにみえた。モラル・トリートメントの提唱者の多くは，治療よりも回復という言葉を好み，自然治癒力を巧みに使うべきであるという考えを表明していたが，そのような回復例は実際に多かった。改革された施設における人道的な体制とそれに先立つ旧式の体制の間には，大きな差があり，精神医療に何ができるかについて，ユートピア的な楽観論といってもよいものが生み出されていた。当時の多数派の意見によれば，精神疾患は，身体の病気よりも治療するのがやさしいとまで考えられていた。特にアメリカにおいてこの治癒可能性の信仰は夢想的な領域にすら達し，新しい症例の70～90％は精神病院に入院しさえすれば治癒するという主張がされていた。

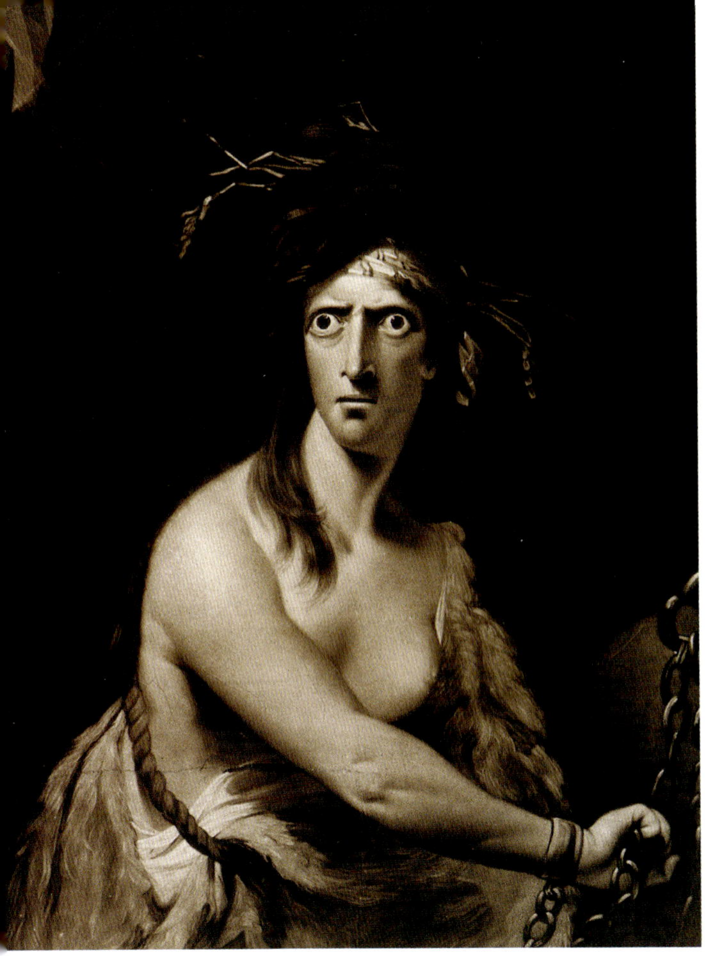

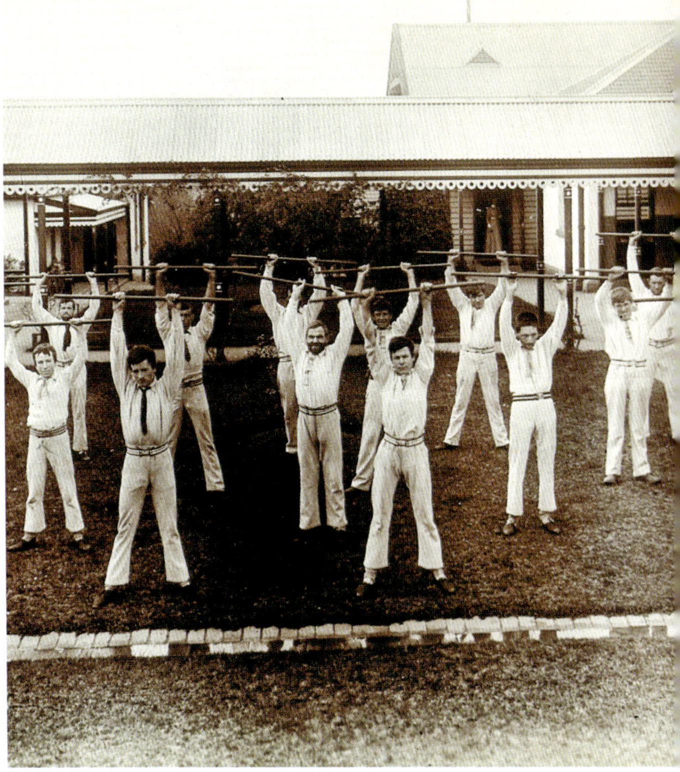

精神病院こそが，精神疾患をどう扱うかという問題に対する答えであるというヴィクトリア朝の妄念に，モラル・トリートメントは大いに貢献した。この楽観主義の波に乗って，公的資金を用いて多くの精神病院が建てられ，19世紀の風景の一部になっていった。しかし，その楽観主義は色あせていき，モラル・トリートメントは当初の熱気を失って，モラル・マネジメントになっていった。治療された症例はすぐに再発し，インスピレーションを与えた小さな治療施設と建て増ししながら増殖していく巨大な狂気の博物館とも呼べる精神病棟群は，皮肉な対照を呈していた。このような施設は20世紀の後半まで継続し，脱施設化が政治のスローガンとなると，一握りの患者を除いて患者は追い出され，空っぽになった。放置され，朽ちていき，多くの精神病院が風景のなかからすでに消え始めている。その次にやってきたのは，地域精神医療であった。

左ページ
村の名前からハンウェルと呼ばれるイギリスのミドルセックス州立狂人収容院。院長のジョン・コノリーは，機械的拘束を全廃するパイオニアとなった。ある種の進歩ではあったが，この巨大な自己完結型病院ユニットは，「全体主義的施設」になった。

左上
1775年に出版された狂気の寓意画。衣服を部分的に脱ぎ，誇張されている強く見つめるような目，奇矯な帽子と鎖をはめた手首は，18世紀の狂気のステレオタイプと抑制の手段をよく表している。

右上
20世紀初頭のオーストラリア，ヴィクトリア州キューの精神病院における男性患者のための体操。女性患者は，棒を持たずに，似たような体操を別の場所でしていた。この精神病院は，1,000床以上の規模をもつオーストラリア最大の精神病院の1つであった。

13. 内部環境 THE MILIEU INTÉRIEUR

平衡の重要性

アナ・セシリア・ロドリゲス・デ・ロモ *Ana Cecilia Rodríguez de Romo*

有機体における調整は，生理学の主要課題である。
ウォルター・B・キャノン，1929年

1850年に，フランスの生理学者クロード・ベルナール(1813-78)は，多細胞生物は外部環境が変化しても，比較的安定した状況を維持することができる内部媒質をもつゆえに生命を維持できるのだと主張した。ベルナールの見解では，有機体が生き続けるためには，外部環境からある程度独立でなくてはならず，生命体の組織は，外部の直接的影響から何らかの形で守られる必要があることを意味する。

ベルナールは，「内部環境の恒常性は，自由で独立した生命を成立させる条件である」という有名な言葉で高等生物研究を総括した。「生理的内部環境」という語を用いて表現したのは，外部環境で起こりうる変化にかかわらず，有機体を成して，恒常的相互関係を保つ一連の化学物質と作用だった。

この自己調整機能は非常に重要であり，科学史上でももっとも重要な生物に関する見解の1つだと考えられている。さらに内的媒質の安定性という概念は，生理学研究を発展させる根本的現象となった。生理学は，分離した個々の臓器と系の機能をばらばらに記述するだけに限られてはいけない。各機能は内なる環境を維持するという共通の作業への参加という広い文脈のなかで研究されなくてはならない。

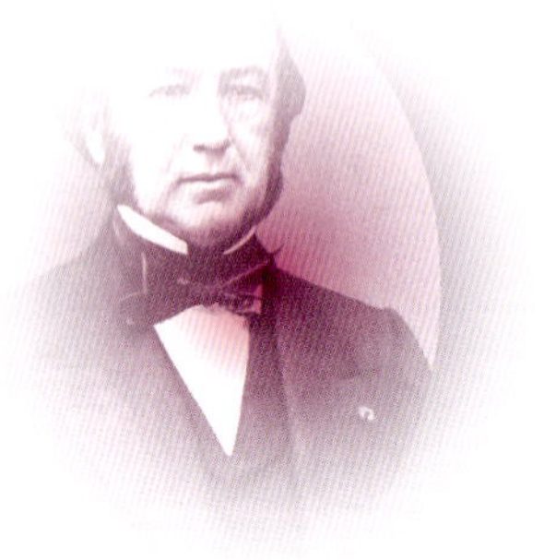

上
クロード・ベルナールの多様な研究業績には，多細胞生物の内部環境の探求も含まれている。彼はそれを「生理的内部環境」と呼んだ。

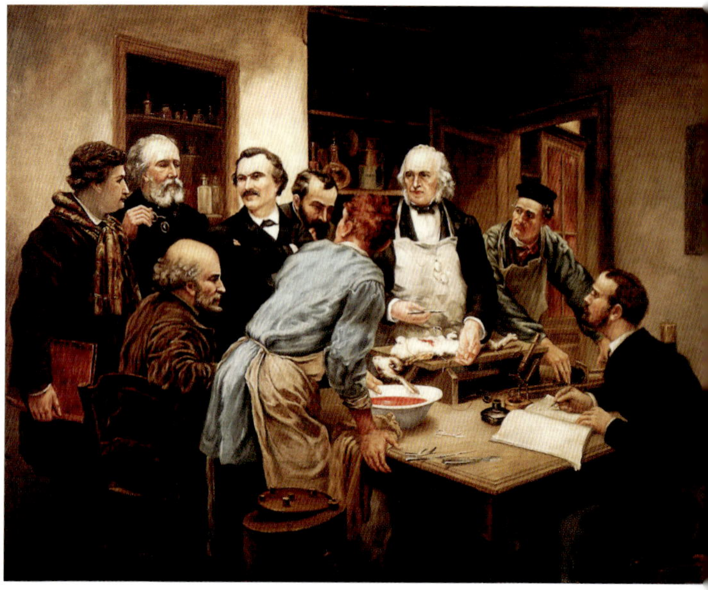

ホメオスタシス

19世紀末から20世紀初頭に，北アメリカの生理学者ウォルター・B・キャノン（1871-1945）はベルナールのアプローチをもう一歩進めて，傑作『身体の知恵』(1932）において，生理上のメカニズムが身体の基本的な物理化学的平衡を維持しているという考えを表明し，1929年にはホメオスタシス（ギリシャ語で，等しいを意味するhomoと停止を意味するstasisから，平衡状態

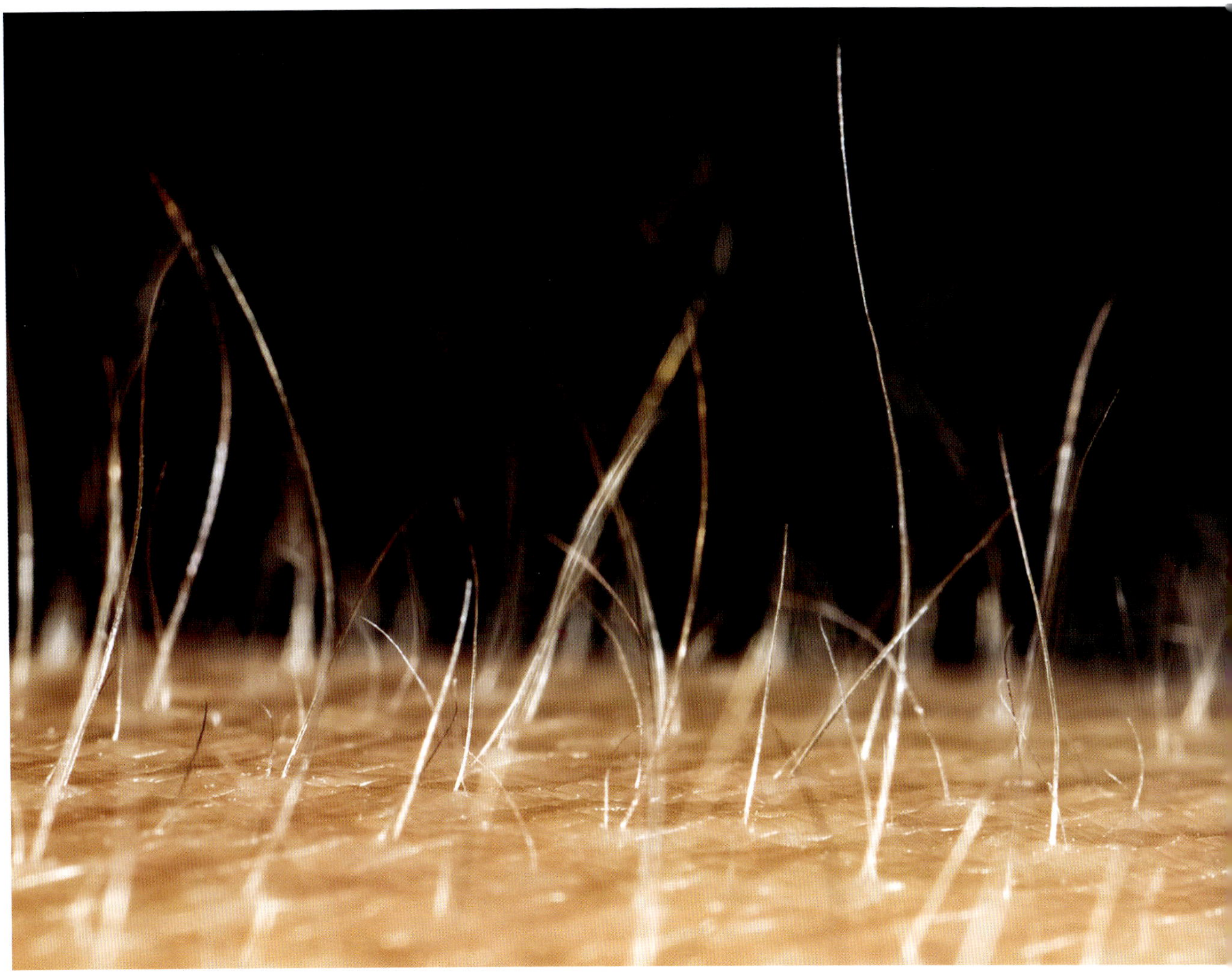

左ページ下
実験室で作業をするベルナール。筆記助手がノートをとり，青色上衣をつけた助手がベルナールの研究の中心だった動物を用いる汚い仕事をする一方で，ベルナールとその同僚たちは，実験を議論するのである。レオン・オーギュスタン・レルミットによる絵画。

上
「鳥肌が立つ」ことは，身体のホメオスタシスの１つである。神経は，温度の低下を感知すると，毛根を収縮させて毛を立たせる。立った毛は，皮膚の表面に温かい空気をためて，体内温度を一定に保つために緩衝層を作り出す。これは進化を通じて得た適応であるが，人間は体毛を欠くのであまり利はない。

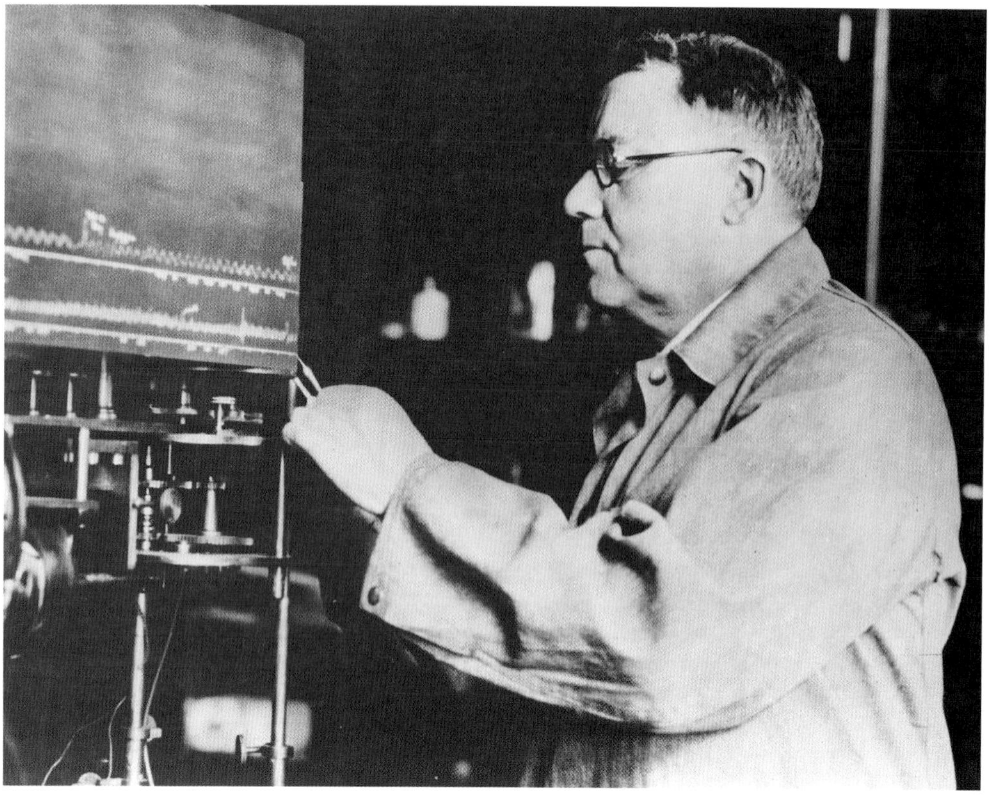

を表す）という言葉を用いた。その状態では，体内内部環境が維持され，身体を規制するすべての過程が常に相互作用をもつ。

キャノンの用法によれば，ホメオスタシスは，身体の内的・構造的そして機能的な恒常性の総計を意味している。したがって，安定した状態を指すだけでなく，安定を維持するために必要な無数の生理過程をも意味する。キャノンによれば，ホメオスタシスは，より高度に進化した生命体の鍵であり，生命体が進化するほど，ホメオスタシスの水準が高まるのである。

それゆえホメオスタシスは，変化する環境にダイナミックに対応する条件となる。しかし，身体の平衡は，生命を維持することと両立する狭い限界のなかでのみ変化しうる。たとえば，血糖は100 mlあたり70 mgを下回らないし，110 mgを超えることもない。身体の構造は細胞から系のレベルに至るまで，内的環境を正常範囲にとどめておくのに貢献している。実際，ホメオスタシスを維持することは，ホメオスタシス機能と呼ばれる複雑な過程を生み出し，内部媒質の変化に反応させることを必要とする。こうした反応は，適応反応と呼ばれ，それを利用して身体は環境の変化に適応し，ホメオスタシスを保ち，健康な生存を可能にする。

ホメオスタシスは，細胞の内と外に存在する体液によって行われる。酸素，窒素，蛋白質，イオンと呼ばれる多くの化学分子など生命を維持するために必要な物質はすべてそのような液体に溶け込んでいる。細胞外液はすべての生体液の1/3を占め，細胞間液（プラスマまたはリンパ）から成っている。それは，生命体の内部媒質を構成し，細胞に比較的安定した環境を提供し，また細胞に物質を届ける役割を果たす。細胞内液は残りの2/3を占め，生命に必要な化学反応を可能にする高性能の溶媒である。

哺乳類を超えて

あまりにも推測的に用いられ，また多用されすぎたと多くの生物学者が考えているものの，ベルナールとキャノンが導入した概念は，生物学の歴史に巨大な影響を及ぼした。ベルナールとキャノンは，主として哺乳類を用いて研究した。哺乳類は内的恒常性が特に高い動物であるが，魚や両生類はその体温を生理学的方法

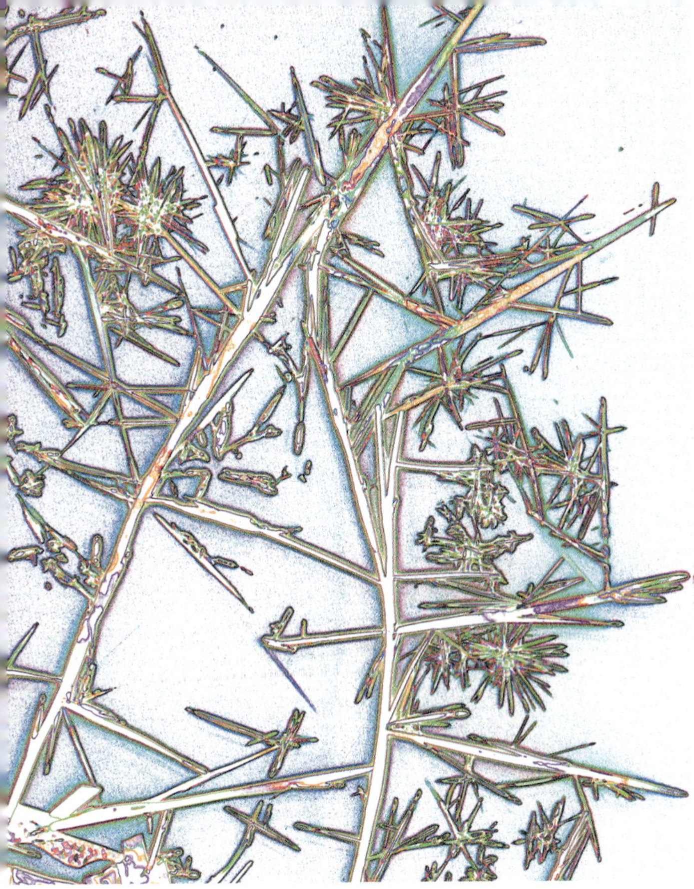

左
偏光顕微鏡で見たアドレナリンの結晶。アドレナリンは心臓の鼓動を早め，筋肉への血液の流入を増加させて，闘争・逃走反応を準備する。ウォルター・B・キャノンの研究は，身体が自動的不随意的な神経系を通じて自らを律する方法を明らかにし，アドレナリン反応などの過程を解明した。

左ページ
ウォルター・B・キャノンがホメオスタシスを構成する生理反応を探求するための装置を操作している。

で一定させず，外の環境の温度によって，変温させる動物である。

ベルナールとキャノンのモデルをこのような種類の動物に適用すると，体温の一定性を欠くことが欠陥だと考えられる。しかし実際は，そこには利点もある。すなわち，体温が外的環境と平衡することができ，自然に存在する平衡への物理的傾向と矛盾を起こさないのである。このメカニズムによって，エネルギーを節約できる。両生類や魚類は，熱を生み出さないのでエネルギーの消費が少なく，その結果，食物を摂らずに長い間過ごすことができる。一方爬虫類は，新陳代謝機能が働く温度に達するために，長時間日なたぼっこをしなければならない。

現代医学においては，脱水症状，出血，糖尿病で起こる新陳代謝の乱れ，病院の救急室やICUあるいは外科室でみられる多くの障害は，平衡という生理現象を理解せずには考えられない。実際，この原理は非常に重要なので，多くのエコシステムや宇宙全体の規制に適用されてきた。ガイア仮説では，地球上のホメオスタシスは，生物相によって自動的に営まれるフィードバックによって維持されていると唱えられている。

14. 細菌 GERMS

医学史最大の発見？

マイケル・ワーボイズ *Michael Worboys*

19世紀後半の医学の偉業は，
病気は細菌が引き起こすという
説の確立を軸とする。

チャールズ・シンガー，1950年

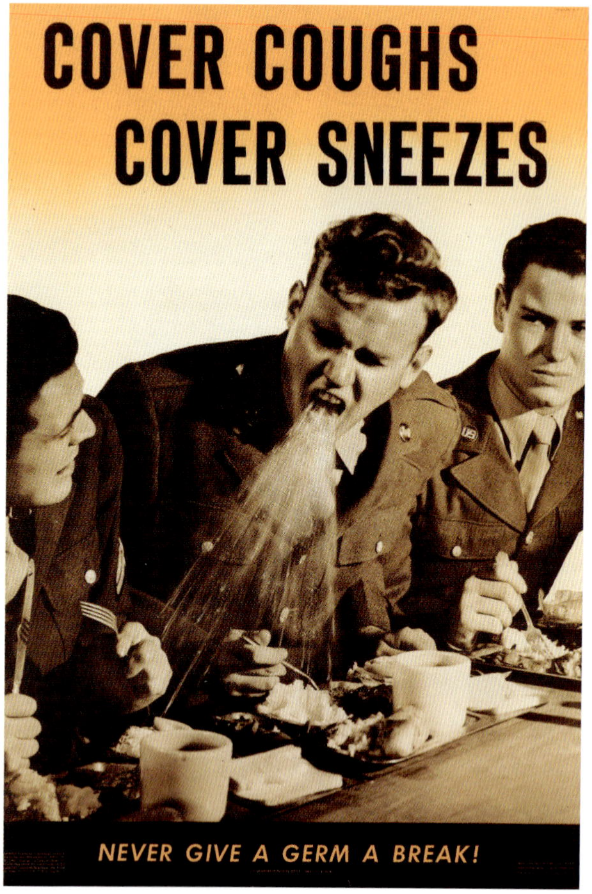

19世紀後半に細菌が感染症を引き起こすことが発見され，このことは医学史上で最高といってもいいほどの大きな発見だといわれてきた。その発見を通じて，重要な致死的な感染症がどのようにして発生し広がるのかという謎を解くことができ，医師たちが予防と治療に明確な目標をもった方法を発展させることができた。その発見は，病気についての考え方の原理を変え，病気を徴候と症状によって定義することから，特定の原因を見極めることへ変化した。

細菌説の成功の要因は，多くの理論にまたがっていることにある。実際，病気の「細菌説たち」といったほうがいい。細菌「説たち」は，急速に細菌という「事実たち」になった。その理由は，多くの感染症を引き起こす微生物が同定されたからである。医学に細菌が登場したことは革命的だったといわれるが，細菌の理論家たちはそれ以前の考えに依存し，多くの医師たちは既成の考えを維持したか，細菌理論をそうした考えに合わせて理解したということも覚えておこう。

革命以前

病気と細菌発見について，イブン・シーナ（アヴィセンナ，980-1037［04，05］）まで遡ることもあるが，ジロラーモ・フラカストロ（1478-1553）の「タネのようなものが伝わって感染症が起きる」という説まで遡るのが普通だろう。フラカストロは，直接，間接，距離があっても飛び越えて，病気はさまざまな方法で感染すると主張した。彼の病気のタネは，化学物質の場合も生物の場合もあり，病んだ身体から発生することも，空中あるいは腐敗物で自然発生することもあった。この考

上
第二次世界大戦期のポスター。病気を広めないように，咳やくしゃみのときには口を押さえることを奨励。これは今でも重要だとPRされる。細菌説以前はまったく無意味だった。

右ページ上
空気中細菌。パストゥールやリスターをはじめとする初期細菌論者は，空気が細菌に満ちていると考えた。この図は，同じく細菌論者のジョン・ヒューズ・ベネットが1868年の論文につけた図版。

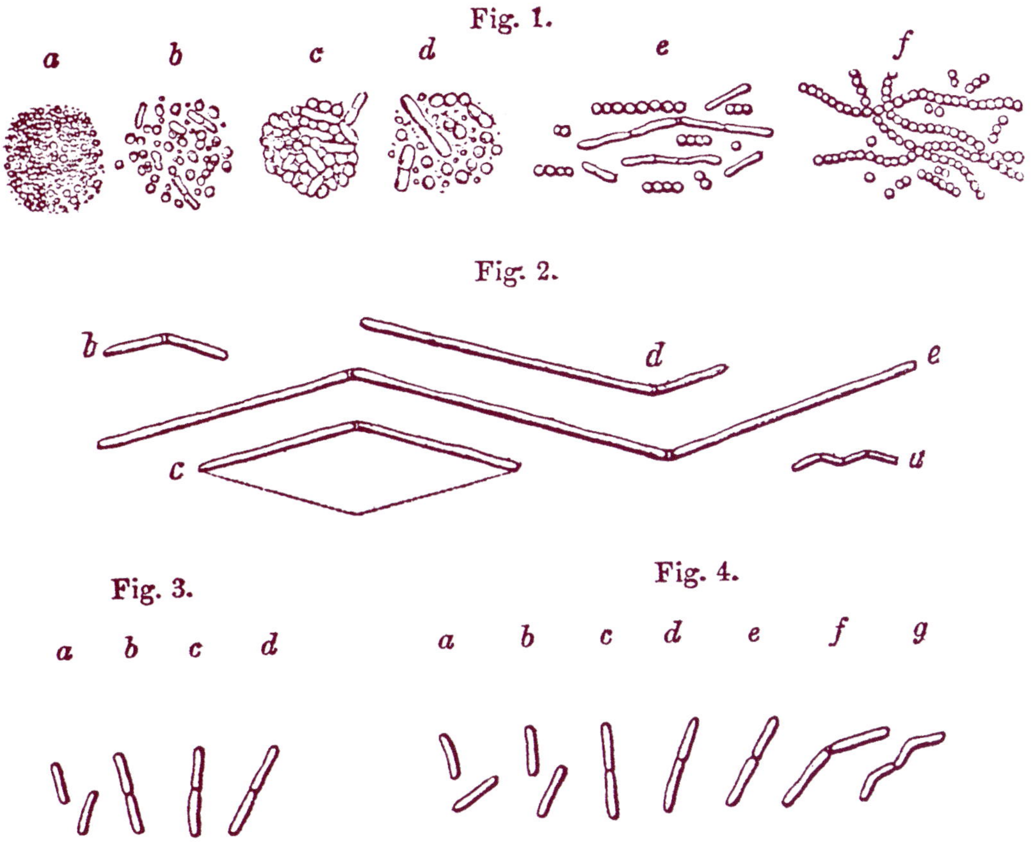

えは，19 世紀末に細菌説の先駆として脚光を浴びることになるが，それまではほとんど影響力がなかった。

アントニ・ファン・レーウェンフック（1632-1723，[23]）は同様に微生物学の父としての名声を得ている。一方で，他の顕微鏡学者たちも，それが病気の原因なのか結果か，付随物であるのか不明だったが，病気になった組織に，小虫や腐敗と関連する有機体を見たと報告している。アゴスティーノ・バッシ（1773-1856）も，細菌理論の創造者の1人である。彼の菌類の生育が蚕の硬化病を起こすという説は，1835 年に発表された。しかし，これと人間の病気との関係は直接的ではなかった。特にコレラの経験により，流行病についての主たる見解が，接触感染を否定し，化学的傾向が強い時代だったのだ。

パストゥールによる発展

19 世紀初期に感染症は発酵病と呼ばれていた。そこでは，病気の発病と発酵との間に直接的なアナロジーがあると考えられていた。医師たちは発酵は化学的過

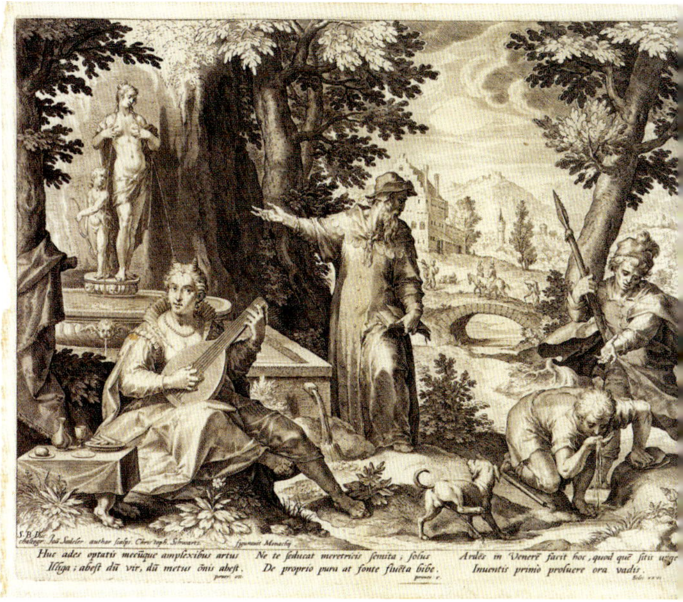

上
フラカストロの詩『シフィリス（梅毒）』，16 世紀の版画。この詩は，感染の危険があるので不用意なセックスを慎むよう羊飼いシフィリスに警告している。フラカストロはタネのような感染源（現在考えているような細菌とは異なる）が梅毒を広めると考えた。

程であると考えており，それは大きな複雑な分子が，強力な反応を始めるのと同じと考えられていた。もう1つのアナロジーは毒だった。たとえば，天然痘のような感染力の強い病気について，医師たちは「ウイルス」という言葉を使い，特に活発な毒があると考えていた。発酵モデルは，損傷あるいは死滅した組織における腐敗にも適用されていた。1850年代後半から1860年代初めに，ルイ・パストゥール（1822-95）は，こうした見方を変え始め，発酵や腐敗は，微小な有機体によってもたらされる生物学的な過程なのだと主張した。それは化学的反応ではなく，実験室での証明と同時に，実用的な場面でも科学者を説得することができた。ワインを50℃まで温めるとワインを劣化させるイースト菌が死滅すること，同じことをミルクに行うと，ミルクが酸っぱくならないことを発見した。このような過程は，現在でも「パスチュアライズ」として知られている。

外科と感染症

外科医ジョゼフ・リスター（1827-1912）は，（空気中にある細菌が患部に侵入する前に殺すか，直接患部を治療することにより）細菌の消毒によって傷の腐敗を防ぐことを試みた。これはパストゥールの細菌説の最初でもっとも有名な利用法となった［54］。細菌が活力を失った組織の腐敗を起こしうるという考え方は，医師にとって新しく，厄介だった。しかしそれは，微小な有機体が生きている組織に侵入し大きな感染症を引き起こすという考え方よりも受け入れやすかったことは確かである。さらに，顕微鏡で見ても区別は不可能でも，有機体それぞれが異なる病気を引き起こす異なる種だと信じる必要があった。科学者・医師が疾病を引き起こす細菌を求めて顕微鏡に向かったとき，多くの微生物の姿を見たが，これがどのように感染症に特徴的な身体への重大な影響を生むのかは大きな謎のままだった。ある医師たちは，そのような強力なエージェントが身体の外からやってくるとは信じず，病気を起こす細菌は，損傷した細胞や，身体のなかで自然に発生した有機体であるという考えを代わりに提唱した。

特有の微生物がある特有の病気を起こすということが示され，広く受け入れられるようになったのは，炭疽病からである。当時ドイツのヴォルシュタインの一般開業医であったロベルト・コッホ（1843-1910）が，炭疽菌の生活史（どのように体内に入り，どのように血液

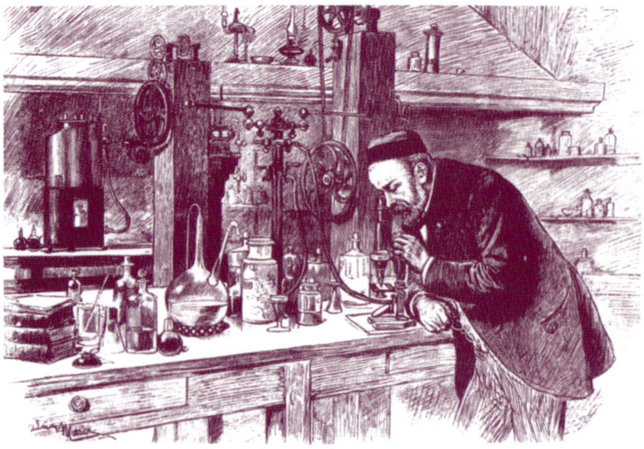

上
顕微鏡をのぞくルイ・パストゥール。パストゥールは化学者であり，医師ではなかった。彼は臨床の場ではなく実験室に身を置く新たな科学者であり，その彼が医学研究の中心的位置を占めた。

右ページ
『実践顕微鏡写真』（1890）の著者アンドリュー・プリングルによる顕微鏡写真。結核菌（上左右），炭疽菌（中），アクチノミセス菌（下左），ミクロコッカス（下右）。細菌説の発展に伴い，それは１種であるのか，それとも多くの種類があるのか，変異するのか，細菌と病気は特定の対応関係をもつのかといったことを科学者たちは論じた。

下
ジョゼフ・リスター［54］が使用した石炭酸スプレー。手術の際に，外科医の手や患者の身体に石炭酸消毒液かフェノール殺菌剤をスプレーし，滅菌域を作った。リスター式のなかでこれはもっとも嫌われた。

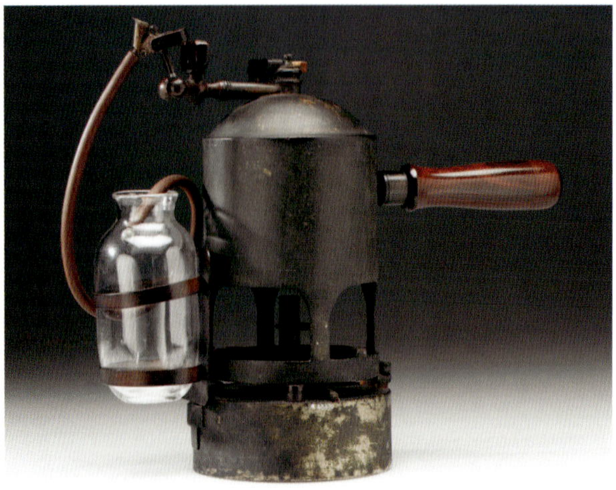

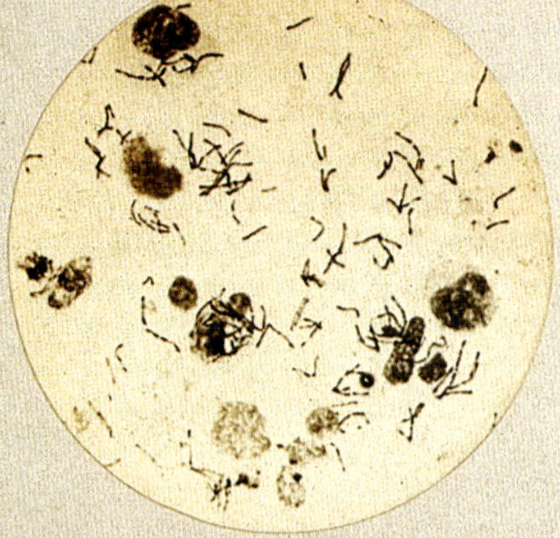

B. Tuberculosis. x 750.

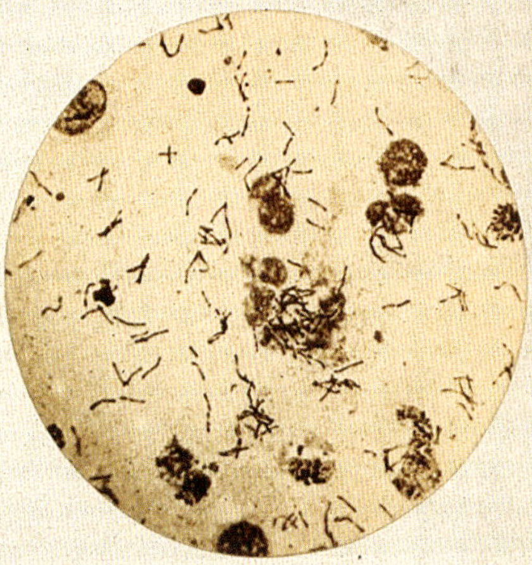

B. Tuberculosis. x 750

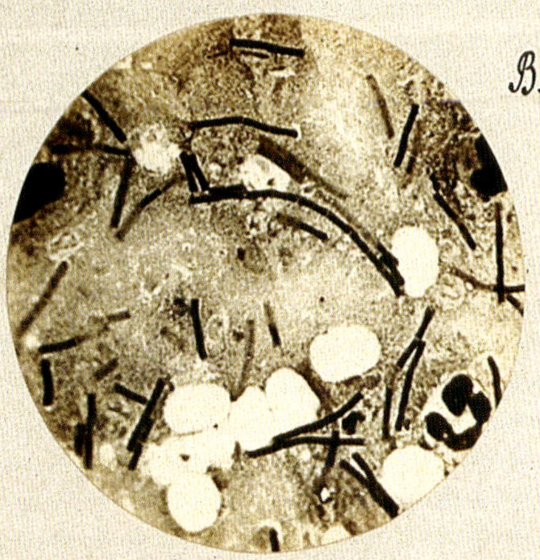

B. Anthracis. x 750

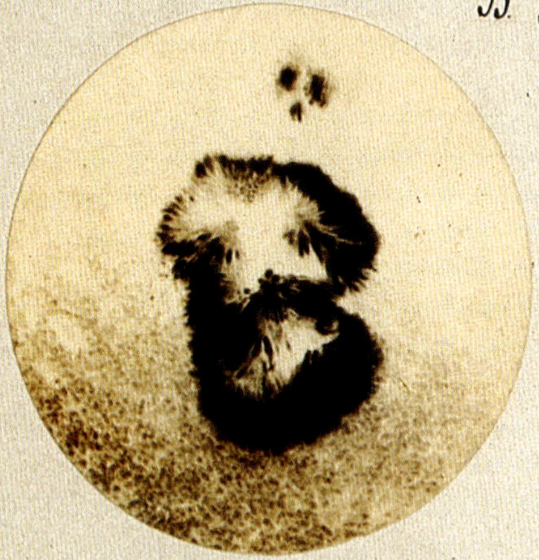

Actinomyces. x 150.

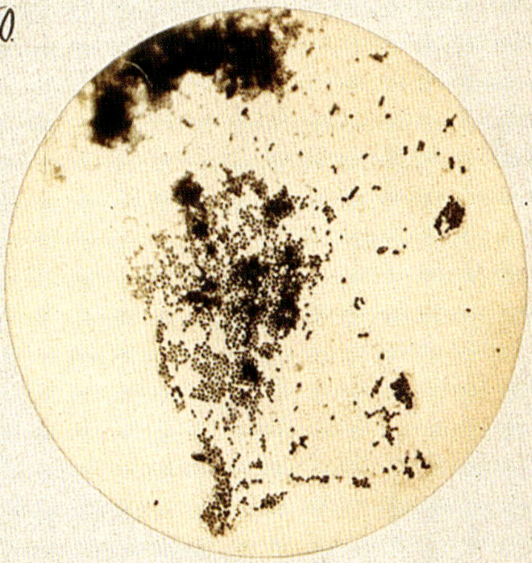

Micrococci, etc. x 750.

Micro-organisms.

中で再生産し，血管を閉塞させ毒素を分泌して病気を起こすかということ）の詳細な報告を1876年に発表した。コッホは幸運な研究主題を選択した。炭疽菌は比較的大きく，扱いやすかったからである。バクテリアを観察し，染色し，培養・操作する彼の実験技術は革新的で，それが間もなく細菌発見ブームにつながった。もっとも影響力の大きかった病原体の発見は，コッホ自身による1882年の結核［38］と1883年のコレラ［36］の病原体である。

このようなさまざまな発見にもかかわらず，細菌理論は皆が認めるものにはなかなかならなかった。実験室での発見には論争がつきまとい，臨床の場やより広い環境における細菌の振舞いは実験室とは食い違った。それ以上に，多くのよくある感染症（代表的なのは天然痘［40］や麻疹）を引き起こす病原体は，バクテリアではないとみられ，調べてもわからないことが多かった。それにもかかわらず，医師たちはそうした病気を引き起こすのは，顕微鏡では見えないほど小さな病原体あるいはウイルスであると考えていた。

細菌と公衆衛生

実験室由来の細菌学的方法が，個人を診断し，流行病あるいは常在の病気を診断するのに用いられ，公衆衛生医が感染予防や抑制のために検疫，隔離，消毒を行うようになった。新たなワクチン，血清，抗毒素がもっとも顕著な革新だった。これらすべては加工された細菌や細菌が作ったものに基づき，他の感染症へと拡大して適用する見込みが大いにあった［63］。

パストゥールは，1881年に炭疽病に対するワクチンを作ったと表明した。深刻な感染から守るために，よく似た，しかし穏やかな病原体を用いるという天然痘ワクチンの原理に従い，空気にさらすことによって菌の毒性を弱め，それを羊に注射し，羊に免疫ができるのを待った。同じ方法で，1880年代半ばには狂犬病対策で大きな成功をおさめた。これは，細菌理論にとって最大のPRになった。1890年代にはジフテリアが続いた。病気にかからない動物が作る毒を中和する働きをする物質が，罹患者に与えられると一時的免疫が得られた。ジフテリア血清は，医学の進歩の象徴として，子どもたちを死から救い，生物医学研究に公・私・慈善が投資するようになった。

20世紀になると，医師と細菌学あるいは微生物学の専門家たちは，バクテリア，ウイルス，真菌，寄生虫といった言葉を用い，「病原菌」は病気を引き起こすものを表す簡略語としてのみ使うようになった。それに対し，「ばい菌」という言葉は公共の領域に残り，政府の健康PRや商品広告，民衆文化にはまだとどまっている。公衆衛生は，水，食べ物，空気に潜んでいる病気を起こすばい菌について語り，家・街・職場で衛生的な行為を勧めている。これを意識することで公共の場でも個人的な場でも人の行動が変わった。通りに唾を吐くのは禁止，舗道や床からばい菌を拭き上げるといけないのでドレスの丈は短くする，空気中のばい菌密度を下げるために窓を開けて寝るといったことだ。ハエも無害な厄介者から，人を死に至らせるようなばい菌の運び屋にイメージを変えた。一般の人がもつ細菌のイメージは，初期の医学と科学における病気を起こすものと強い一貫性を保ち，目に見えず，姿を変え，非常に強力になりうるものだった。

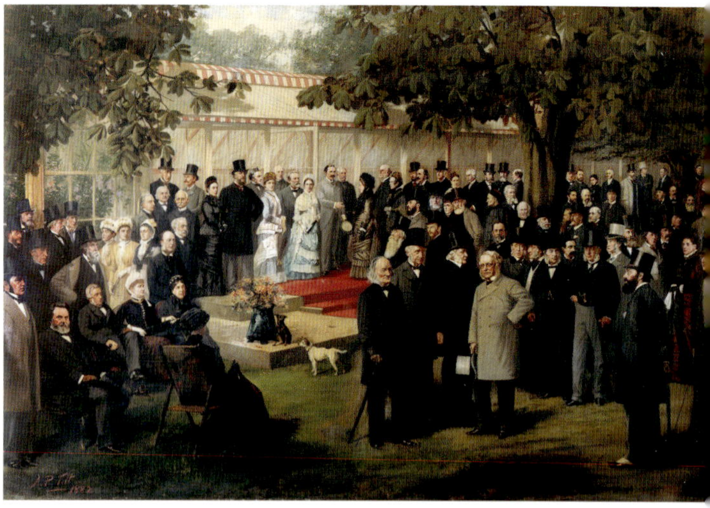

上
バロネス・バーデット＝クーツが開いたガーデン・パーティー。1881年の国際医学会議に参加の医学界の大物たちが集った。70か国から3,000人が集まり，パストゥール，コッホ，リスターら細菌理論の立役者たちもそろった。

右ページ
パピエ・ダルメニーは，安息香（エゴノキ科の木からとる樹脂）を含む。細菌対策としてフランスで開発された紙のお香で，燃やすと殺菌効果があり，（この1890年代の擬人化した広告にあるように）コレラ，腸チフス，ジフテリア，天然痘などの病気感染を防ぐという触れ込みで人気を博した。

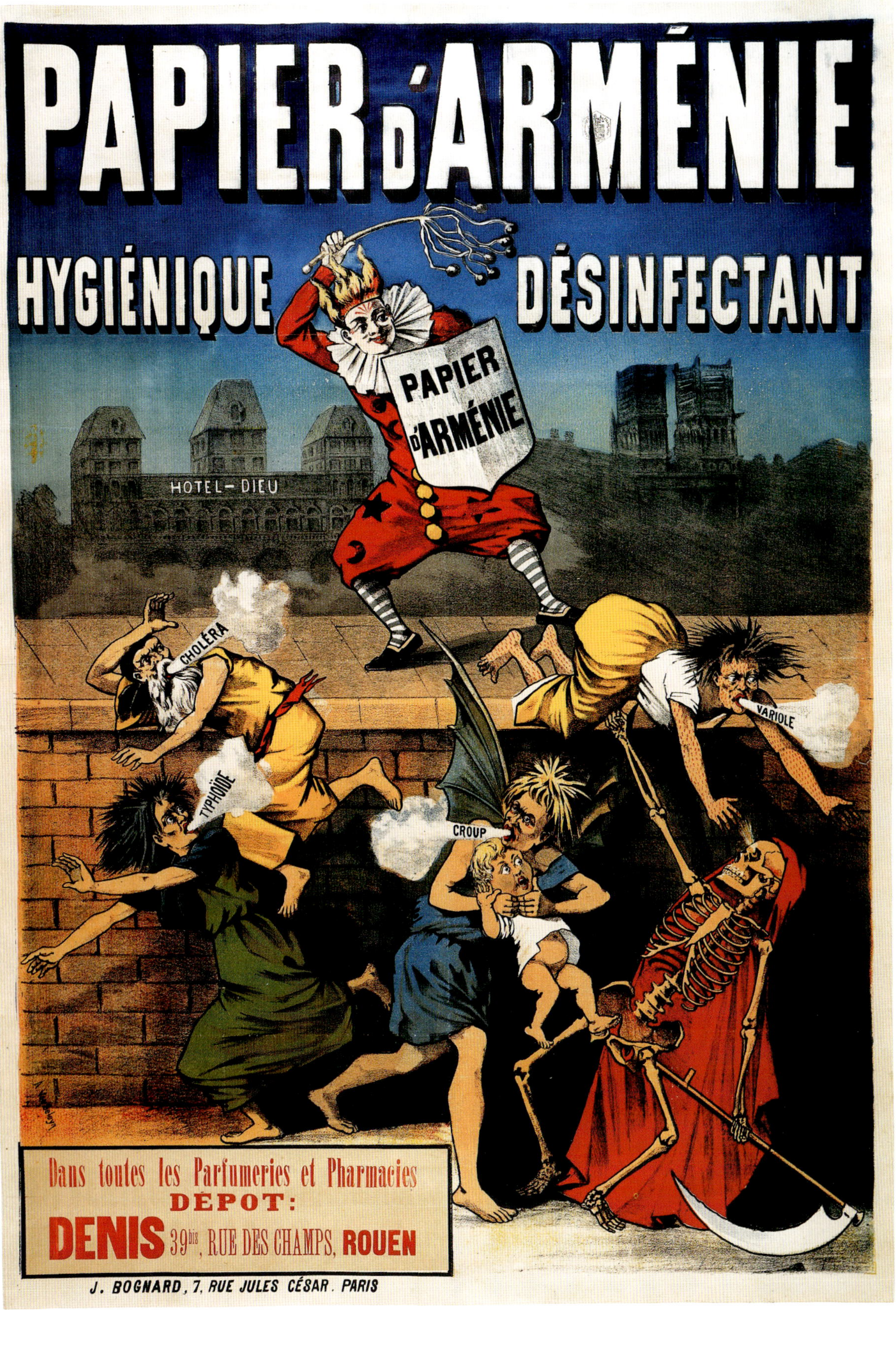
PAPIER D'ARMÉNIE
HYGIÉNIQUE
DÉSINFECTANT
PAPIER D'ARMÉNIE
HOTEL-DIEU
CHOLÉRA
VARIOLE
TYPHOÏDE
CROUP
Dans toutes les Parfumeries et Pharmacies
DÉPOT:
DENIS 39bis, RUE DES CHAMPS, ROUEN
J. BOGNARD, 7, RUE JULES CÉSAR. PARIS

15. 寄生動物と媒介動物 PARASITES & VECTORS

昆虫と病気

ギルベルト・コルベリーニ *Gilberto Corbellini*

ここ15年あるいは20年の間に，
病気を媒介する昆虫についてわかるようになり，
直前の細菌学の劇的な発展と同じように
医学の歴史のなかで輝かしい成功の時代となる。

チャールズ・シェイピン，1910年

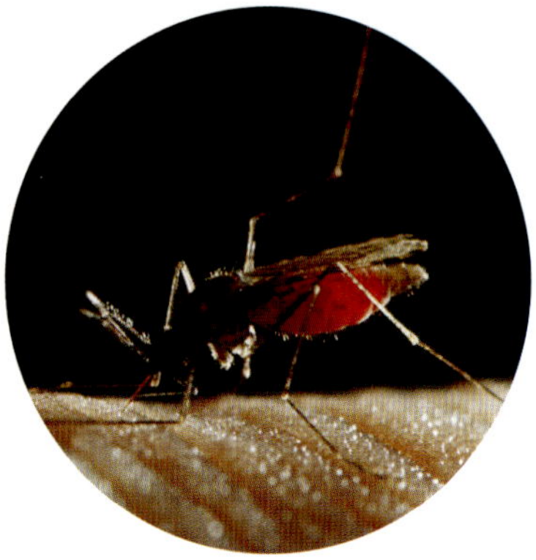

左
メスのアノフェレス蚊。メス（オスは関係ない）のアノフェレス属の蚊は，血を吸うときに，さまざまなマラリア寄生虫をある人から別の人に運ぶことになる。

右ページ左
アルフォンス・ラヴェランは1880年にマラリアの寄生虫について記述している。マラリアの伝搬における蚊の役割が広く認められ，1909年にB・モロックが描いたこの戯画では，ラヴェランが蚊の巣窟に戦いを挑んでいる。

右ページ右
イタリアのマラリア学者ジョヴァンニ・バチスタ・グラッシの広範な研究が包括的に記された *Studi di uno zoologo sulla malaria*（マラリアの動物学的研究）（1901）の図版。

感染症は微小な病原菌［14］の伝播によって引き起こされるという理論が確立してから，感染の起源と様態を確定することに注意が向けられた。その結果，健康なあるいは無症状の保菌者という概念が現れ，動物の媒介者あるいは宿主という考えが登場した。生きている微生物が感染症を起こすという知識は，感染しているものに直接触れたことがない個人が発病する事例や，あるいは病人と接触してきた人々において病気が現れる例が皆無という事例と両立するものではなかった。

あらゆる種類の媒介者

1884年にフリードリヒ・レフレル（1852-1915）は，健康な人間の喉にジフテリア菌を発見した。5年後，回復期にある症例の喉にもジフテリア菌がなくなっていないことが示された。1893年に症状が出ないジフテリアの保菌者は重要な役割を果たしていることが確かめられた。証明したのは，ニューヨーク住民の疫学調査を行ったハーマン・M・ビッグスとウィリアム・H・パークスである。1893年にはロベルト・コッホ（1843-1910）が，回復期にある保菌者がコレラの流行の元になると発見した。その後，回復期，あるいは健康な保菌者の役割が発疹チフスと髄膜炎において発見された。

例外もあるが，感染を起こす病原菌は，生存環境にない場合はすぐに死滅するので，病原体は直接あるいは間接的な接触，食べ物，飲み物，昆虫によって伝播される。昆虫が寄生虫の宿主となることをもっとも早く記述したのは，ロシアのニコライ・ミハイロヴィッチ・メルニコフで，1869年にウリ類に住む回虫がイヌシラミ体内に生ずることを証明した。1878年にはスコットランド出身の熱帯医パトリック・マンソン（1844-1922）が，中国で医療に携わっているときに，人間の血を吸う蚊の体内に糸状虫を発見した。マンソンは，寄生虫はサナギの段階まで発育することを観察したが，そこから誤って，蚊は1度しか刺さず，人間は蚊が産卵した水を飲むことによって感染すると信じた。1900年にジョージ・カーマイケル・ロウ（1872-1952）が，クレックス属の蚊に刺されることで，糸状虫が人から人へ移動することを発見した。

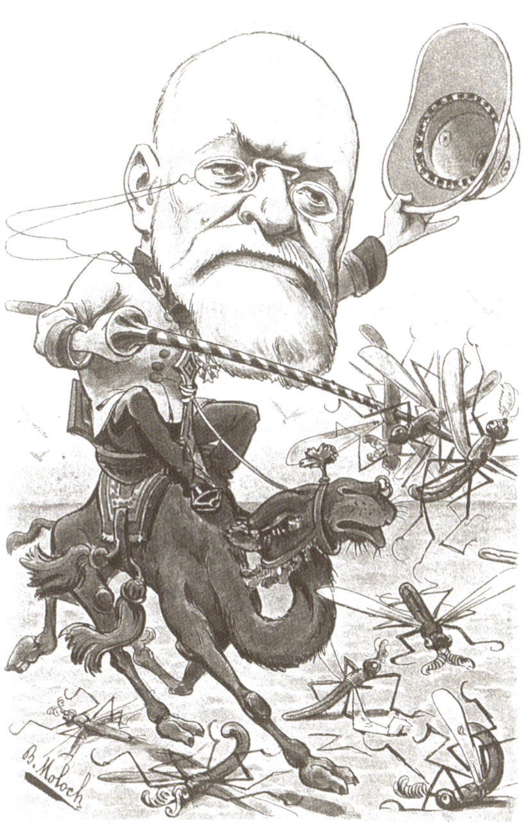

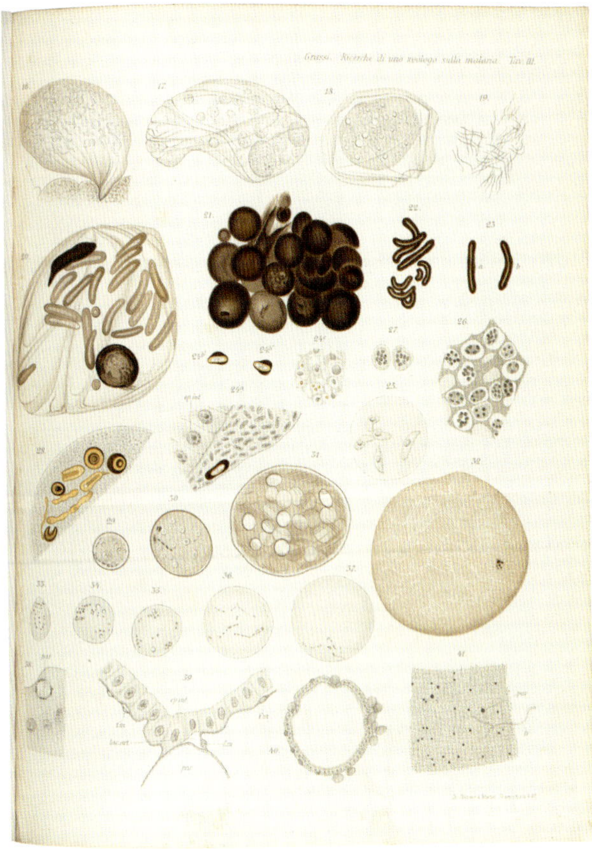

宿主となる昆虫が病気の伝播において積極的な役割を果たすことは，セオボールド・スミス（1859-1934）とフレッド・L・キルバーン（1858-1936）によって1889～1892年の間に発見された。そのときに彼らは，テキサスの牛の熱病は，ピロソーマ・ビゲミヌムという虫が引き起こし伝播することを発見した。1894～1897年の間にデイヴィッド・ブルース（1855-1931）は，昆虫媒介説を赤道直下のアフリカの家畜に睡眠病を起こすナガナという病気に適用し，ツェツェバエが，その感染症の原因である微生物（トリパノソーマ・ブルチェイ）を伝播することを立証した。1903年には，人間の嗜眠病は，同じ方法で伝播されるトリパノソーマ症であることが発見された。

マラリアと蚊

昆虫媒介説の重要な例は，人間のマラリアの伝播メカニズムの発見である。アルフォンス・ラヴェラン（1845-1922）は，1880年に人間のマラリア原虫を初めて描写した。1890年代には，蚊による伝播仮説が広く受け入れられた。パトリック・マンソンの示唆に従って，ロナルド・ロス（1857-1932）がマラリアに感染した血液を吸った2匹の蚊の体内に，色素沈着細胞を観察した(これこそ，マラリア原虫であると後にわかった)。1898年にはロスは蚊における鳥のマラリア寄生虫の発生を記述し，一方，ジョヴァンニ・バチスタ・グラッシ（1854-1925）がアミーコ・ビニャミ（1862-1929）とジュゼッペ・バスティアネリ（1862-1959）とともに，アノフェレス属の蚊が人間のマラリア原虫を伝播することを証明した。この群雄のなかで，ロスが1902年にノーベル賞を受賞した。人間のマラリアの媒介生物研究により，マラリアの複雑な感染メカニズムが明らかになった。アノフェレス属の蚊の種類が異なれば，病気の媒介者としての効率も変わる。そのため，ある特別なアノフェレス属に有利に，または不利に作用する環境状況が，病気の疫学的ダイナミズムに影響する。

黄熱病と蚊

マラリアと蚊の研究に続いて，黄熱病の伝播メカニ

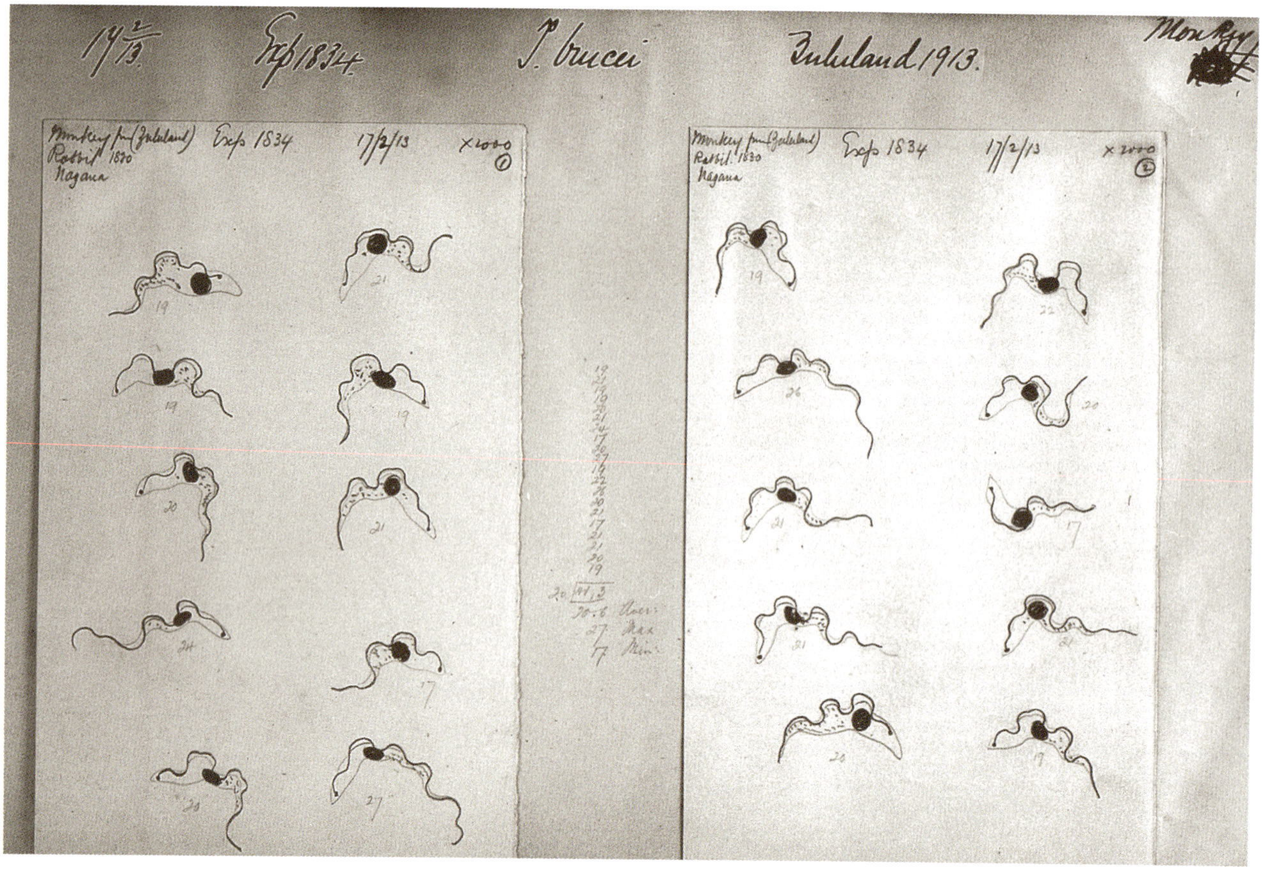

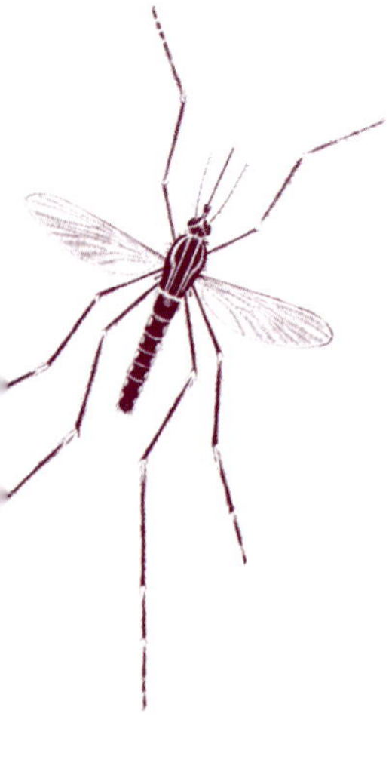

上
トリパノソーマ・ブルチェイ。この名は発見者サー・デイヴィッド・ブルースを記念してつけられた。この単細胞の寄生虫は，活発な鞭毛あるいは尾のような構造をもち，ツェツェバエによって媒介され，アフリカ・トリパノソーマ症を引き起こす。

左
メスのネッタイシマカ。この種のメスが黄熱病，デング熱などを媒介する。

右ページ左
1950〜60 年代に WHO は効果が長続きする殺虫剤である DDT を用いてマラリア根絶を試みた。インドのポスター。ある程度の成功はおさめたが，蚊が DDT への耐性を獲得し，また殺虫剤の環境への害が認識され，この計画は中断した。

右ページ右
蚊がマラリアを伝播することが発見されてから，医師たちが蚊帳のなかで眠ることを勧めるようになった。第二次世界大戦期のこのポスターは，軍の兵士に健康を守ることを勧めている。殺虫剤を含ませた蚊帳は今日のマラリア撃退キャンペーンの重要な柱である。しかし残念なことに，その中で眠るのは快適ではない。

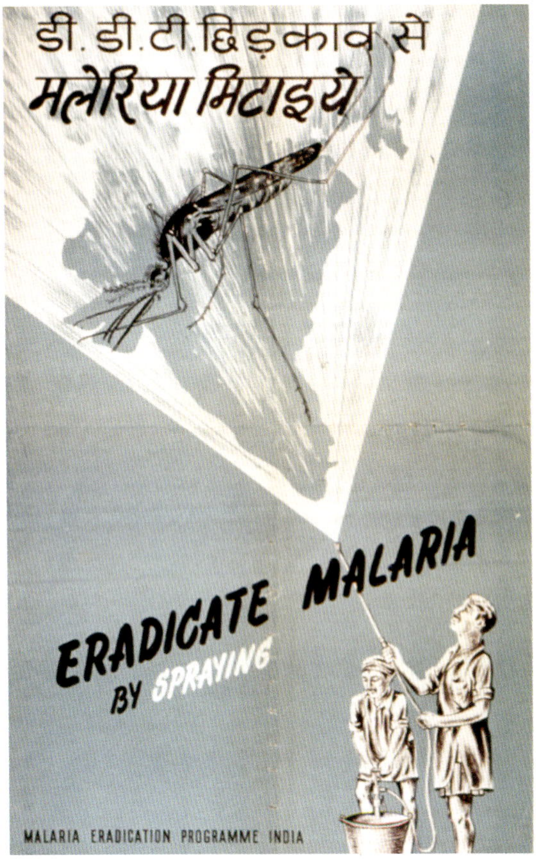

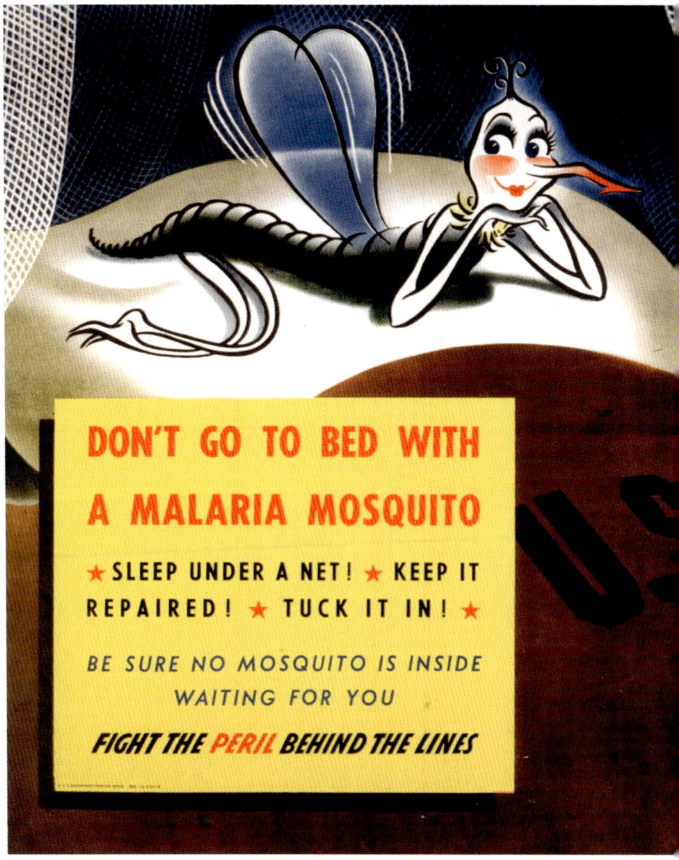

ズムが発見された。1881年にキューバの医師・研究者のカルロス・フィンレイ（1833–1915）は，人と人との直接の接触ではなく，蚊が黄熱病を広めるという仮説を立てた。1890年代のアメリカ軍がキューバに駐留していた時期に，黄熱病で大きな損失が出たため，ウォルター・リード（1851–1902）が，1900年に設立されたアメリカ軍調査委員会を率いて黄熱病を研究した。マラリアと蚊の仮説を用いて，リードの実験はネッタイシマカが黄熱病を伝播することを証明した。この発見により，ウィリアム・C・ゴーガス（1854–1920）は，厳格な管理術を適用してキューバ，そしてパナマにおいて黄熱病とマラリア患者を減少させ，パナマ運河の建設を可能にした。1916年にはジョン・バートン・クリーランド（1878–1971）が，ネッタイシマカはデング熱のウイルスも伝播することを示した。

そしてその先

その後，他の重要な疾病媒介昆虫の役割が理解された。1908年にはインドの委員会が『ペストの原因と疫学』という有名な報告書を出した。それは，ネズミノミ（ゼノプシラ・ケオピス）が腺ペストの細菌であるエルシニア・ペスティスを人間に伝播するという，ポール＝ルイ・シモン（1858–1947）の観察を立証した[34]。1909年には，シャルル・ニコル（1866–1936）がヒトジラミが流行性発疹チフスを広めることを証明した[35]。1909年には，ブラジルの医師カルロス・シャガス（1879–1934）が初めてトリパノソーマ症（後にシャガス病として知られるようになる）を解明した。彼は，（トリパノソーマ新種の）「暗殺虫」（オオサシガメ亜科）の腸の鞭毛原虫類を観察し，それに刺された猿によって伝播すると証明した。1925年まで，シャガスは「暗殺虫」に刺されることで感染すると信じていたが，これは正しくなかった。エミール・ブランプトは，（刺咬部が炎症を起こしてできる傷に擦り付けられる）糞によるのではないかと唱え，シルヴェイラ・ディアスがそれを証明した。昆虫が媒介することが解明された病気は，リーシュマニア症（1942年），ライム病（1975年）がひき続き発見されている。

16. 精神分析と心理療法 PSYCHOANALYSIS & PSYCHOTHERAPY

トーキング・キュア

アンドリュー・スカル *Andrew Scull*

心理療法は非常に恐ろしい響きをもつが，われわれはその言葉を使わざるをえない。医科学および歴史に積み重ねられてきた知識を蔑ろにすることを共有している無数の学派・流派（クリスチャン・サイエンス，新思想，信仰療法など）と区別する言葉が他にないからだ。

リチャード・カボット，1908年

多くの点において，19世紀末は精神疾患患者に関する悲観論が広まった。精神病院での治癒率は，公立であれ私立であれ最低だと考えられ，精神科医は患者を「変質者」だと考え，無秩序に子孫が繁殖し精神的欠陥者を増やすことがないよう閉じ込めておかなければならない生物学的劣等者とみなしていた［12］。多くの人にとって，狂気は身体に原因がありながら，基本的に医学の手が届かない彼方にあった。

皮肉なことに，この悲観主義が突き詰められた結果，反動が起きた。精神科医たちは，そのような説のおかげで非難されずにすむ一方で，積極的にできることはほとんどなかった。富裕な患者と家族にとっては，絶望状態と随伴する烙印は忌まわしいものだった。精神的障害を患う富裕な患者は，厄介者を閉じ込める場所だとみなされるようになった精神病院をできるだけ避けるようになっていた。

他の方法を求める

狂気の境界線上の人々は，別の解決策を探し，彼らのより軽度で比較的治療しやすい精神障害は，新たに登場した「神経医」にとって魅力的だった。「神経医」とは，精神病院の世界から逃れてきた者，神経学の1つの特別な分野を担う者などだった。後者は，商売のタネではあっても，無効な介入になりがちだった神経梅毒や多発性硬化症などの神経疾患を診断し治療する方法の代替を模索していた。ヒステリーや新たな流行となった神経衰弱と呼ばれるものも，神経医にとって，こうした正体不明の病理に対して説得力のある説明をしたり，適切な治療法を提供できる限りにおいて，魅力的な市

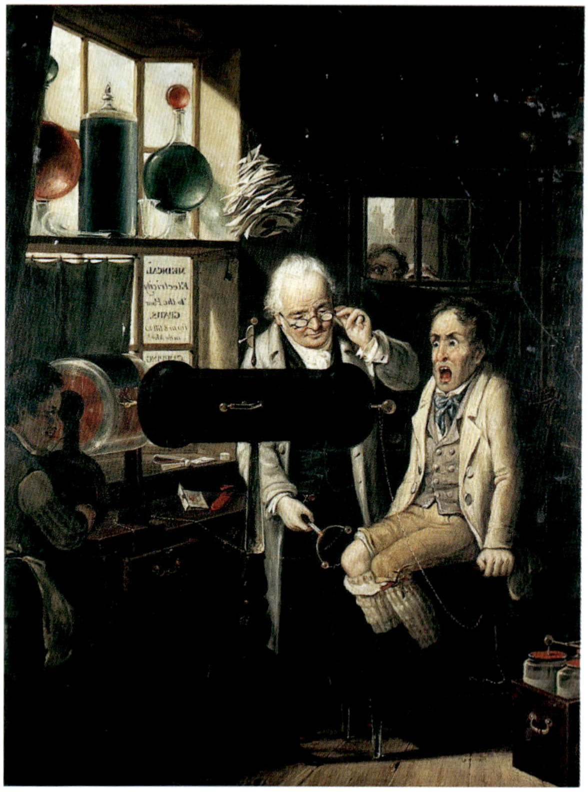

上
電気療法は，精神分析登場以前の物理療法の時代に，最初はヒステリー，そして19世紀後半には神経衰弱の患者に神経医が行った数多くの流行の療法の1種である。エドワード・ブリストウによる絵画（1824年）。

右ページ
第一次世界大戦のシェル・ショックの患者。精神的外傷を負った兵士たちの中には，トーキング・キュアに救われた者もいた。

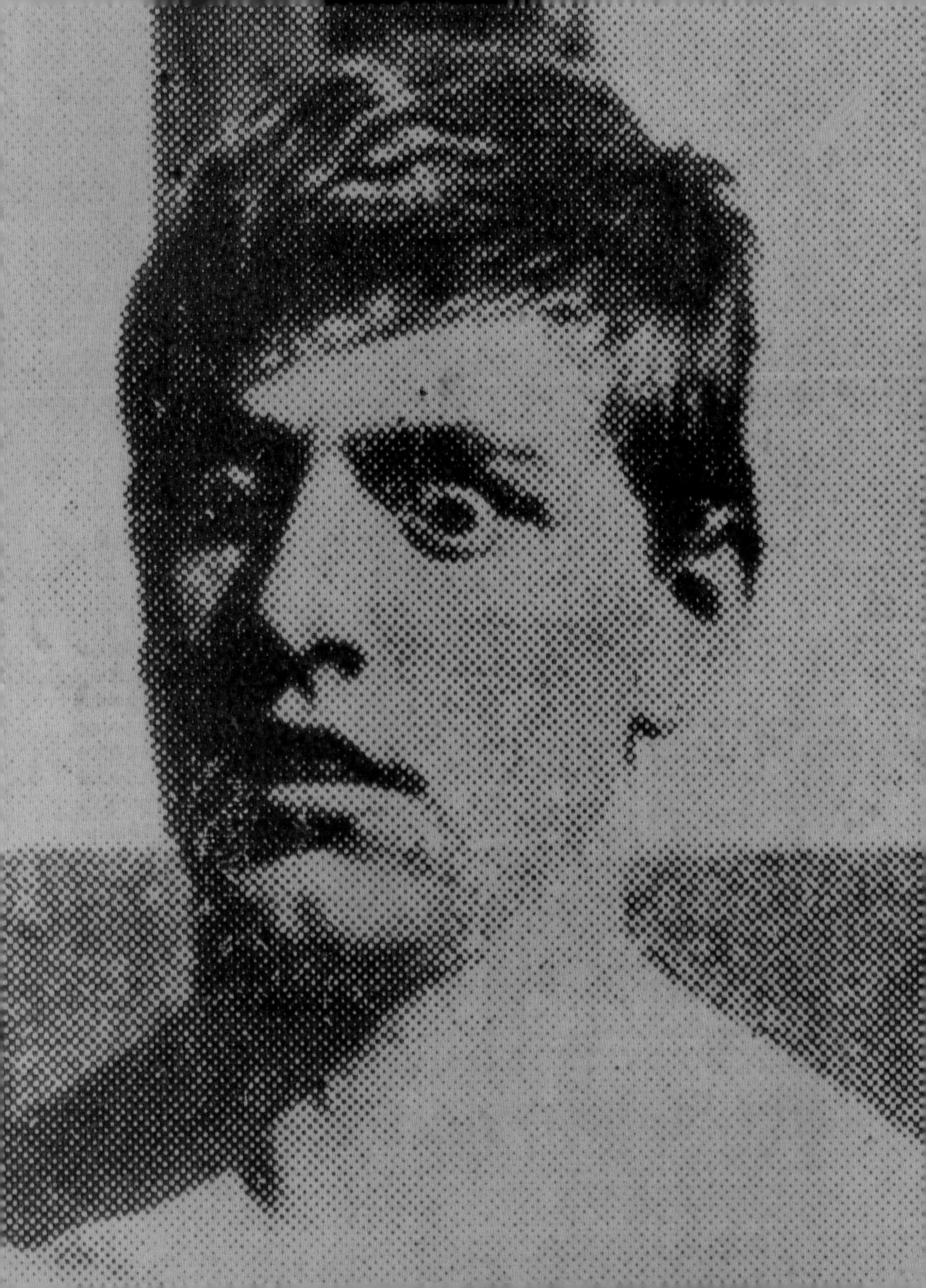

場を提供した。

医師たちは，身体に働きかける治療法以外は受け入れにくく，当初は境界線上の精神障害に対する治療は，薬，売薬，水療法，電気療法など身体的なものだった。しかしながら多くの神経医たちはこういった治療的介入は患者の身体に直接働きかけるとともに「暗示」により効果を発揮していると考え始めた。これは，最初は反対論を呼び起こしたが，神経病の治療者は，次第に精神療法と呼ぶものを公然と試してみるようになった。

精神治療のカルト

特に北アメリカで精神療法推進の圧力が強まった。医師たちが「精神治療のカルト」と軽蔑的に呼んだものが登場したからだ。それはメアリー・ベイカー・エディ（1821-1910）が指導したクリスチャン・サイエンスや，ボストンの上層階級の教会に拠点をもつエマニュエル運動などである。18世紀のオーストリアの医師フランツ・アントン・メスマー（1734-1815）が始め，そして否定されたトランス状態が，新たに「催眠術」と呼ばれ，精神療法に採用された。また，暗示あるいはより直接的な心理療法が広く用いられた。心理的外傷の被害者（たとえばアメリカ南北戦争の惨状を経験した兵士や，鉄道事故の後に説明しがたい症状をもつようになった人々）が神経病の主な患者であり，野心やストレスが大きすぎ，過労のためバーンアウトした人々もその仲間だった。こうした障害を，戦争で受けた傷や鉄道事故での脊髄の振盪などの物理的な外傷に帰すことも可能だった。しかし，実際に患者を診た医師の多くは身体的理由はありえないと考えるようになった。すなわち，精神障害に対する心理的治療法は，思考と行動の障害の原因説明に心理のメカニズムを用いた。

フロイトとライバルたち

ジークムント・フロイト（1856-1939）が発展させた精神分析は，もともとはそのような心理学的理論と治療を提供した多くの体系の1つだった。スイスのポール・デュボワ（1848-1918）とフランスのピエール・ジャネ（1859-1947），そしてアメリカのモートン・プリンス（1854-1929）やボリス・シディス（1867-1923）らは，心理療法において競合するアプローチを唱え，一時期は同じくらい著名な存在だった。そしてフロイトのグループのなかでも，カール・ユング（1875-1961）やアルフレード・アドラー（1870-1937）のようにフロイトとは別の体系を発展させる者が現れた。

多くの同時代の競合者と同じように，フロイト自身も最初のヒステリー患者を治療するときには催眠を用

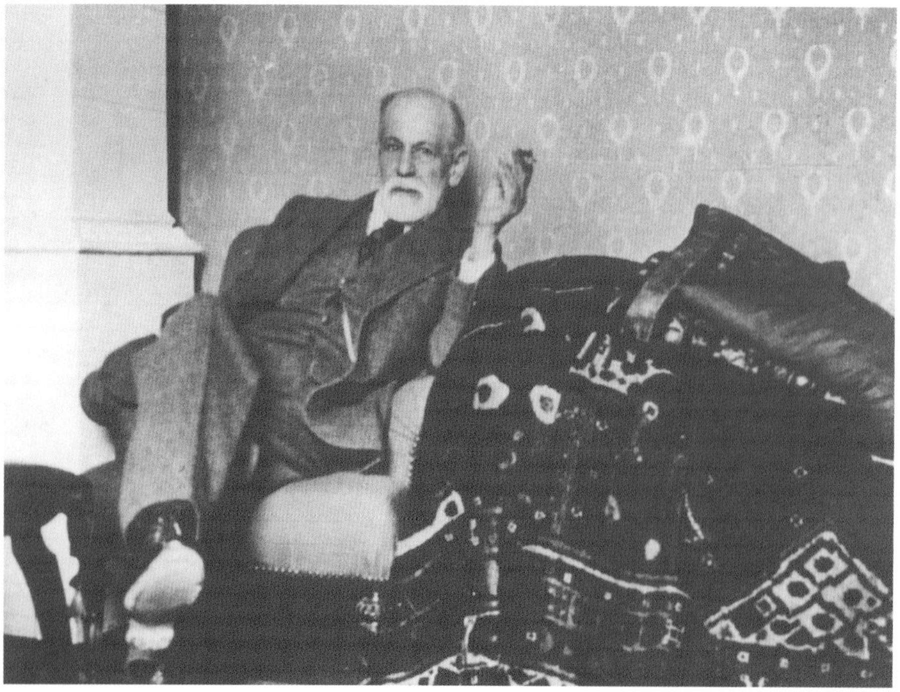

い，抑圧された記憶が困難の源であると考えるようになっていた。当初は催眠の助けによって，抑圧された記憶を意識のなかに取り戻す解除反応によって治療が可能であると考えていたが，フロイトはこれをすぐに別の方向に発展させた。精神的な障害の心理学的起源について，あるいは人間の心理全体についてはるかに精妙な説明を構築したのである。それと同時に彼は催眠を放棄し，「自由連想法」を試すようになった。患者が長椅子に横たわり，自分の心に浮かんだことを何でも自由に語り，夢も報告するという有名な方法である。そのような語りは，分析者の解釈があれば，精神症状の心理的起源を明らかにし，究極的には治療に至る。

フロイトのトーキング・キュアは最終的にはライバルたちに打ち勝った。1909年にマサチューセッツのクラーク大学を訪問した後では，ハーバードの心理学者ウィリアム・ジェイムズ（1842-1910）と同じハーバードの神経学を専門とするジェイムズ・ジャクソン・パトナム（1846-1918）など著名な人物が彼の考えに同調した。フロイト自身はアメリカとアメリカ人を軽蔑していたが，時を経て彼の思想の重要拠点はアメリカに移っていった。第一次世界大戦時にシェル・ショックの大規模な発生があった。この病気は砲弾などの爆発物が脳に振盪の影響を与えた結果だといわれていたが，次第に心理的外傷の産物だと考えられるようになった。そして第二次世界大戦後も同じように戦争神経症が大規模に発生した。こうした戦争神経症は，アメリカの精神医学の頂点に精神分析とトーク・セラピーの考えを組み込み，精神分析が民衆文化に広がる大きな役割を果たした。

アメリカ以外の場所では精神分析は少数派でしかなく，精神医学における薬物革命の後に衰えていった[48]。まったく異なった形をもつ心理療法は，学問的心理学に起源をもつ伝統の一部となった。第二次世界大戦直後に主として北アメリカで大学のシステムのなかで発展した臨床心理学は，明確な症状に対する実験に基づいた治療を提案していた。これらの治療は認知行動療法と呼ばれ，現代のカウンセリングの基礎となっている。

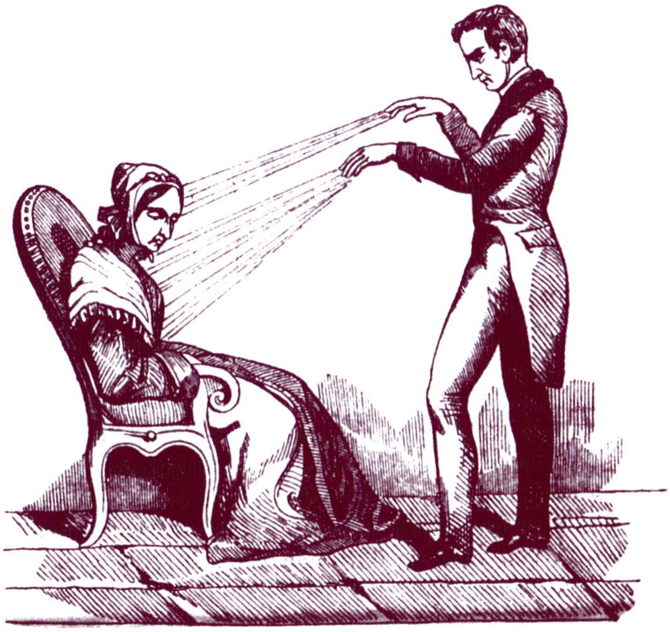

左ページ
精神分析を始めたジークムント・フロイト。ウィーンの診療室で。手には有名な葉巻をもち，右側には例の長椅子がある。

左
1845年頃の図像。治療者の指先から，座った患者めがけて見えない動物磁気線が出ているのを描いている。メスメリズムは19世紀が進むにつれ信用を失い，提唱者の多くはニセ医者だと非難された。その療法は，催眠術へと形を変えて20世紀まで生き残った。

17. ホルモン　HORMONES

化学のメッセンジャー

ロバート・タタソル　*Robert Tattersall*

ある個人が巨人になるか小人になるか，白痴か通常の知性をもつ人物か，
意気地なしか本物の男か，髭面女か女性になるか，
それを決めることができるエージェントを尊重すべきである。
これは通常の新陳代謝に必要不可欠であり，
それを破壊すると通常は速やかな死に至る。

ウォルター・B・キャノン，1922年

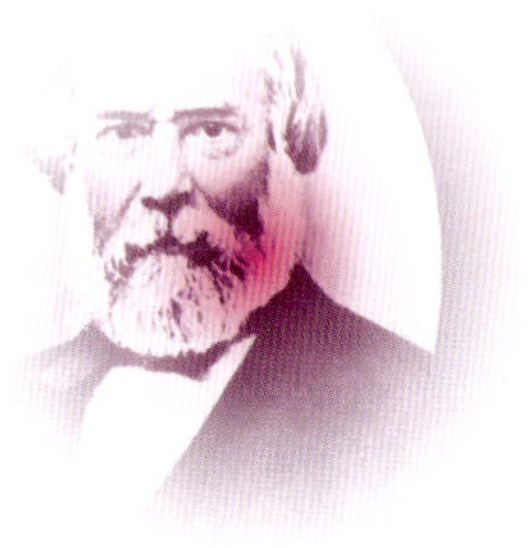

内分泌の考えと（少なくとも彼の手にかかった場合）あやしげな臓器療法を発展させたシャルル＝エドゥアール・ブラウン＝セカール。

ホルモンあるいは内分泌は，腺によって分泌される化学的メッセンジャーであり，身体の機能を調整している。ここでは人間のホルモンとそれに関連した病気をとりあげるが，すべての多細胞生物はホルモンをもち，植物も植物ホルモンをもっている。

内分泌理論の変遷

内分泌の理論を始めたのは，医師であり生理学者のシャルル＝エドゥアール・ブラウン＝セカール（1817-93）だった。彼は1869年に孔をもつ腺ももたない腺も「血液に物質を放出し，その物質は身体に有用または不可欠で，欠乏は生理学的徴候を生む」と考えた。1889年に当時72歳のブラウン＝セカールは，モルモットの睾丸（精巣）からの抽出物を注射して若返ったと報告してセンセーションを巻き起こし，臓器療法と呼ばれる療法を始めた。その療法では，臓器からの抽出物を治療の目的で注射した。この方法はその後30年にわたり不評を招くことになった。

内分泌腺を用いた最初の治療法が成功したのは，ジョージ・マレー（1865-1939）が羊の甲状腺抽出物を注射して甲状腺腫を治療することを発見した1891年だった。1902年にホルモンの存在が初めて直接的に証明された。ロンドンの生理学者のウィリアム・ベイリス（1860-1924）とアーネスト・スターリング（1866-1927）が，十二指腸に酸が到達するのに反応して膵液が生産される現象は，それまで信じられていたように神経によって媒介されるのではなく，十二指腸からの血液に含まれるセクレチンという物質によるものであることを発見した。1905年にスターリングはギリシャ語で「引き起こす，刺激する」を意味する「オルマオ ‘ormao’」からホルモンという語を作った。血液に分泌物を放出している腺は内分泌腺と呼ばれるようになり，それが引き起こす病気を研究することが内分泌学になった。1916年にアメリカ内分泌学会が創設され，学会誌である *Endocrinology* が1917年に発刊された。

過少と過多

この分野は，動物から腺を取り除いて何が起きるか観察し，似た状態を人間の症状に探すことから始まった。たとえば，脳下垂体や副腎を取り除くとすぐに死に

内分泌系

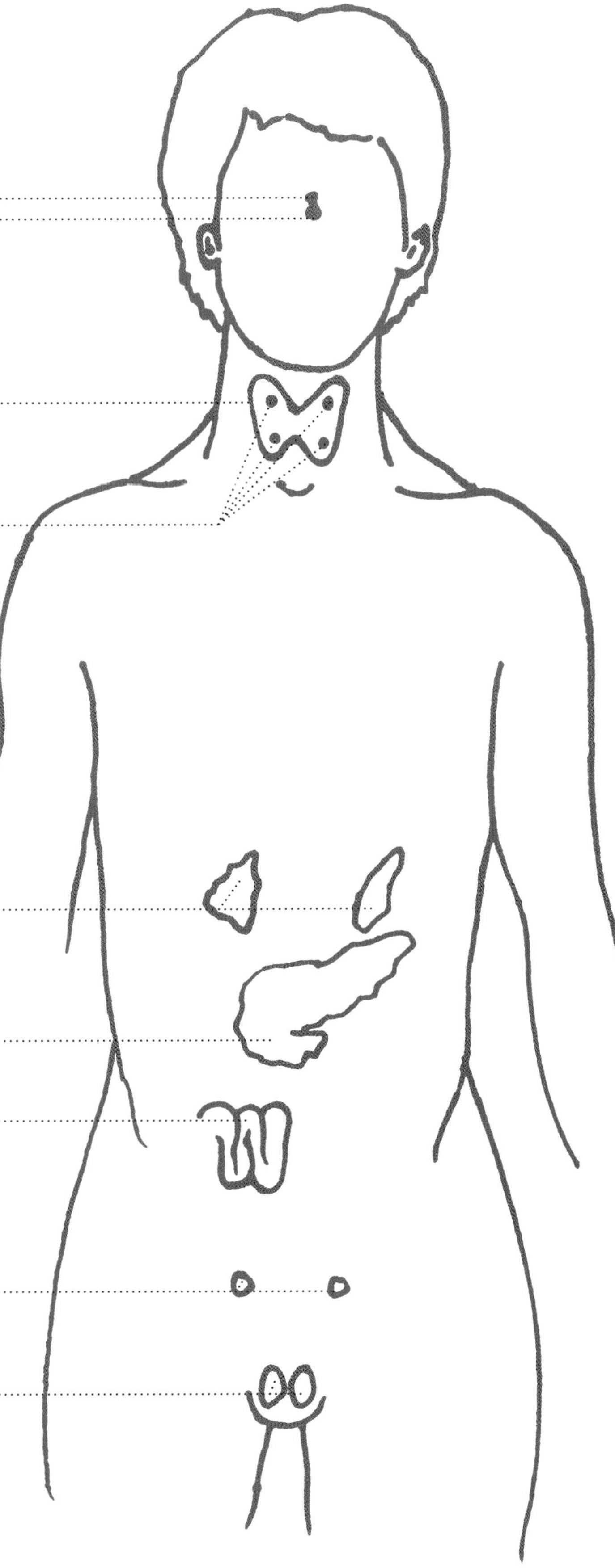

視床下部
抗利尿ホルモンを分泌する
下垂体
重要な内分泌器官で，成長や授乳関連のホルモン分泌の他，他の内分泌腺のホルモン分泌を制御する
甲状腺
チロキシンを分泌する
副甲状腺
カルシウム濃度を維持するホルモンを分泌する
副腎
対になった内分泌器。下垂体がつかさどる部分でコルチゾンを分泌し，そうでない部分でアドレナリンを作っている
膵臓
ランゲルハンス島でインスリンおよび代謝作用を維持するホルモンを分泌する
腸
消化にかかわるホルモン
卵巣
女性において女性ホルモンを分泌する
睾丸（精巣）
男性においてテストステロンを生産する

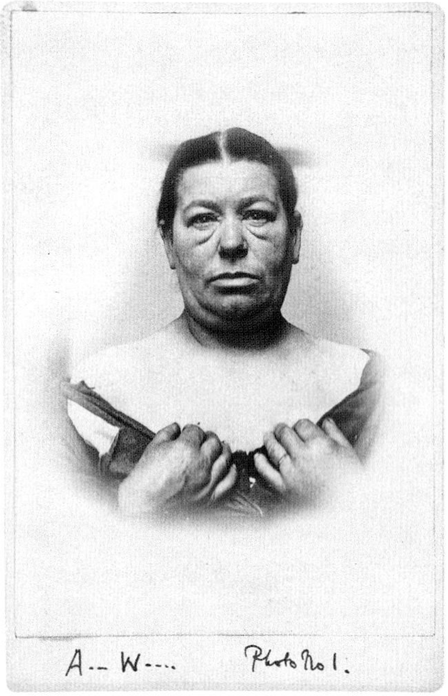

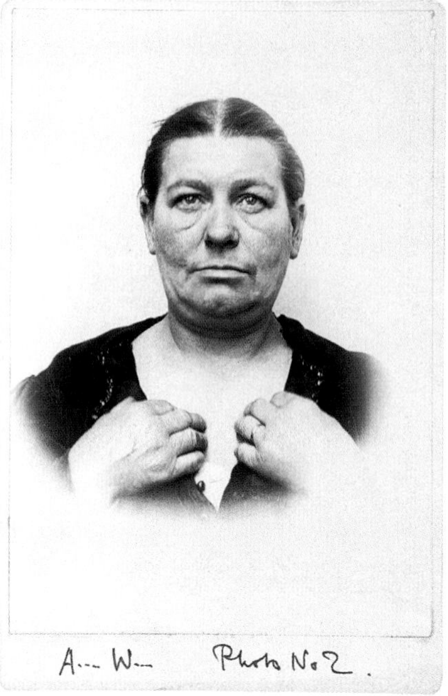

至る。甲状腺を取り除くと甲状腺腫が現れ，副甲状腺を取り除くと不随意的筋肉痙攣が起きる。睾丸や卵巣を取り除くと第二次性徴に影響が出る。膵臓を取り除くと重症の糖尿病になる。

また，人間の病気にはホルモンの過剰生産によるものがあり，通常，関連する腺の肥大や腫瘍を伴うことも明らかになった。甲状腺腫は飛び出た目，不安，発汗，早い脈拍を伴い，こうした症状は，甲状腺を取り除くことによって治療される。骨嚢胞と腎臓結石と腹痛を伴う病気は，副甲状腺の腫瘍と関係がある。巨人症や先端肥大症は，脳下垂体の腫瘍と関係がある。脳下垂体では，成長ホルモンが生産され，これは1957年に単離された。1932年には，別のタイプの脳下垂体の腫瘍がクッシング症候群と呼ばれる顕著な臨床像と関連し，これはコルチゾールの過剰生産の結果であり，この副腎皮質ホルモンは1948年に単離された。1930年代に成長ホルモンだけでなく，ホルモンのオーケストラの指揮者と呼ばれた脳下垂体前葉は，甲状腺（TSH），副腎皮質（ACTH），生殖器（FSHとLH）をコントロールするホルモンを生産することが明らかにされた。脳下垂体前葉はまた，乳の分泌をつかさどるプロラクチンを生産する。脳下垂体後葉に貯蔵されている抗利尿ホルモンは，視床下部の特殊な神経細胞により作られる。ビタミンDは（通常はホルモンだと理解されていないが），日光によって皮膚で作られ，内臓からのカルシウム吸収に影響を与えるホルモンであり，その化学的構造はステロイドホルモンと似ている［64］。

欠陥をもった受容体

ホルモンは特別な受容体に作用し，これに欠陥があると疾病に至る。この症例の最初の発見は，1942年にフラー・オルブライト（1900–69）が典型的「副甲状腺機能低下」を示す女性に副甲状腺ホルモンを与えても治らないことを観察したときである。もう1つの例は，運動選手においてしばしば問題になるアンドロゲンあるいは男性ホルモン不応症であり，胎児が男性化することが妨げられて外見は普通の女性で染色体はXY，腹部のなかに睾丸があるような場合である。オルブライトはまた，ある種の腎臓癌と肺癌は，ACTHや副甲状腺ホルモンのようなホルモンを作り出すことも発見した。

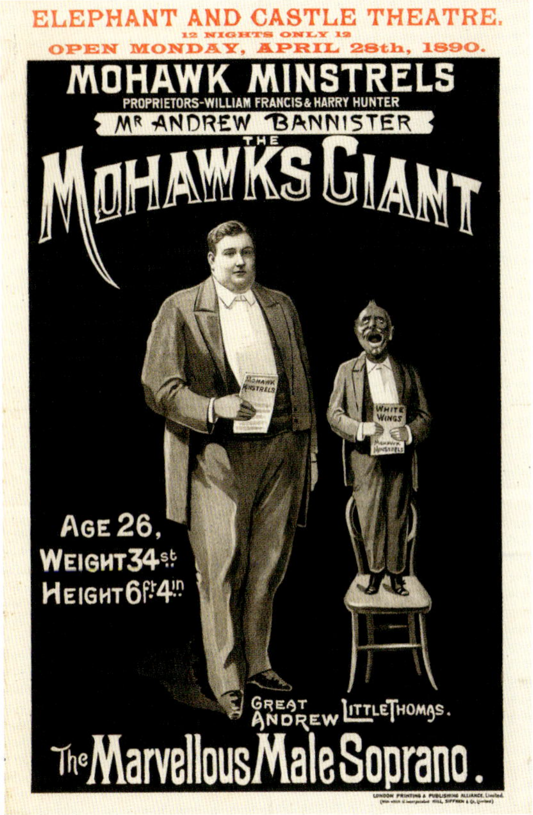

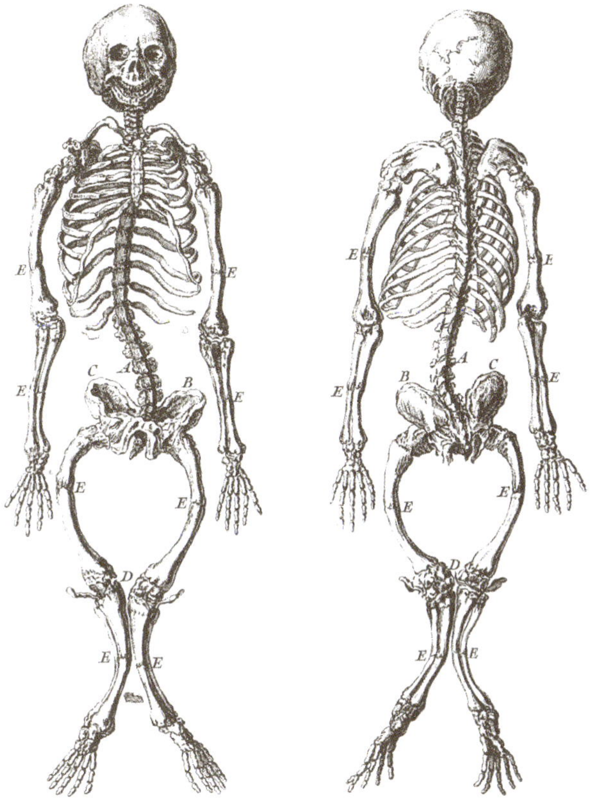

1960年代までは，内分泌腺の疾病の診断は，活動の低下か過剰のいずれの場合も，臨床観察に依存していた。ホルモンは血液にごく微量しか存在しないので，通常の生化学の方法では計量できなかったからである。この状態は1960年に，ソロモン・バーソン（1918–72）とロザリン・ヤロー（1921–）が免疫学的検定方法を開発して変わった。たとえていえば，何千種類もの他の物質とともにスープのなかに入っているような状態であったとしても，ごく微量のホルモンを計量することができる方法だった。

さらなる複雑性

「古典的な」ホルモンに加え，1970年代から数多くのホルモンが消化器官などから発見された。これらの多くは体重の維持にかかわっている。脂肪細胞によって作られ，視床下部に感知されるレプチンというホルモンが1994年に発見された。レプチンの欠乏症をもつ子どもがごくまれに存在し，決して癒されない食欲をもち，異常に太ってしまう。そのような子どもはレプチンにより治療できるが，残念ながら通常の肥満者にはこれは当てはまらない。胃で作られるグレリンは食欲を刺激し，膵臓ポリペプチドとペプチドYYは食欲を抑制する。こうしたホルモンを操作すると肥満を治療する魔法の弾丸ができるのではないかと考える誘惑に駆られるが，そのシステムのなかにはバックアップが組み込まれており，1つのホルモンだけを変えても効果はほとんどない。

左ページ
1895年に撮られた写真。（甲状腺が不活発なため）甲状腺腫を患う55歳の女性。左が治療前，右が治療後。この欠乏症により引き起こされる症候の一部（皮膚とその下の組織の腫れ）が減少した。

左上
かつての怪物小屋ほど下品でないかもしれないが，この1890年頃のポスターで広告されているミンストレル・ショーには，ホルモンによる成長障害をもつ歌手がいたらしい。

右上
ビタミンDのホルモン欠乏症である小児くる病を患った子の骸骨。典型的な曲がった脚と脊髄を示している。

18. 免疫学　IMMUNOLOGY

身体の防衛メカニズム

ギルベルト・コルベリーニ　*Gilberto Corbellini*

免疫学は，有機体の機能という複雑な現象にどのように
対処すべきか教えてくれる。

フランク・マクファーレン・バーネット，1972年

現代の免疫学という学問分野は19世紀末に細菌学から現れた［14］。1908年に，ロックフェラー医学研究所所長サイモン・フレクスナーは「わずか数年の間に，免疫研究は病気の治療と理解に比類なき貢献をした」と述べた。免疫学(immunology)という語が現れたのは1910年であり，アメリカ免疫学会（AAI）は1913年に設立された。雑誌*Journal of Immunology*が1916年に創刊になり，1921年にエウゲニオ・チェンタニはイタリアで最初の『免疫学論』を出版した。それ以前の「免疫について」という言い方ではなく「免疫学」という語が使われた。

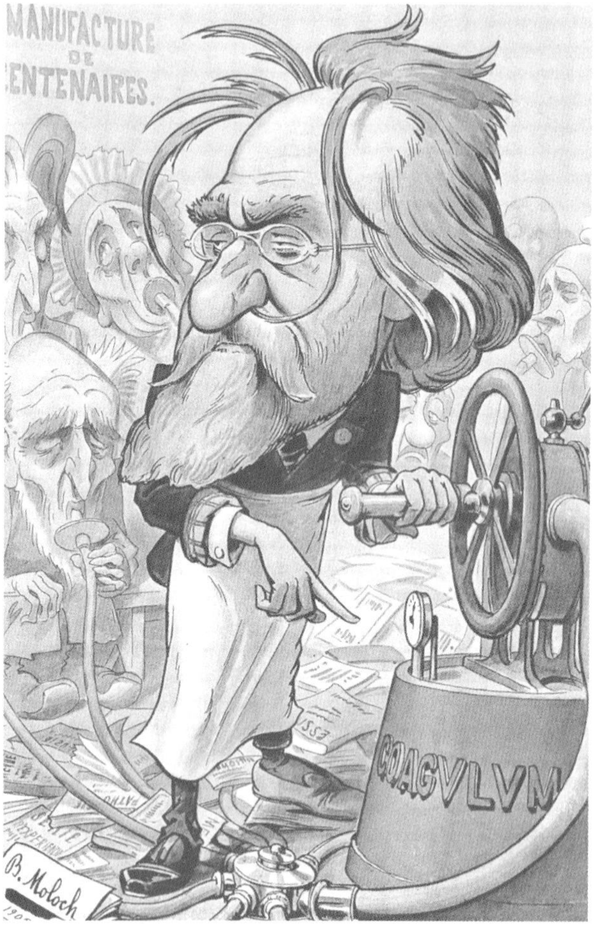

上
イリヤ・メチニコフが乳酸菌という腸内に存在する有益な菌を宣伝する図。メチニコフは，その菌により，免疫系が完全に機能した健康体を長く維持することができると考えた。

右ページ左
メチニコフは1892年に炎症の病理学に関する論文で，白血球（「食細胞」）が働いている状態を描いた。実験的に作られた傷の表面で，右側の赤い点々のようなバクテリアを白血球が呑み込んでいる。

細胞および化学的免疫

免疫をめぐる科学的アプローチの起源は，ロシアの発生学者で動物学者のイリヤ・メチニコフ（1845-1916）が1884年に初めて提唱した発想である。免疫反応は生命体がもつ能動的で適合的な反応であり，外部からの脅威に対する機能の統一を維持するために設計されているというものだ。メチニコフは白血球の役割に注目し，「食細胞」と呼んだ。1890年，エミール・ベーリング（1854-1917）と北里柴三郎（1852-1931）は，免疫化動物の血清は，抗毒素と呼ばれる物質（後に「抗体」と呼ばれる）を含んでいることを発見した。これは，生体内でも試験管内でも毒素（「抗原」）を中和することができ，受動的に保護能力を与える。1910年には免疫反応の特徴（凝集作用，沈降反応，補体結合反応など）が明らかになっていた。ここから，微生物の種に特有の性質，感染症がもつ臨床上そして病因上の特殊性，何世紀も前から経験的に知られていたある特異な感染症に対する免疫は受動的であれ能動的であれ，その感染症にしか有効でないことなどが，実験的に研究された。

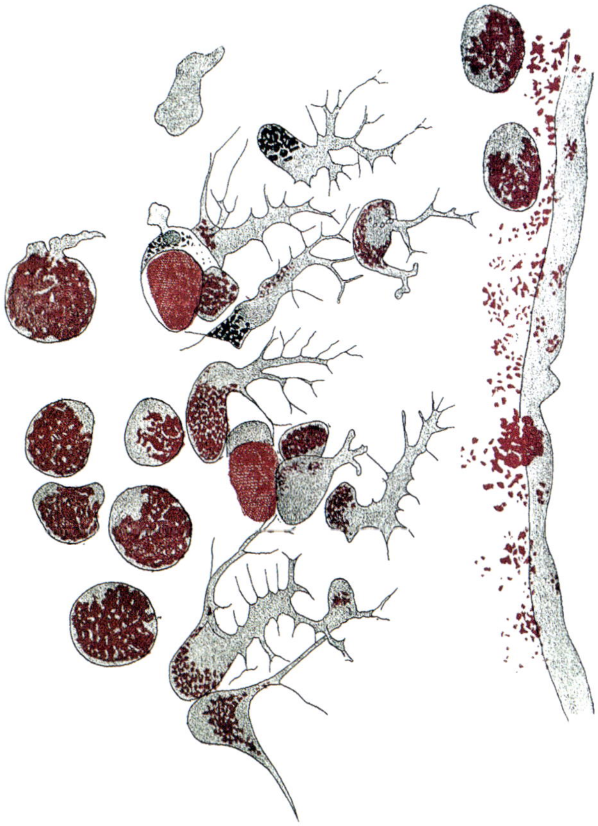

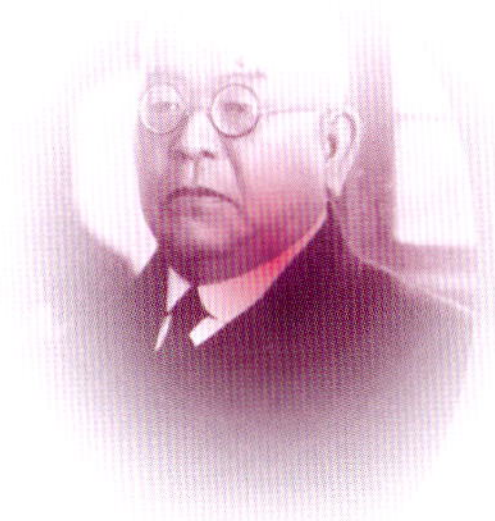

上
北里柴三郎は20世紀初頭の指導的な免疫学者の1人であった。彼はドイツのロベルト・コッホのもとで学び，日本に帰国して東京の伝染病研究所の所長になった。

1910年代から1950年代にかけて，免疫反応の化学的分子的な側面に研究が集中し，免疫学の発展は，血清反応の精密な分析と同時に進行した。免疫化学による研究は，免疫の特殊性は抗原と抗体との間に存在する「錠と鍵」のような分子的な関係であることを証明した。また，抗原抗体反応に含まれる化学力も明らかになり，抗体が蛋白質であることもわかった。1950年代後半には，ロドニー・ポーター（1917-85）とジェラルド・エデルマン（1929-）が，抗体の分子を分解し，その構造と構成アミノ酸の配列を明らかにした。

自己と非自己

1950年代には，化学的手段と並んで，生物学的志向も免疫研究に復活してきた。後天的免疫寛容（免疫系は，その生物が初期に出会った外部からの抗原には反応しないようになること）が発見されて，免疫の特異性が，適合する性格をもっていることが明らかになった。そのような機能が意味するのは，「自己」と「非自己」の間を免疫学的に区別する行為が，複雑で適合的な生理学的機能に依存していることである。免疫寛容という現象は，細胞のレベルで研究されるようになり，なぜ皮膚の移植や臓器移植が宿主生物により拒否されるのかを科学的に理解することを可能にし，そのような拒絶を強力な薬剤によって統御することによって移植手術の発展が可能になった[60]。免疫反応の選択性が「化学的」基盤をもつことは，生物の情報の進化論的処理として再定義され，抗原認識および反応が依存している分子と化学の水準で理解された。

まさにこの時期に，免疫学は生命の根本に関する科学となった。オーストラリアの免疫学者でノーベル賞を受賞したフランク・マクファーレン・バーネット（1899-1985）は，免疫寛容とクローン選択の理論で有名であるが，免疫学の任務は「宇宙の基本的特徴をすべて鮮明に反映している生命という小宇宙」を明らかにすることだと述べた。

免疫系と病気

20世紀初頭には，抗体を含む血清を与えると生き物

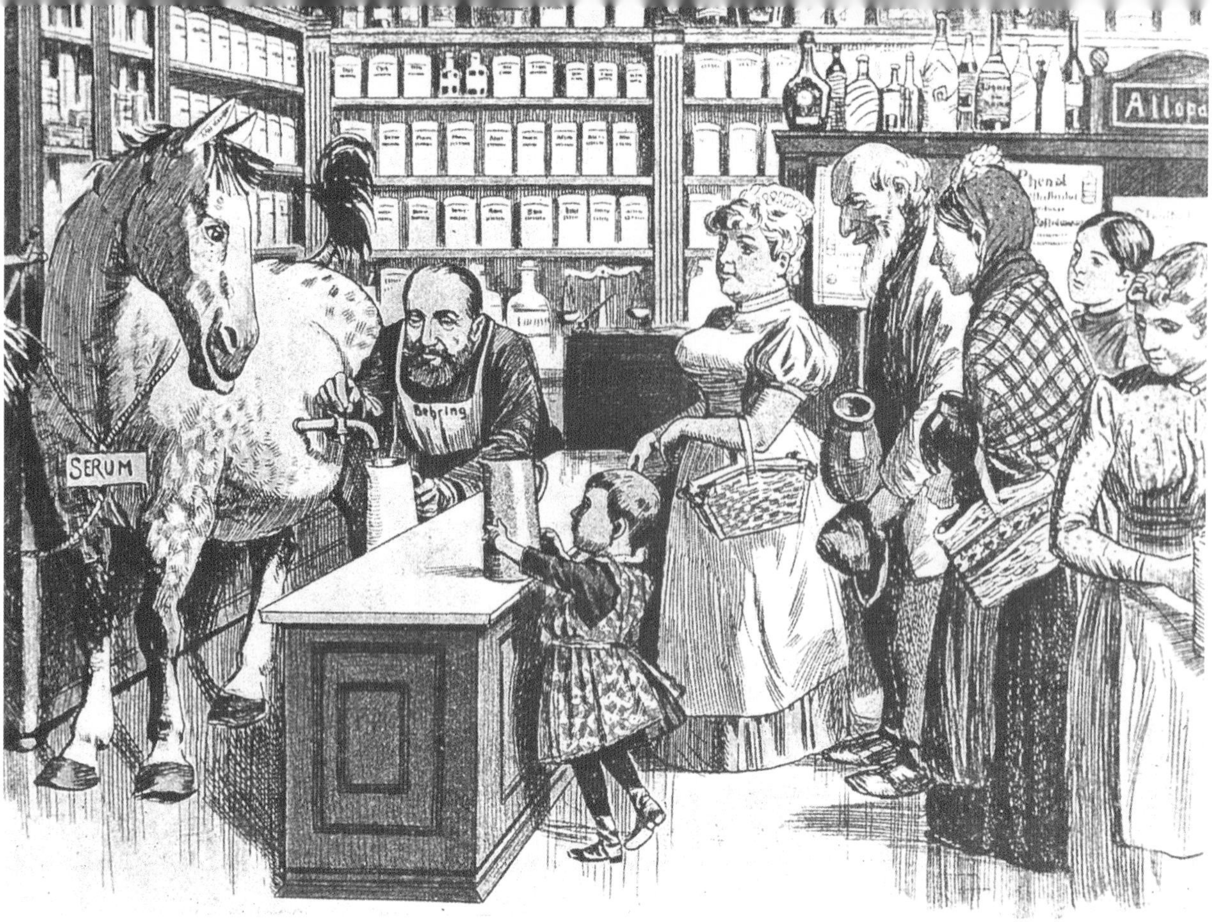

は過敏に反応することがあり，そのようなアレルギー反応は，免疫反応に基づいていることを血清学者たちは観察していた。20 世紀前半に臨床病理学者たちは，アレルギー現象にみられる複雑な免疫と炎症の過程を明らかにした。免疫増殖性疾患（自己免疫性疾患など）や免疫不全疾患が 1950 年代に発見され，医学における大きな方法論上そして治療上の進歩が生み出された。免疫学は，それ以前の免疫寛容および二次免疫応答研究と同様に重要な臨床的実験的研究に刺激され，大きく進展した。

先天性そして後天性免疫不全疾患の研究から，医学生物学は免疫系の正常な機能および病理的機能に関する基本情報を手にした。それは複雑なホメオスタシスのメカニズムをもち，免疫反応の生物学的基礎も明らかになった。それに加えて，分子上の同一性を認識し，コントロールする過程を制御する組織適合性分子の役割や，異なる分子構造への免疫反応などが徐々に明らかにされ，遺伝学の概念や，分子病理学という当時新しく現れた分野は，免疫学に豊かな素材を見出した。

免疫学研究は，骨髄からの細胞（B リンパ球）と胸腺からの細胞（T リンパ球）の発達過程研究に複雑な実験を行ってきた。また他の研究は，自己免疫疾患や免疫不全症候群の診断方法，治療法，動物モデルにつながった。抗体生産の電子的基礎を理解する実験過程で，単クローン抗体の作製技術が発見された。単クローン抗体は，抗体生産細胞が骨髄腫細胞と結合するときに生ずるのと同じ抗体である。この発見は，特定の診断検査だけでなく，関節リウマチの症例や癌治療など有効な免疫療法を生んだ。

遺伝子組換え技術は，どのように抗体が形成されるのかを理解するために最初に使われ，最近では，何百万ものファージ（他の細胞を感染させるウイルス粒子）ライブラリを生んだ。それぞれ抗体を発現し，ゲノムに抗体遺伝子をもつ。遺伝子組換えにより，特定の形質を形成することができ，さまざまな治療上の必要性に応じて抗体を選択することができる。（「形質転換」や「無力化」を行った）遺伝子組換えマウスを使って，自己免疫疾患や免疫不全症の因果病理学における遺伝子の役割

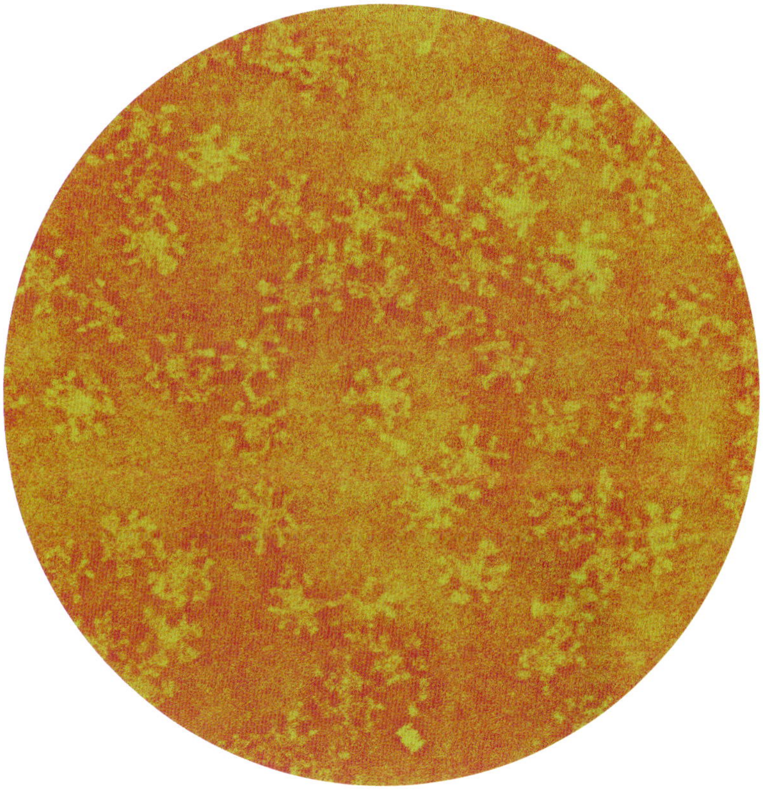

を研究することが可能になった。

そうした実験を用いた研究において，免疫系は利用しやすいだけでなく，さまざまな細胞を比較的純粋な形で分離することができ，細胞受容体を生化学的に同定でき，クローンを作ることができる。免疫細胞は，また遺伝上類似した宿主に移植でき，そこで特定のマーカーでホスト細胞とドナー細胞を区別し，クローン性増殖に至る子孫細胞と前駆細胞を特定できる（B 細胞と T 細胞は抗原刺激の結果，クローン増殖可能である）。今日の最先端では，細胞行動での複雑な変化をコントロールする情報伝達機構の研究が行われている。

左ページ
「馬から直接血清を」。この 1894 年のドイツの戯画は，エミール・ベーリングが，薬局でつながれた馬からジフテリアの抗毒素を販売する姿を描いている。馬はこの血清を大量生産するのに使われた。ジフテリア血清は，バクテリアの毒素に対する最初の血清であり，免疫学に基礎をもつ最初に普及した療法の 1 つだった。

上
電子顕微鏡で見た免疫グロブリン M（IgM）分子。Y 字形のものもあるサブユニットが放射状になっているのに注目。IgM は，感染性因子の抗原が感知された後に特別な白血球（B リンパ球）によって作られる。感染の初期にみられるので，これを検査で発見できれば素早い診断が可能になる。

19. 遺伝学の革命 THE GENETIC REVOLUTION

遺伝子からゲノムへ

アンガス・クラーク *Angus Clarke*

1つの種の2つの個体の身体構造が完全に同一であることがないように，
その化学的過程も全く同一には行われない。化学上の違いは，
たとえ微小でも身体の形態の違いより
はるかに鋭敏であろう。

A・E・ギャロッド，1902年

右
古典的なメンデルの劣勢遺伝（この場合は白色）。赤色が支配的。基本的にこのパターンに従う病気がある。2人の個人がそのような遺伝子を1つずつもつ場合，彼ら自身は病気にならないが，子どもが1/4の割合でその病気をもつ可能性があることになる。

右ページ
染色体は，遺伝子を含むDNAである。染色体の不調により病気になることがある。ダウン症候群では，（ここで最下列中央にみられるように）余分な染色体21が存在する。

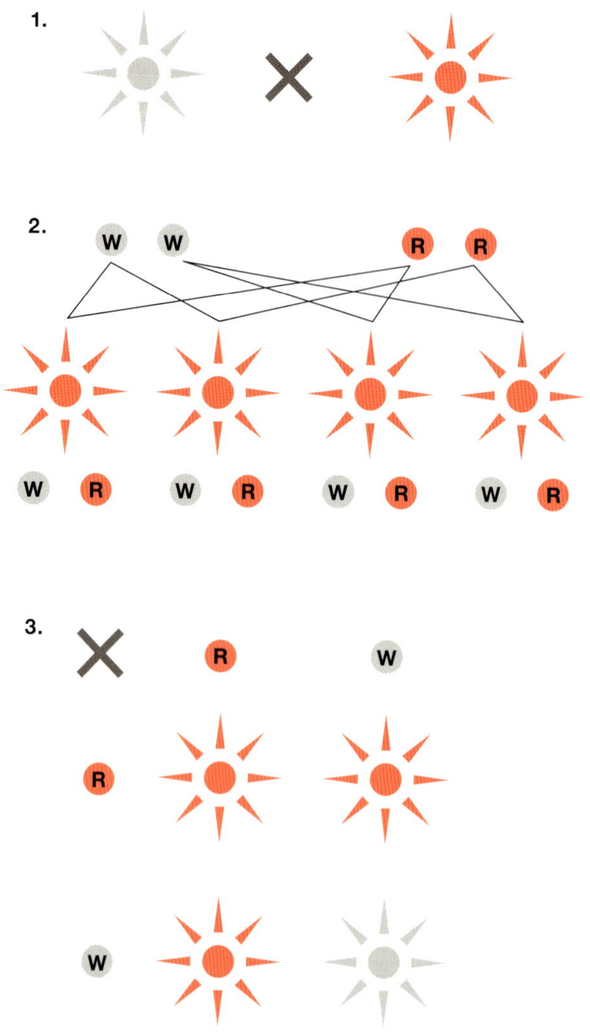

遺伝を理解する

グレゴール・メンデル（1822-84）が有名なエンドウマメの実験をする以前は，遺伝（ある世代が次の世代に影響を与えること）は，双方の両親の作用が交じり合うものだと理解されていた。それに代わって，メンデルが示したことは，子孫が親に似たり，親と違ったりすることを引き起こす遺伝的要素は「粒子的」であるということだった。この洞察はしばらく無視されていたが，1900年に再発見された。それ以降遺伝子の振舞いが詳細に研究されたが，その物質的基盤の知識はまだ現れなかった。ショウジョウバエや酵母やバクテリアなどさまざまな生き物を掛け合わせた実験が行われ，遺伝子は，メスを使ってというよりも，推論を用いて分析されていたというべきだろう。

このような実験の結果，遺伝子が何をするかの詳細な見取り図を得ることができた。フランシス・ゴルトン（1822-1911）が広めた生物測定学と細胞の顕微鏡による観察と相俟って，このような実験は遺伝のメカニズムを把握することを可能にした。現代の遺伝学が発達するためには，こうした3つの方法の融合が必要だった。

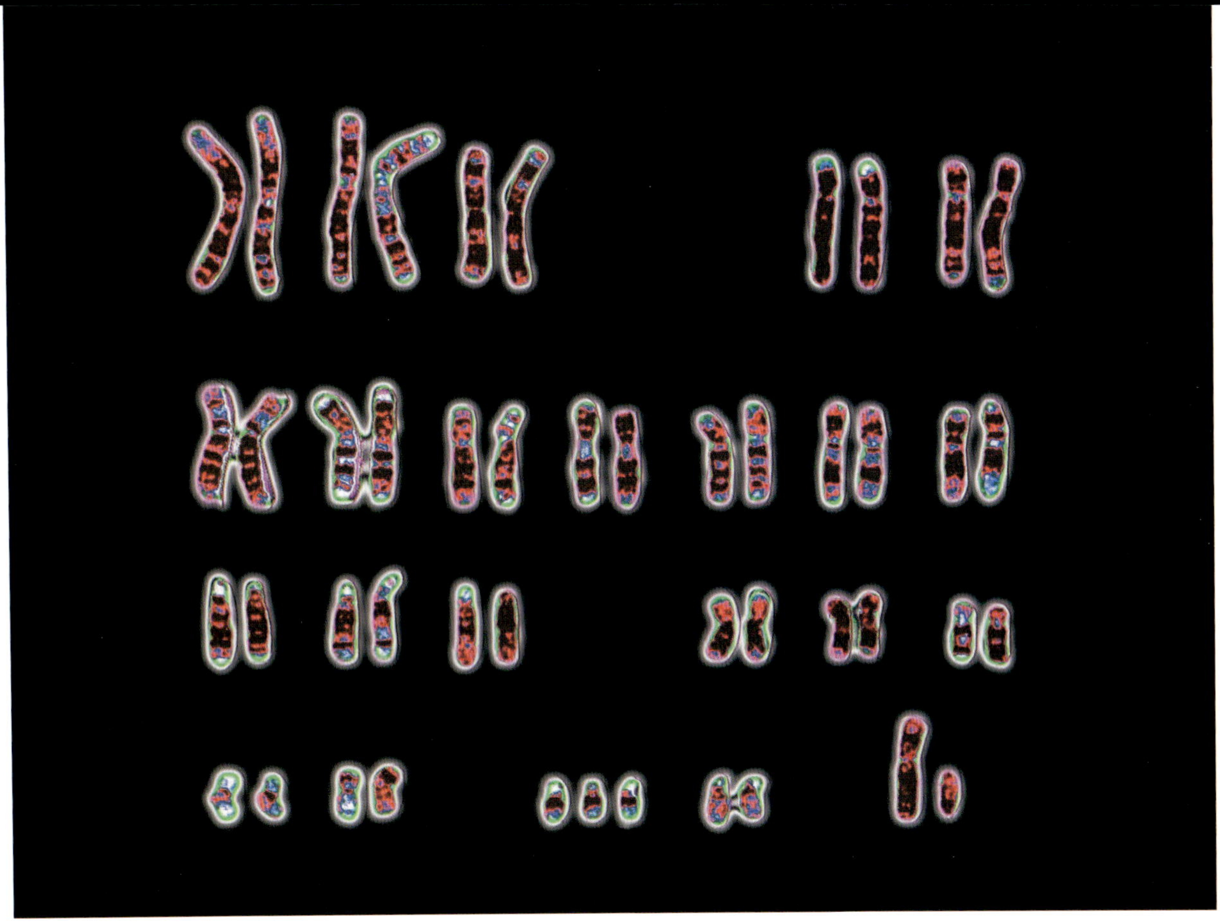

そして初めて進化と発生と病気という「大問題」に取り組むことができた。

生物測定学と遺伝学は1920年代に統合され，一つ一つとしては小さな効果しかもたない遺伝子（「ポリジーン」）が多く集まると，身体の大きさや寿命や血圧などの遺伝に影響を与えることが明らかにされた。これは，メンデルが明らかにした個別の遺伝学を連続的な変化に適用した「現代の統合説」であり，ここから出発して進化とは自然選択とランダムな変化の結果，遺伝子の変異の相対的頻度が変化していく一連の過程であるとみなされるようになった。

素早く簡単に培養できる生物を用いて，それぞれの染色体遺伝子の詳細な地図を作ることができ，その遺伝子地図と生物の発現形の相互作用を関連付けて理解することができた。ただしこの段階では，「遺伝子」とはいったい何であるのかということはわかっていなかった。

遺伝子・DNA・病気

嚢胞性線維症のような病気はメンデルの法則に従うが，それより緩い形で家族に集積するものもある。その遺伝パターンは，特定性が低く，望ましくない一連の「ポリジーン」がもたらしたものと解釈されていた。ポリジーンが作る素質が十分に強い場合には，環境からの小さな刺激でも病気が起きる。あるいは胎児に発生異常が生ずる。遺伝子と環境の相互作用に基づく解釈は，すべてではないが多くの病気に関して有効である。

遺伝子の物質的基礎については，1910年にトマス・ハント・モーガン（1866-1945）が染色体上に存在するという答えを出していたが，1960年代になって初めて臨床に応用されるようになり，ダウン症候群やターナー症候群などについて染色体数の異常の意味が理解された。細胞遺伝学の技術が向上した結果，染色体の欠如や複製や再配列を同定し，臨床に役立てることができるようになった。

1944年に，オスワルド・アヴェリー（1877-1955），コリン・マクロード（1909-72），マクリン・マカーティ（1911-2005）の研究によって，デオキシリボ核酸（DNA）が遺伝を媒介する化学的物質であることがわかり，1953年にフランシス・クリック（1916-2004）とジェイ

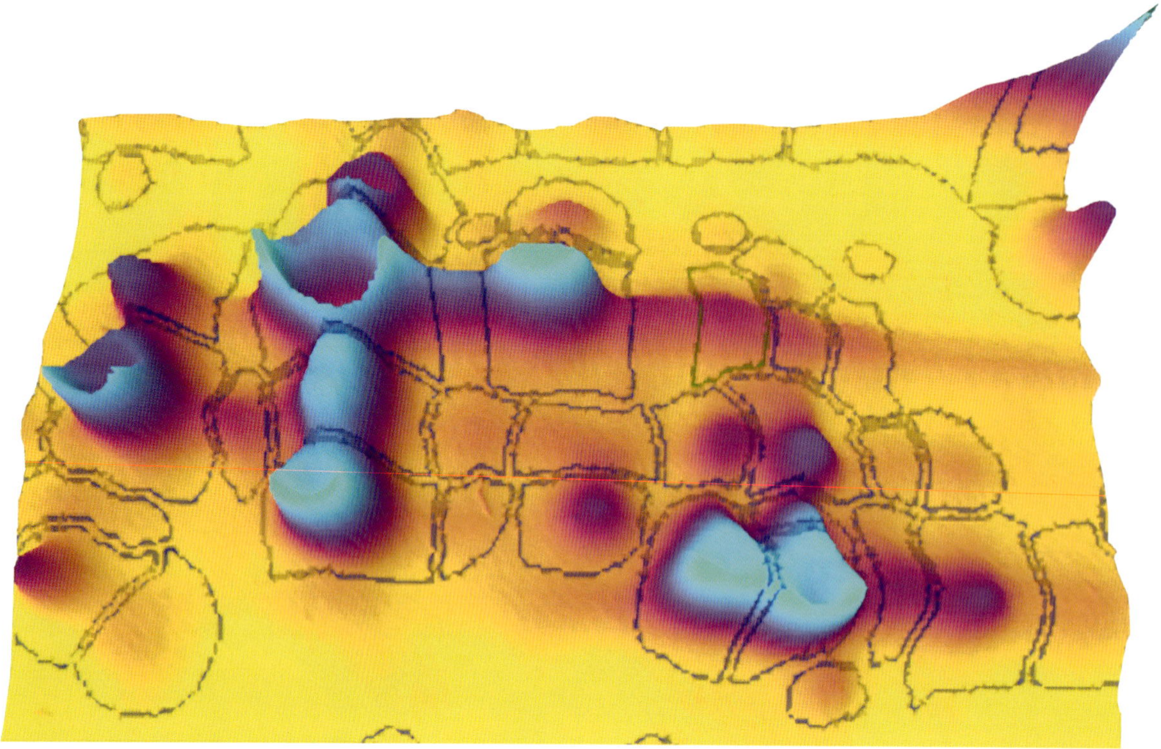

ムズ・ワトソン（1928-）がDNAの構造を明らかにした。こうした発見は大きな重要性をもち，分子生物学の発展に至った［10］。分子生物学は人間の病気に適用されるとき，2つの経路をたどった。1つは，鎌状赤血球とサラセミアのように，遺伝子系または作り出される蛋白質の構造を変化させる突然変異の特徴についての分子レベルの研究である。これが可能になったのは，そのような突然変異した遺伝子を1つもつ人々がマラリアに対する防衛力をもつからである。そのような遺伝子を2つもつ人々は，それによる重篤な貧血の症状のために医師に注目されることになった。

もう1つのアプローチは，染色体の場所とそれに対応する蛋白質が知られていない遺伝子，すなわちほとんどすべての遺伝子に適用された。ある遺伝子の染色体の位置が発見され，そのDNAが単離される場合，それは，ある病気に侵された家族の成員について，遺伝子の変異（マーカー）が多大な努力を払って追跡されてのことであり，それは臨床医と実験科学者と病気に侵された家族とその支援団体などの協力の結果だった。

遺伝子地図の作成とゲノム

遺伝子地図の作成は1980年代に始まり，1990年代に加速した。それが直接的に応用されたのは，診断と，発症が遅い病気の検査，出生前の遺伝子テストである。これを背景として国際的ヒトゲノム計画が構想され，その後の遺伝子座の同定に役立った。

ヒトゲノムの設計図は2000年から公表され始め，ほぼ完全なヴァージョンが最初に現れたのは2003年だった。この情報にアクセスできるようになり，生物学は大転換した。その後の知識と技術は，プロテオーム解析という領域を切り開き，遺伝子によって表現される蛋白質の構造と機能が研究できるようになった。遺伝子の発現パターンは，さまざまな組織において，発生の異なった段階と（腫瘍を含む）さまざまな病気について判定できる。見つかっている変異の知識を臨床的に用いることができる悪性腫瘍も存在する。

医療は，メンデル型の主要な遺伝子に関する知識を組み込み，予防法や，まれな疾病をもつ人々において病気がどのように複雑化するか動向調査を行い，あるいは，臨床的によくみられて複合的な要因をもつ病気にかかる人のうち5%前後にあたる高い生涯疾病リスクをもつ人々を調査することもできるようになった。心臓疾患，糖尿病や乳癌，統合失調症などの病気についてポリジーン的理解は研究上は有用であるが，まだ実用

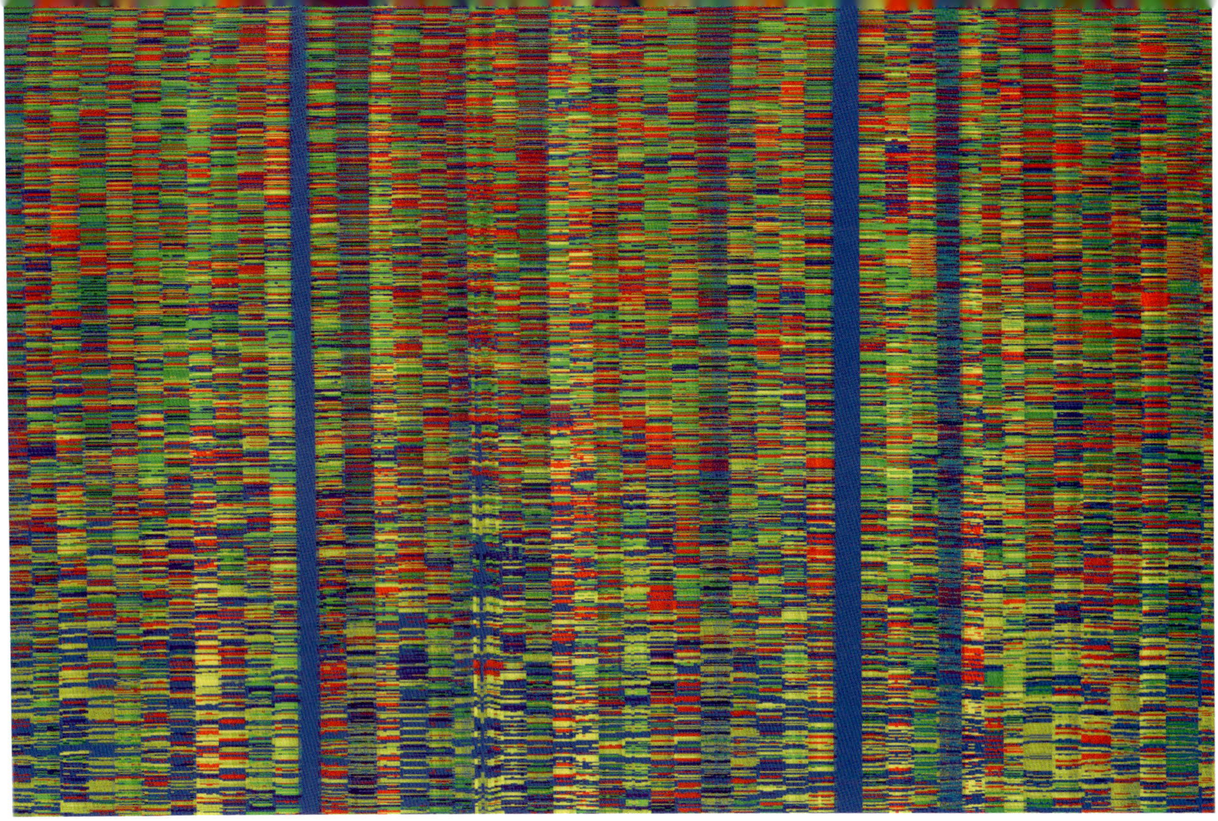

的な段階には達していない。しかし全ゲノム関連解析により，遺伝子の変異が疾病リスクに弱く間接的ではあっても影響を与えるゲノムが特定されている。興味深いことに，マイクロアレイを用いたゲノムDNAの研究は，複雑な精神疾患と発生異常に対して，新しい突然変異がこれまで予想されていたよりも大きな影響を与えていることを明らかにした。

未来のトレンド

あるゲノム配列全体を明らかにすることのコストは，現在1つか2つの大きな遺伝子の配列を明らかにするより低下すると考えられているので，完全なゲノム配列のデータが研究や臨床で使えるようになるだろう。これらのDNAの配列の変化の機能と疾病の意味を明らかにするためには，何十年もかかるだろうが，その過程で蓄積される知識は治療と予防を改善するだろう。

同じテクノロジーが発生生物学を転換させており，進化論上，大きな意味をもつ莫大なデータを生み出している。さまざまな生物と分子の進化的道筋が，現在ははるかに明晰に理解されている。自然史においても実験技術でも伝統的技量の重要さは変わらないが，生物学研究は，情報技術の応用になりつつある。データは優れた解析を待っている。

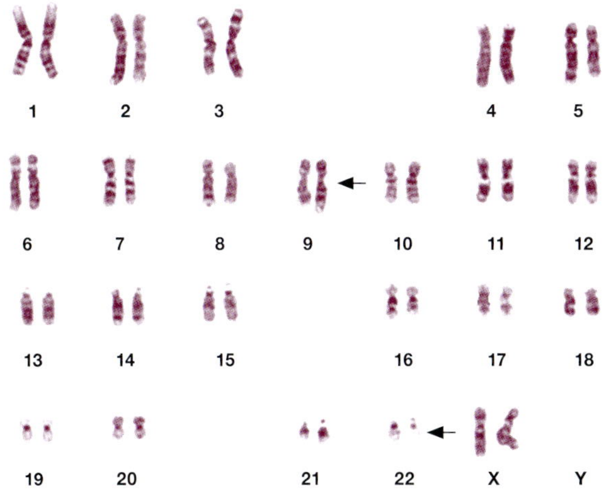

左ページ
ゲノムの次にはプロテオームがやってきた。ある生命体の遺伝子が作り出す蛋白質の研究である。プロテオーム解析は，ゲノムあるいはその小部分によって作り出されるすべての蛋白質の研究である。ここでは，家族性運動ニューロン疾患の研究に利用されている。

最上
自動化されたDNA配列読み取り機のアウトプット。縦列は，DNAの基本配列を示している。4つの塩基は異なった色で表現され，コンピュータで解析されている。ここで示しているのはある染色体のごく一部である。

上
「フィラデルフィア染色体」。染色体9番と22番が場所を変えている。この融合された染色体が作り出す蛋白質は，骨髄細胞に制御不能の細胞増殖を引き起こし，それは血液に蓄積され，白血病の症状を生み出すことになる。

20. 癌の進行　THE EVOLUTION OF CANCER

身体を乗っ取る

メル・グリーヴス　*Mel Greaves*

拷問にかけたとしても，癌とは何であるのかを正確に言える人はいない。

J・ユーイング，1916年

癌は決して新しいものではない。紀元後2世紀のローマに生きたおそらく最初の癌を研究した医師であるガレノスも，それ以前にはヒポクラテス（紀元前460-370頃）や古代ギリシャの医師も癌のことを詳細に記録している。ギリシャでは蟹の姿に因んで病名がつけられ，ラテン語で同じく蟹を意味する「キャンサー」と訳され，英語もそれを引き継いでいる。多くの無脊椎動物が癌に罹り，すべての脊椎動物に起こりうる。人類の歴史を通じて何らかの形で癌は招かれざる客であったといっていいだろう。それでも臨床観察の2,000年間，「癌とは何か」という問題は難しい謎であり続けたが，ここ20～30年の技術革新により，やっと答えが出せるようになってきた。ガレノスやヒポクラテスやその追随者たちは，癌は，憂うつを引き起こす黒胆汁過多によるものだと考えた［04］。謎に包まれるうちに，神経過敏な人格のせいだとか，天罰とか，最近では電磁波のせいだとか，あるいは「年取ったから」とか，因果関係をつけて勝手な説がはびこってきた。信憑性（と証拠）に欠け，人々の恐怖につけこんだ説である。

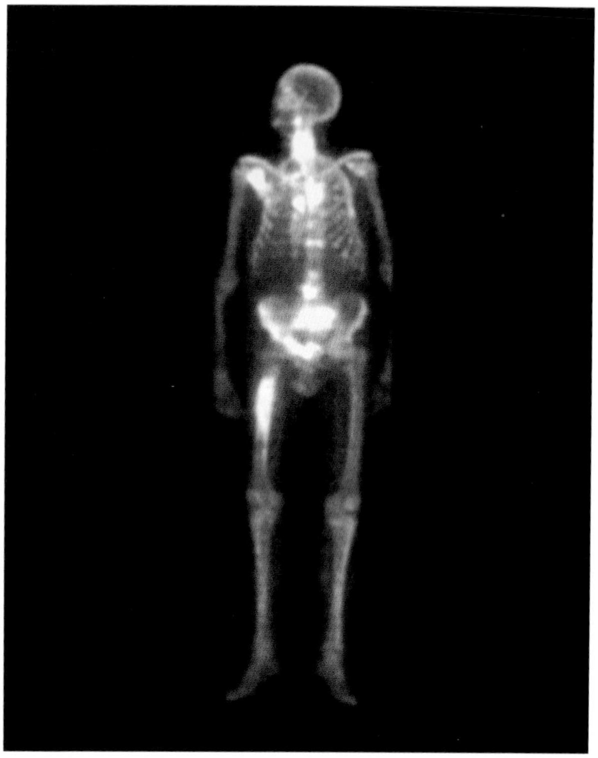

ガンマカメラで撮影した患者の全身像。骨が前立腺の癌によって侵略されている。白く見える領域は癌である。当初の腫瘍は前立腺にでき，骨にある侵入細胞は転移である。

細胞とDNA

癌の生物学的性質や構造は，顕微鏡の発明［23］と，19世紀ドイツの細胞病理学の誕生［08］を経てわかるようになり，正常な組織構造を阻害する細胞の障害であり，良性で部分的な腫瘍が組織内を侵し，血液やリンパ液経由で拡散し，増殖あるいは骨や肝臓や脳などの組織に転移して発生すると認識されている。これに，正常な組織機能が侵害されたり乗っ取られたりすると，非常に有害あるいは致死的になる。

20世紀初頭，ドイツの胎生学者セオドア・ボヴェリ（1862-1915）は，賢明にも，異常な染色体が癌の機構上

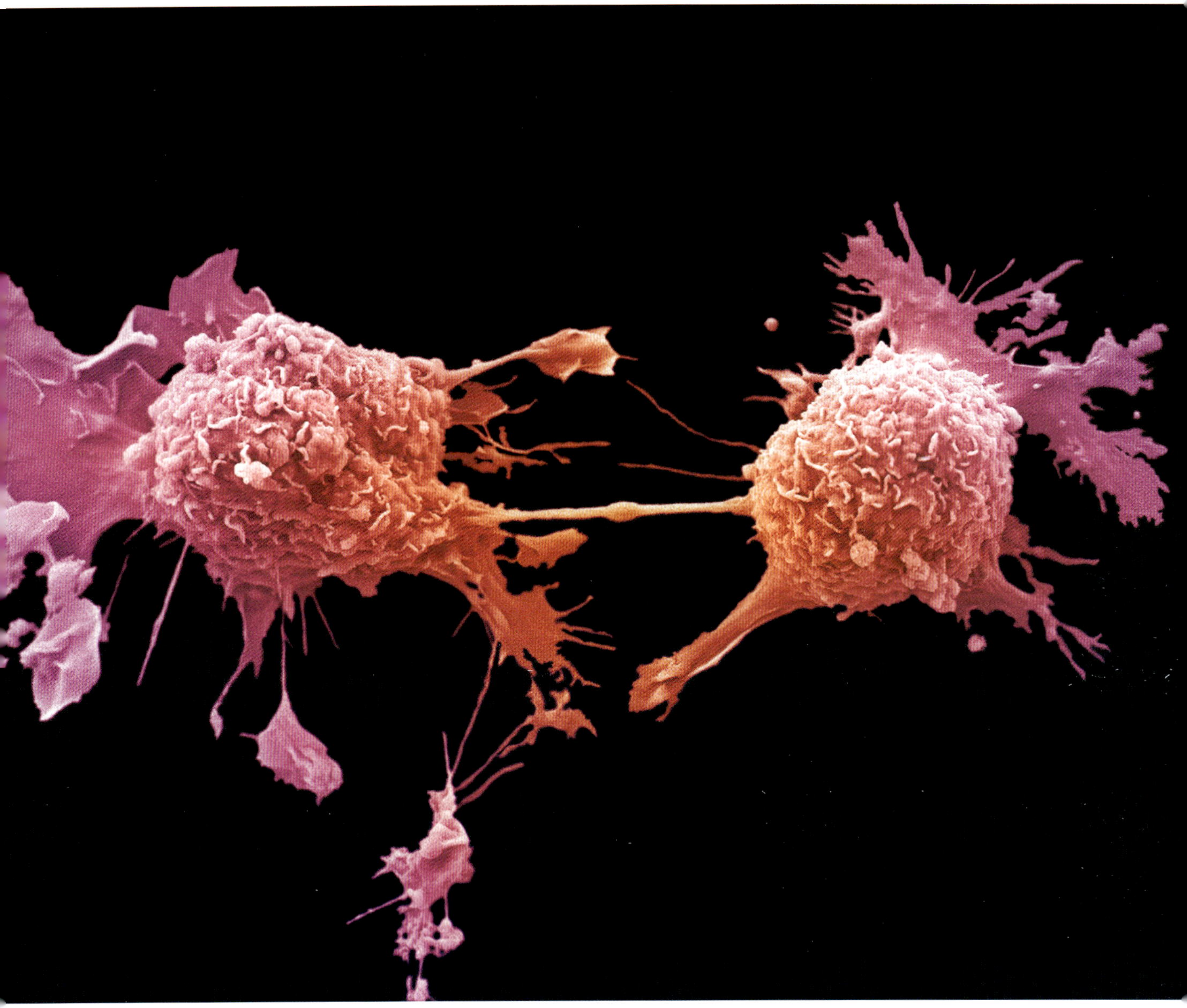

肺癌の細胞が２つの娘細胞に分裂している。癌細胞はその行動をコントロールする遺伝子情報の変異をもち，普通の細胞が細胞分裂するのと同じように，癌になった細胞も分裂する。この画像は，走査電子顕微鏡によって作り出された。２つの娘細胞は非常に細い細胞質によってつながっている。

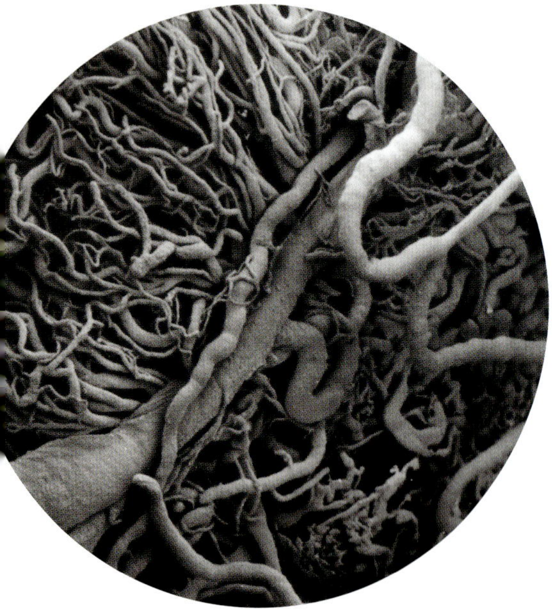

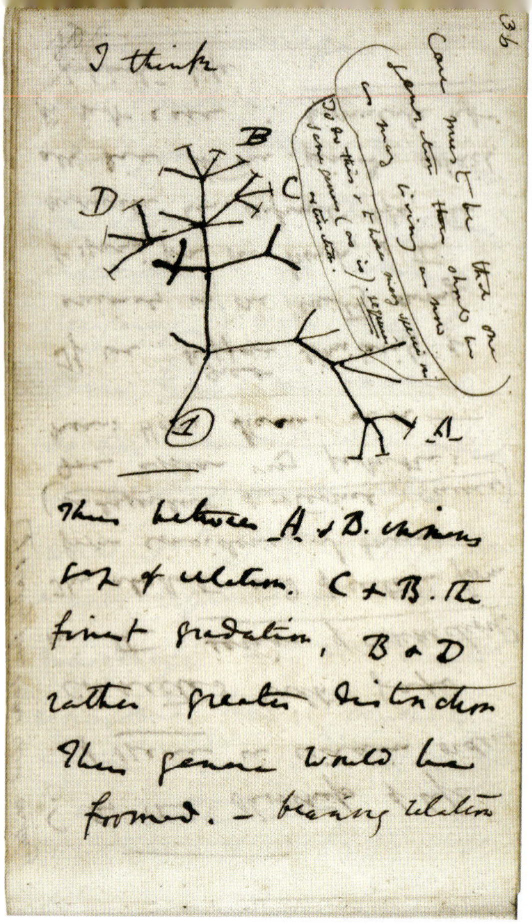

の原因となっているのではないかと考え，後に先進的な説だと判明した。染色体異常の特定は1960年代まで，そして癌細胞の「発癌性」DNA 変異の特定は 1980 年代まで待たねばならなかった。今日わかっている癌は 100 種以上にのぼるが，共通しているのは，細胞行動を制御する遺伝子情報の後天性欠陥または突然変異であると広く認識されている。そうした異常は，染色体の数や構造の変化［19］から，DNA 配列情報の微妙な組換えまであり，突然変異により，細胞分裂に変化があったり，細胞死，細胞移動が起こったりする。

クローンと自然淘汰

ごく小さな傾向を増幅して遺伝子 DNA 操作を行い，個々の遺伝子（の機能を評価して，それ）を複製することで，21 世紀には，個人のゲノム配列全体や個人の癌を精査できるような新たなテクノロジーにより，病気がどのように起きるのかについての理解が革命的に発展した。驚くべきことに，（各組織を生態系として，さまざまな細胞が「疑似的種」として高速進化を遂げ）癌細胞の発達から得られる図は，生態系の自然進化に目立って似ているのだ。ダーウィンが言ったように，不規則変動，競争，抑制，自然淘汰により適者が生き残る。癌においてこれは，不規則に，あるいは喫煙などのいわゆる遺伝毒性行為を介して，細胞が偶然に，何らかの突然変異を獲得し，通常 1 つの細胞とその子孫細胞で，組織の抑制をつかさどる通常規則を回避することにより，変異体クローンが抑制されないということになる。

人類のような複雑な種においては特に，正常な細胞の行動をつかさどる抑制が数多く発達している。クローンが，連続して時間をかけて（通常数年あるいは数十年かかる），通常の生理学的抑制のきかない細胞およびその子孫を集合的に達成する一連の突然変異を達成すれば，著しく勝手な，癌細胞へと発達可能である。クローンごとの突然変異の数は，数個から数千個という幅がある。

癌細胞となった細胞は，通常免疫系に無視され，周辺組織環境を「競合する」正常細胞の害になるように操作する。これによりさらに自らの拡大志向に拍車がかか

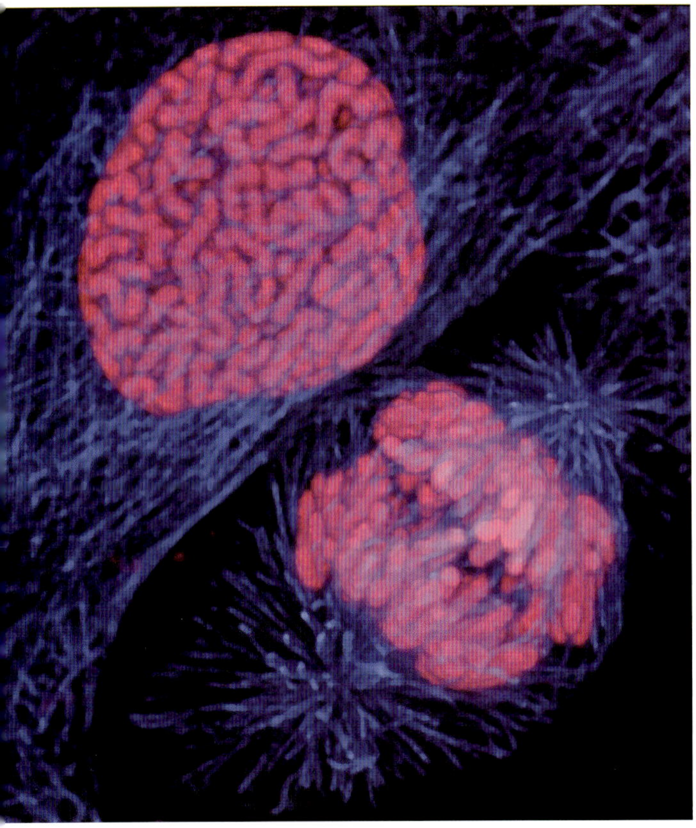

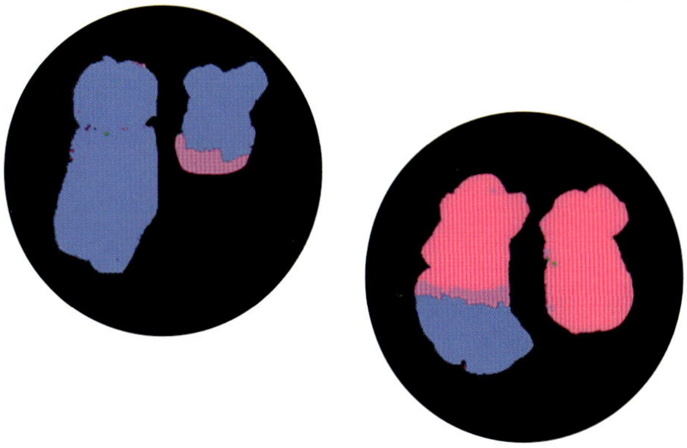

左ページ左
新しい血管が腫瘍を取り囲み，そこに侵入している 3D イメージ。この過程は血管新生と呼ばれ，腫瘍がより大きく成長するために不可欠な酸素を供給する役割を果たす。

左ページ右
チャールズ・ダーウィンの 1837 年の変異に関するノートブック B より。遺伝の変異 ABCD が，元タイプ 1 から枝状に分岐しながら変化する様子が描かれている。癌のサブクローンは，患者においてまったく同じやり方で進行する。

左
人間の乳癌の細胞が分裂している。上の細胞は，細胞分裂第一段階にあり，核の中の染色体が見えている。下の細胞は，染色体が 2 つに分かれている図であり，それぞれの染色体のペアの半分が核紡錘の両極に移動している。

上
「ジャンピング遺伝子」。相互に転座した後の 2 対の染色体。白血病などの癌によくみられる遺伝子変異。ある 1 つの大きな染色体のかたまり（左）が，もう 1 つのサイズが異なった別の染色体に転座。2 つの遺伝子の新しいハイブリッドが起きて，機能しない細胞になっていく。

る。腫瘍内および周辺の新たな血管の成長促進（血管新生）がこの過程で特に重要である。自然の進化と同じように，多くの癌が行き詰まり，そのまま凶悪にはならない。しかし，有効な療法で妨げられることがないと，この進化の過程が至る自然の結果として，身体中で突然変異の複製による領土侵攻が起こることになる。「雑草」細胞の単細胞的身勝手さに立ち戻るようなものだ。外科的療法，薬剤併用，放射線治療などの他に，化学療法単独でもたいていの癌細胞を死滅させることができるが，進行した癌で療法が失敗する主な原因は，ダーウィンの選択に似た癌細胞の薬剤耐性突然変異である。

未来

癌の進展において特別な遺伝子上の変化あるいは選択的影響力をもつ「ドライバー」突然変異（少なくともそのなかの多く）はよく認識されている。このため新しい診断や予後のマーカーが現れ，新しい，より鋭い焦点をもった治療を目標にすることが可能になり始めている。

癌は他のあらゆる生物の問題と同様に非常に複雑であることは確かだ。しかし，われわれの視界を覆っていた煙幕は今や晴れたといってよい。われわれはそれが細胞の障害としてどのように進行するかを知っている。個人の遺伝的形質と癌の関係や原因となる被曝（シガレットや日光やウイルス）の理解と組み合わさり，新たな生物学的基礎をもち，分子レベルで理解された診断や治療が現れている。癌研究の将来は，まだ困難が多いのは事実だが，先は明るい。

21. 補完代替医療 COMPLEMENTARY MEDICINE

自然を通じた癒し

ジェイムズ・ホートン *James Whorton*

傲慢な医師たちが自然にとって替わろうとして，その結果，
患者は苦しみ，診察代を払い，そして棺桶に行く。

A・エルツ，1914年

補完的？ 代替的？ それとも非正規？

「コンプリメンタリーな医学」は，主流医学の外部にある数多くの治療のアプローチをいう。その多くが1世紀以上遡ることができる。しかし最近20年間では，こうした療法は「補完的」── つまり，通常の医療を補ったり，その代わりとなる治療法 ── であると考えられ始めている。それ以前は，正統医療は，そういう治療体系を，効果がなく，しばしば危険であると考え，「非正規の」「カルト的な」医学として軽蔑してきた。この正規と非正規の関係の歴史は，総じて激しい闘争の歴史だった。

非正統的医療のシステムは西洋では18世紀後半に誕生した。それぞれの「システム」は，以下のようなメカニズムで形成されていた。まず，治療者たちが治療法とそれを支える理論を共有すること，そしてその方法を提唱した書物や雑誌を出版すること，専門家団体を作り，教育機関を運営すること。すなわち，これらは通常の正規の医療のあり方を反映したものであった。

それぞれのシステムは，それに特有の理論をもち，特有の治療法を用いていたが，次のような治療に関する哲学を共有していた。まず，病気は自然治癒力を支える方法によってのみ打ち勝つことができる。自然治癒力は，すべての個人にもともと宿っているものであるが，通常の正規の医療は，自然に反対して作用し，むしろ，回復を妨げる方法を用いている。さらには，自然にかなった治療法は，経験によってのみ発見されなければならず，正統派医療を支配している抽象的理論ではそれに近づけない。最後に，患者は苦しんでいる個人として扱われなければならず，ある病気の症例とみなされてはならない。

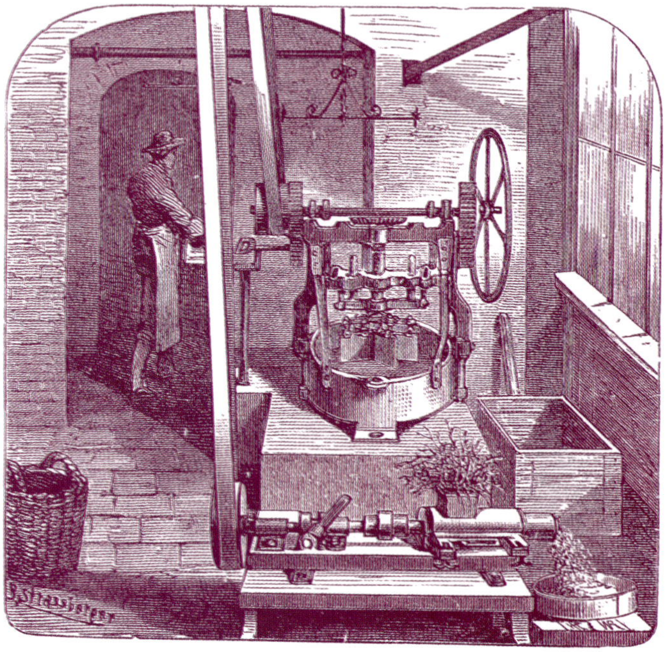

上
19世紀初頭に，ザムエル・ハーネマンは，類似薬（病気と同じ症状を生み出す薬品）の実験をした。その最初は，キニーネの原料であるペルー原産のキナ皮の粉だった［44］。ハーネマンは，他の多くの植物系薬品を用い，薬草圧搾機で加工した。図版は圧搾機。

右ページ
1850年の戯画。ホメオパシーは人気があり，しばしば戯画の対象になった。ホメオパシーの薬品に関する不安は消えることはなかった。二重盲検ではプラセボ以上の効果を示さないが，世界中で患者たちは経験を肯定的にとらえている。

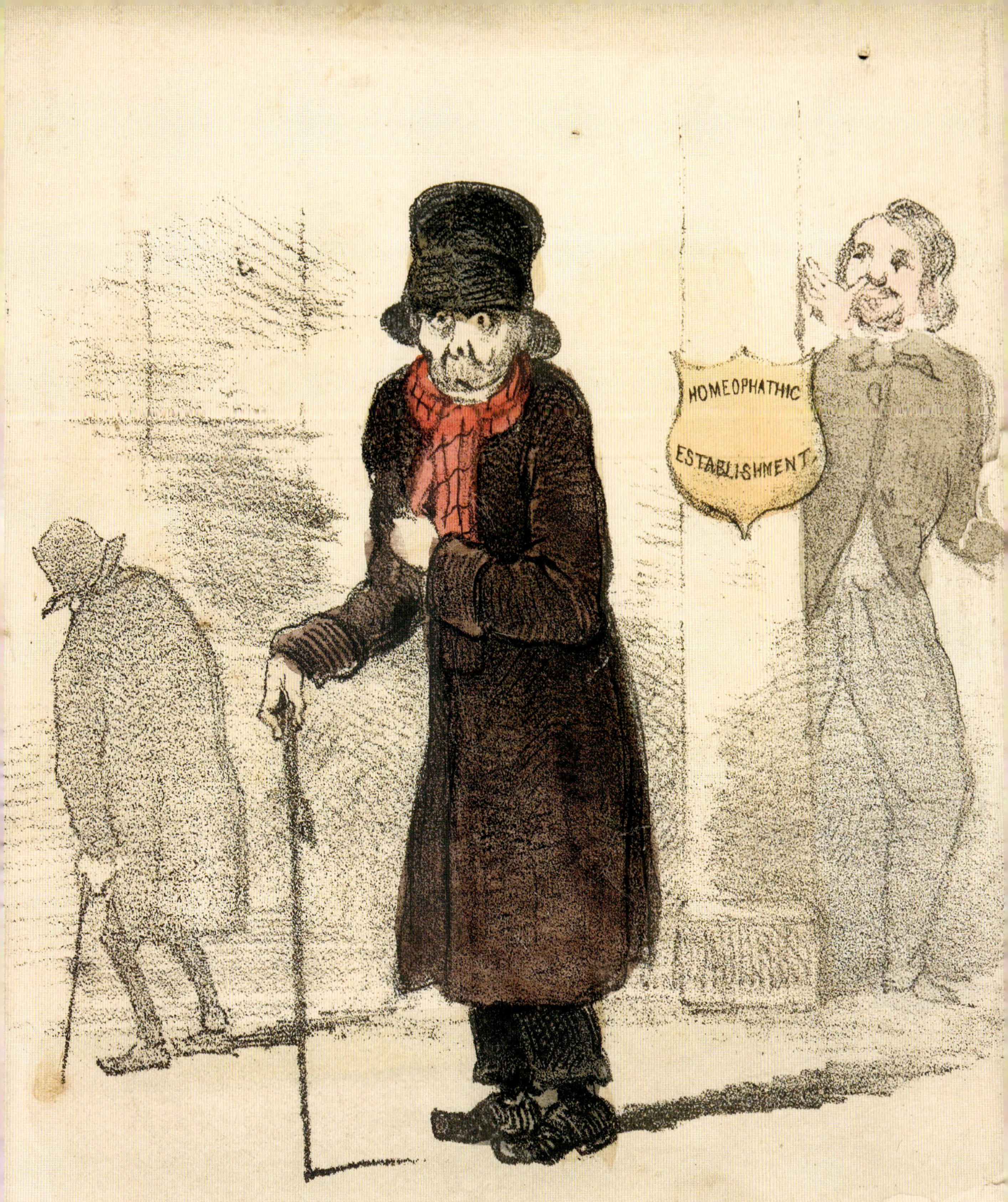

This is the appearance I presented when I became a convert to the Homeopath
eory, and placed myself under the care of Professor Hangthemann, who subje
d me to the globules or infinitesimal system.

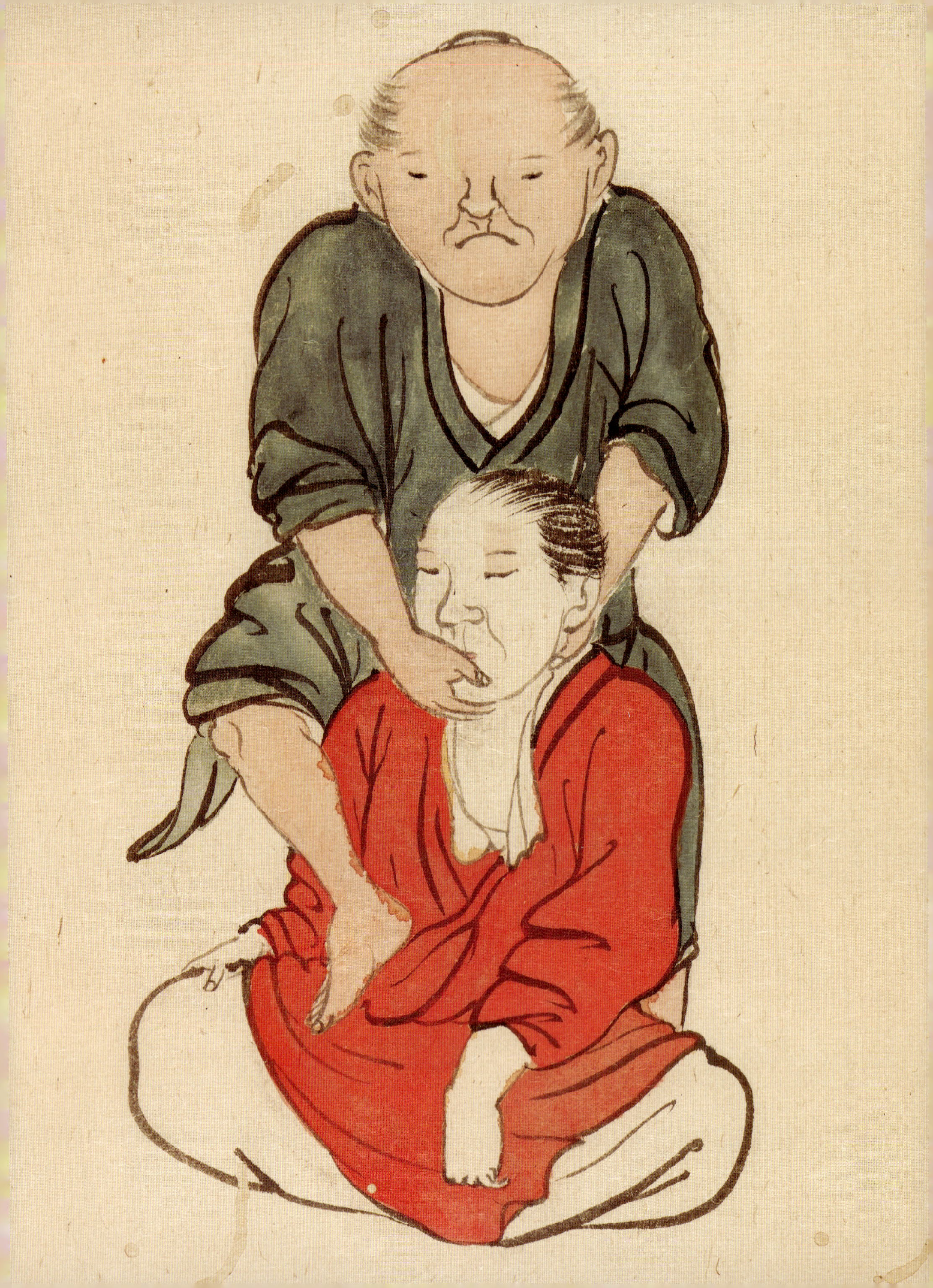

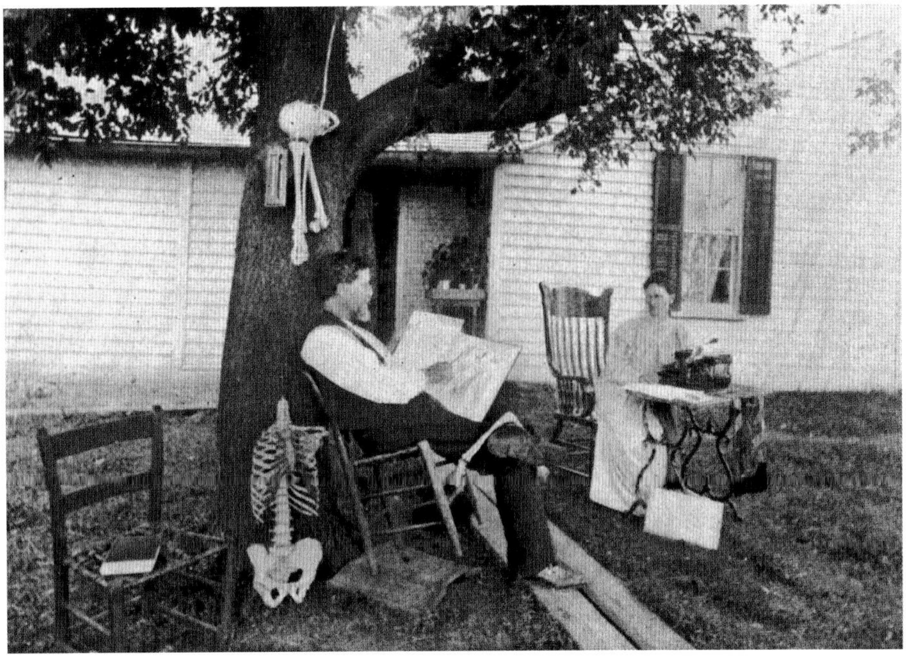

左ページ
19世紀の北米では整骨とカイロプラクティックが発展したが，他の文化圏でも整骨のさまざまな治療が行われていた。19世紀の日本の水彩画。日本の整体の様子を示している。

上
アンドリュー・テイラー・スティルと書記のアニー・モリスが彼女の家の庭でくつろいでいる。スティルは骨格の標本を用いて整骨術の研究に携わっていた。

ホメオパシー

1790年代に，トムソニアニズムと呼ばれた植物系の治療学派が誕生したが，19世紀半ばには消滅した。しかし，1790年代に導入されたもう1つの非正規のシステムは，現在でも繁栄している。それがホメオパシーである。ホメオパシーは，ザムエル・ハーネマン（1775-1843）が作り出した流派だった。ハーネマンは，ドイツの医師で，標準的医学の方法に幻滅して自分で実験した結果，健康な人間にある症状を生み出す物質は，病気の人間の似たような症状を治療すると主張した。治療するためには，薬は病気と似ていなければならない。すなわち類似療法（ギリシャ語のホモイオスパソス）なのである。通常の医師たちは，症状に対抗する薬を用いているので，ハーネマンはそれらをアロパシー（反対療法）と呼んだ。今日の補完代替医療者はいまだに通常の医学をアロパシーと呼んでいる。

ハーネマンはまた，実験を通じて，薬の効果は1/100の割合に薄められたときに最高になると結論した。そして，乳糖の小さな丸薬のなかに入る微小になった薬が一番利くと主張した。この原理は，希釈による活性化と呼ばれ，通常の医療者たちからみればばかげたものであり，辛辣な嘲笑の対象となった。しかし，正規の医学からの反対にもかかわらず，ホメオパシーはヨーロッパと北アメリカに1800年代初頭に広まり，19世紀の非正規のシステムのなかでもっとも広く支持された。

整骨

現在でも発展しているもう1つのシステムは，整骨整体術であり，アメリカでカンザスの医師アンドリュー・テイラー・スティル（1828-1917）が発展させた。ハーネマンのように，スティルは正統の治療法に幻滅して，直感的な試行錯誤を繰り返し，筋肉と骨格系を操作する療法を開発した。これにより病気が回復すると，すべての病気は場所が狂った骨に押されて血液の流れが狂うことであるという仮説を出した。そこで，治療するには骨格を元通りに直してやればよいと考えた。

当初，整骨術（オステオパシー。骨と病気を意味するギリシャ語の語根から作られた語）は手による操作だけによっていた。外科や薬物は，標準的医学の大部分をなし，不自然で害をなすとして否定された。しかし，20世

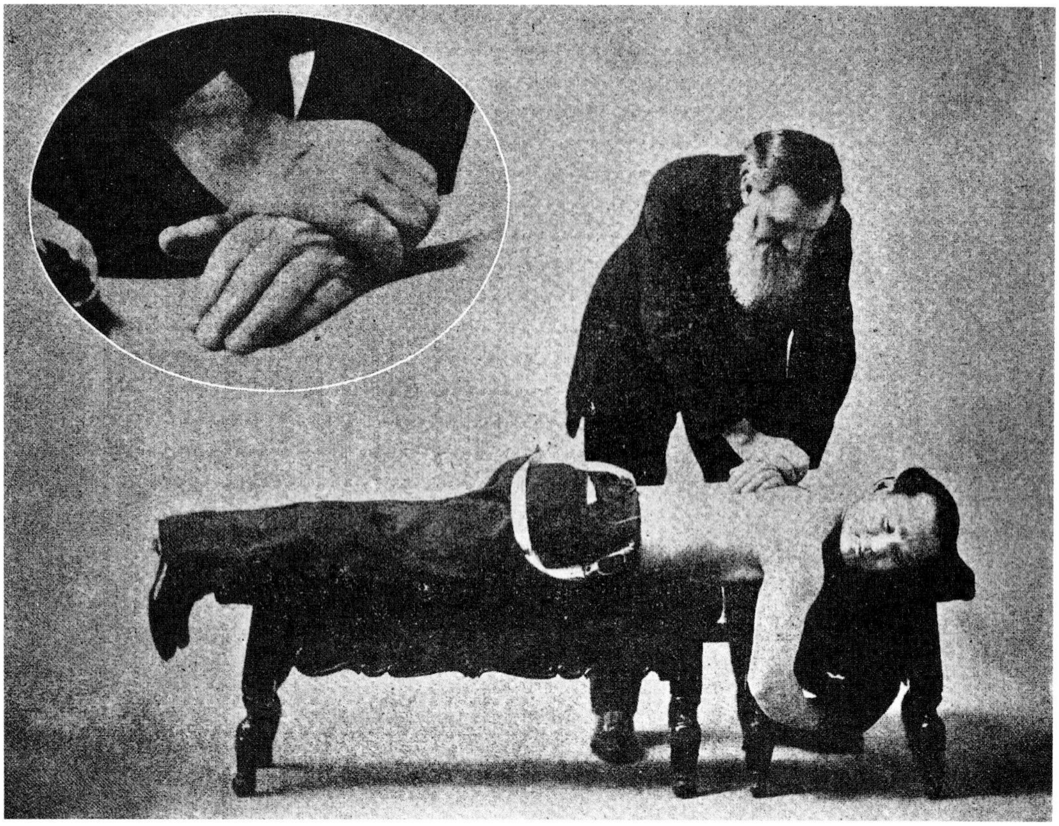

紀初期に最初は外科，続いて薬物療法が整骨術に取り入れられた。20世紀末には，整骨師は，標準医療者と区別がつかなくなり，手による操作はごく一部の人々によって行われるにとどまるようになった。

その初期には，整骨術はしばしばもう1つの筋骨格系の操作と混同された。アイオワの素人治療者D・D・パーマー（1845-1913）によって1895年に発見されたカイロプラクティックである。耳が聞こえない男の聴覚を，脊髄を元通りに直すことで取り戻させた。ここから，脊髄が曲がって，隣接する神経を刺激し，「内的知性」と呼ばれる神秘的存在の流れを妨げることにより，すべての病気が起きるという仮説を引き出し，害を与えている骨を整えてやれば治療できると考えた。この方法は，ギリシャ語で「手によってなされる」を意味するカイロプラクティックとして知られるようになった。

整骨術と同様カイロプラクティックはすぐに他の治療法を採用し，電気の刺激や熱，振動などの治療法を取り込んだ。すべての治療者がこれを歓迎したわけではなく，主流のカイロプラクティック実践者と折衷的実践者間の分裂が活発になった。また，カイロプラクティックの実践者と整骨術の実践者の間には大きな敵意があり，どちらも相手が治療法を盗んでいると罵り合った。

しかし，折衷派のカイロプラクティックは，治療法の取り揃えにおいてどちらかといえば謙虚だった。それに対して19世紀に発展した複数の伝統，主に薬草治療と水治療法から発展した自然療法（naturopathy）は，多彩な治療法を用いた。もともとは1901年にニューヨークに移民したドイツ人，ベネディクト・ルスト（1872-1945）が発展させた自然療法は，薬草療法と水風呂と手技とマッサージ，太陽光，電気などを組み合わせた。すなわち，身体の自然治癒力を刺激する自然物であれば，あらゆるものを使ったといってよい。

「非正規」医療から「補完」医療へ

1920年までに西欧には正規医療に対する4つの大きなライバルがあったことになる。そのいずれもが多くの患者をひきつけ，正統医療の側は抑圧しようと努力

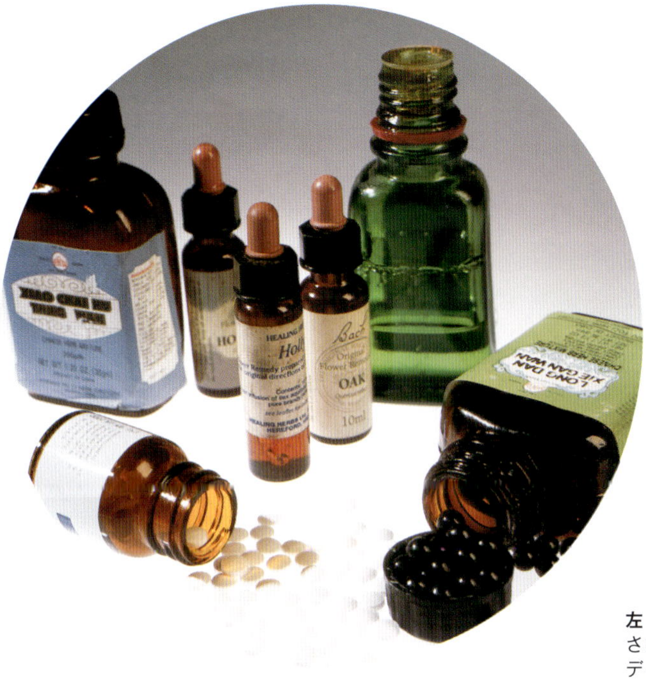

左
さまざまな代替医療。中国医学，ホメオパシー，バッチフラワーレメディー。バッチの 38 の療法はそれぞれ特別なものに向けられている。たとえば，ベツレヘムの星は，嘆きや予想していない悪い知らせに引き起こされたショックを経験した者の療法。

左ページ
D・D・パーマーの治療。1910 年発行のカイロプラクティック教科書（1910）より。

していた。正統医療派は，代替医療の医療者をニセ医者であると言って否定したのはもちろん，さらにそのような医療を合法化しようとする試みに反対し，営業許可をもたずに治療する者を逮捕させ罰金を取り，牢屋に入れたりした。特にカイロプラクティック実践者たちは，監獄に閉じ込められることが多かった。

それぞれのシステムは合法化のためのキャンペーンを行い，20 世紀前半には，すべての派が許可を得て実践することができた。それにもかかわらず正統派医療と異端医療の敵意は 1970 年代まで続いた。しかし，それ以降両者の関係は確実に改善した。一方では主たる補完代替医療のシステムにおいて，より科学的に厳密な推論と高い水準の教育と実践が広まってきたことがあり，もう一方では，代替医療が，外傷を治療したり，急性感染症を直したりすることにおいて正統医療が効果をもっていると認めるようになったからである。それとともに重要なのは，主流医学の内部で健康と病気についてより全体論的志向が強まったことがあげられる。患者全体を治療すること，身体だけでなく，精神と霊魂も治療し，マイルドな侵襲的でない方法を使うこと，これは代替医療のシステムが当初から主張していた方法そのものだった。主流と代替の両者が共通の領域に移動するのに伴って，互いを認め合い，協働し合う態度が現れ，医学が代替的治療の伝統に開かれた態度をとるようになった。これは，正統医療の医師たちが，古代中国の方法である鍼に興味を示していることによって証明される。鍼は1970年代に西洋に広められた。アメリカでこの変質を象徴するのは，1991 年に NIH に代替医療局が設立され，1998 年には国立補完代替医療センターに発展したことである。かつては「非正規」として軽蔑された治療が，今では補完的として歓迎されるようになった。

商売道具

Tools OF THE *Trade*

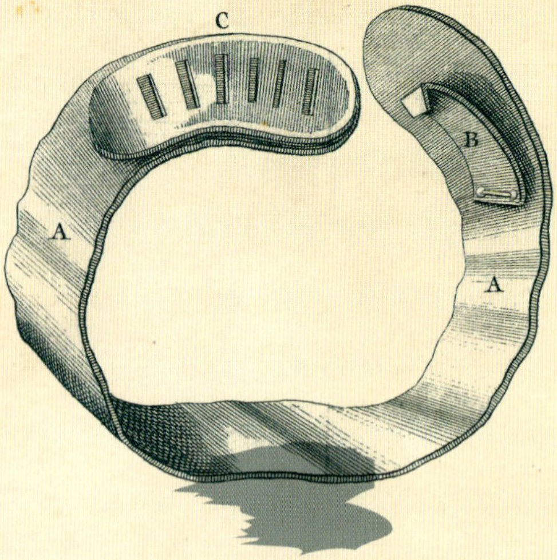

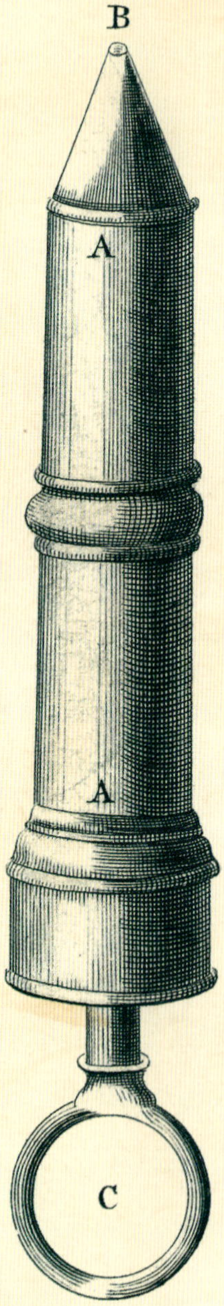

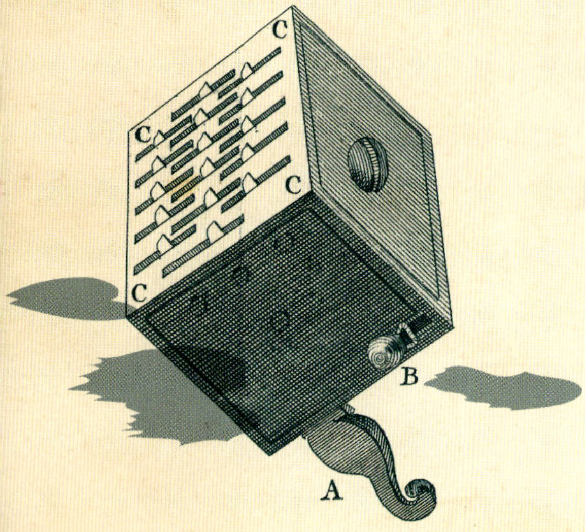

第３章

現代医学はテクノロジーに囲まれている。病院や保健所のいたる所に器具や機械があり，医師が持っている鞄のなかも道具が詰まっている。使い捨ての注射針からMRIスキャナーのような驚くべき機械までが，医師ができること，知りうることを決定している。

古代においては，腟内視鏡によって産婦人科学的問題を診断することができたし，瀉血用のメスもあり，特殊な玉を用いた吸い玉もあった。しかし，かつては医療の道具の種類は限られ，中世・初期近代まで比較的変化はなかった。19世紀以前の医学の長い歴史において，医師たちは五感と経験を用いて病気を診断し，治療法を決めていた。脈拍をみて，舌や尿を検査し，患者が物語る苦しみに耳を傾けて，臨床上の判断力を用いていた。

19世紀の間に医師たちは，一般的枠組みではなく，特殊で個別的な枠組みで病気を理解するようになった。それと同時に道具を用いて患者について理解する能力を高めようとした。その結果，聴診器，体温計，顕微鏡，眼底鏡などの診断上の助けが使われはじめ，特に病院で診療するときに用いられた。19世紀末には，医学は科学および誕生しつつあったテクノロジーと密接に関係するようになっていた。1890年代には医学のテクノロジーは飛躍的に進歩し，X線が用いられるようになった。その結果，技術が臨床に適用できることが認識され，医学はビッグテクノロジーの時代に入った。

ビッグテクノロジーは，それが高価であることも意味した。X線は，導入も運用も非常に高価であり，それを動かす特別な技術者と画像を解釈する適切なトレーニングを受けた医師を必要とし，新しいパターンが現れた。この構造は，他の診断上の革新でも繰り返され，現在の内視鏡や，超音波，MRIあるいはPETスキャンなど最新の設備でも同じである。医師は患者の身体のなかで何が起きているか理解する力をこうした道具により得ている。しかし，その一方で血圧計のように，ささやかな技術ではあるが，患者が自分で用いることができるものもある。

医療技術のうえでもっとも重要なのは診断であるが，内科と外科の治療においても新しい道具は有効だった。心臓に刺激を与えて通常の活動を取り戻させる除細動器は，現在ではアメリカや日本のほとんどのショッピングセンターなどに備えられている。多くの疾患，特に目の疾患を治療するためにレーザーが用いられている。低出生体重児や重病に罹った乳児には，保育器がある。医療ロボットは，もっとも技能が高い外科医の手の動きに磨きをかけた貢献をすることができる。外科的回復室，ICUには，医師・看護師が，刻一刻と変わる患者の病状に目を配れるようなモニター装置が無数にあり，身体が回復するまで患者の生命を保つさまざまな機械がある。

こうした医学の商売道具は，医学の診療と治療を形作り，コストを無限に上昇させ，多くの人々の意見によると，非人間的で冷たい感じを助長してきた。これまで，共感をもつ機械を作り出した者はまだいない。

18世紀の外科の手引き書の道具。左から，吸い玉を用いて皮膚の表面から血液などを吸引する吸角法のために皮膚に細かな切れ込みを入れる道具，尿道か腟を通じて液体を注入する注射器，瀉血時に腕を縛るための革バンド。

22. 聴診器 THE STETHOSCOPE

耳をすませば

マルコム・ニコルソン *Malcolm Nicolson*

私は診断の点からいうと，内科の臓器の損傷を外科の病気と同じ平面に置こうとした。

ルネ・ラエネック，1826 年

聴診器を用いて医師は患者の身体のなかで生み出された音を聴くことができる。それは 1816 年にフランスの医師ルネ・ラエネック（1781-1826）によって発明された。しかし，その起源は 18 世紀にまで遡る。ウィーンの医師レオポルド・アウエンブルッガー（1722-1809）は，患者の胸を強く叩くと胸部のなかに存在する病理的変化を発見できることに気づいた。彼はこの観察を死後解剖によって確かめ，死体の肺に液体を流し込む実験を行った。その結果について彼は 1761 年に発表したが，胸部打診は 19 世紀初期のパリ学派の功績まで広く知られることはなかった。

1790 年代からパリの大きな病院では生きている患者にみられる臨床上の徴候および症状と，死体解剖によって露わにされる損傷の両者を関連させる努力が組織的に行われるようになった[07]。このような研究は，解剖-臨床的方法として知られるようになった。その指導者の 1 人がジャン＝ニコラ・コルヴィサール（1755-1821）であり，彼がアウエンブルッガーの打診を復活させ，洗練させた。コルヴィサールはまた，同僚に身体の空洞から聞こえる音に耳を澄ませる聴診を勧めた。これはギリシャ医学では知られていたが，長く失われてしまっていたものだった。

コルヴィサールの学生だったラエネックは，胸部の病気に特に興味を示した。あるとき彼のもとに心臓病を患う若い女性が訪ねてきた。彼女はふくよかで，打診をしても胸部を響かせることができず，女性患者の胸に頭を密着させることはエチケット上できなかった。ラエネックは，子どものときの遊びを思い出して，手元にあった何枚かの紙を筒状にして一端を耳にあて，もう一端を女性の胸にあてた。すると，彼女の心臓の音がはっきりと聞こえるではないか！聴診器はこのように発明された。

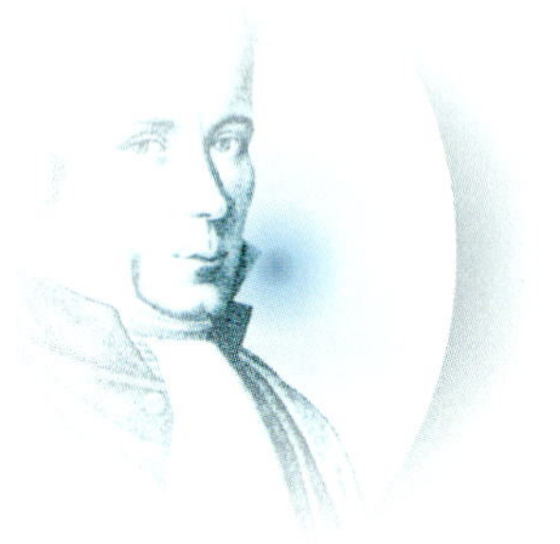

実験と発展

ラエネックは，この新しい道具を素材や形を変えて改良し，最終的に直径 3.5 cm，長さ 25 cm の中空の木製円筒を用いることにした。これを使ってラエネックは心臓と肺から聞こえてくる音を組織的に調査し，それを死体解剖で観察される病理的変化と比較した。その研究の結果は，1819 年の『間接聴診について』で公表され，これが現代の肺と心臓の病理学の基礎をなし

上
聴診器の発明者ルネ・ラエネック。彼はおそらく肺の結核で死んだが，それは皮肉なことに彼の聴診器が診断可能にした病気だった。

右ページ上
聴診器は持ち運ぶことができた。19 世紀末の図で医師が路傍のキャラバンでジプシーの子を聴診しているのが描かれている。

右ページ下
ラエネックの長型聴診器（第二型）。左ははめ込み型の接合部をもち，他はネジで接合される。どちらのタイプも，2 つに分けてポケットに入れることができ，耳当ては取り外し可能だった [38]。

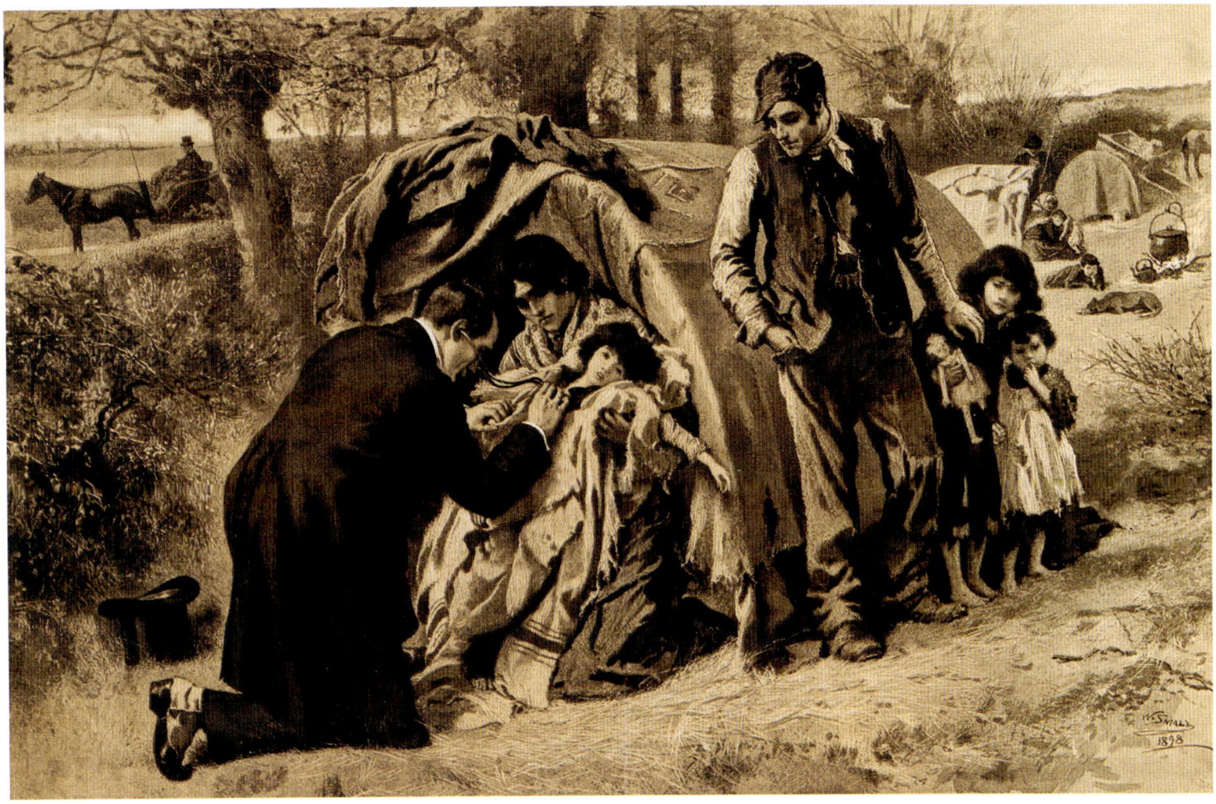

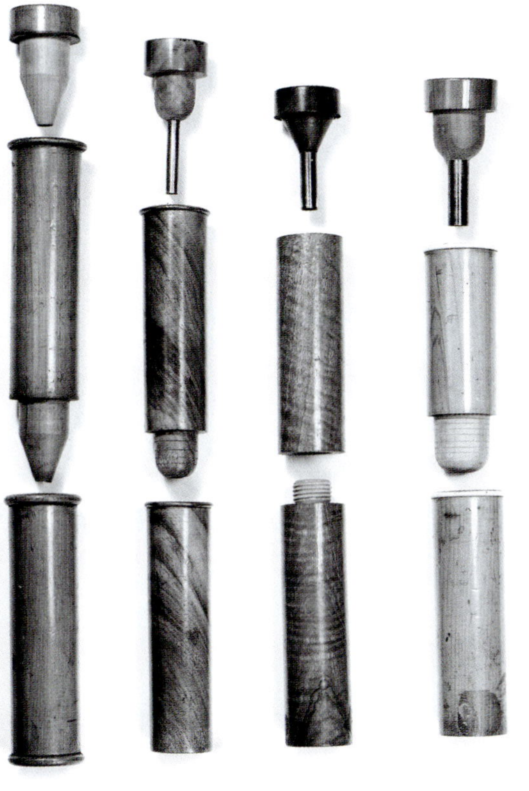

ている。

保守的な医師から聴診器を用いることへの反対が少なからずあった。道具の補助を用いると，専門職の威厳が失われると感じたり，その技術を用いるために自分の耳を訓練することができなかった医師である。しかし，ラエネックの革新的な道具は急速に使われるようになった。19 世紀に病院での臨床教育が広まり，医学生は聴診を練習し経験を積むようになって，19 世紀末には，聴診器は医師にとって不可欠なシンボルになった。

しかし，次のことは確認しなくてはならない。ラエネックが言うこととは反対に，聴診器は患者の胸に直接耳をつける古いテクニックに比べて音響上の優位性はほとんどもっていなかった。ほとんどの場合，その道具を用いても，耳を直接あてる場合と比べて，音が大きかったり鮮明に聞こえるわけではない。1 つの例外が，肺尖にできる空洞を発見することであり，これこそが肺結核の初期の徴候だった。この音を聴診器なしで聴くためには，医師は患者の脇の下に耳をつけねばならなかった。このような例外はあったが，ラエネックの聴

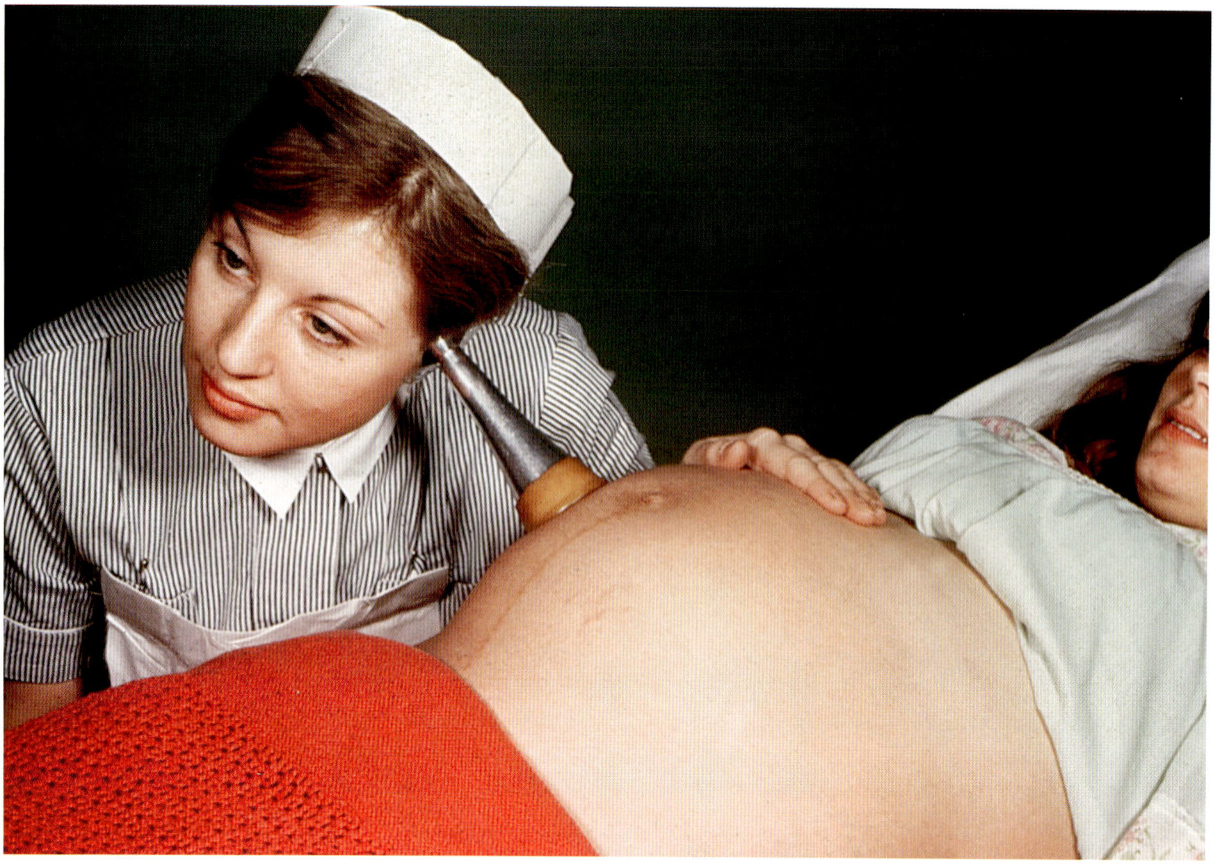

診について真に医師を惹きつけた要因は，医師が患者の胸を簡単に衛生的に検査することができ，しかも医師が専門家としての威厳を保ち，人間として品位ある態度を保つことができ，特に女性患者の慎みある態度を侵さないことだった。聴診器が広く用いられたために，普通の人々は医師に検査されることに慣れ，加えてそれ以外の診断法の発展も促した。

専門家としての利便性を考えて，聴診器のデザインはさらに発展した。1828年にエジンバラの医師N・P・コミンスは，2つに分かれて蝶番があるものを開発した。それ以外にも無数の変更が提唱され，音響効果を高め，使いやすくすることが試みられた。C・J・B・ウィリアムズ（1805-89）は1843年に二耳式聴診器を作ったが，1880年代にゴムのチューブが導入されるまで，2つの耳で聴くことは実用的にならなかった。もう1つの技術的進歩としては，鐘の形をして振動膜をもった末端部が現れた。心臓や肺の音を強く増幅する実験もされていた。

聴診器は滅びない

洗練された画像技術が導入されても，聴診器は心臓医や一般医にとって不可欠な道具である。胸部以外にも多くの使用法が発見され，血圧測定［27］，妊娠中の検査に役立っている。電子式デジタル聴診器もさまざまな種類が作られ，音をモニターし，映像的に表示することもできるようになった。それらは心臓医学で使用され，教育や遠隔医療に用いられている。

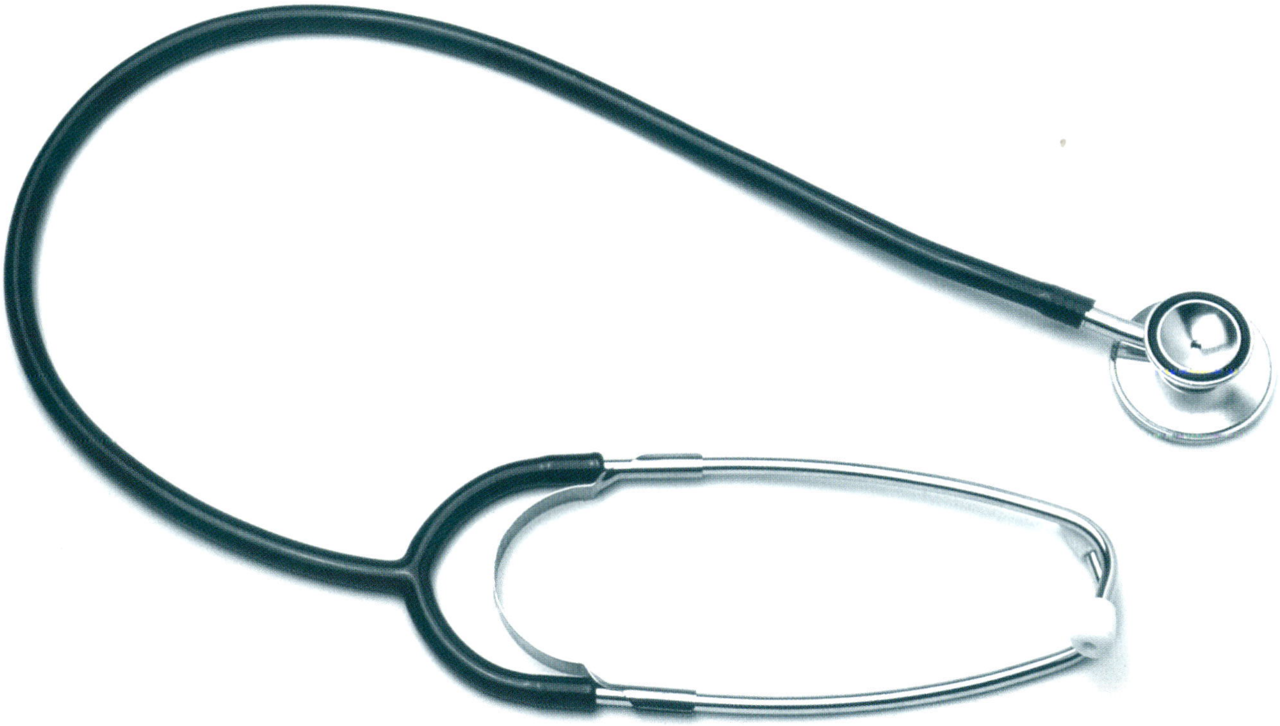

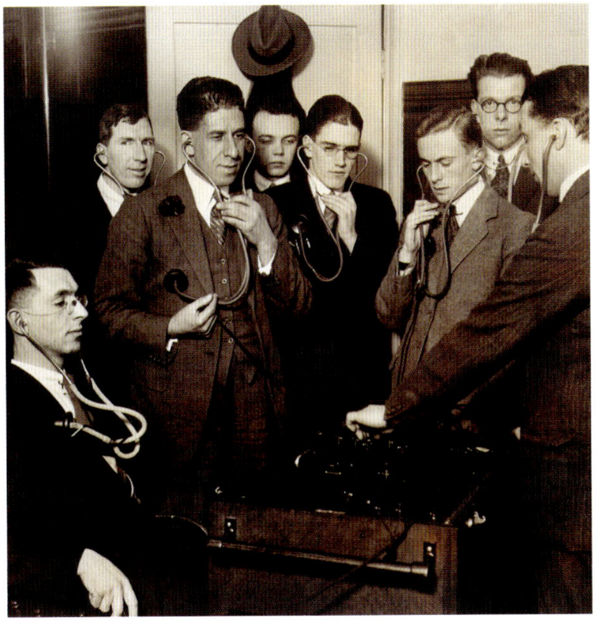

左ページ
電子画像による胎児のモニタリング以前には，胎児用聴診器で胎児の心拍を聴いていた。

上
二耳式でゴムの管をもつ聴診器は，丸めてポケットに入れたり，より頻繁には，首の周りにかけることができ，医師の見え姿を変革した。医師と患者の双方にとって，より簡単になり，より品位を保てるようになった。

左
聴診器を通じて聞こえるものを聴き，理解することを学ぶのは，訓練中の医師にとって重要なスキルだった。自分を診察してみることが一番良い方法だろう。ここでは1920年代の医学生たちが自分自身の胸の音を聴いている。

23. 顕微鏡　THE MICROSCOPE
新しい世界の発見

アリアーネ・ドレッシャー　*Ariane Dröscher*

顕微鏡の助けを借りれば，どんなに小さなものであっても，目から逃れることはできない。
英知にとって，新しい目に見える世界が発見されたことになる。

ロバート・フック，1665 年

最初の顕微鏡はおそらく中国で作られた。古い中国の文書に底にレンズをもった1本の筒が水で満たされ，さまざまな拡大の度合いが得られると記されている。レンズが何をするかは古代にすでに理解されていた。しかし，顕微鏡が広く使われ，自然哲学に影響を及ぼすのは 17 世紀のヨーロッパでの開発を待たねばならなかった。面白いことに，この発明は当初は答えを与えたというより謎を作り出すことが多かったが，19 世紀から多くの偉大な発見と結びつき，生物医学研究のシンボルになっている。今日では顕微鏡は，教育と臨床，法医学の調査にとって不可欠である。

最初の顕微鏡と難題

長い歴史のなかで，顕微鏡は，作る人と使う人の密接な共同作業の産物だった。物理的な障害を乗り越え，方法論的あるいは実用上の障害が乗り越えられて，画像が解釈されるようになった。

光学顕微鏡の構造は，実際は単純である。シンプルな顕微鏡ではレンズが1つあり，複雑な顕微鏡は2つか3つのレンズが集められている。むしろ西洋で顕微鏡が「発明」されるのが近代初期であるのは奇妙にすら思える。その理由はいくつかあるが，問題は技法だけではなくて，特に重要だったのは，物体が小さな粒でできていると考える原子論の復活であり，感覚を通じた経験に対する信頼が高まり，解剖学が進展し，視覚の驚異を求める欲求が拡大していたことだ。16 世紀末からイタリア，オランダ，フランスで，ヨーロッパの学者と技術者が協力して顕微鏡を作り上げた。

最初に顕微鏡の発展を進めたのはローマのアカデミア・デイ・リンチェイや，ロンドンの王立協会だった。1612 年にガリレオ・ガリレイ（1564-1642）は，おそら

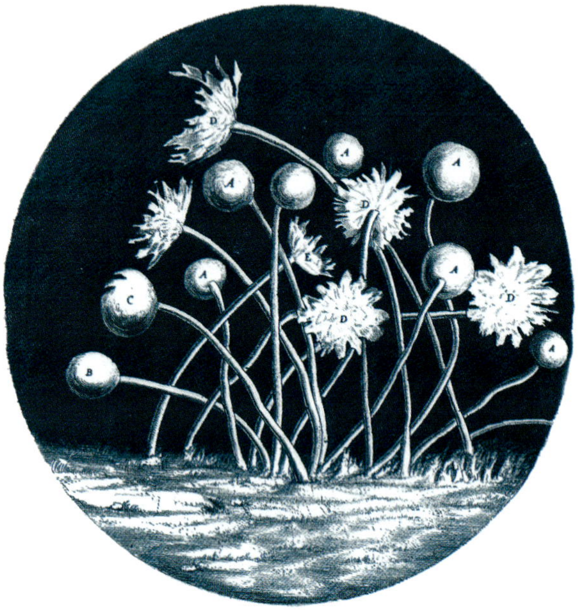

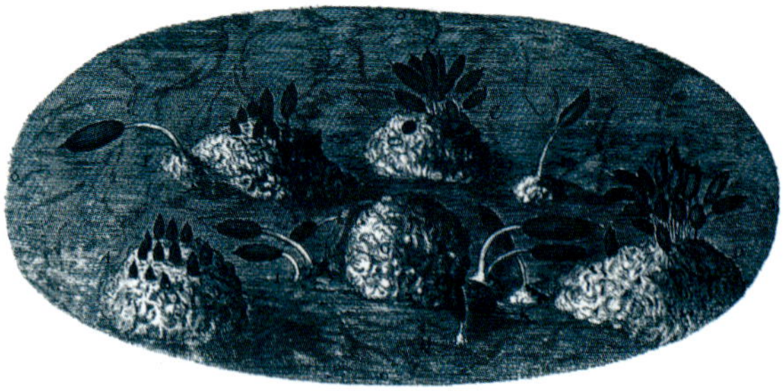

上
ロバート・フックの傑作『ミクログラフィア』からの図。アオカビ（上）と植物の葉の明るい部分に育った小「植物」（菌類）。

右ページ
フランチェスコ・ステルティの『メリッソグラフィア』（1625）の扉絵。顕微鏡で観察した蜂の詳細な解剖学的図版が添えられている。

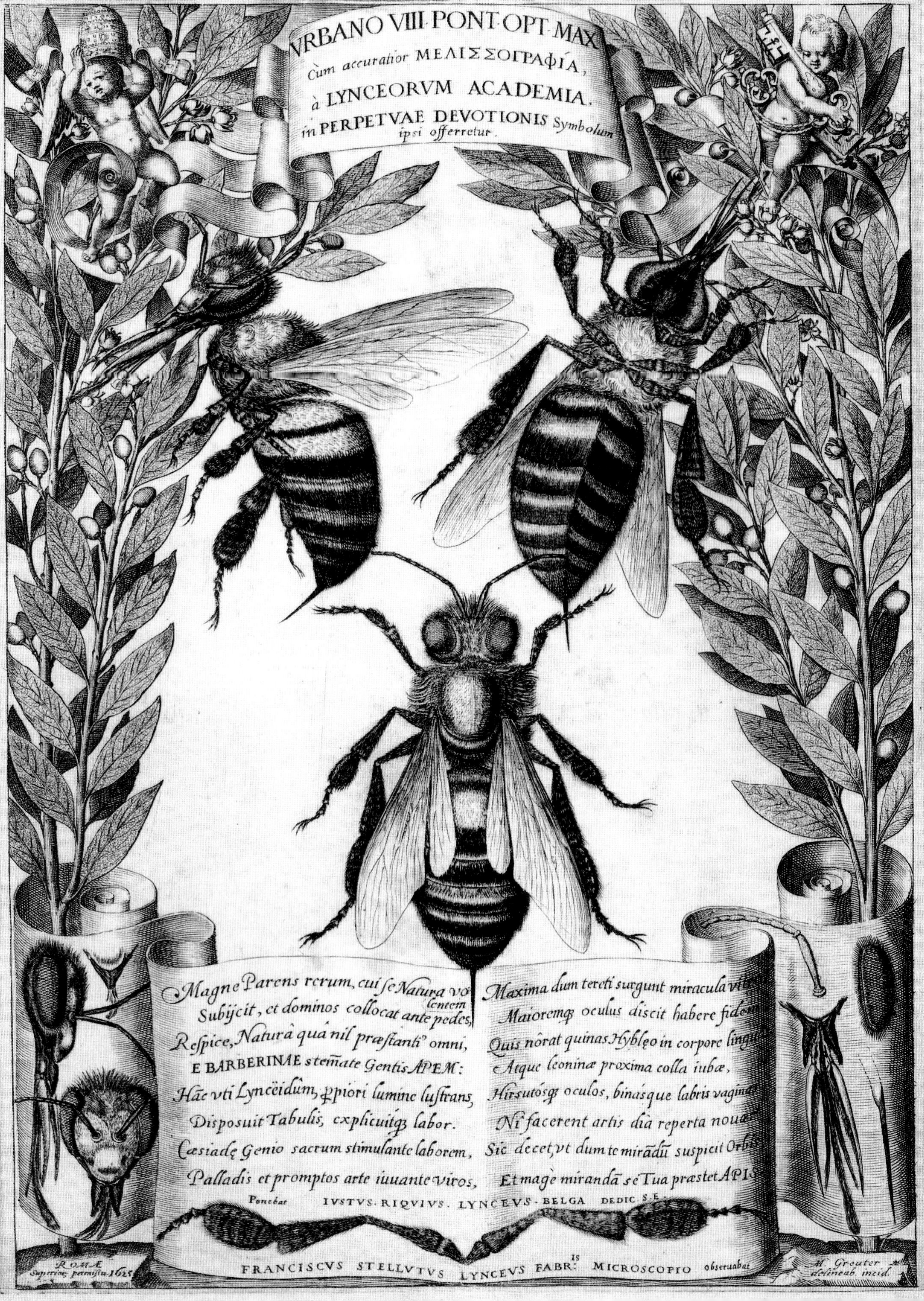

VRBANO VIII·PONT·OPT·MAX
Cùm accuratior ΜΕΛΙΣΣΟΓΡΑΦΙΑ,
à LYNCEORVM ACADEMIA,
in PERPETVAE DEVOTIONIS Symbolum
ipsi offerretur.
Magne Parens rerum, cui se Natura volentem
Subijcit, et dominos collocat ante pedes,
Respice, Naturâ quâ nil præstanti⁹ omni,
E BARBERINAE stemate Gentis APEM:
Hæc vti Lyncëidum, ꝑpiori lumine lustrans,
Disposuit Tabulis, explicuitq; labor.
Cæsiadę Genio sacrum stimulante laborem,
Palladis et promptos arte iuuante viros,
Maxima dum tereti surgunt miracula vit
Maioremq; oculus discit habere fide
Quis nôrat quinas Hyblęo in corpore lingu
Atque leoninæ proxima colla iubæ,
Hirsutósq; oculos, binásque labris vagina
Ni facerent artis dia reperta noua
Sic decet, vt dum te mirādū suspicit Orbi
Et magè mirandā se Tua præstet APIS
Ponebat IVSTVS·RIQVIVS·LYNCEVS·BELGA DEDIC. S.E.
ROMÆ Superior. permissu. 1625
FRANCISCVS STELLVTVS LYNCEVS FABR.IS MICROSCOPIO obseruabat
M. Greuter delineab. incid.

く最初の顕微鏡による科学的観察を行い，ハエの目と毛深い脚を記述した。友人のジョヴァンニ・ファベル（1585-1630）は1625年に「ミクロスコピウム」という語を作り，フランチェスコ・ステルティ（1577-1646）はミツバチを描いた最初の顕微鏡図譜を出版した。王立協会の実験管理者ロバート・フック（1635-1703）は，複合顕微鏡を技術的に改善することに大きく貢献し，素晴らしい図譜がついた『ミクログラフィア』（1665年発行）に貢献した。

しかし，これらに加えてオランダの服地屋で素人のレンズ磨きだったアントニ・ファン・レーウェンフック（1632-1723）らが重要な業績を発表しても，顕微鏡の画像の信憑性と実用性に医師や自然哲学者の目が開かれることはなかった。18世紀には顕微鏡は主として植物の観察と微生物研究にのみ使われていた。しかし，これらの小動物は機械論的自然哲学に大きなジレンマを作り出した。もっとも有名なのは，小動物が自然発生するのかどうかという論争であり，19世紀に微生物学と細菌学が登場し，重要な意味をもつことになった［14］。18世紀末のもう1つの進歩は，顕微鏡と顕微鏡を用いた方法が標準化されることになったことだ。

顕微鏡の黄金時代

19世紀の初頭に起きた技術上の躍進のうちもっとも重要なのは，収色性レンズの開発であり，光をいくつかの色に分けずに通すことができるようになったことだ。これは，ジョヴァンニ・バチスタ・アミーチ（1786-1863），ジャック・ルイ・ヴァンサン・シュヴァリエ（1770-1841）と息子のシャルル・ルイ・シュヴァリエ（1804-59），ジョゼフ・ジャクソン・リスター（1786-1869）などの貢献による。

これとともに顕微鏡は黄金時代に入り，解剖と病理の研究に不可欠になり，微生物学，細胞生物学［08］，神経学［09］の偉大な発見を下支えした。そして光学機器の構造の進化や固定，包埋，薄切，染色など顕微鏡の技術の発展を促した。エルンスト・アベ（1840-1905）は顕微鏡の原理を数学的に証明し，もっとも優れた顕微鏡ですら200 nm（200ナノメートル）よりも近い距離にあるものは区別することはできないと結論した。アベは，カール・ツァイス（1816-88）とともに高品質顕微鏡の製造工場を設立した。

新しいタイプの顕微鏡

波長の短い光が，暗視野顕微鏡（1903年），紫外線顕微鏡（1904年）にとらえられ，蛍光顕微鏡（1911年，オスカー・ハイムシュテット）が作られた。今日では超音波を用いた音響顕微鏡や熱波顕微鏡がある。コントラストを改善し，生きている細胞を観察できるように

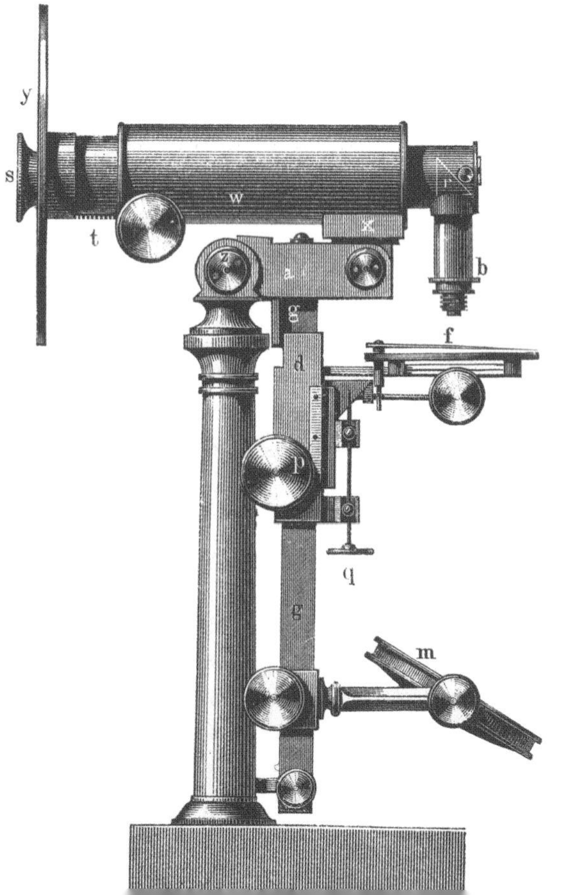

顕微鏡や光学器機製造のシュバリエ父子による水平型収色性顕微鏡。この型は1834年に最初に作成され，シャルル・シュバリエの1839年の出版物の図版に使われた。接眼器は左側にあり，標本を置く高さ調節可能な台が右側にある。

なったのは，干渉顕微鏡（1931年），位相差顕微鏡（1935年，フリッツ・ツェルニッケ），微分干渉コントラスト顕微鏡（1955年，ゲオルグ・ノマルスキー）などだ。また，共焦点顕微鏡（1957年，マルヴィン・ミンスキー）が厚みのある標本を観察するために開発された。

電子顕微鏡の開発によって，さらなる劇的改善が訪れた。光を回折せずに電子の光線と磁気レンズを用いるものだった。最初の「スーパー顕微鏡」をエルンスト・ルスカ（1906-88）が作製し，すぐにそれは光学顕微鏡の解像の最大能を超え，1940年に30 nmの水準に達し，タバコモザイクウイルス（TMV）を見ることができた。1950年代には，電子顕微鏡の技術が発展し，生物学研究において究極の微細構造を研究する扉が開かれた。走査型トンネル顕微鏡（1981年，ゲルト・ビニッヒとハインリッヒ・ローラー）により，原子レベルの対象に至るまで三次元のイメージを得られるようになり，ウイルス研究に用いられている。

今日，理論的・技術的改善が続けられている。デジタル顕微鏡，STED顕微鏡検査，1つの分子を局在化することができる顕微鏡など，新しい顕微鏡が物質の構造を明らかにしつつある。それが医学にもたらす利益を考えると，初期の顕微鏡を用いていた人々は驚くだろう。

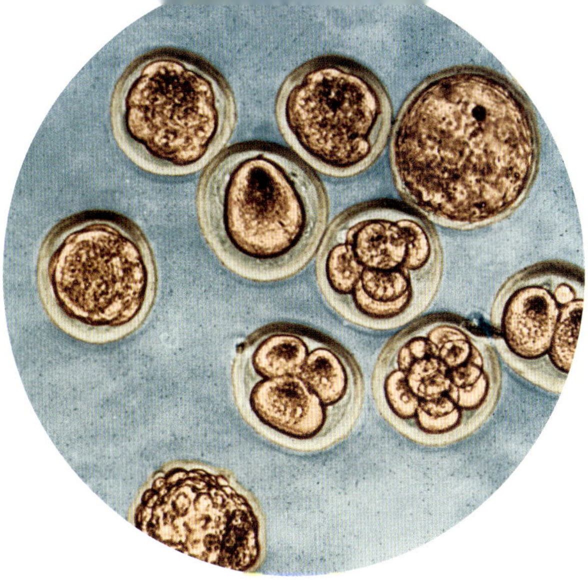

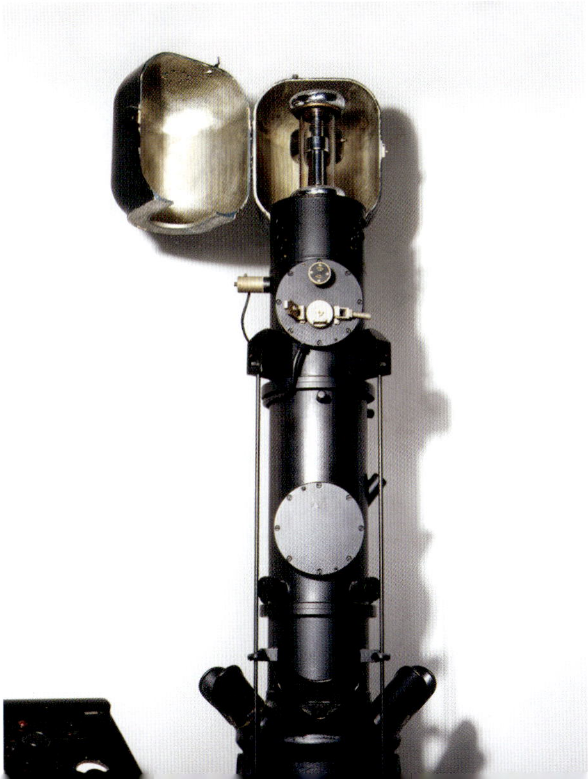

上
初期の人間の胚で異なった発生の段階にあるもの。ここではポーランドの光物理学者ゲオルグ・ノマルスキーが開発した干渉コントラスト顕微鏡を用いている。この技術は，特別なプリズムと生きているサンプルでコントラストを高める手法を用いて，微妙な構造を研究するのに最適な方法である。

左
この1946年作製のEM2電子顕微鏡は，電子線と磁気レンズを用いる新たな手法の一部である。いずれも100倍の倍率をもち，あわせると10,000倍になる。さらにプレート上の操作で50,000倍の倍率を得ることができる。

24. 皮下注射 THE HYPODERMIC SYRINGE

肌の奥へ

ロバート・タタソル *Robert Tattersall*

シャーロック・ホームズはマントルピースの隅から瓶を取り，
モロッコ皮の入れ物から皮下注射器を取り出した。
長く細く神経質な指で精巧な針を調整し，左のシャツの袖をまくった。
少しの間，彼は目を，無数の穴の痕が点々としている引き締まった前腕と手首に止めていた。
とうとう彼は針先を刺し，小さなピストンを動かして満足げに長い溜息をつき，
ビロードの縁取りの肘掛け椅子に座り込んだ。

サー・アーサー・コナン・ドイル，1890 年

1657 年に建築家クリストファー・レンは，動物の血管に多くの薬を注射してみた。動物は「下痢や嘔吐をしたり，毒にあてられたり，死んだり，命を吹き返したり」した。この方法は患者にも使われることがあったが，徐々に廃れた。18 世紀には，金属や木の注射器が腟や肛門から薬を入れるのに用いられたが，皮膚に針を刺す試みは 19 世紀半ばまで行われなかった。1844 年に，ダブリンのフランシス・リンド（1811-61）は，神経痛を治すためにモルヒネを導入する際に，重力による方法を用いた。フランス人のシャルル・ガブリエル・プラバッツ（1791-1853）は，馬の動脈に凝固剤を注入するためにネジ状のピストン棒と中空の針をもった金属の注射器を作り，これが動脈瘤を治療できるかもしれないと考えた。

最初の皮下注射はスコットランド人アレクサンダー・ウッド（1817-84）によって行われた。ウッドは神経に沿ってモルヒネを注射するのに，注射器と呼べるものを使った。彼は局所麻酔を狙っていたが，患者は眠くなり，モルヒネが脳に届いたことを意味すると報告した。1854 年にエジンバラで出版された雑誌にこれを報告したが，あまり反響はなかった。1858 年に *British Medical Journal* に発表した後，その注射器はどこで購入できるのかという問い合わせが彼のもとに殺到した。ロンドンの若い外科医チャールズ・ハンター（1834/5-78）は，痛みを消す注射は神経に沿って行う必要はな

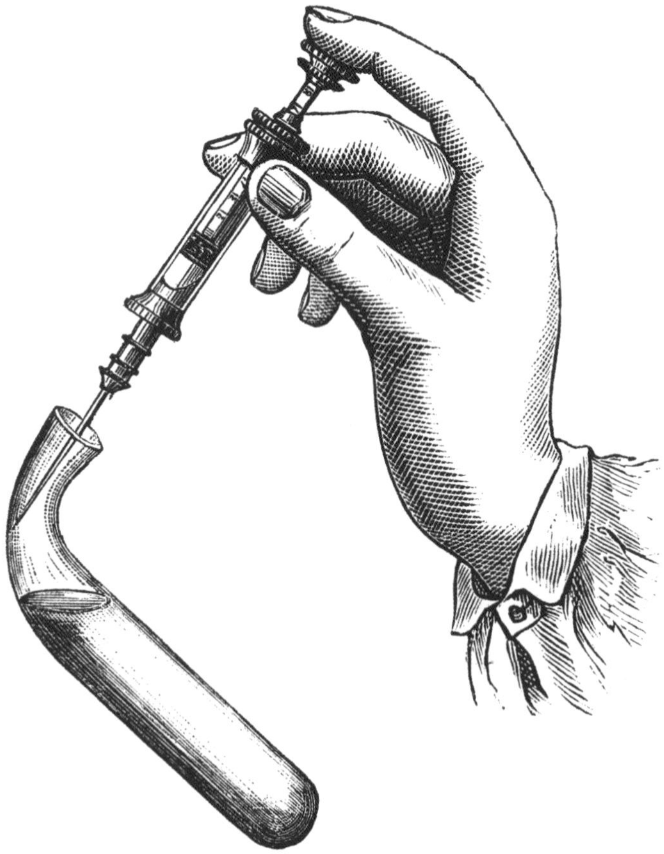

ガラスのプラバッツ・シリンジ。ここでは気泡の危険を避けるためワクチンがいったんチューブに戻されている。小さな気泡は吸収されるが，大きな気泡は危険であり，注射のときに血管に入ると血管の塞栓を起こす。

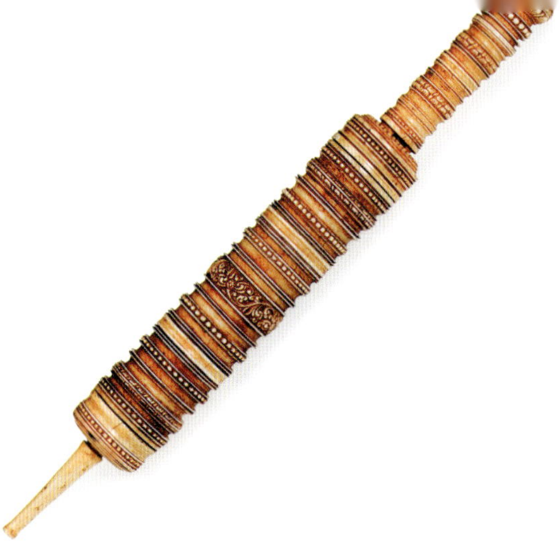

く，身体のどの部分に打っても同じだと指摘した。彼は「皮下」をウッドとは別の言葉を使って表し，*Medical Times and Gazette* で，注射点から離れたところで効果があることをどちらが先に認識したかをめぐって長く敵意に満ちた論争を繰り返した。

アヘン系の薬品はヴィクトリア時代のイギリスでは自由に手に入り，中産階級，上流階級の女性が中毒になり，睡眠薬変わりにモルヒネの注射を使っていた[43]。シャーロック・ホームズは，推理の力を研ぎ澄ますためにコカインを使っていた。自己注射は，キーホルダーに付けられるミニ注射器や「自動注射器」のような道具のおかげで簡単になった。1920 年代には，金属製注射器で皮のピストン棒が付いているものに替わって，すべてガラス製の注射器が現れた。

注射器の利用は，1922〜1923 年のインスリンの導入により劇的に増大した[65]。1930 年代には 60%が糖尿病患者向けだった。インスリン注射は複雑な作業であり，注射針は利用の前に必ず熱湯消毒しなくてはならず，そのため注射器が壊れたり，注射針を砥石でとがねばならなかった。最初のプラスチックのインスリン注射器で固定式の針が付いているものは 1969 年に発売され，1981 年にはジョン・アイアランド（1933-88）が，必要な分量が入ったインスリン容器と注射針が一体化した「ペンジェクト」を開発した。この発想はコペンハーゲンのノボ社が採用し，先駆的なノボペン® を売り出して，それまでのインスリン注射器は時代遅れとすら思えるようになった。

1950 年代まで，それほど頻度があるわけではなかったので，実験室で検査するための血液にはガラスの注射器を使い，利用のたびごとに消毒殺菌していた。1947 年にアメリカのベクトン・ディッキンソン社が採血真空チューブを開発し，1961 年には最初のプラスチック採血シリンジが開発された。

上
16 世紀のスリランカの象牙を用いたシリンジで，高度に装飾されている。浣腸用。キルジシン・ラジャシンゲ王から国王付内科医への贈り物。

下
第二次世界大戦中のフランスの輸血用注射器セット。

右下
この細い針の注射用「ペン」は，糖尿病患者が自分の血糖値を調整し，自分で管理することを可能にした。注射するべき適正なインスリンの量を測る目盛が付いている。

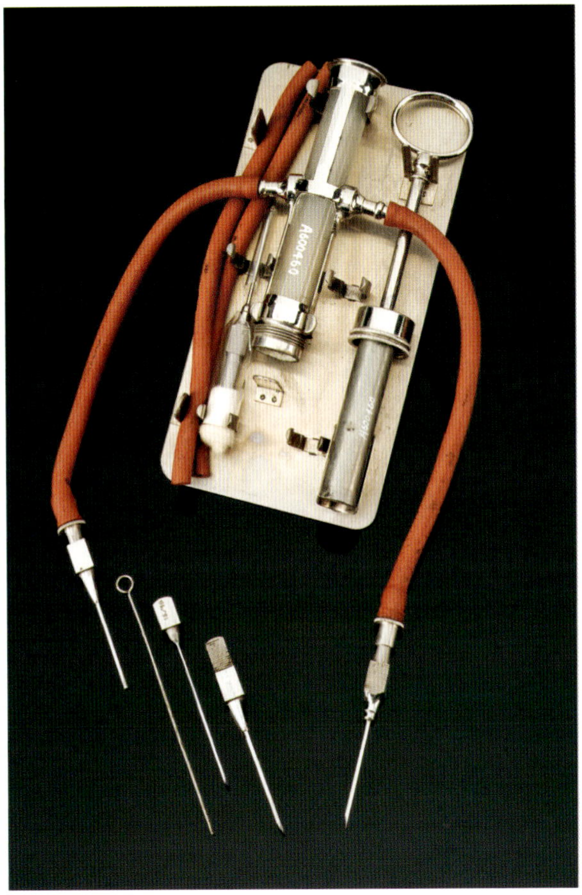

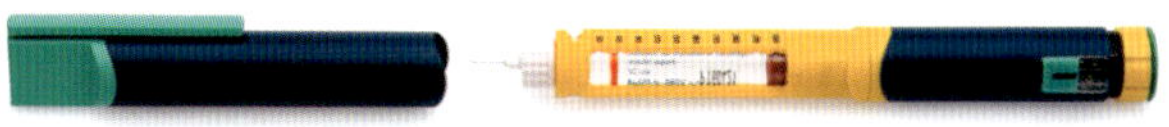

25. 体温計　THE THERMOMETER

「医学とは測ることである」

ジョン・フォード　*John Ford*

病気の際に体温変化の経緯を知ることは
医師にとって必要不可欠である。

カール・ヴンダーリッヒ，1871 年

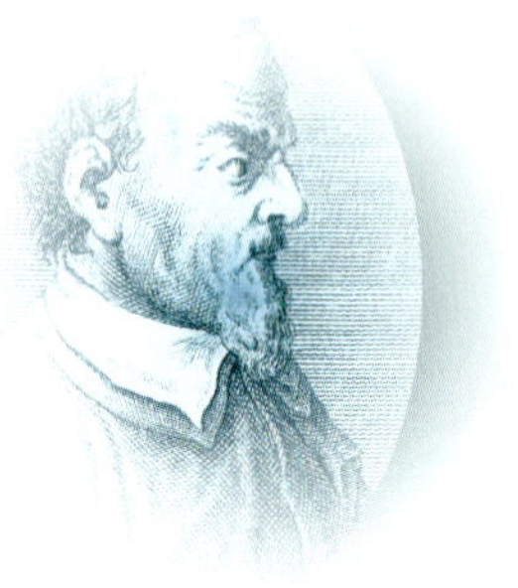

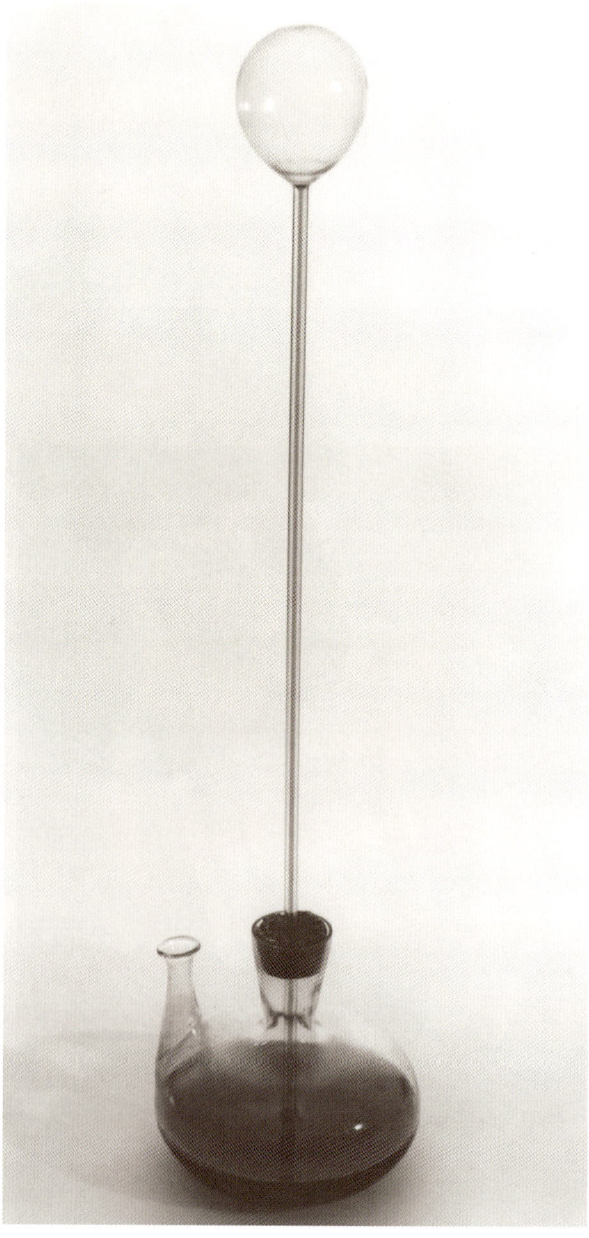

熱病で苦しむ患者の体温は，古代から医師たちが注目してきた。ヒポクラテス（紀元前 460 頃-370 頃）は，自分の手を使って測ったが，イタリア人のサントリオ・サンクトリウス（1561-1636）が，臨床で用いられた最初の体温計を発明した栄誉を与えられている。ほぼ同じ頃，ガリレオ・ガリレイ（1564-1642）は水の上の空気が膨張する仕組みを用いて温度を測る道具を記述しているが，病気における体温変化の重要性を追求することはなかった。他に，水，ワイン，アニシード・オイル，水銀などの膨張を利用した実験が行われていたが，異なった道具に共通する標準を作り出すことは難しかった。

この問題を克服するために，ドイツの物理学者ガブリエル・ファーレンハイト（1686-1763）は，氷，水，海水塩の混合物が凍る点を 0°F，水が凍る点を 32°F，その道具で測った体表温度を 96°F として，その 3 つの固定点を提唱した。一方，スウェーデンの天文学者アンデルス・セルシウス（1701-44）が作った標準は，水の凝固点を 0℃，沸点を 100℃とした。臨床的に利用可能な

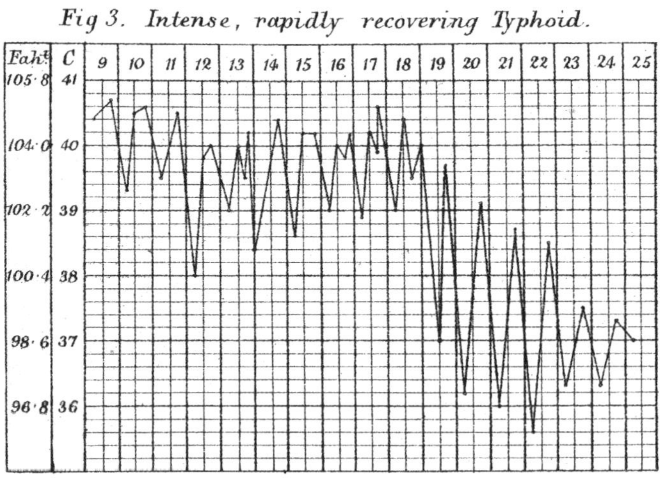

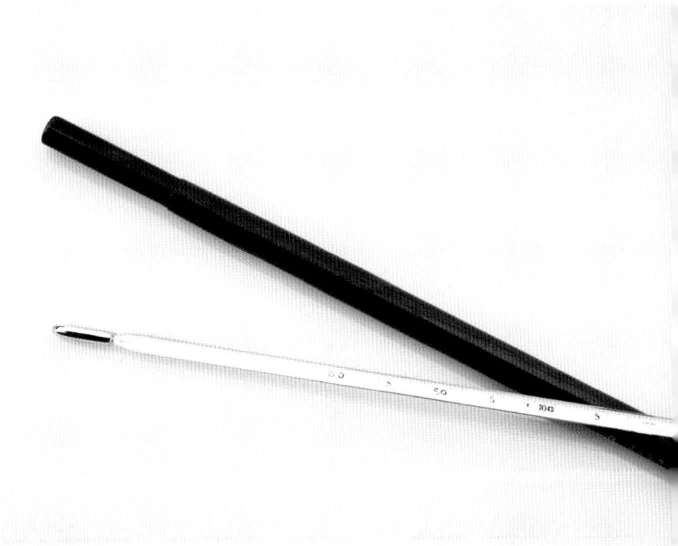

左ページ左
サントリオ・サンクトリウスは，最初の体温計を開発した。自然と生物の現象を測定する興味の一環だった。

左ページ右
ガリレオ・ガリレイは，自分を取り囲む世界を測定し，よりよく理解するために一群の器具を開発した17世紀の科学者の1人である。この温度計は，熱せられた水の上にある空気が膨張する原理を用いて温度を測定している。

左上
体温板。カール・ヴンダーリッヒらが組織的に使い始めてから，体温板は病院のベッドの端に掛けられる医療記録の重要な一部となった。

上
19世紀末の自動記録華氏体温計。最高体温，最低体温を記録する。数値を読んだ後，もう一度使うには，体温計を振って戻す。

体温計は，ガラス吹きの技術が向上し，ガラスに目盛を刻み込むことができるシアン化水素酸の導入によって可能になった。

体温と病気の関連をつけようとした医師たちがいた。ウィーンではアントン・デ・ハーン（1704–76）が熱病患者の体温を規則的に測り，体温が普通に戻ったときに病気が治ったと考えた。病気による体温変化の標準は，パリの大学のガブリエル・アンドラール（1797–1876）が示した。ジェイムズ・カリー（1756–1805）は，最初に体温計を使った系統的な臨床観察記録をつけた。定期的に患者の体温を測ることの重要性は，ドイツのカール・ヴンダーリッヒ（1815–77）が強調した。25,000人の患者の体温を測り，その変化のパターンを関連づけた。それにより彼はさまざまな病気に体温板を導入した。

通常の臨床において，体温測定の重要性を証明した膨大な統計データがあるのは，驚くべきことである。特に，ヴンダーリッヒの体温計は長さ30 cmで，計測に20分もかかったからである。ヴンダーリッヒは，医師が必ずしも体温を測らなくてよいということ，検温は訓練を積んだ看護師や家族でもできることを示した。イギリスではクリフォード・オールバット（1836–1925）が長さ15 cmで5分計測の体温計を導入した。この進歩により，1860年代後半には，体温を測ることが普通の診察の一部になった。

伝統的には，体温は口に体温計を入れて測定していたが，これは意識を失っていたり，非協力的な患者については難しい。他の場所は腋窩，腟，肛門であり，赤ん坊の体温を測るときには肛門がよく使われた。ガラス製の水銀体温計を，使った後で元に戻すために強く振ることは難しいし，壊れる危険があるので，より安全な方法が開発された。電子デジタル体温計は現在普通に使われ，耳で測ることもできる。子どもが病気のときには，温度を画像化するテクノロジーで，額にテープを貼って体温を測ることもある。

26. X線と放射線医学 X-RAYS & RADIOTHERAPY

見えない光が体を照らす

マイケル・ジャクソン *Michael Jackson*

この素晴らしい現象を実用しようと考えると，
無限の可能性があって外科医の想像力はうれしさのあまり自らを見失う。
もしこの神秘的な光線を手と同じように，全身にもめぐらせることが可能だとしたら，
その実用の境界は限りないと言ってよい。

ヘンリー・カテル博士，1896年

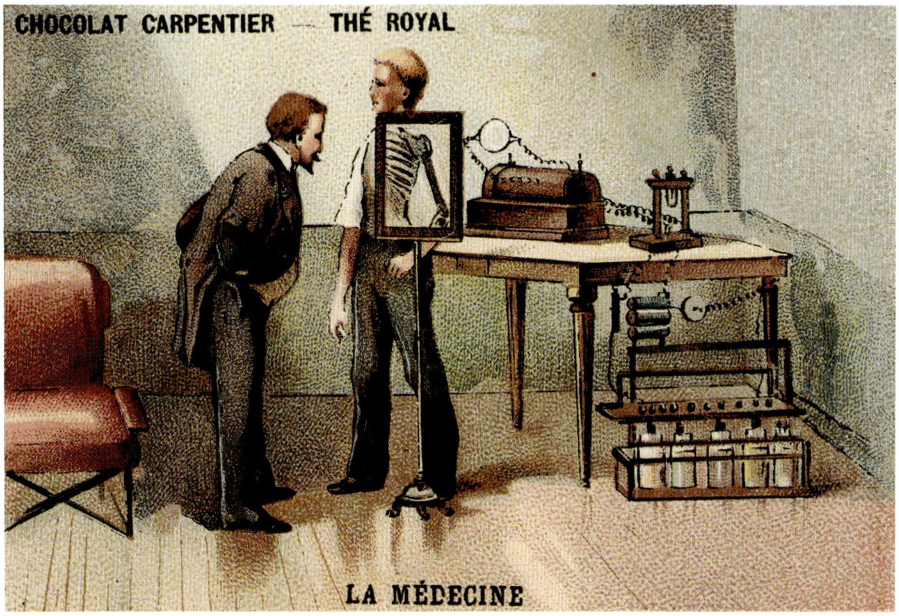

左
X線はすぐに民衆文化に取り上げられた。フランスのショコラ・カルパンチエ社の広告カードでは，医師が男の身体の前にX線スクリーンを立てて肋骨や腕の骨を見ている姿が描かれている。

右ページ
レントゲンが1895年に撮影した指輪をつけた夫人の手のX線画像。現代医学の偶像となった画像の1つである。

放射線と放射線療法は，1895年11月8日金曜日に起源をたどることができる。ドイツのヴュルツブルク大学物理学教授であったヴィルヘルム・コンラッド・レントゲン（1845–1923）は，自分の実験室で仕事中にシアン化白金バリウムを溶かしたものでコーティングした紙から予想外の光が発せられているのに気づいた。彼は真空のガラス管のなかのコイルに電流を通していた。レントゲンは，そのような光線はシアン化白金バリウムのスクリーンに蛍光を起こすことを知っていたが，ガラス管は黒い紙で覆われており，カソード線は通過しないはずだった。それゆえ彼はその紙から漏れる輝く緑の光は新種の光線であることを知った。

自分の発見の意味をレントゲンはよく知っていた。その翌月，レントゲンはX線と名づけた光線を詳細に調査した。そのX線は，厚紙だけでなく，書物も，木も，ゴムも，薄い金属片も通過することを明らかにした。妻の手をコイルと写真版の間において，人間の身体の最初の放射線写真を撮った。手の骨は明確に見えて，肉と皮は透明化されていた。レントゲンは，1895年12月28日にビュルツブルグの物理学医学協会でその発見を報告した。

この発見の知らせは瞬く間に世界を駆け巡り，科学

Hand mit Ringen.

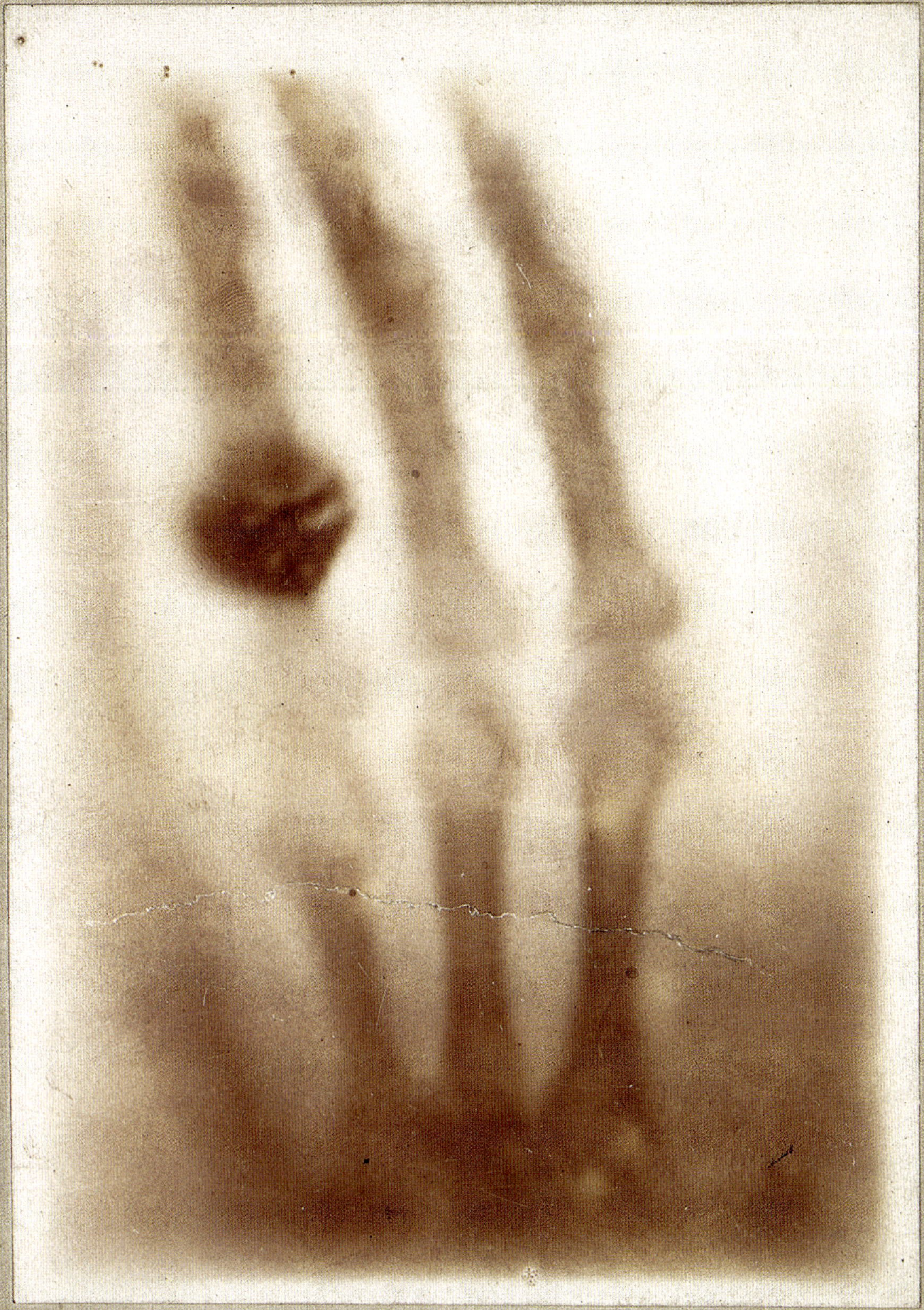

PHYSIK. INSTITUT
DER UNIVERSITÄT
WÜRZBURG.

者たちと人々の間に強烈な興奮を巻き起こした。X線が臨床上有用であることはすぐに認識され，最初の医学的レントゲン機は，レントゲンが発表してから1か月以内に作られた。初期の画像は，主として骨折，骨の腫瘍，柔らかい組織に留まった銃弾などであり，比較的短い露光時間でも明らかにできるような高密度のものだった。当初は胸部や腹部の画像は質が悪く，30分以上の露光時間を必要とした［31］。

放射線療法

X線が身体に有害であることはその初期の段階で認識された。レントゲン自身も長い露光の後，皮膚に腫瘍ができ，髪の毛が抜けることに気づいていた。X線装置を扱う人々に放射線皮膚障害が広くみられるようになった。一方，シカゴの医学生，エミール・グルッベ（1875-1960）は，X線は治療能力ももつことを認識し，1896年に乳癌の女性に用いた。フランスでの胃癌の治療，ウィーンでの皮膚癌の治療，スウェーデンでの頭部および頸部の癌治療がそれに続き，放射線医療が癌を治すという希望がもたれた。レントゲンの仕事に影響されて，アンリ・ベクレル（1852-1908）は，パリで仕事中に1896年ウラニウムの自然放射能を発見した。2年後，ベクレルは何時間か胸ポケットにラジウムを入れたままにしておき，そのために数週間皮膚に潰瘍ができた。放射性元素はX線と似た生理学上の影響をもつことがわかり，放射性物質に直接触れる癌治療である小線源治療が開発された。

X線と放射能の性質が理解され，効果を説明する生物学的モデルも把握されるようになり，安全でより効果的な放射線医療が20世紀には発展することになった。分割放射線療法においては，間隔をおいて少量ずつ放射能が用いられるので，多量の放射線を一度に用いる場合よりも健康な組織に対する副作用が少なく，腫瘍に対する効果は変わらない。また，X線管の力量が増加したために治療しようとしている腫瘍に適した放射線が作れるようになった。

医学における発展とその後

より強力なX線管によって画像用の露光時間が減り，胸部と腹部の高品質画像が可能になった。腫瘍，感染，心臓病の証拠が胸部の放射線画像でわかるようになり，世界でもっとも一般的な医学検査になった。X線を通

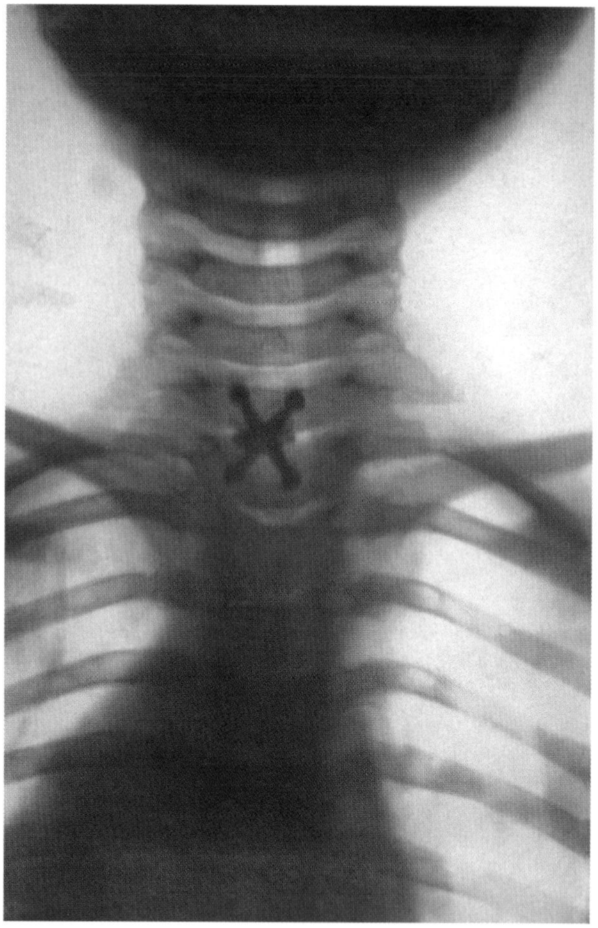

上
1906年頃の典型的初期診断用X線画像。飲み込んだ金属製のおもちゃがはっきり見える。金属は高密度であるため，X線は遮断されて写真版に届かない。

右ページ上
1934年のマリー・キュリー記念癌病院の深部X線治療制御盤。この病院の建物は，募金活動により資金調達され，女性の医師がスタッフになった。放射性物質であるポロニウムとラジウムを発見したマリー・キュリーが病院の仕事に賛同していた。

右ページ下
1896年ジャクソン型X線管。右がカップ型のカソードで陰極線をターゲットのプラチナ陽極に当てるものである。陰極線が陽極に当たったとき，そのエネルギーは見えないX線となりガラスを通過する。

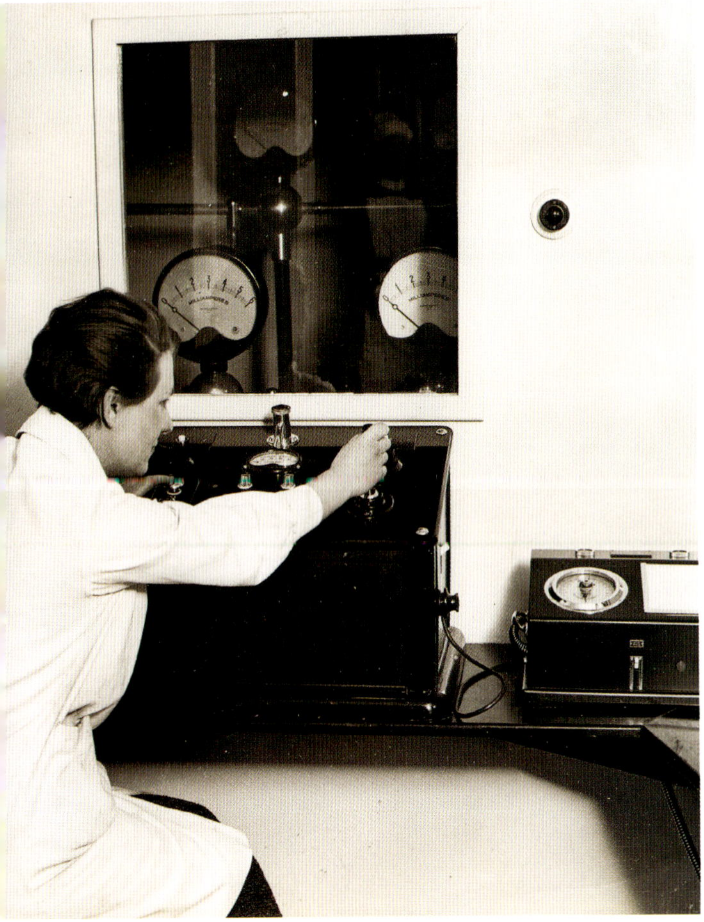

さないバリウムを飲み込んだり注腸することで，消化器官とその病気を理解できるようになった。血管注射の造影剤が作られ，血管と腎臓などを画像化できるようになった。技術的な進歩が続き，放射線診断と治療法が患者のケアに重要であることが認識されるようになって，20 世紀前半には病院で放射線設備と人員を大々的に拡張する動きが起こり，放射線技師を訓練するコースと専門職の創設に至った。

第二次世界大戦終結までには，放射線と放射線治療は現代医学のなかに確立した。しかし，第二次世界大戦終戦の 1945 年の広島と長崎への原爆投下によって，初めて放射能に関する安全性が専門分野に位置づけられた。原爆を生き延びた人々は，被爆後間もなく重病を患い，何年，何十年を経て癌を発症して，放射能の危険をまざまざと見せつけ，人に反省を促す生き証人であった。彼らは医学における放射能安全性を優先化しただけでなく，放射能の被曝と病気を関連させるフォローアップ研究を通じて，安全達成のためのデータを提供した。

レントゲンの発見は，臨床の場面を越えて，銀河系相互の関係から素粒子レベルの関係まで宇宙の物理学的性質についての深い洞察をもたらした。1901 年のノーベル物理学賞受賞は新たな発見の時代を告げた。X 線の結晶学は DNA 構造を発見する道具となり［10］，民衆文化においては X 線とその応用（しばしばでたらめであったが）は大きな影響を与え，スーパーヒーローにも覗き屋にも使われている。仮に X 線（北アメリカではレントゲン線と呼ばれる）の発見が単純な X 線画像と放射線治療しかもたらさなかったとしても，これは目覚ましい遺産であり続けるだろう。

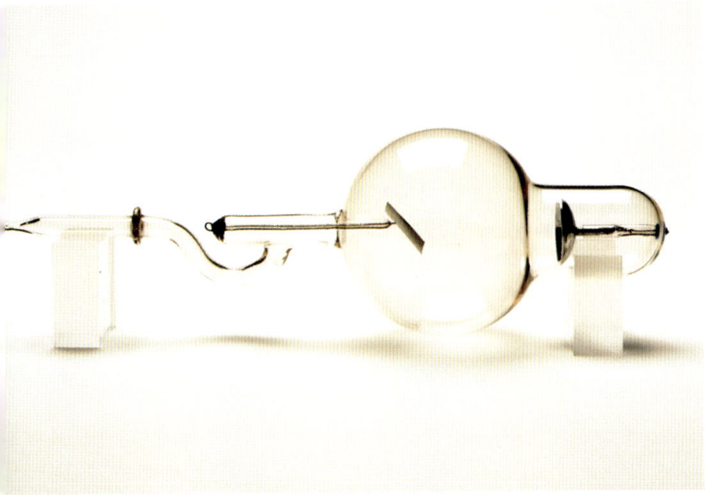

27. 血圧計 THE SPHYGMOMANOMETER

健康と病気の指標

カーステン・ティママン *Carsten Timmermann*

血圧は簡単に素早く測ることができるので，
高血圧は医師にもっとも頻繁に診断され，
患者にはもっとも恐れられる現象になった。

ジョージ・ホワイト・ピカリング，1955 年

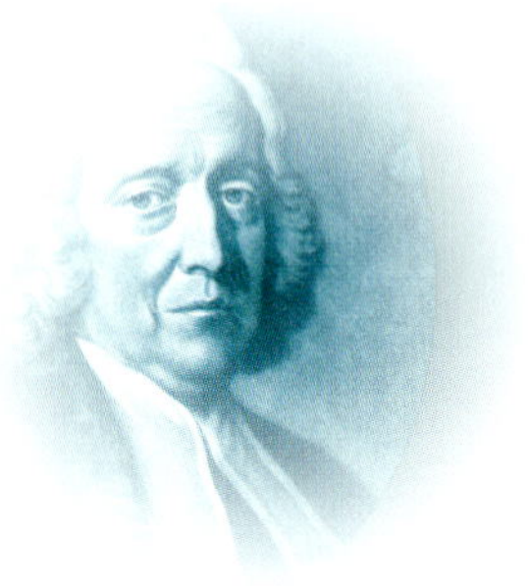

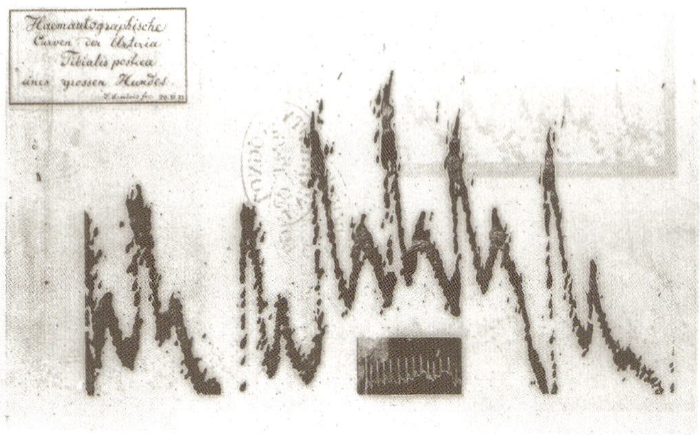

血圧計は 19 世紀の生理学実験室の備品であり，その後，当たり前の医療道具になった。膨張式測定用カフに接続しており，現代医学においてもっとも基本的で一般的な診断道具である。非常に使いやすいので，第二次世界大戦後に心臓病のリスク要因を同定するための大規模疫学調査で血圧は理想的パラメーターになった。

実験的測定

記録に残る最初の血圧測定は，馬や犬を中心とする動物にイギリスの博物学者スティーヴン・ヘイルズ（1677–1761）が 18 世紀初期に行った。血液循環のメカニズム［11］に興味をもったヘイルズは，馬の大きな血管を切断し，長い直立したガラス管につながった真鍮の管を挿入し，血液の柱の高さを測ることで血圧を測った。19 世紀初頭のパリでは，ジャン・ルイ・マリー・ポワズイユ（1799–1869）は，ヘイルズの長いガラス管の代わりに短くて水銀が入った管を用い，1828 年の学位論文で初めてミリメートル水銀柱（mmHg）という単位を用いた。ドイツの生理学者カール・ルードヴィヒ（1816–95）は，ポワズイユの装置と記録シリンダーを用いてキモグラフ（ギリシャ語で「波を記録する」という意味）を作り出した。どの血管を切るかによって，実験対象は死に至った。そのような侵襲的アプローチは臨床の日常的使用には不向きなのは明らかだった。

血圧を測定しようという臨床的興味は，脈拍をとる伝統的手法から発展し，19 世紀にはその圧力を特定しようとする試みがされた。もともと，検脈は質的行為であり，教養ある医師が触れることと判断することに依存していた。19 世紀後半には，さまざまな脈拍計が用いられた。こうした道具は脈の波を非侵襲的方法で記録し，対象を動物から人間に変えることを可能にした。脈拍計は，実験対象の脈を画像の形で取り出し，保存，研究し，再現して比較できるようにした。しかし，標準化できる数値の血圧測定を生み出しはせず，また多くの臨床家は伝統的検脈を好んでいた。

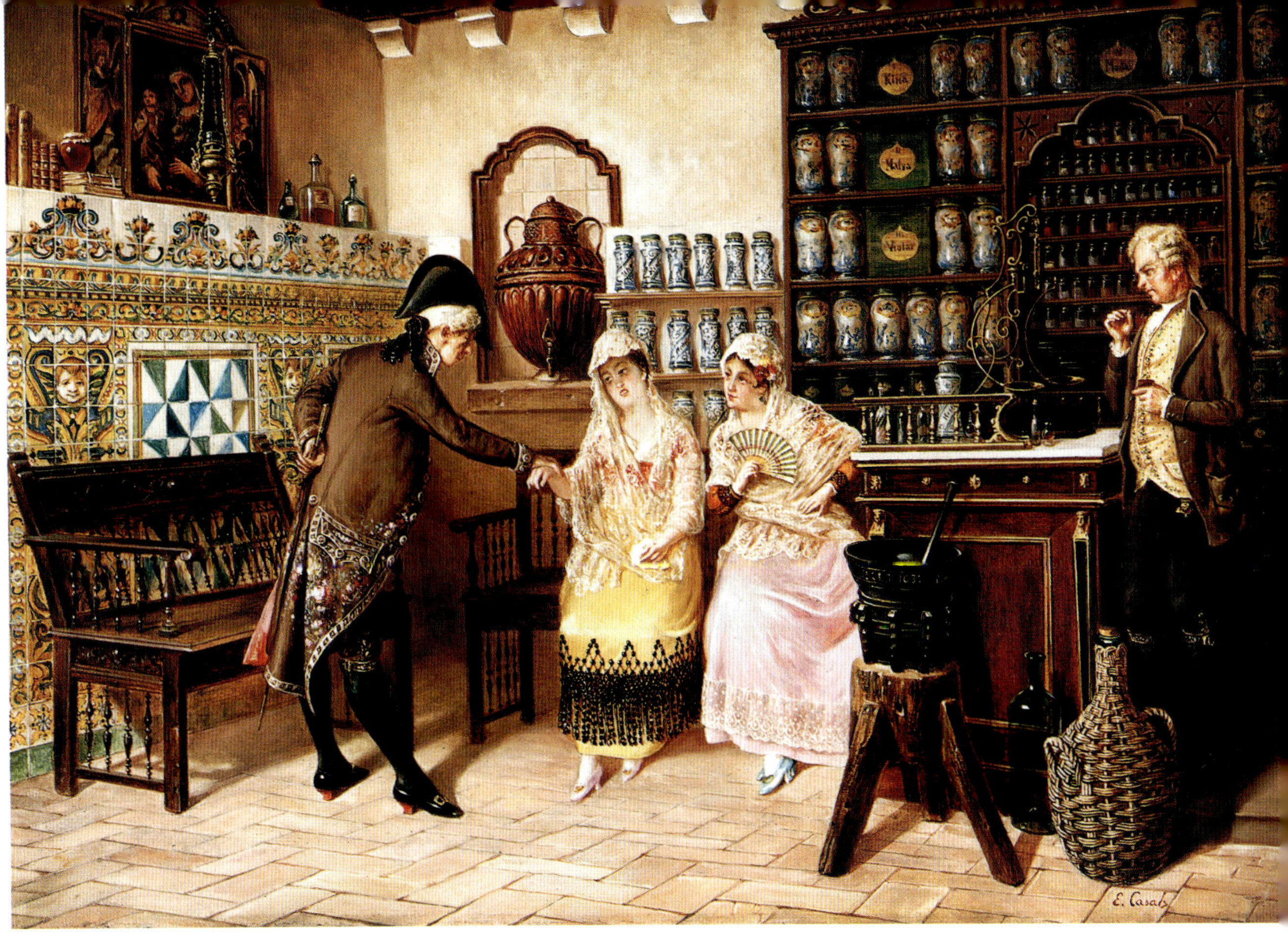

現代の血圧計

現代の血圧計は，動脈が脈打つ力を直接測るわけではなく，それに対抗するために腕にかかる圧力を測定する。この種の最初の機械は，1881 年にオーストリアの病理学者で生理学者のザムエル・フォン・バッシュ（1837–1905）が発明した。現代の血圧計と膨張カフはイタリアのスキピオーネ・リヴァ＝ロッチ（1863–1937）の発明によるもので，彼はリサーチ志向の医師の 1 人で，バッシュの器具を改善した。

しかし，リヴァ＝ロッチは重要な医学拠点では仕事をせず，二流三流雑誌のみに出版していた。彼の血圧計が成功したのは，ハーヴィー・クッシング（1869–1939，[56]），ジョージ・クリール（1864–1943），セオドア・C・ジェインウエイ（1872–1917）などアメリカの改革志向をもった医学校の教師たちが熱烈に推奨したからである。このことはアカデミックな医学の重心が大西洋を越えて移動したことを反映している。

クッシングは，1901 年にイタリアを訪問したときにリヴァ＝ロッチの血圧計が使われているのを見て，1 つをボルチモアに持ち帰り，ジョンズ・ホプキンス大学病院でその使用を推進した。1905 年に無名のロシアの軍医ニコライ・コロトコフ（1874–1920）の聴診法が広く採用されたのもアメリカの支持者のおかげだった。リヴァ＝ロッチの膨張カフと組み合わせて聴診器を使い，カフを膨張させて，音が再び現れたときに収縮期の圧力を記録し，音が消えたときに拡張期の圧力を記録することができた。

左ページ左
スティーヴン・ヘイルズ。18 世紀初頭に血液循環のメカニズムを研究するために馬の血圧を測定した。

左ページ右
1873 年のキモグラフの画像。犬の脈拍記録。

上
薬局においてエレガントな医師が，母親かシャペロン（介添えの女性）に付き添われている若い女性患者の脈をみている。医師が主観的に判断する脈の質と脈拍数が重要であったが，血圧計によって西洋医学のなかで変換されることになる。エミリー・カザルス・イ・キャンプスの油彩画。1882 年頃。

下
ザムエル・フォン・バッシュが 1881 年に設計した複雑な装置。現在よく知られている膨張式カフを用いるのではなく，バルブを血管に押し付けて，その圧力がキモグラフに記録されている（キモグラフは描かれていない）。

右
バルブ付アネロイド気圧計。下図のように動脈に押し付けられる。ザムエル・フォン・バッシュが道具を改善するなかで，気圧計はキモグラフにとって代わられた。

右ページ
膨張式カフと U 字管の記録装置をもつスキピオーネ・リヴァ=ロッチの血圧計（1896 年）。たいへん便利なこの機械は持ち運び可能になり，どこでも使えるようになった。

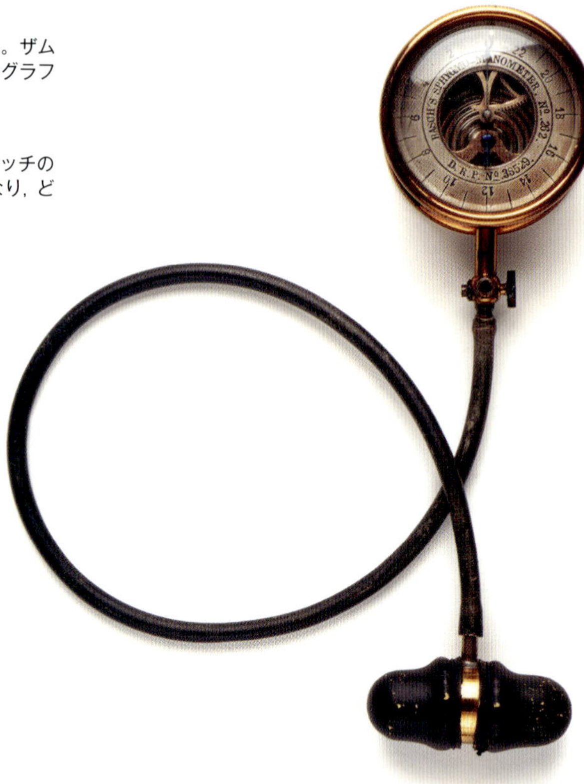

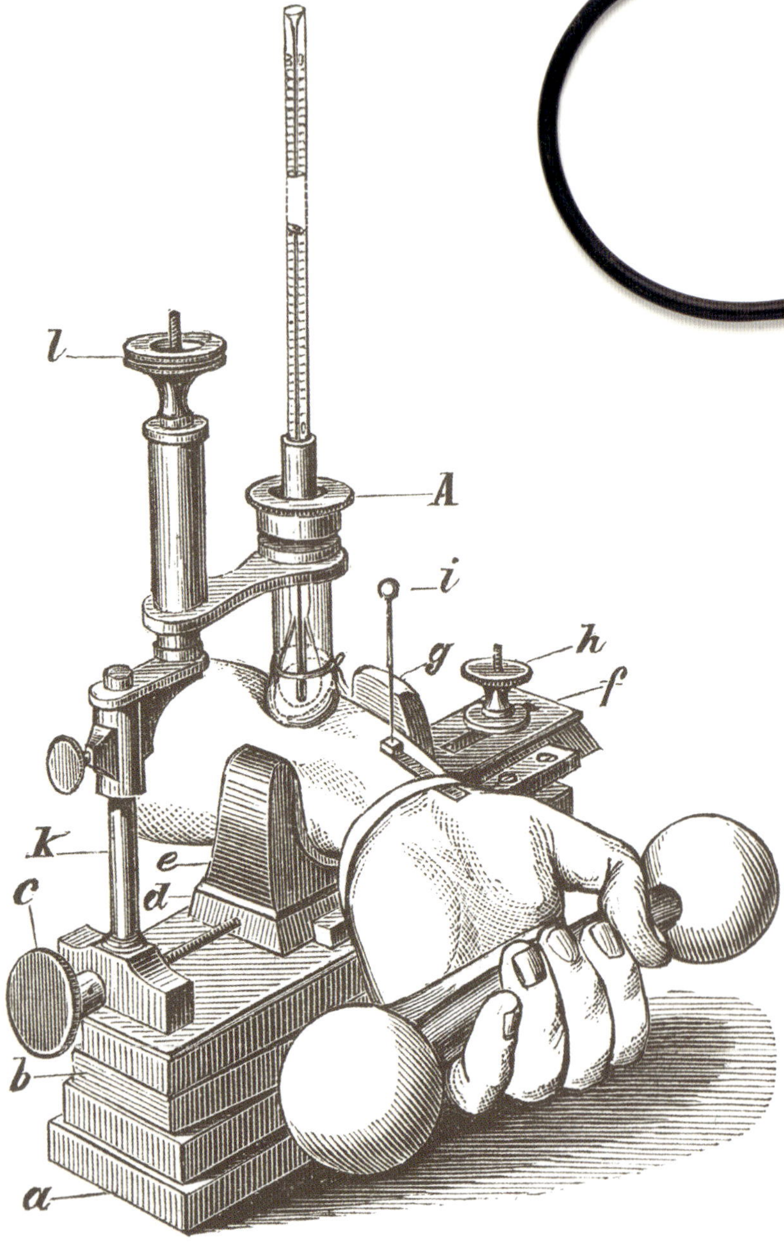

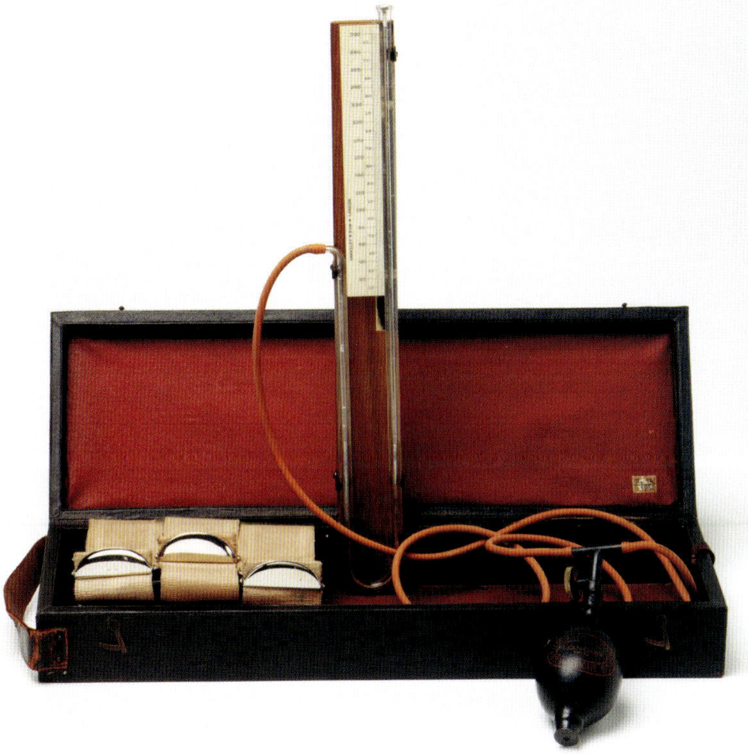

血圧とルーティンの臨床

クッシング，ジェインウエイ，クリールたちの熱意にもかかわらず，多くの医師は血圧測定の有用性を疑っていた。異常な血圧が何を意味するのかについて合意が得られるのは第二次世界大戦後である。血圧の上昇は加齢に対する必要な生理的反応だと考えている者もいたし，非常に高い血圧は病理的な変化と結びついていることを証明し，悪性高血圧という言葉を作った者もいた。1950 年代には本態性高血圧についての論争が行われ，イギリスの著名な臨床医ロバート・プラット（1900-78）は，高血圧は遺伝的原因をもつ明確な病気であると考え，ジョージ・ホワイト・ピカリング（1904-80）は人口における血圧の正規分布の上限にすぎないと議論した。単純な解答は得られなかった。

アメリカの生命保険会社に雇用されている医師たちは，クッシングが血圧計をアメリカに導入した直後から被保険者が早死にするリスクを知るために血圧測定を用いていた。何千人もの保険加入者から血圧データを集め，その結果の一部は，流行病であるかのように考えられた心臓病の原因を調べる疫学検査に用いられた。こうした研究のうちフラミンガム心臓調査がもっとも有名であり，高い血圧と，心臓発作や麻痺による早死にとの間の相関関係を明らかにした。フラミンガムの研究者たちは，血圧や血液のコレステロール値のような生理学上のマーカーを表すために「心臓循環器系リスク要因」という言葉を作り出した。

副作用が比較的少ないチアジド系利尿薬が開発され，高血圧は 1950 年代後半に治療できるようになった。神経節遮断薬のような初期の薬は，綿密なモニタリングが必要であり，副作用が大きいので，悪性高血圧の治療にしか用いられなかった。このような薬やさらに新しい薬［50］を用いた経験から，それほど高くない高血圧の場合，どのような治療をしたらよいかのガイドラインが作られている。

28. 除細動器 DEFIBRILLATORS

緊急救命

ダグラス・チェンバレン *Douglas Chamberlain*

誰でもどこでも心臓蘇生措置を講ずることができるようになった。

W・B・コーエンホーヴェン，J・R・ジュード，G・G・ニッカーボッカー，1960 年

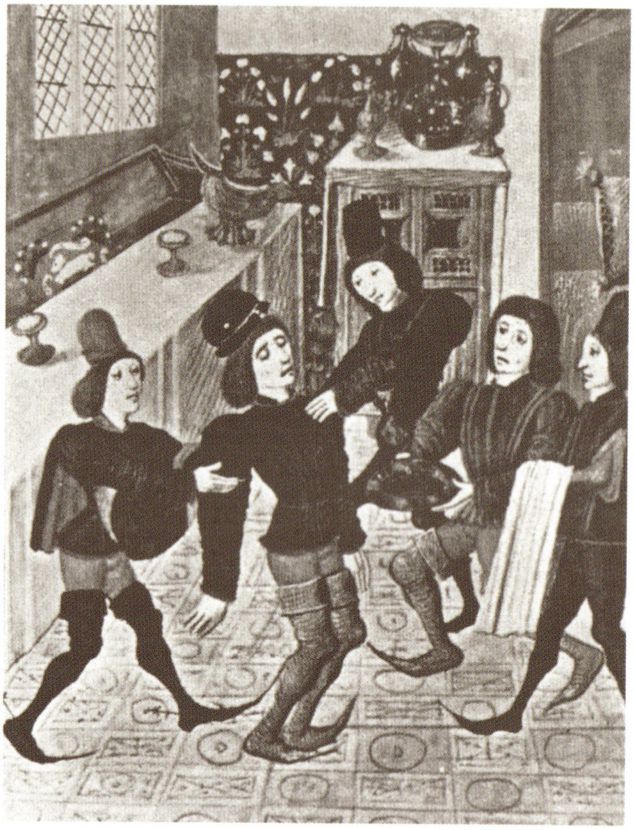

14 世紀に書かれたフロワサールの『年代記』では，ガストン・ド・フロワは心臓の圧迫感と大きな痛みで苦しんだ後に死んだと記録されている。

有効な心拍が止まる状態である心停止は，心臓の無数の筋肉群が通常のように収縮するのではなく，非協調的に作用して震えるような状態になって起きることが多い。その場合，血液を送り出すことができず（この状態は心室細動と呼ばれる），それを即座に止めないと人は死に至る。しかし，筋肉の協調的動作を回復するように適切な性質と強さのショックを与えると，元に戻すことが可能であり，これが除細動（デフィブリレーション）と呼ばれる。

最初の除細動が行われたのは，おそらく 1775 年にデンマークの獣医ペーター・クリスチアン・アビルドガールトがライデン瓶にためた電気を使って雌鶏を無感覚にし，その後ショックを与えると，それがなければ確実に訪れるはずだった死から救うことができることを示したときである。彼は雷に打たれた死亡例も元通りにできると予言していた。100 年後，2 人のスイス人，ジャン＝ルイ・プレヴォーとフレデリック・バテッリは，犬を使って似たような実験をした。最初の組織的研究は，アメリカで 1930 年代にドナルド・フッカーとウィリアム・B・コーエンホーヴェン，オルテロ・R・ラングワージーによって始められたが，第二次世界大戦で中断した。

心臓外科医クロード・S・ベック（1894–1971）は，露出した心臓に交流の除細動器を用いた最初の人物である。1947 年に 14 歳の少年にその手法を用いた。ポール・ゾル（1911–99）は心拍を電気的にコントロールする専門家であり，1955 年に切り開いていない胸に最初に除細動器を用いた。臨床的除細動器の時代がすでに到来していたのである。これは 1960 年代以降急激に発展し，胸を押して人工呼吸をすることが病院内外で可

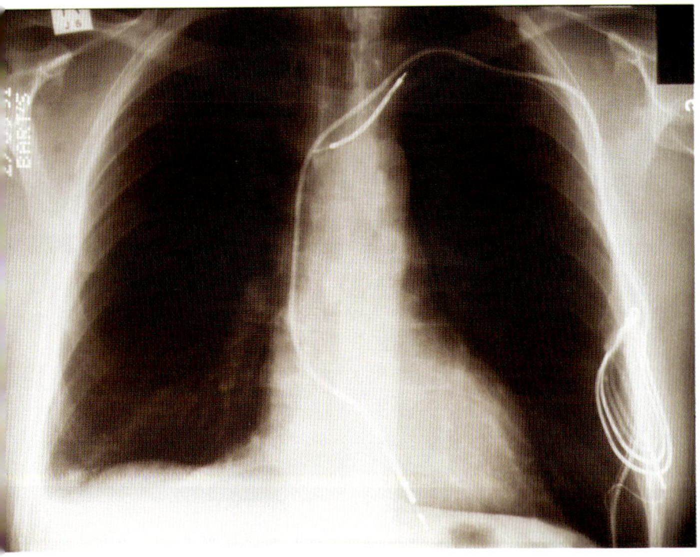

埋め込み型除細動器（ICD）のＸ線画像。皮膚と胸郭の間にあって，血管を通じて心臓へとワイヤーがつながっている。

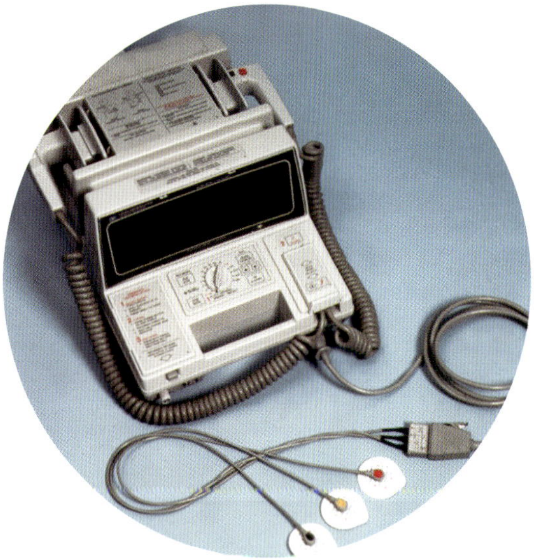

パドル（らせん状ワイヤーで機械につながっている側）付き除細動器および患者の心拍を測る心電計

能になった。

初期の除細動器は容易に使えるものではなかった。大きく重く，交流電源が 1,000 V くらい必要だったからだ。1962 年にバーナード・ラウン（1921-）は直流の除細動器を作製し，単相性のショックを与えることを試みた。その結果，旧式の変圧器を用いるよりずっと軽くなり，携帯可能になった。しかしまだ心拍に悪性ではないが異常が起こったときの対処に使う場合は，心電図を参照してショックの時間を調節し，心拍を悪化させないようにしなければならなかった。

その後開発された，二相性ショックのほうがより効果的だった。ウィリアム・B・コーエンホーヴェン（1886-1975）は，1963 年に二相性携帯型除細動器（'Mine'）を作製した。当時はその利点は十分に理解されず，技師向けの雑誌で言及されただけで忘れられた。ジョン・アンダーソンの携帯型除細動器は，病院外で使うことを目的にして，フランク・パントリッジ（1916-2004）が一般化した。第 1 号機は 1965 年ベルファーストの救急車に設置された。二相性除細動器はソビエト連邦では 1967 年から用いられていたが，西側諸国では 1996 年以降商業的に利用可能になった。

ここまでは除細動器は医療専門家だけの問題だったが，自動体外式除細動器（AED）が 1980 年に導入されて劇的に変わった。AED は心室細動を止めるためにショックを与え，心拍を分析することができる。心室細動がなければショックを与えないので，専門家でない一般人が用いても安全である。手動式除細動器は，心電図を示すためのオシロスコープとともに用いなければならないが，AED だとその必要がない。操作する人は機械の自動指示に従うだけでよく，そのための訓練は，望ましいが必ず必要なわけではない。

小型化も急激に進展し，現在では総重量が 500 g より少ないものもある。そのような小さな装置が役立つこともあるが，多くの状況においては小型化よりもそこにあるということを認識してもらえることのほうが重要だ。しかし，小型化は悪性不整脈になりやすい患者の皮下に埋め込む場合は不可欠であり，それらは安定した自動機能をもち，ペースメーカー機能ももち合わせている。現在，重要な開発段階は終わり，さまざまな情況においてより広く使われ，さらなる普及につながるだろう。除細動器は救命の可能性をもっているが，その力はまだ最大には発揮されていない。

29. レーザー LASERS

放射線を模倣した光の増幅

ヘレン・バイナム *Helen Bynum*

眩すぎる光にあおられて。

トマス・グレイ，1757年

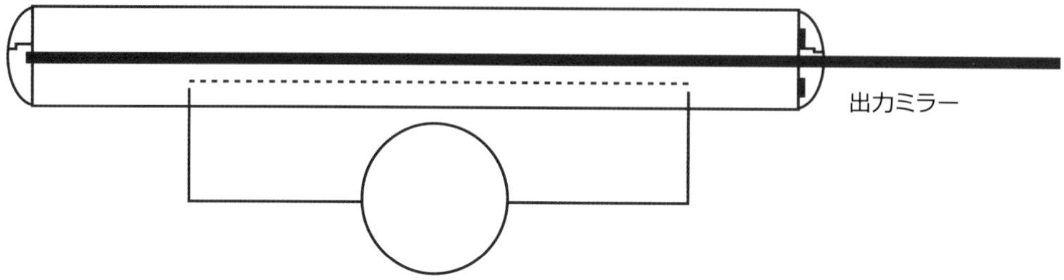

上
レーザーの構成。

下
1960年ヒューズ研究所のセオドア・H・マイマンのルビーの結晶（管のなかに入っている立方体）を用いたレーザーの宣伝写真。この装置を用いて彼は最初の可視光レーザービームを作り出した。

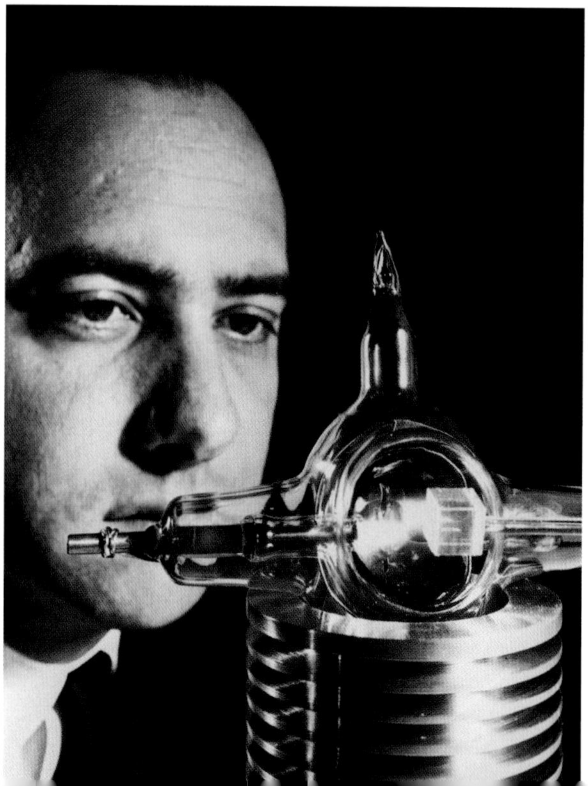

レーザーは，強力で純粋で同じ波長の特別な光線を生む。さまざまな素材（固体，液体，気体）から，さまざまな可視光そして不可視光（赤外線，紫外線）が作られる。すべてのレーザーは物理学の基本法則を利用したものである。原子や分子は異なったエネルギー水準をもち，低い水準のものはより高い水準へと刺激（*S*timulate）することができる。この刺激された原子が自然状態に戻るときに独立して異なった波長の電磁波を放つ。レーザーは，この放出（*E*mission）を操作するものである。刺激されたときにターゲットとなる原子に光（*L*ight）が当てられると放射（*R*adiation）はこの光源と足並みを揃えて増幅される（*A*mplified）。適切に処理すれば，その結果として強力な光線（LASER）を得ることができる。

1917年のアインシュタインの示唆に従って，研究者は誘導放出を研究し，アメリカのセオドア・H・マイマン（1927-2007）が合成されたルビーの結晶を用い，最初の可視光レーザービームを作製した。初期の光線は短いパルス光であり連続的な波ではなかったので，当初は操作が難しかったが，医師たちはすぐに興味を示した。すでにキセノンのアーク燈から得た光が（血液と組織を，流動状態から強い光と熱で凝固した状態にする）光凝固装置として，剥離した網膜の回復や眼球内腫瘍除去に使われていた。レーザーはすぐにこうした手術に使われるようになった。1961 年に眼科医チャールズ・J・キャンベル（1926–2007）と物理学者チャールズ・J・コスターがルビーのレーザーで腫瘍を破壊した。1964 年には，扱いやすく，ヘモグロビンに吸収されやすいアルゴンガスのレーザーが網膜手術の適応を大きく広げた。レーザーは網膜剝離治療に使われ，糖尿病が網膜に与える影響を改善し［65］，緑内障と加齢性黄斑変性治療にも使われている。

アルゴンガスのレーザーが眼科手術を進展させたように，二酸化炭素のレーザーも 1964 年にベル研究所で開発され，身体の他の部分への新しい可能性を広げている。二酸化炭素の赤外線光線は，軟部組織の主要構成要素である水に吸収されやすいので，光のメスとして使うことができる。そのようなレーザーは出血がごく少なく，クリーンな手術環境を作ることができる。ハンガリー生まれの外科医ゲザ・ジャコは喉頭癌手術に二酸化炭素レーザーを使った。また，子宮頸部の前癌細胞の切除と腹部キーホール外科手術には，1980 年代に用いられた［62］。

1980 年代後半には，色素レーザーにより選択的熱分解が可能になった。異常な組織を，その周りを傷つけることなく選別して破壊する技術が，先天的な母斑を取り除くのに使われる。Q スイッチと呼ばれる手法（パルス制御の一種）によって刺青の消去，脱毛，毛細血管治療もできるようになった。スキャナと組み合わせれば，レーザーを正確にコンピュータ制御できるようになり，形成外科，美容外科での皮膚の手術が格段に安全になった。

現在，もっとも一般的に使われているレーザー手法は視覚障害（近視，乱視，遠視）を治すことである。エキシマレーザーは冷たい光線を放ち，燃やすことも切ることもせず，分子間の炭素同士の結びつきを壊し，組織を分解して角膜を再形成する。まずレーシック（LASIK），そしてレーセック（LASEK）によって，数百万人のメガネやコンタクトレンズが不要になった。

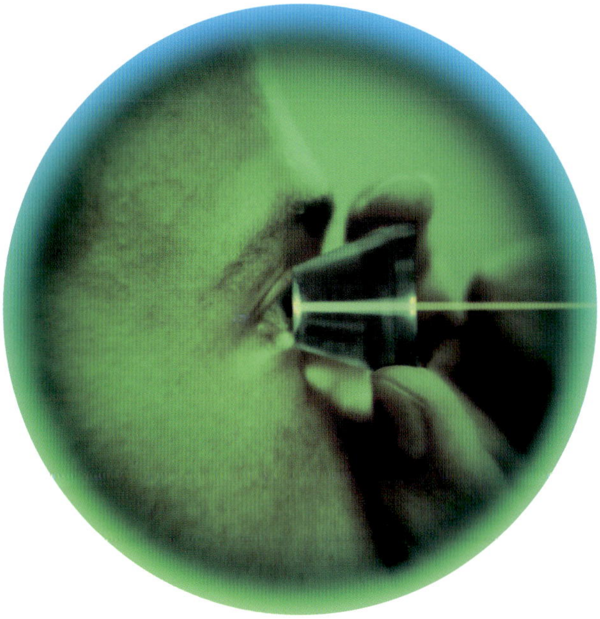

上
眼球に強力な光線を打ち込むことは直感に反するが，外科では網膜剝離の回復や，視覚障害の治療に用いる。

下
多彩な色の光のページェントはレーザーの使用としてもっともよく知られている。細い光線を作り，コントロールする能力は，医療にもエンタテイメントでも重要な役割を果たしている。

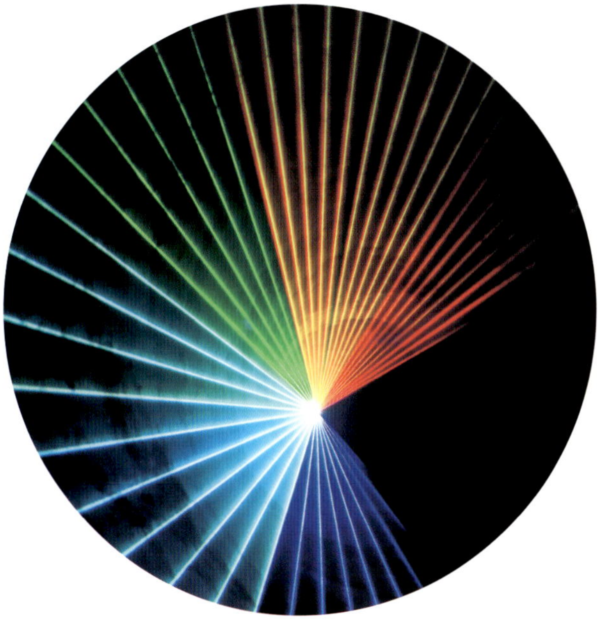

30. 内視鏡　THE ENDOSCOPE

見えない部分に視線を届かせる

ロドニー・テイラー　*Rodney Taylor*

鏡をかかげてやろう。それまで立ち去ってはいけない。
自分の内奥をそれで見るがいい。

ウィリアム・シェイクスピア，『ハムレット』第3幕第4場

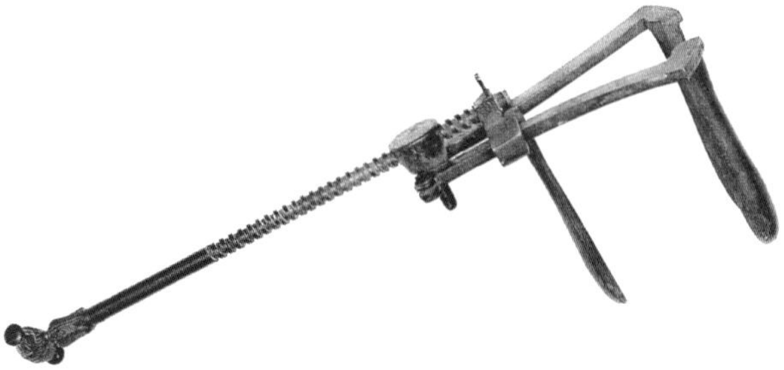

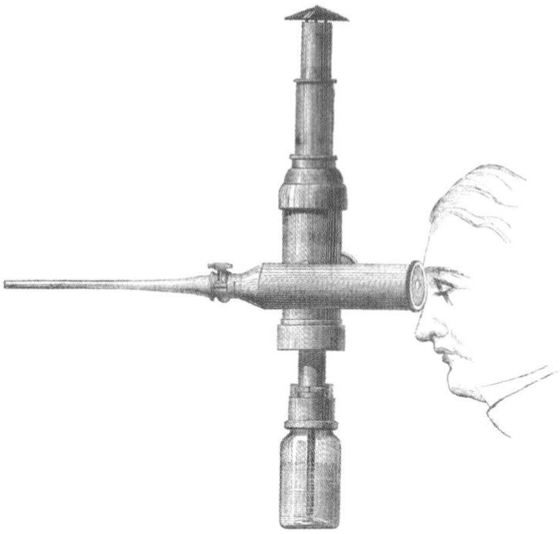

ヒポクラテス（紀元前460頃-370頃）は，『痔について』という論文で肛門鏡を用いて身体内をのぞこうとする試みを記述している。また，紀元70年頃の3弁式膣鏡がローマ時代のポンペイ遺跡から発掘された。イブン・シーナ（アヴィセンナ，980-1037，[5]）は太陽光を複数の鏡に反射させて，身体内を観察する光を得る方法を記している。しかしルネサンスの科学的進歩にもかかわらず，2つの根本的問題が残っていた。身体内部のほとんどは真っ直ぐでないことと，身体内部は暗いことである。曲線に対応し，適切な光を供給できる道具が必要だった。

1805年にドイツの医師フィリップ・ボッチーニ（1773-1809）は，光誘導機を開発した。これを使って身体内の空洞をみることができるようになった。膀胱を検査する道具は，パリのピエール・セガラ（1792-1875）によって1827年に記述されている。アントワヌ・ジャン・デゾルモー（1815-82）は，1853年に泌尿器関係の症例用に改良型を用い，「内視鏡」と名づけた。ただし，光源は，鏡とレンズで集められるランプの炎であって，患者を火傷させる危険があった。トマス・エジソンが1878年に白熱灯を発明し，光の問題は解決された。マクシミリアン・ニッツェ（1848-1906）は，エジソン式の光源を泌尿器系検査に用いた。こうした道具を応用して，肛門や膣，咽頭を検査する機器が作られた。

最初の胃の検査は，1868年にドイツでアドルフ・クスマウル（1822-1902）が47 cmの金属管を使って行った。対象は刀呑みの芸人だった。最初の実用可能な胃内視鏡は，ヨハン・フォン・ミクリッツ＝ラデツキ（1850-1905）が1881年に作った。1932年になってやっとルドルフ・シンドラー（1888-1968）とゲオルグ・ボルフ（1873-1938）が屈曲可能な胃内視鏡を開発し，胃の内部を検査できるようになった。それは，装置の端の1/3が曲がるものだった。折れ曲がった先の陰に光を届かせる問題は，ゴム管に凸レンズを組み合わせて入れる方法で部分的に克服された。1950年代には胃カメラが作られ，道具の先端に埋め込まれたミニカメラで機械的に撮影できるようになった。

光ファイバー

しかし，イギリスの物理学者ハロルド・ホプキンス

(1918-94) が1950年代初頭に光ファイバーをもたらすまで，真の飛躍は来なかった。光は柔軟なグラスファイバー内部を反射して伝えられる。ファイバーを束にすれば，道具が曲げられても光を伝え，画像を得ることができる。1957年には，バジル・ヒルショヴィッツ(1925-)によって光ファイバー胃カメラが開発された。光ファイバーの画質制限は，後に画面にデジタルカラー画像を作成できるマイクロチップを用いることにより解決した。この技術は1969年に開発され，内視鏡には10年後に取り入れられた。内視鏡に超音波プローブを備え付けることもできるようになった。

現在，制御システムにより柔軟性が広がり，簡単に利用できるようになっている。直腸ポリープ除去や食道の静脈結紮のような治療への利用だけでなく，生体検査のような診断に使うこともできる。内視鏡は消化器系全体に用いられており，小腸は見えにくいが特別な腸鏡が用いられ，嚥下可能なカプセル型内視鏡も開発されている［33］。特別な内視鏡で呼吸器系上・下部，泌尿器系，女性生殖器なども検査できるようになった。腹腔鏡は，診断においても，複雑な腹腔内手術でも重要である［62］。

臨床医と科学者の協力により，以前は手も目も届かなかった身体の部位で技術，診断，治療上の進歩をもたらした道具が内視鏡であった。

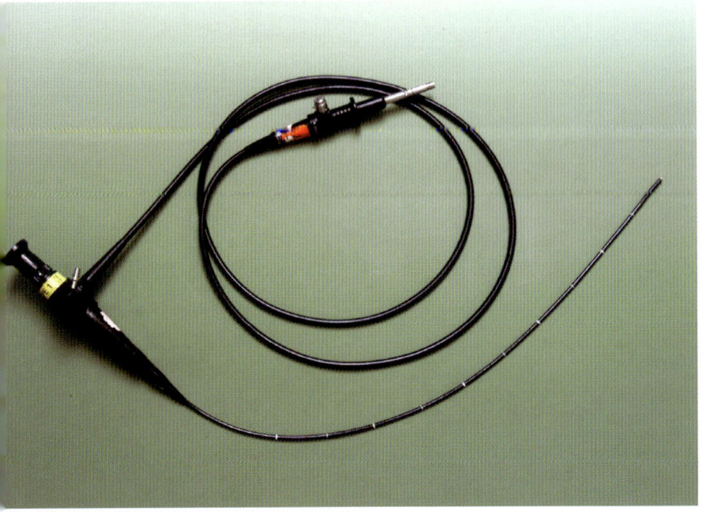

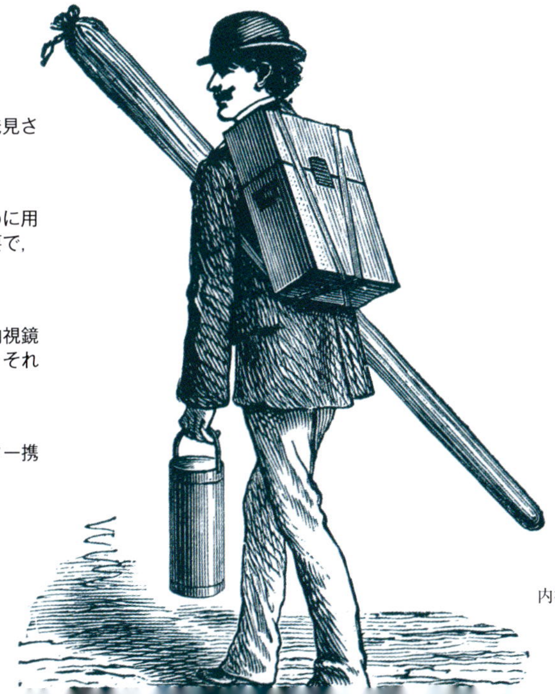

左ページ左
ポンペイで発見された紀元70年くらいの3弁式膣鏡。肛門鏡も発見されている。

左ページ右
デゾルモーの「内視鏡」(1853) が泌尿器の情報を視覚化するために用いられた。デザインは改良されていたのだが，光源として炎が必要で，危険だった。

上
光ファイバー内視鏡。光ファイバーによって，長く待ち望まれた内視鏡光源の屈曲可能性を達成し，患者は基本的には不快ではあろうが，それでも大いに改善した。

右
魚釣りに出かけるように見えるが，1879年の「ニッツェ・ライター携帯」膀胱鏡を持ち運んでいる姿。

31. 身体の画像化 IMAGING THE BODY

X 線を超えて

マルコム・ニコルソン *Malcolm Nicolson*

私は産科学をこのようなやり方で行うのが好きで，
伝統的なあてずっぽうをできるだけ減らしたいと思っている。

イアン・ドナルド，1967 年

右
子どもの誕生を待つ親にとって「スキャン」は喜びの一部である。必ずしも望ましくは進んでいない場合に画像が大きな意味をもつことがあるが，幸いにもこの画像は正常な 24 週の胎児である。

右ページ
脳の CT スキャン（着色）に卒中を引き起こした出血が見られる。左上の暗い領域が損傷を受けた脳組織である。通常の脳をスキャンすると色は左右対称になる。

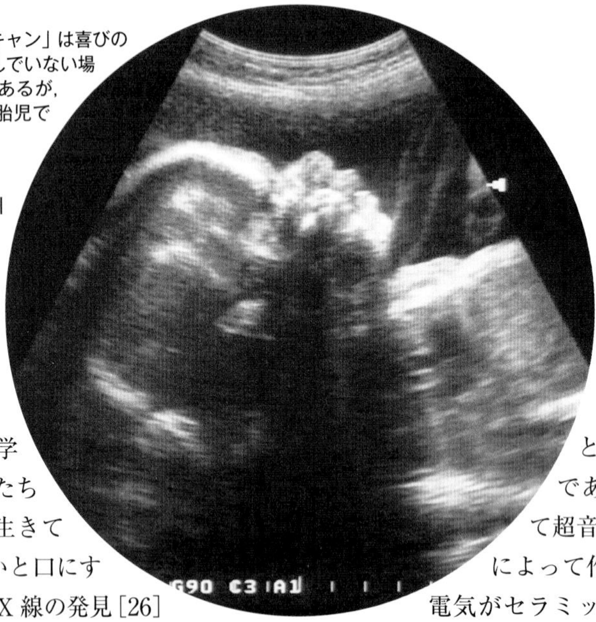

19 世紀を通じて病理解剖学[07] が中心的になり，医師たちは外科的手段を使わずに，生きている患者の身体内部を見たいと口にするようになった。1895 年の X 線の発見[26]は，この夢を叶えた。しかし X 線画像には多くの限界があった。骨の画像化には成功したが，軟部組織はうまくいかなかった。膀胱結石など臨床的には重要な状態が X 線ではまったくとらえられなかった。

第二次世界大戦中に，イギリスやアメリカは，コミュニケーションとコンピュータ技術やレーダーやソナーのエコーロケーション（反響定位）の技術にも大きな投資を行った。平和が戻ると技術者と臨床医は，戦時に手に入った新しい専門知識と洗練された電子的設備の非軍事的利用を試みた。この「電子革命」の恩恵に与った1つの領域が人体の診断用画像化である。

超音波スキャン

最初に臨床的に実用化された画像テクノロジーは，超音波スキャンだった。超音波は，人間の耳では聞くことができない高い周波数の音である。現在，医療設備において超音波は圧電効果（ピエゾ効果）によって作られる。周波数が高い交流電気がセラミック素子に物理的振動を生み出し，高周波の音波が発生する。ほとんどの超音波機器はエコーロケーションによって作用する。高周波の音のパルスビームが物体に向けられ，その物体が返した反響を探知する。この情報は通常二次元でリアルタイムにスクリーンに表示される。

第二次世界大戦直後には，超音波が診断上重要な可能性をもつことが発見された。1950 年代前半にはアメリカで2つの重要な研究プロジェクトが行われていた。1つはデンヴァーのダグラス・ハウリー（1920-69）が率い，もう1つはミネアポリスのジョン・ワイルド（1914-2009）が中心になっていた。技術者と協力し，ハウリーは頸部の軟部組織の詳細な画像を作成することができた。しかし，彼の機械ではスキャンされる対象が水の容器のなかに長い時間浸かっていることが必要だったので，臨床的応用ができなかった。一方，ワイル

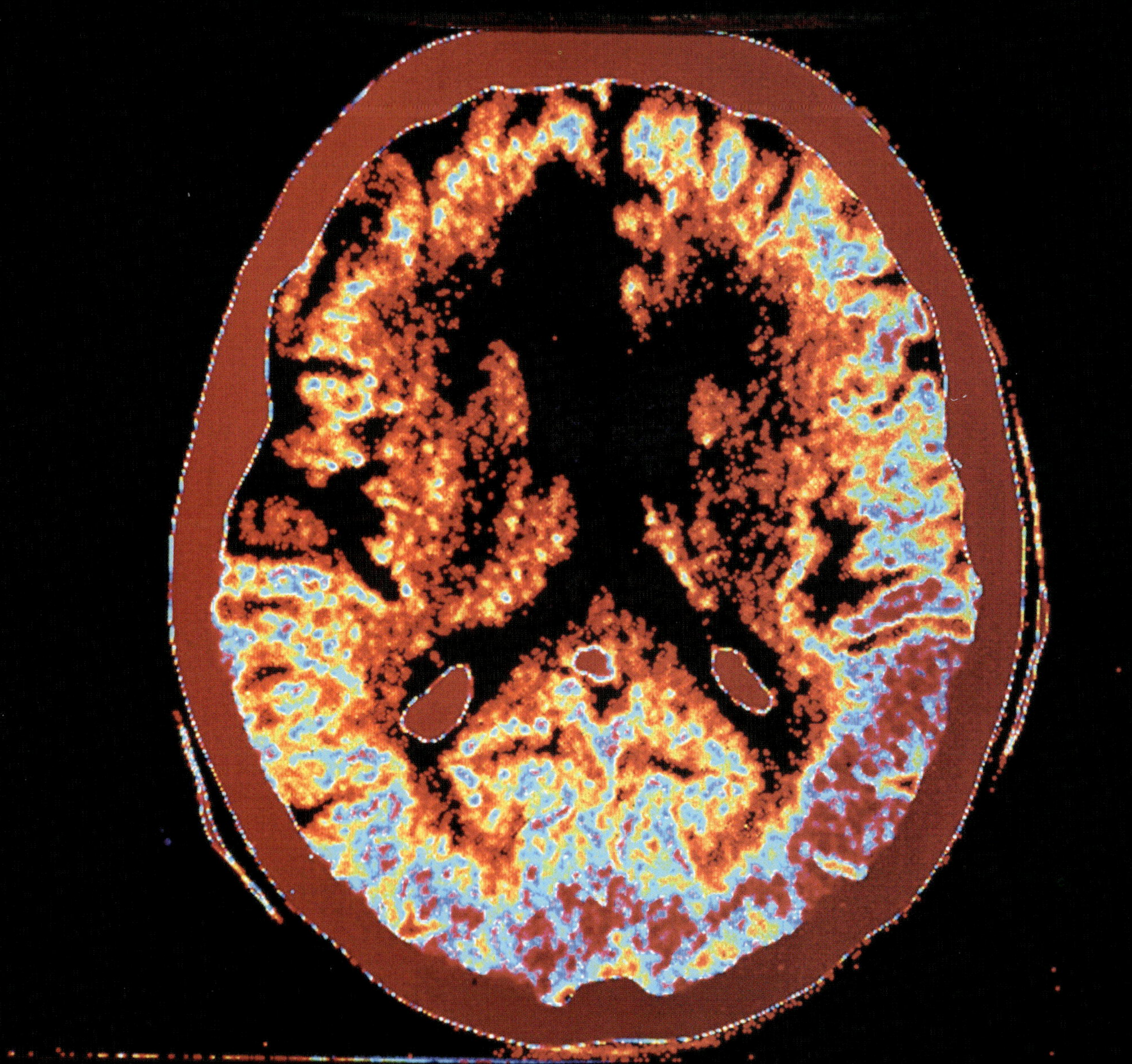

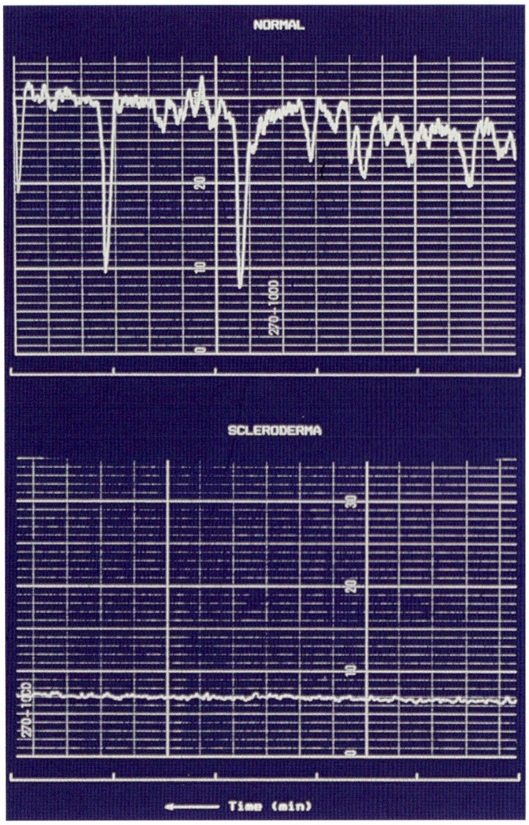

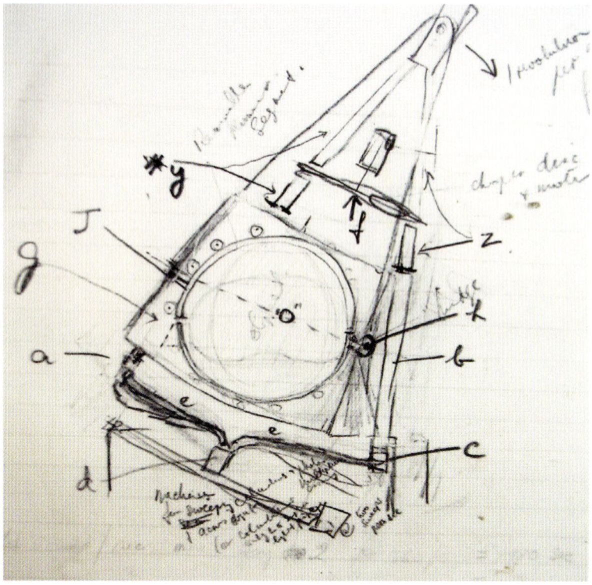

ドはより小さな，手で持つことができるスキャナーを開発し，乳房嚢胞の発見に大成功をおさめた。しかし，彼の技術があまりにも複雑だったために一般には採用されなかった。

超音波を用いてはっきりと有用な結果をもたらしたのは，グラズゴー大学の産婦人科・産科学者イアン・ドナルド（1910–97）と技師のトム・ブラウンが率いたチームだった。ブラウンは，水の入った容器の内部に置く必要がなく，患者の腹部に直接あてることができるスキャナーを設計し，臨床上の有用性を大きく高めた。また，スキャンの手順を改善し，二次元の横断面の表示を考案することで，プローブにより集められた情報を最大限に利用した。胎児はワイルドの軍事的な比喩を借りると「潜水艦のようなもの」で，液体に囲まれている固体の構造であり，超音波で検査するのに適していたことは幸いだった。ドナルドとブラウンは，1958年に妊婦の子宮の最初の画像を公表した。

超音波の設備は急速に洗練され，1960年代から1970年代初頭にかけてドナルドと同僚は，妊娠初期に関するわれわれの理解を劇的に変革し，妊娠後期の前置胎盤のような状態を管理できるようになった。ほぼ同じ時期，スウェーデンのインゲ・エドラー（1911–69）とヘルムート・ヘルツ（1920–90）が心臓検査システムを開発した。

ほとんどの超音波画像は，パルスエコー法を用いて作られているが，ドップラー・スキャナーは異なる原理を使っている。連続的に発される超音波のビームを利用し，ドップラー機器は液体（通常は血液）がプローブのほうに向っているのか，離れていくかを探知し，その速さを求めることができる。それゆえ，ある流れの速さと向きを視覚化できる。この技術は，分娩中の胎児の状態をモニターしたり，異常な血流パターンを発見するのに有用である。

CT スキャン

通常のX線には限界がある。X線の場合，身体を通過し，組織によって吸収される度合いに違いがあることを利用して映し出される影が画像を作り出す。この

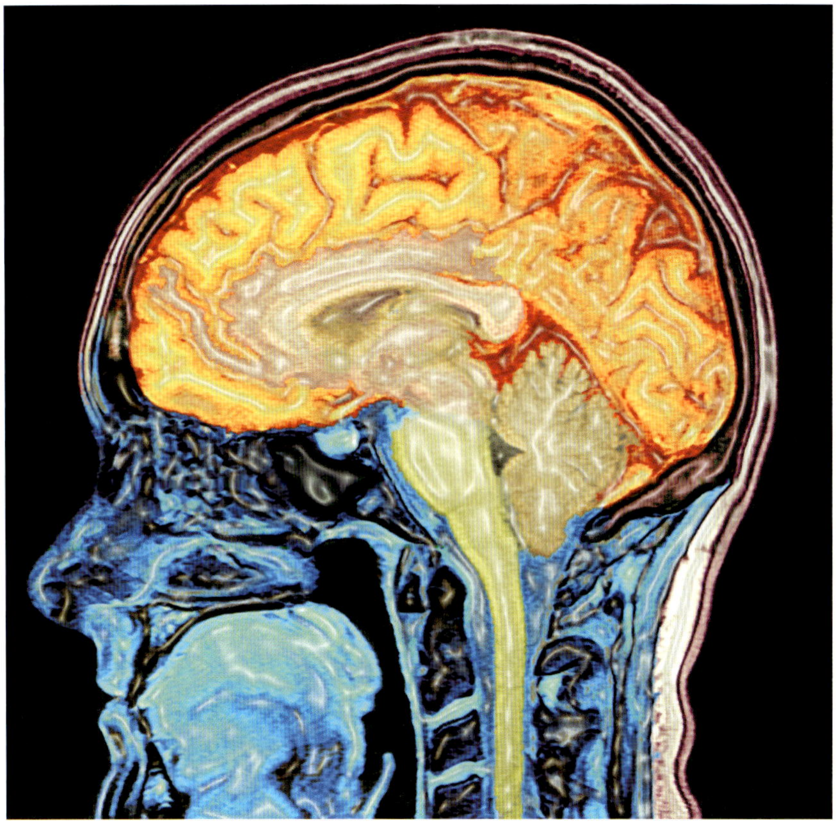

プロセスは三次元の対象を二次元で表現し，身体内部で異なった奥行をもつ構造が1つの平面に図示されるので，しばしば解釈上の困難を伴った。これを解決したのが「トモグラフ」として，身体の断面スライスとして示すことである。そうすれば，身体のさまざまな構造を正しい解剖学的位置に表せる。20世紀を通じて，これを達成するための試みが何度もされ，1950年代から1960年代にかけて強力なコンピュータが発展し，初めてこの技術が実用可能になった。

実用化された最初のトモグラフスキャナーは，イギリスEMI社所属のゴドフリー・ハウンズフィールド（1919-2004）によって設計され，1972年に臨床に用いられた。現代では，患者はX線光源が身体の周囲を回る環状探知機のなかに横たわる。十分なデータが得られると，コンピュータプログラムがその臨床価値を最大限化するように設計されたアルゴリズムを用いて画像を構成する。この方法の大きな利点は，さまざまな組織の密度を区別できることであり，たとえば筋肉と脂肪を区別できる。

左ページ左
超音波ドップラー検査は，血流率を測ることができる。ここでは正常な人のスキャン結果（上）と皮膚硬化症の患者（下）の比較。後者は血流が制限される自己免疫の病気であり，グラフではほとんど平坦な線になって血流が表示されている。

左ページ右
電気技師のゴドフリー・ハウンズフィールドは，南アフリカ生まれの物理学者アラン・コーマックとともにノーベル生理学・医学賞を受賞した。2人の発見は，それぞれがCTスキャンに至るものだった。これはハウンズフィールドがノートに描いたCTスキャンの草稿スケッチ。

上
デジタル加工された頭部MRIスキャン。脳と脊髄は橙色と黄色で示され，他の組織は青とピンクで示されている。いずれも非常に細密に表現されている。

MRI

トモグラフの技術では，X 線の画像化の欠点すべてを除去できるわけではなかった。骨は吸収性が非常に高いので，その周辺の組織の画像をゆがめてしまう。また，患者は電離放射線を受けなくてはならない。磁気共鳴撮像法（MRI）にはこのような欠点がなく，高画質画像を作れる。

MRI においては患者は強い磁場のなかに置かれる。電磁放射線のパルスが身体の水素原子核に作用し，エネルギーを放出し返す。これを高周波受信機で探知し，データは CT と同様に，コンピュータプログラムで処理され，二次元のトモグラフ画像を作り出す。それ以前の画像化はドップラーを例外にして，解剖学的情報のみを作り出したが，MRI は組織の生化学的特徴を発見して血流や筋肉収縮など生理学的過程のスナップ写真的なものを作り出せる。

磁気共鳴の技術を発展させて 1940 年代にスタンフォード大学のフェリックス・ブロック（1905–83）とハーバード大学のエドワード・パーセル（1912–97）は化合物分子構造を研究した。1971 年にレイモンド・ダマディアンは，癌性腫瘍は特徴的な磁気共鳴の性質をもっていることを示した。1974 年には 2 つのイギリスのグループ（アバディーン大学のジョン・マラードのチームとノッティンガム大学のピーター・マンスフィールドのチーム）が原型となるスキャナーを作り出していた。ダマディアンと同僚は，1976 年に生きたマウスの横断面の最初の画像を発表した。1981 年には MRI 機器が商業的に生産されるようになった。

多くの MRI 画像は，診断に用いられる静的横断面であるが，低い解像度で非常に早くスキャンすると，リアルタイムで連続画像を作り出せる。これは機能的 MRI（fMRI）と呼ばれ，生理学研究や脳腫瘍の患者の手術前のアセスメントに役立てられている。

PET

CT スキャナーの横断画像を作り出すために，高性能のコンピュータが開発され，それとともに PET（陽電子放射断層撮影）が開発された。この技術では，短い半減期をもつ放射性同位元素が体内に導入され，放射性同位元素が崩壊するにつれ，それが放つ γ 線が探知される。PET スキャナーは 1970 年代後半に広がり，身体の特有な部分で放射性同位元素の動きを視覚化することができた。画像は短時間で更新することができ，リアルタイムで生理的過程についての情報が得られる。もっとも顕著な PET 画像は，脳が異なった思考と感情に対応するのを示すものだ。しかし，PET スキャナーは高価であり，臨床ではなく，主に研究に用いられている。

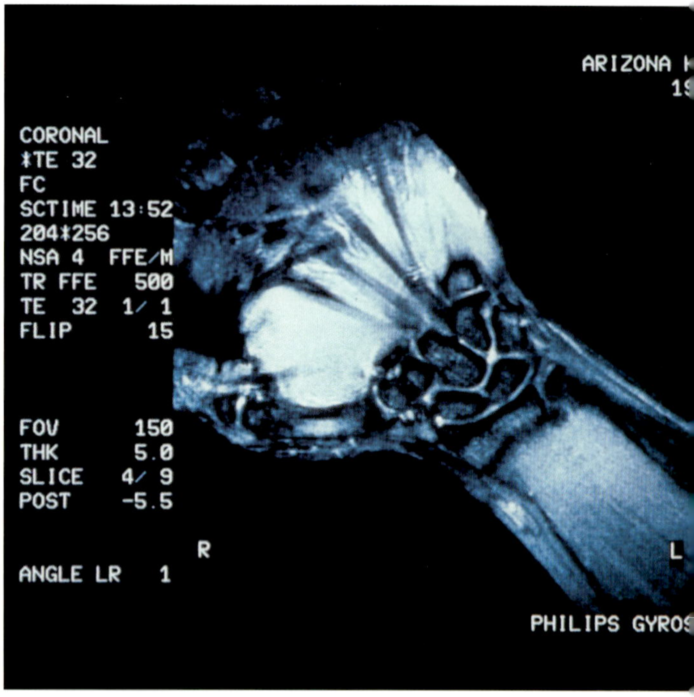

手首の血管の MRI スキャン。このイメージでは印象的なレリーフ状に見える。

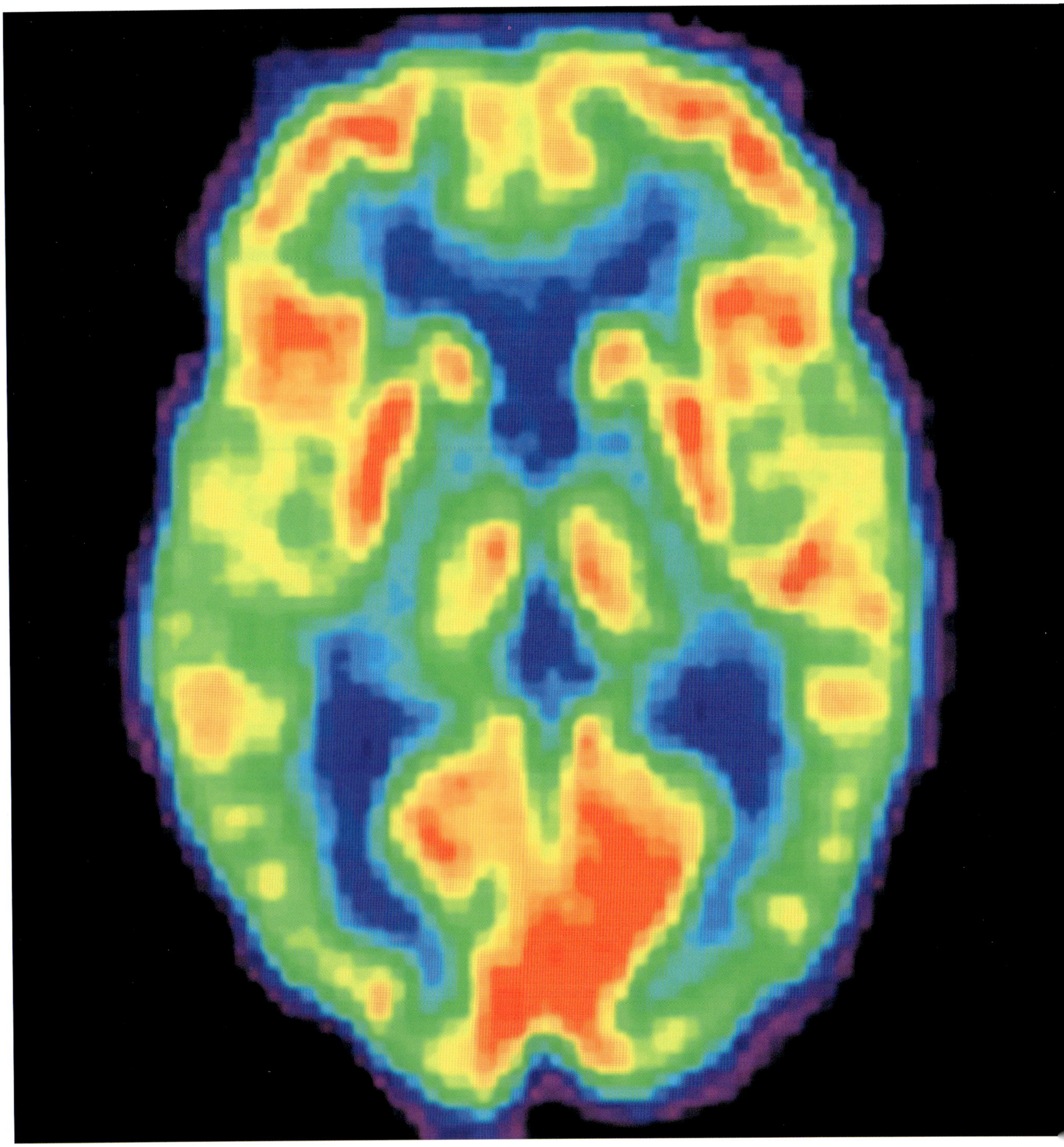

20歳の健康な人物の脳のPET（陽電子放射断層撮影法，positron emission tomograph）。PETが前提としているのは，使用する放射性同位体がもっとも高密度で存在する領域は，脳の活動領域であるという想定である。間接的に測られているのは，脳のさまざまな場所への血液の流れである。

32. 保育器 THE INCUBATOR

人工的子宮

ジェフリー・ベイカー *Jeffrey Baker*

まず乳児を救え。それが最重要だ。次に，乳児が病院から家に帰るときに
母親が授乳できるようなやり方で乳児を救え。

ピエール・ビュダン博士，1900年

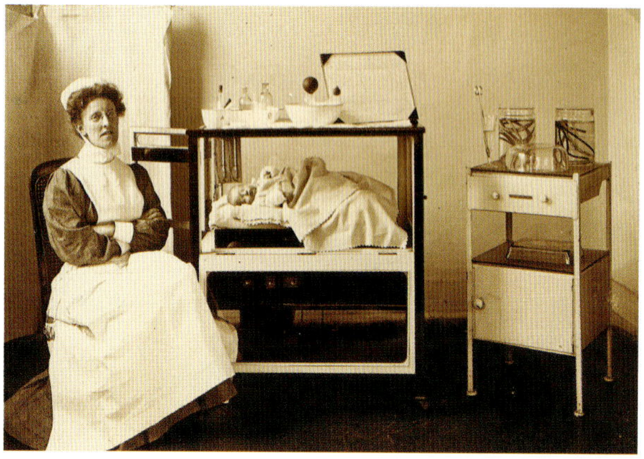

保育器がイングランドにやってきた。1906年頃のロンドン・ランベスのヨーク・ロードにある一般産科病院で「小さな患者」が保育器に入っているのを看る看護師。保育器の壁はガラスでできていて，赤ちゃんとコミュニケーションをとることができる。

19世紀のヨーロッパと北アメリカの都市で，乳児死亡率は1,000につき150〜200と非常に高かった。その死の主たる原因の1つは早産だった。そのような新生児のうちより小さな子は，1960年代に新生児ICUが現れるまでは生存の可能性がほとんどなかったが，通常より1か月か2か月だけ早く生まれた低出生体重児が多かった。正期産の新生児なら体温を維持するための褐色脂肪をもっているが，こうした新生児はそれをもたず，低体温症，嗜眠，餓えの下方スパイラルに陥る。その運命は全面的に母親の手にあり，母親は母乳を与え，湯たんぽで温める以外になす術がなかった。

イギリスやアメリカでは，社会ダーウィニズムや優生学の立場から，医師がこのような「虚弱児」を治療することは，非難の対象になった。しかし，フランスの産科医たちは積極的な方法をとった。フランスは1870〜1871年の普仏戦争で屈辱的敗北を喫し，高い乳児死亡率を自然の法のなせる業としてではなく，国家から労働者と兵士を奪う社会的問題としてとらえ直すことを政治家や医師が試みていたからである。

パリ最大の産科病院の冷たい病棟では低出生体重児が高い死亡率を示しており，産科医のステファン・タルニエ（1828–1927）は，パリの動物園で見た鶏の孵卵器から解決策を思いつき，新生児向けの似た設備が病棟に設置された結果，目覚ましい成果を上げた。2,000 g以下で生まれた新生児の死亡率は，66%からほぼ半分の38%まで激減した。

マシンとママ

この成功に刺激され，保育器は急速にフランスからヨーロッパへ，そして北アメリカへと広がった。その過程で人々の注目は技術そのものに移った。タルニエの初期の保育器は，湯たんぽを備え付けただけのシンプルなもので，これは母親が授乳して子どもの世話をするためのものだった。その後作製された保育器はサーモスタット，体重計，換気装置などのアメニティーをもった複雑なモデルだった。こうした装置は，母親と同じくらい大きく，母親の機能の多くを機械的子宮としてもつことを目標とし，人々に非常に強い印象を与え

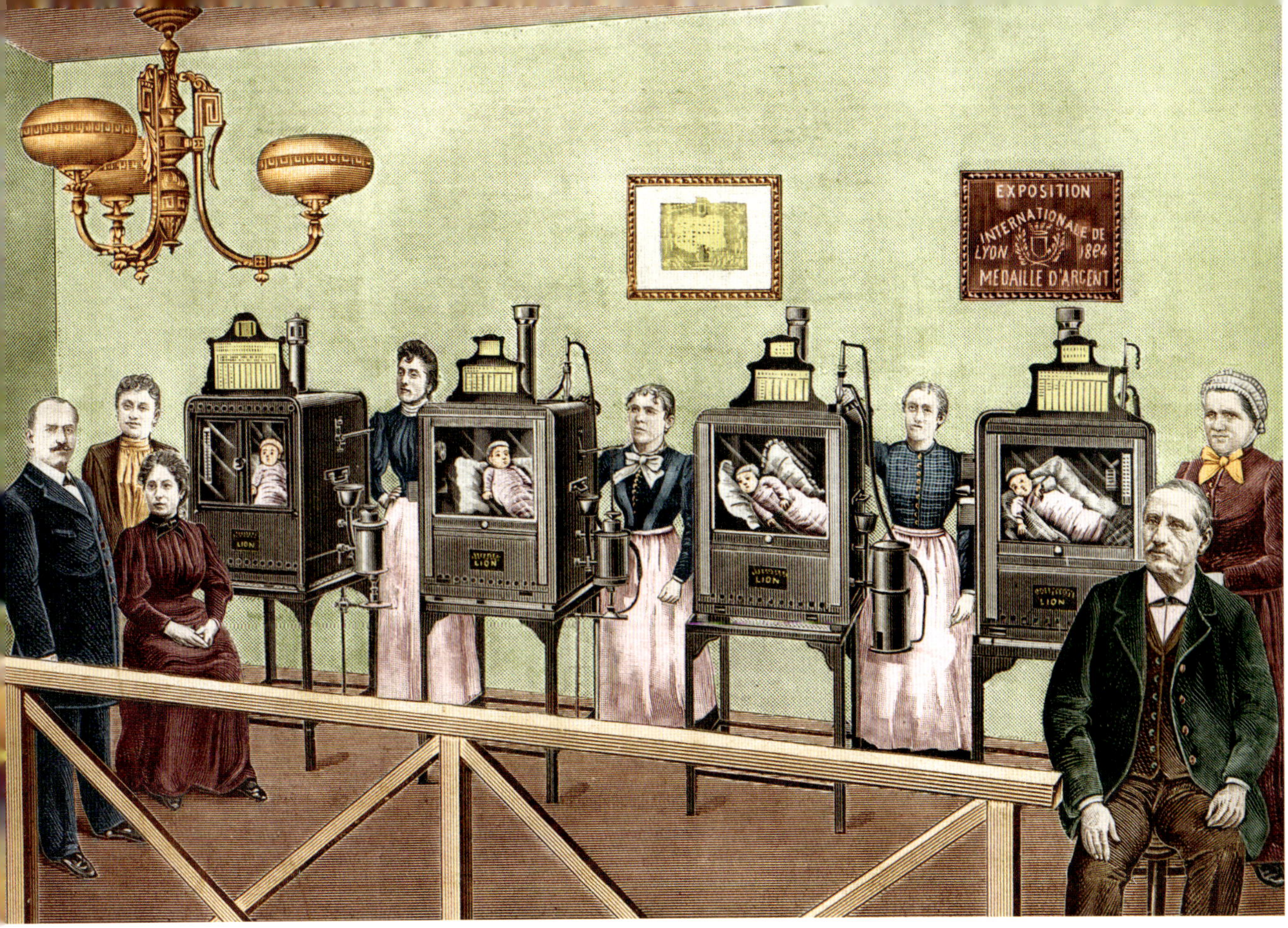

た。さらには，生きた新生児を見せる保育器赤ちゃんショーが店頭や国際博覧会で行われた。こうした展示は20世紀初頭に人気の絶頂に達し，ただの余興ではなく，技術の力を謳いあげる今日の医療ドラマと同じ性格をもっていた。特にアメリカ人は，掌に載るような小さな赤ん坊を救うことができる高度に複雑な保育器に熱狂した。

専門的ケア

この興奮にもかかわらず，保育器が日常の医療に広がるのは遅かった。低出生体重児の保育器ケアが広まったのは，病院での出産が当たり前になり，経済力により特殊看護が可能になる20世紀もかなり進んでからのことだった。保育器は，人工呼吸器と新生児ICUが1960年代に現れるまで，低出生体重児を管理する技術の中心だった。保育器は，低出生体重児を治療する保守的スタイルを表明し，医師よりも看護師が主役で，か弱い新生児を操作する度合いを最小化し，細心の注意で授乳することを強調した。

今日の水準では単純な構造にみえるが，保育器は広く公衆の注意を集めた最初の治療マシンだった。それは新生児の領域に医学の権威が拡大するうえで重要な役割を果たした。それと同時に，保育器は，医療化のプロジェクトの限界と終わりに関する人々の不安を逸らす避雷針として機能した。

1894年にリヨンの万国博覧会に出品された「リヨンの母」保育器。このような展示物は，保育器が現れたばかりの頃は人々の関心をひきつけ，観衆がおしかけ，新聞・雑誌記事が書かれた。サーモスタット，分離可能空調機能をもった大型で複雑な保育器が展示された。

33. 医療ロボット MEDICAL ROBOTS

支援の手

アンドリュー・ロビンソン *Andrew Robinson*

小さなロボットは，虫たちが這ったりくねったりする動きや細菌の泳動を真似るなど，
生物学に起源をもつデザインをしている場合が多い。
われわれが生物学に発想を求めたのは，構造がまちまちで滑りやすい環境に適し，
人体のなかで用いるのに最適な運動システムを虫たちがもっているからである。

アリアナ・メンチアッシ，2009 年

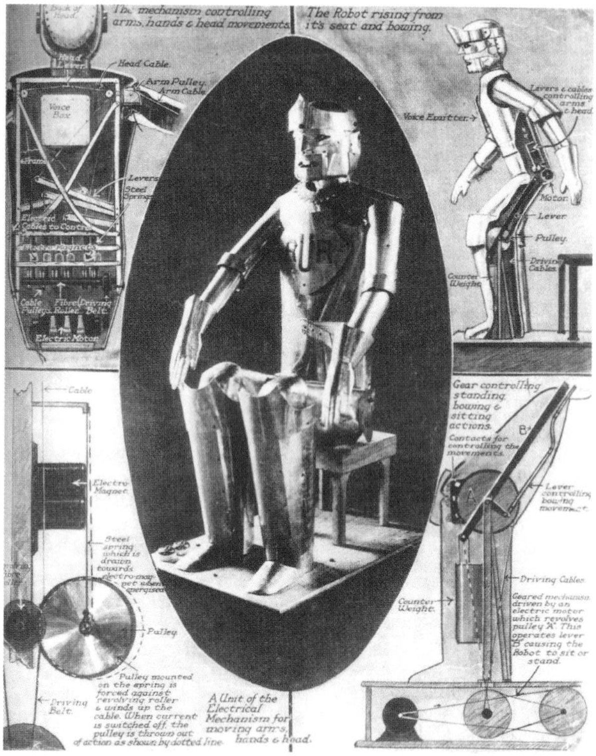

カレル・チャペックの戯曲『ロボット』英語版からのイラスト。人間の機能を果たし，人に見えるように作られた機械，すなわちロボットの働きを描いた。

ロボットという言葉は，1920 年にチェコの作家のカレル・チャペックが戯曲『ロボット』で作った。1941 年には，SF 作家のアイザック・アシモフがロボット工学という言葉を作り，創作の『我はロボット』(1950) で有名になった。1960 年代に生産産業，宇宙開発，爆発物処理の場で，人間が行うにはあまりにもつまらなかったり，危険だったり，高度な精密性が要求される作業で用いられるようになった。1966 年にアシモフは『ミクロの決死圏』という作品を発表し，ミクロ化された医師のチームが患者の身体に打ち込まれ，脳にできた血栓を取り除く作業を描いた。人間をミクロ化することは非現実的ファンタジーだが，医療ロボットが，アシモフが想像したように小さくなる日は遠くないだろう。

1985 年，最初の現実の医療ロボット「プーマ 560」が CT に誘導され，脳の生体検査用に針の配置作業を行った。1990 年代にロボット支援医療は範囲を広げた。2010 年には無線式デジタルプラスターがプロトタイプとして作られ，これは，患者が病院や家で身に着けて体温や心拍，呼吸数などのデータをコンピュータのデータベースに送る使い捨ての装置である。もしバイタルサインが安全領域から外れると，患者，医師，介護者に警報が届く。同じくプロトタイプが作られているものに，直径 10〜15 mm のミニロボットがあり，これは消化器官の内視鏡検査をするためのリモコン小型カメラ

下
インテュイティブ・サージカル社のダ・ヴィンチ外科システムには「エンドリスト」があり，人間の手先の器用さ，厳密さ，コントロールを真似している。小さな切開部を通じて，鉗子，針，鋏，電子焼灼器，メスなどさまざまな特殊な先端部を用いた操作が行われる。

最下
将来のナノマシンはこのミニチュアロボットが赤血球をつかんでいる姿のようにはならず，特別な作業をするように設計された分子になるだろう。

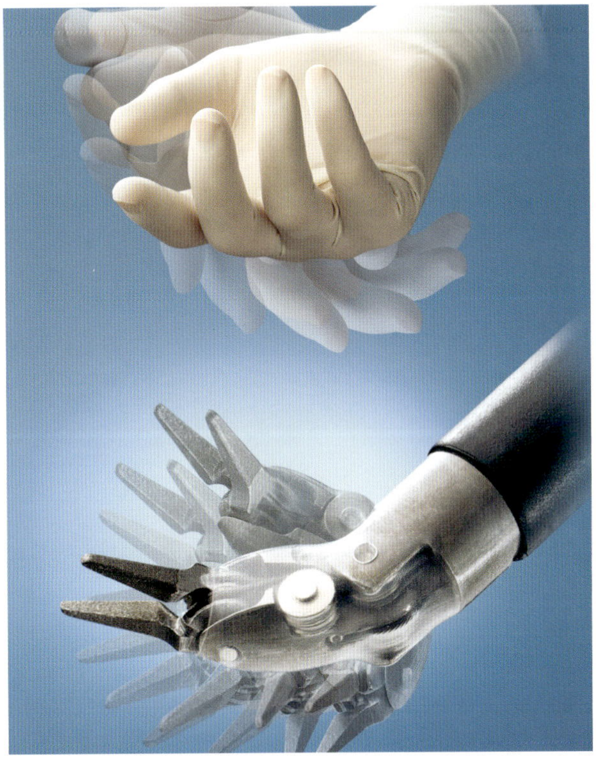

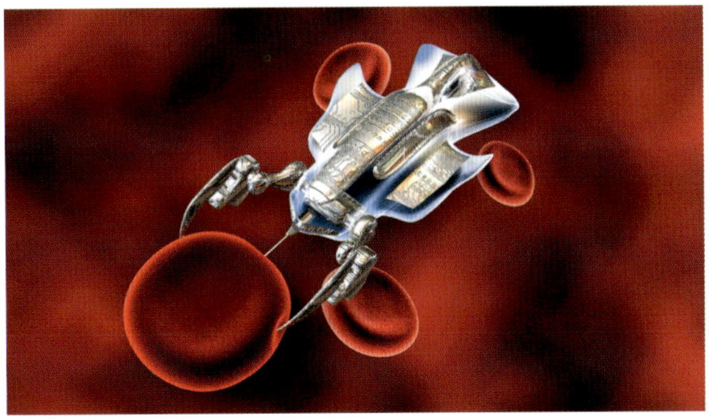

をもち，カギ付きの足で腸管にしがみつくことで，医師はその機械を必要な地点まで導ける。これは火星表面を探査機が走る仕組みと同様だ。さらに小さなマイクロロボット（直径1 mm以下）を注射で打ち込む可能性も積極的に研究されている。ロボットは，医学においていまだに新入りではあるが，21世紀の初期には外科だけでなくすべての医療分野でなじみ深い存在になるだろう。

もっともよく知られている医療ロボットには，ダ・ヴィンチ外科システムがある。1990年代に侵襲性を極小にする外科手術のために作られたマスター・スレーブ方式のロボットである［62］。1998年には，ドイツのライプチヒ心臓センターのフリードリッヒ＝ヴィルヘルム・モーア博士のもとで初のロボットの助けを得た心臓バイパス手術が行われた。ダ・ヴィンチは，医師側の制御台，患者側のロボット装置，高解像度3D画像装置の3つの要素から成っている。患者側には医師が操作できる4本のアームがあり，1本のアームでカメラをコントロールし，残りの3本で手術器具を制御する。ロボットは医師の手の動きを感知し，これを小さなミクロの動きに翻訳するが，その際に手の震えはすべて察知して除去する。ダ・ヴィンチ外科システムは現在，子宮摘出，僧帽弁の修復，前立腺癌除去などに日常的に用いられている。

医療ロボットの主たる機能は患者のために現存する診察・手術テクニックを改善することだ。ロボットによる外科の目的は，血液の損失を減らし，痛みを小さくし，より早く治るようにすることだ。そのような医療ロボットは，人間の直接的厳密なコントロールのもとにあって，「鉄腕アトム」のような独立自律的なものとしては設計されないだろう。ロボットはより正確に，より小さな切開を行うだろうが，意思決定をするのは人間であり続けるだろう。

疫病との戦い

Battling THE *Scourges*

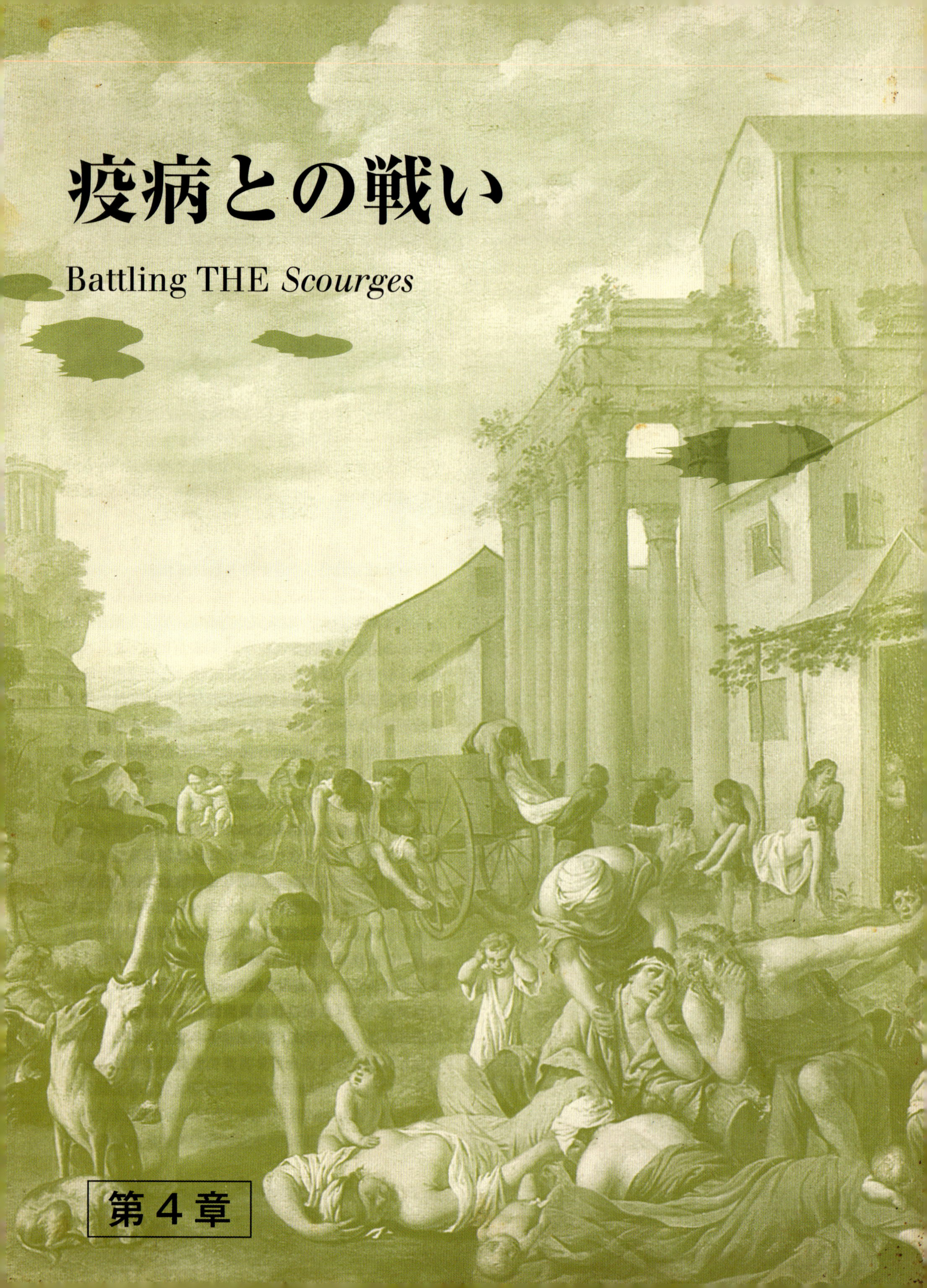

第４章

半世紀前，先進国の人々は，感染症をほぼ克服したと考えた。公衆衛生，ワクチン，抗生物質，医療体制の向上などが組み合わさり，そのおかげで，かつての人類の敵は過去のものとなっていた。しかしこの状況は激変した。高速の国際旅行が広まり，世界は1つの村のようなものになった。感染症は，抗生物質や現代医学に対する防衛を発展させている。豚や鶏などを通常は宿主とするインフルエンザが変異して，新型インフルエンザとして人から人に感染する能力を獲得しようとしているかのようだ。HIVをはじめとする数々の新興感染症がわれわれに挑戦している。1950年代には感染症研究は，衰退し滅亡に向かっていた医学の専門分野だった。しかしいまや成長産業である。

この第4章では，過去の重要な感染症を概観し，人間の歴史に与えた影響と，人がとった対策を記述する。ただし晴れやかなハッピーエンドというわけにはいかない。たしかに，天然痘の根絶は人類の勝利である。とはいってもテロリストの生物兵器としていまだに不安はある。ポリオは減少し，根絶されるかもしれない。産褥熱も先進国ではまれになり，世界全体でも周産期死亡の諸原因のなかの1つに過ぎなくなった。

ここで分析されるその他の疫病に関する通信簿は「優」もあれば「不可」もある。14世紀の黒死病や17世紀ロンドンを壊滅させたペストは，深刻な世界的疫病を繰り返し引き起こし，19世紀末には病原体が同定されたが，現在でもアメリカでは散発的に患者が観察されている。幸いなことに，ペスト菌は抗菌薬で対処できる。長いこと人口過密と非衛生的環境の病気だった発疹チフスは，今日の世界では広まりやすい環境が一般的であり，そのような場所では専門的医療ケアが不足しているとはいえ，現代医学で対応することができる。19世紀ヨーロッパでもっとも恐れられた病気，コレラについても同様である。コレラは現在では，清潔な水，砂糖，塩を混ぜて経口で与えるだけの低技術治療法で対処できる。

結核は，1世代前には過去の病気だと思われていたもう1つの病気である。しかし発展途上国にはあり続け，先進国でも存在していた。抗生物質が効かない菌が現れ，身体の防衛力がAIDSにより弱められた脆弱な人々が増えた現在，結核が再び脅威になった。結核は治療できるが，患者は長期間にわたって薬物療法を受けねばならず，そうしないと薬剤耐性を獲得した菌により，自分と他人の健康を危険にさらしてしまう。ヘルスケアが簡単であるというのは幻想である。

HIVは結核の再興にも貢献しているが，もちろんそれ自体として脅威である。HIVはテンポを速めた生活を象徴するかのように，まれな急性疾患から蔓延した慢性疾患へと，わずか1世代の間に進化した。HIVは，ジェンダー，性，貧困，ライフスタイルなど健康の他の側面ついて考える契機となった。そしてまた，自然はいまだに未知の病気でわれわれを驚かせることができるということも忘れてはならない。

旧約聖書で，契約の箱を奪い取った報いとして，アシュドッドのペリシテ人を疫病が襲う。これは必ずしも腺ペストではないが，人口を激減させる流行病には，現在に及ぶ長い歴史がある。ピーター・ヴァン・ハレンによる油彩画(1661年)。

34. ペスト　PLAGUE

大量死の世界

ドロシー・クローフォード　*Dorothy Crawford*

ばらのはなわを　つくろうよ
ポケットには　はなびらいっぱい
　はっくしょん！　はっくしょん！
みんないっしょにしゃがもうよ

（マザー・グース，谷川俊太郎訳）（4 行目は「皆立っていられずぶったおれる」とも読める）

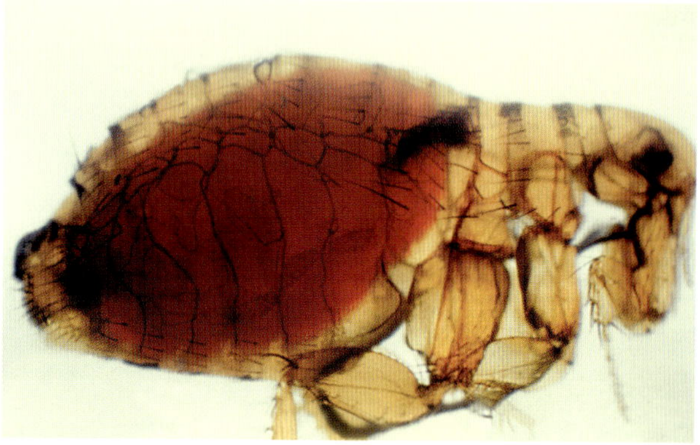

上
ペスト菌に感染したネズミノミ。ペスト菌は感染から 3 日間で血がたまった消化器内に黒い指のような像として見える。ノミが吸血するとき，生きた菌を含む血がノミの体内を逆流して刺し傷から人に渡る。

下
クマネズミは一般的に，フネネズミ，ヤネネズミ，アレクサンドリアネズミ，古イギリスネズミなどと呼ばれ，人間の生活のなかで長い歴史を占めている。もともとは熱帯アジアに住み，ローマ期に中東から移住し，ヨーロッパには 6 世紀くらいに到着した。

人類の歴史を通じ，ペストはもっとも恐れられ，もっとも多くの死亡者を出してきた。ある世帯から別の世帯へと不可避的に広がって感染し，感染した人物の 50％が非常に苦しみながら，一方で慈悲深いことにあっという間に死に至った。一般的にはリンパ節が大きく腫れる症状をもち，1347 年のシチリアの黒死病の初期の症例を目撃したピアッツァのミカエルが次のように記している。

身体のあちこちにできものが広がった。性器周辺，腿，腕，首などだ。最初はハシバミの実くらいの大きさで，患者は痙攣の発作を起こし，そのせいで体力が弱まるので，まっすぐ立っていることができず，横にならなくてはならなかった。激しい熱で体力を消耗し，疲労困憊する。すぐにできものはクルミくらい，鶏の卵，それからガチョウの卵くらいの大きさになり，大きな苦痛を伴い，身体中がヒリヒリし，体液が悪化して血を吐いた。血液は肺から喉にせりあがってきて，全身を腐らせ，最終的には腐敗させた。病気

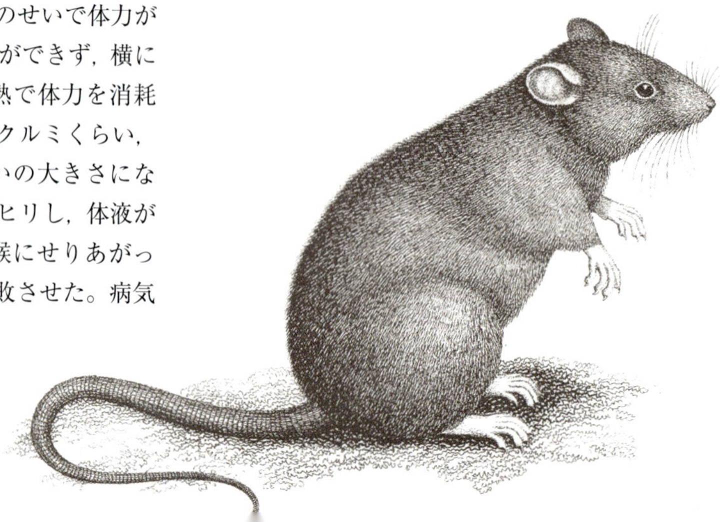

は3日間続き，遅くとも4日目には患者は絶命した。

過去2,000年間でペストの世界流行は3回あった。最初の流行は，542年のいわゆるユスティニアヌスのペスト，第2に1346年の有名な黒死病，第3は1860年代に中国に始まった。最初の2つの流行は，それぞれ少なくとも200年続き，第3の流行は現在進行中である。流行は通商路に沿って起き，旧世界ほぼ全体を侵した。第3の流行は国際通商によって新世界も侵した。

細菌，ノミ，げっ歯類

第3の世界流行の始まりは，一般の人々に細菌理論が受け入れられ［14］，「細菌学の黄金時代」を迎える時期と一致していた。ペストが1894年に香港に到達して被害を出したとき，病原体を分離することはすでに細菌学で受け入れられた手法だった。パリのパストゥール研究所で学んだアレクサンドル・イエルサン（1863-1943）は香港に行き，ペストを研究した。イエルサンはすぐにペストを起こす菌を単離し，これを現在では彼の名を冠して *Yersinia*（*Y.*）*pestis* と呼んでいる。3年後，同じくパストゥール研究所のポール＝ルイ・シモン（1858-1947）がペスト禍のインドで研究し，病原体の複雑なライフサイクルを明らかにした［15］。

ペスト菌は，普通は穴を掘って住むげっ歯類に感染し，ノミを通じてげっ歯類の間で広まる。荒地ネズミ，マーモット，ジリスなど，このような動物のほとんどは，感染しても病気にならず，地下の居住地で細菌は常に循環している。世界中にペストの病巣と呼ばれる病原体が常在する地域がいくつかある。ヒマラヤ，ユーラシア，中央アフリカの病巣は古く，アメリカ大陸と南アフリカの病巣は第3の世界流行で初めて現れた。

人間がペストに罹るのは，感染したげっ歯類と接触した場合のみである。特に，ペスト菌に感染しやすいクマネズミ（イエネズミ，学名 *Rattus rattus*）が危険である。古典的には感染の鎖は野生のげっ歯類からクマネズミに移行し，クマネズミはすぐに死亡する。するとノミが次の餌を探して死体を離れる。かつては人間の家にはクマネズミが住んでいたので，腹をすかせたノミが人間の血を吸い，そのときにペスト菌が人間に侵入する。古典的腺ペスト感染者は，他の人間に直接感染を引き起こすことはなく，それぞれの人間がネズミノミに噛まれて初めて感染する。黒死病のときに，人々は人

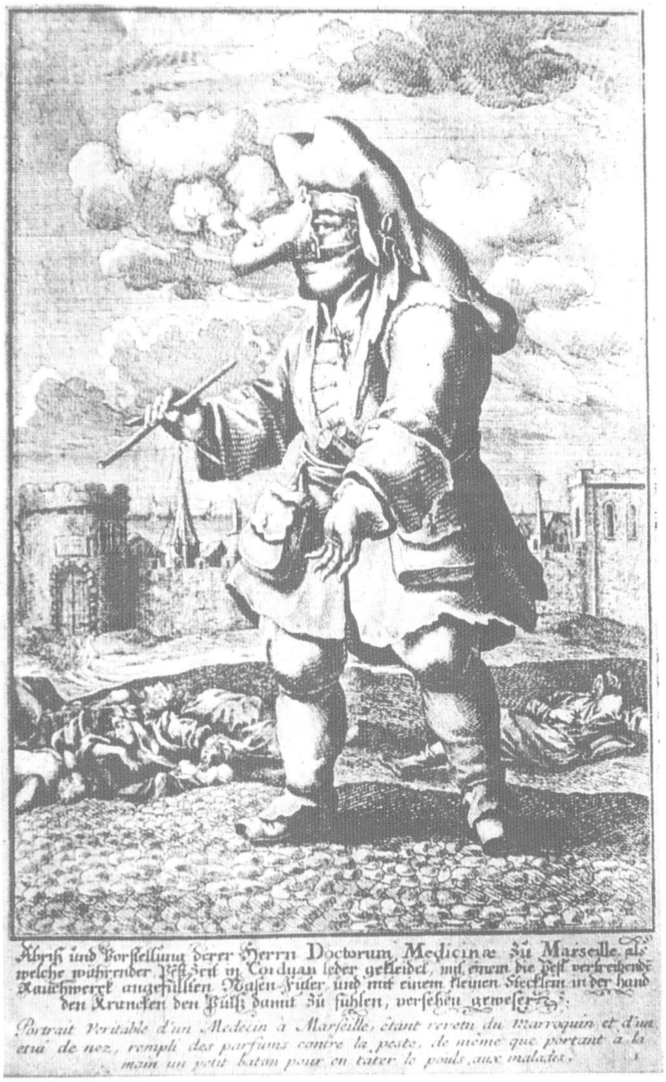
Abriß und Vorstellung derer Herrn Doctorum Medicinæ zu Marseille, als welche währender Pest-Zeit in Corduan leder gekleidet, mit einem die Pest vertreibende Rauchwerck angefüllten Nasen-Futer und mit einem kleinen Stecklein in der hand den Krancken den Pulß damit zu fühlen, versehen gewesen.
Portrait Veritable d'un Medecin à Marseille, étant revetu du Marroquin et d'un etui de nez, rempli des parfums contre la peste, de même que portant a la main un petit baton pour en tater le pouls aux malades.

上
マルセイユのペストの大流行（1720-22）は，18世紀ヨーロッパでもっとも顕著で，レバント（東地中海）から来航した船がもたらし，マルセイユの街と後背地で10万人が犠牲になった。このマルセイユのペスト医は，空気中のミアズマ（毒気）に対する防衛策としてタバコ状のものを吸っている。

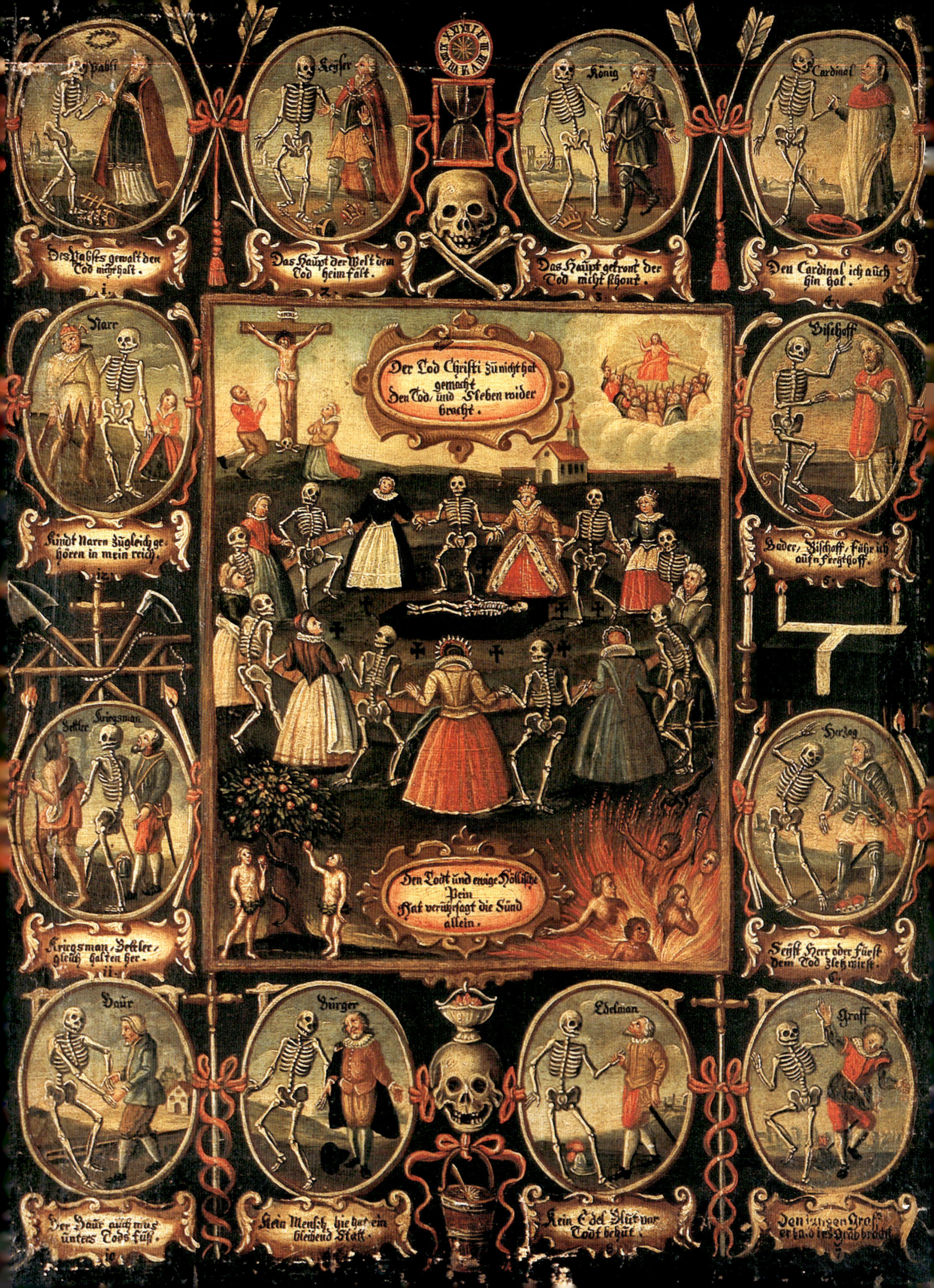

Pabst
Keyser
König
Cardinal
Des Pabsts gewalt den Tod nicht halt.
Das Haupt der Welt dem Tod heim fält.
Das Haupt getront der Tod nicht schont.
Den Cardinal ich auch hin hol.
Narr
Bischoff
Der Tod Christi zunicht hat gemacht Den Tod, und Leben wider bracht.
Kindt Narren zugleich ge hören in mein reich.
Herzog
Kriegsman
Den Todt und ewige Höllische Pein Hat verursacht die Sünd allein.
Kriegsman, Bettler gleich halten her.
Baur
Bürger
Edelman
Graff
Der Baur auch mus unters Tods füss.
Kein Mensch hie hat ein bleibend Statt.
Kein Edel Blut vor Todt behüt.

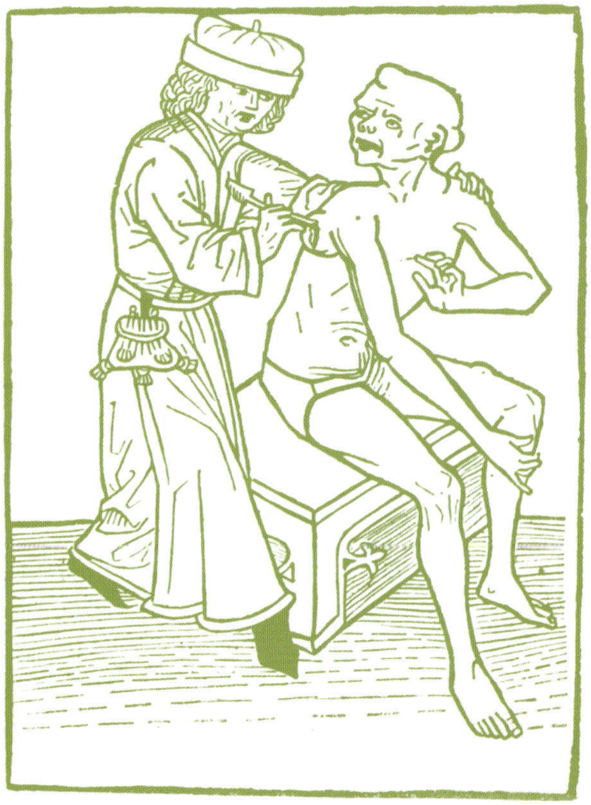

左ページ
死の舞踏。死は普遍的で恣意的であることを示す後期中世のアレゴリー。ペストや他の予想不能の苦痛に満ちた死に方に対処するための１つの方法だった。死者たちは生きる者を墓に呼び出し，その途上，組になって死の舞踏を踊る。

左
中世の外科医が患者の横痃を切開している。過剰な体液を排出することが目的であったが，血液は細菌だらけなので，危険な行為でもあった。しかし，そのような知識はだいぶ先まで人々が得るところではなかった。

から人への感染を恐れて，医師たちは防護服を着用し，病気の広まりを防ぐため初めて検疫が行われた。しかし，病原体は被害者の肺に血液によって到達し，肺ペストを起こすことがあり，その場合は咳を通じて直接人から人へ広まることがある。

死と混乱

どの世界流行においても，死者数は膨大で，その後何世代にもわたって深い影響を及ぼした。たとえばユスティニアヌスのペストは６世紀のコンスタンティノープルに襲いかかった。ユスティニアヌス帝が東ローマと西ローマの２つの帝国を再統合しようと努力していた時代だった。最初の流行の後，200 年にわたって流行が断続的に現れ，死者数は１億人と見積もられている。人口が激減したビザンツ帝国においては国境防衛が難しくなり，長期間にわたる帝国没落に至った。

同様に黒死病は，ヨーロッパ最大の人口激減をもたらし，人口水準回復に 300 年かかった。イングランドだけで 140 万人，すなわち人口の 1/3 が消滅した。この疫病がどこからきたのか，どうしたら避けられるか，治療できるのか，理解している者は１人もいなかった。ニセ医者たちが人々の恐怖を利用して一稼ぎした。膨れ上がった腺を切開することは苦痛を和らげたが，有効な治療法はなかった。

第３の世界流行はインド，中国，アフリカの一部で巨大な流行になり，いまだに進行して，毎年世界中で 5,000 人の患者が出ている。1890 年代末，病原体はサンフランシスコに到着し，小さな流行を起こしてジリスに感染し，カリフォルニアに病巣を作り上げた。拡大した病巣は現在カナダからメキシコに及ぶアメリカ大陸の半分を渡り，アメリカで年間に 10〜20 の症例を出す。かつての流行とは異なり，現在では病原体と戦う抗菌薬をもっているので，治療を受けることができる人は大事に至らずにすむ。

35. 発疹チフス　TYPHUS

弱者を襲う病気

マーク・ハリソン　*Mark Harrison*

発疹チフスはまだ終わっていない。これから何世紀にもわたって存続するだろう。
人間の愚かさと野蛮さがチャンスを与えたときには，この病気は必ずわれわれの前に現れるだろう。
ハンス・ジンサー，1935年

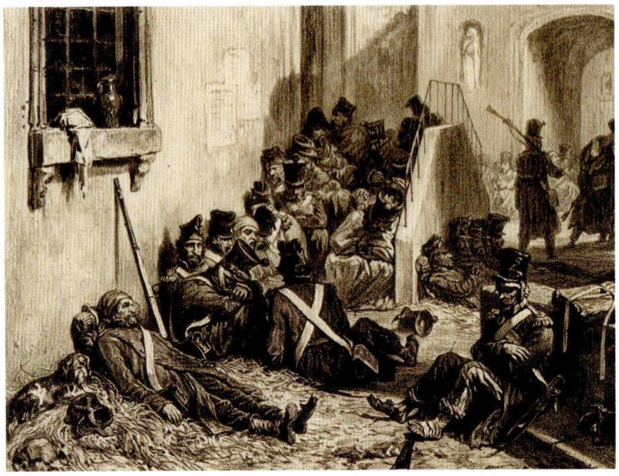

上
発疹チフスは，野営地熱など多くの俗名をもっている。発疹チフスが流行すると軍隊の戦闘能力が壊滅したり，ここで描かれているように長い戦闘に携わってすでに弱体化している兵士に襲いかかる。1814年に敗北した軍隊を退却させているときに，ナポレオンの軍隊は野営地熱に襲われ，ドイツのマインツ市街で大量に病死し，屍を街にさらした。

右ページ
エドウィン・チャドウィックの『イギリス労働者人口の衛生状態に関する調査』（1842）は，人口過密と不十分な衛生設備がもたらす社会的な害を細心の注意をもって詳細に描き出し，発疹チフスを含めたさまざまな病気の被害を克明に記した。

発疹チフスは，急激な熱，発疹，頭痛などの特徴をもつ感染症であり，流行病となって大量死を起こす可能性がある。伝統的には戦争と社会的混乱に伴い，人類の歴史における動乱期に現れることが多く，軍隊や難民によくみられ，飢饉のときに土地を離れた農民を襲うことが多かった。発疹チフスと食糧不足の間には強い関係があったので，「飢饉熱」と呼ばれることもあった。また，人口過密の病気としても悪名高かった。歴史のなかで発疹チフスに与えられた他の名前では，「監獄熱」「船倉熱」「野営地熱」が一般的である。

発疹チフスと監獄や軍隊の間の密接な関係が，この病気を抑制しようとする最初の努力につながった。17世紀後半に常備軍が形成されると，その健康を保つことが重要な関心事となったのである。監獄，船などの密閉型の空間を，清潔にし，消毒して，病気のもとだと思われていた悪臭を取り除くようになった。18世紀末には，そのような方法が船の流行性熱病の現象を減らし始めていたが，一方で同様の病気は，急速に拡大していた工業都市で増え始めたスラムで拡大した。エドウィン・チャドウィック（1800–90）のような衛生改革者は，これを社会的問題であるととらえ，汚物と人口過密を取り除くことにより，そうした病気を予防できると信じていた。

リケッチアと媒介生物

このように19世紀に恐れられていた熱病のなかで発疹チフスは重要だったが，特定するのは難しかった。1849年になって初めて，ロンドンの内科医ウィリアム・ジェンナー（1815–98）が現在腸チフスと呼ばれて

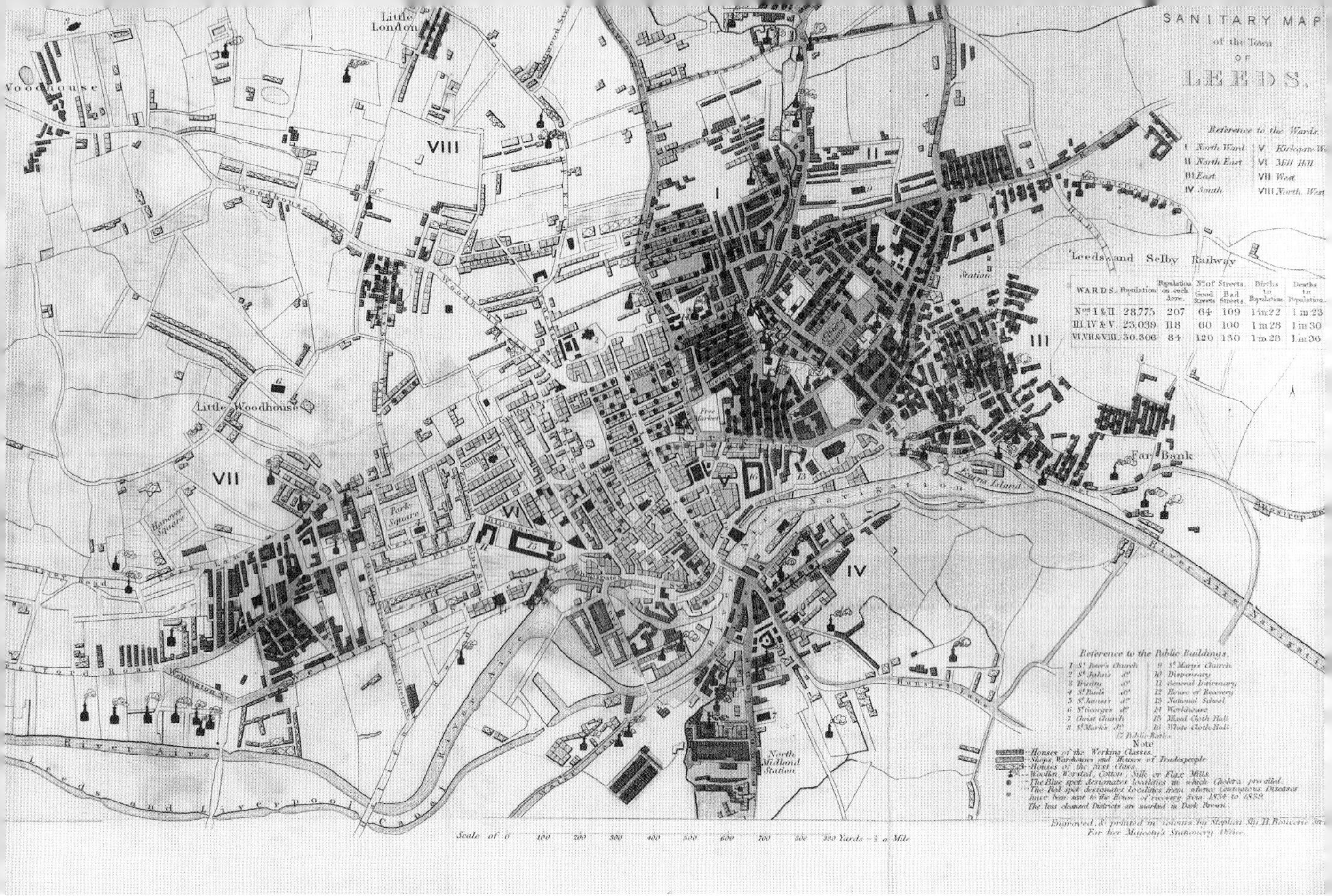

いる病気と発疹チフスを臨床的に区別した。それ以前は異なる疾病であるかどうかについての論争すらあった。しかし発疹チフスに関する描写が詳細になり，19世紀後半には，医学書は発疹チフスを正確に記述するようになった。さらに20世紀初頭にはパストゥールとコッホの発見［14］が発疹チフスの病原体の発見を促した。

発疹チフス属のいくつかの病気のうち最初に発見されたのは，1909年にハワード・テイラー・リケッツ（1871–1910）がロッキー山紅斑熱を起こす生物を特定したときだった。この病気と発疹チフスの症状が似ていることに気づき，リケッツは発疹チフスが流行していたメキシコ市に1910年に移動した。病原体を単離してから，リケッツ自身も感染して悲劇的死を遂げたが，研究は第一次世界大戦中も続けられた。オーストリアの細菌学者で動物学者のスタニスラウス・フォン・プロアゼック（1875–1915）は，セルビアで猛威を振るっていた発疹チフスは，リケッツが発見した病原体が起こしていることを確認した。フォン・プロアゼックも，捕虜兵における流行を調査しているときに，この病気の犠牲になった。助手のヘンリック・ダ・ロハ＝リーマ（1879–1956）が原因となる微生物を単離し，2人の科学者を記念してリケッチア・プロアゼッキ（*Rickettia prowazekii*）と名づけた。第一次大戦後，多くの優れた細菌学者が他の形態の発疹チフスと病原体を発見した。そのなかには名著『ネズミ・シラミ・文明』で知られるハンス・ジンサー（1878–1940）も含まれる。

今日では非常に多くのリケッチア性の病気があり，異なった臨床的な姿を示している。もっとも死亡率が高いのはリケッツ本人が同定したロッキー山紅斑熱であり，もっとも軽いのはリケッチア・アスカリ（*Rickettia askari*）が引き起こすリケッチア痘であることが知られている。異なる発疹チフスは，異なる昆虫や節足動物の媒介生物により広められる。病原体が発見されるのと同時期に，媒介生物の特定も進んだ。最初に伝染の方法を研究したのは，フランスのノーベル賞受賞者シャルル・ニコル（1866–1936）と考えられている。ニコルは，発疹チフスが人のシラミによって伝染することを

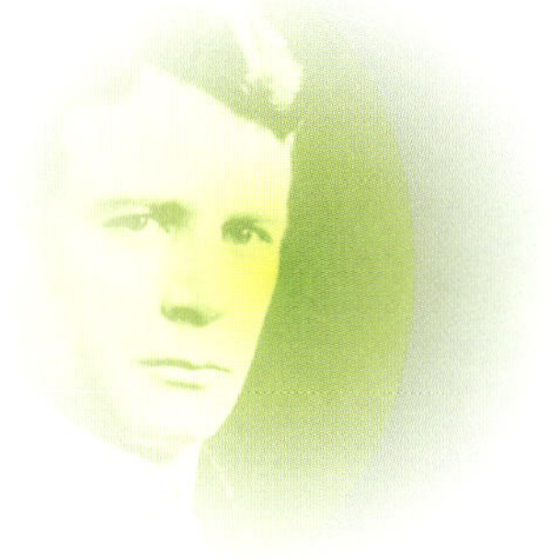

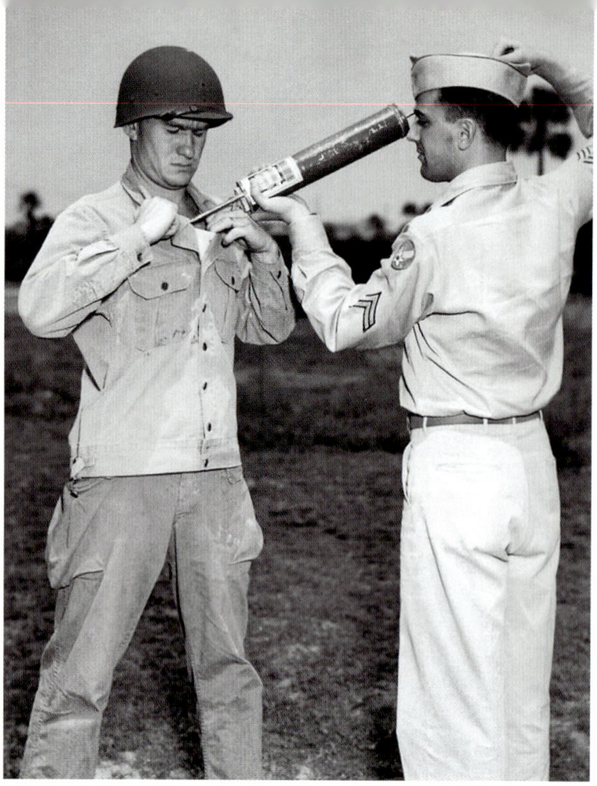

左上
ハワード・テイラー・リケッツは発疹チフスを起こす原因となる微生物を同定した。彼は研究途上でその病のために命を落としたが，その微生物はリケッチア・プロアゼッキと名づけられた。

右上
第二次世界大戦中のヨーロッパで連合軍が進撃するときに，殺虫剤のDDTはヒトシラミ対策として大きな効果をあげ，発疹チフスを予防しコントロールすることができた。ここではアメリカ兵がDDT粉末を浴びせかけられている。

発見した［15］。これにより，シラミが広める発疹チフスと，ネズミノミが広めるいわゆる発疹熱を区別することが可能になった。ニコルの発見が先取権をもってはいるが，ジョン・アンダーソンとジョゼフ・ゴールドバーガーの2人のアメリカ人がシラミ型発疹チフスを数か月後にニコルとは独立に発見した。他のリケッチア性疾患の感染メカニズムも明らかにされ，ダニによる媒介も発見された。

コントロールと治療

相互に関連する一群の病気の予防，治療は20世紀に大いに進展した。1930年代初めにポーランドの生物学者ルドルフ・ワイグル（1883–1957）が流行性発疹チフスに対して最初の有効な予防接種を開発した。これは間もなくベルギーの宣教師によって中国で用いられた。第二次世界大戦中にこのワクチンは軍隊で広く使われたが，問題は非戦闘員である難民と捕虜収容所の兵士たちの間の流行だった。

第一次世界大戦中には，蒸気と化学薬品による消毒がシラミ由来の病気予防に広く用いられ，西ヨーロッパと中東における発疹チフスの抑制に広く貢献した。第二次世界大戦前に開発されたDDTは，より強力な対策となった。1943年から1944年の冬にナポリで発生した発疹チフスの流行は，DDTの威力により急速に終焉し，ビルマにおいてはツツガムシ対策として用いられ大きな効果をあげた。しかし，シラミが媒介する発疹チフスの高い死亡率は，大きな恐怖を呼び起こし続け，戦後に開発され，リケッチア性の病気にきわめて有効だとわかったテトラサイクリンのような抗菌薬ができるまで止まなかった［46］。

20世紀半ばと比べて今日では，発疹チフスはまれな病気になったが，さまざまなリケッチア性の病気は，気候変化や人間の野生環境への進出により範囲が拡大し，広まる場合もある。ジンサーが冒頭の文章を1935年に書いた頃と比べると，確かに発疹チフスの脅威は少ない。しかし，彼の警告を記憶にとどめるべきであろう。

右ページ
1917年のロシア革命後，発疹チフスの流行が始まった。これは1921年の公衆衛生のポスターで，シラミを殺すために簡単な個人衛生の方法と衣服の洗濯を勧めている。このポスターではシラミが拡大され，恐怖が呼び起こされる。

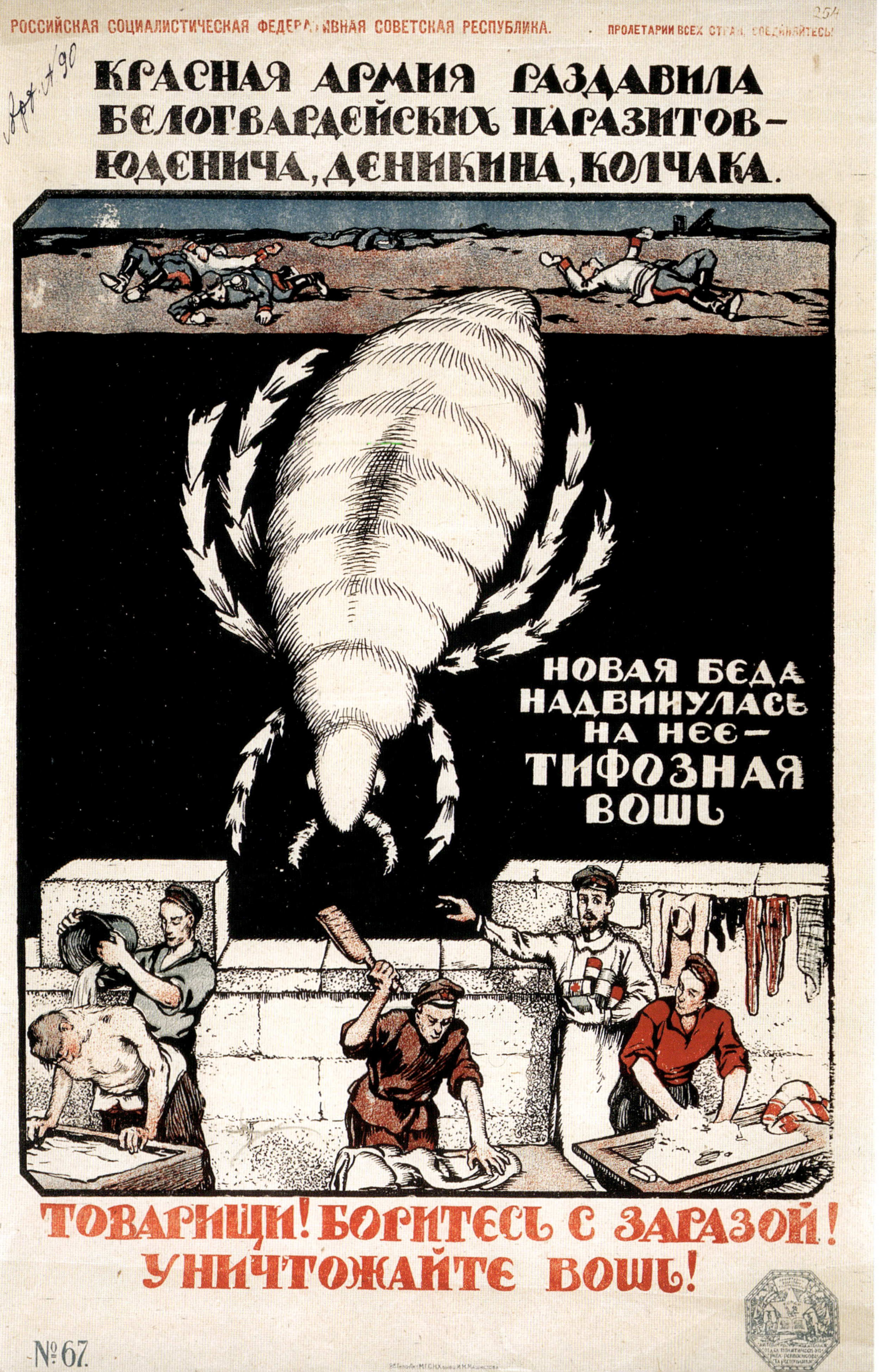
РОССИЙСКАЯ СОЦИАЛИСТИЧЕСКАЯ ФЕДЕРАТИВНАЯ СОВЕТСКАЯ РЕСПУБЛИКА.
ПРОЛЕТАРИИ ВСЕХ СТРАН, СОЕДИНЯЙТЕСЬ!
КРАСНАЯ АРМИЯ РАЗДАВИЛА БЕЛОГВАРДЕЙСКИХ ПАРАЗИТОВ — ЮДЕНИЧА, ДЕНИКИНА, КОЛЧАКА.
НОВАЯ БЕДА НАДВИНУЛАСЬ НА НЕЕ — ТИФОЗНАЯ ВОШЬ
ТОВАРИЩИ! БОРИТЕСЬ С ЗАРАЗОЙ! УНИЧТОЖАЙТЕ ВОШЬ!
№ 67.

36. コレラ CHOLERA

最強の刺客

クリストファー・ハムリン *Christopher Hamlin*

コレラという病気をみたことがある者なら，社会的恐怖と社会を変える道具としての恐ろしい力をひしひしと感じるはずである。

リチャード・L・ゲラント，ベネディト・A・カルネイロ＝フィロ，レベッカ・A・ディリンガム，2003 年

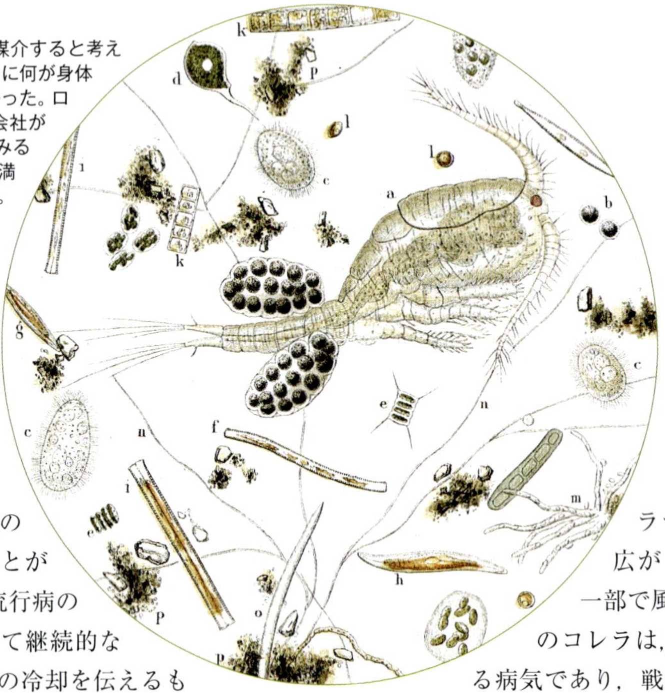

ジョン・スノウは水がコレラを媒介すると考えていたが，人々が水分を摂るときに何が身体に入るか同定することはできなかった。ロンドンのニュー・リヴァー水道会社が提供した水を顕微鏡で拡大してみると，飲み水にはさまざまな生物が満ち溢れていたことを教えてくれる。

コレラと呼ばれる病気の初期の歴史には不明なことが多い。大量死を起こした流行病の古代の記録には，激しくて継続的な下痢と嘔吐，痙攣と四肢の冷却を伝えるものがある。そのような病気がある場所から別の場所へ情け容赦なく広がっていることが，1820 年代初頭に認識された。恐ろしい流行病が 1817 年にベンガルから東に，そして北西に，広まり始めたことが明らかになったからである。この病気は後にアジアコレラ，インドコレラ，あるいはベンガル型コレラとして知られることになった。コレラという語は，古代ギリシャの医学に由来し，通常は過剰な胆汁を体外に排出する自己限定型の病気を指すものだった。

ヨーロッパの帝国主義全盛時代に，コレラは世界中に繰り返し広がった。鉄道と蒸気船による交通の時短が，その広がりを助長したが，古代以来の通商路と巡礼路に沿って広がることもあった。1930 年代にはアジアに限定されるようになっていたが，1990 年代初頭にはラテンアメリカの大部分に広がり，その後，アフリカの一部で風土病になっている。現代のコレラは，しばしば災害に随伴する病気であり，戦争その他の危機により，多数の人間が非衛生的環境に集められたときに発生する。

19 世紀の流行

19 世紀の大半において，コレラとは何か，どのように広がるのか，ということが激しく議論された。それが特別な独立した病気であるのか，その感染の元をもっている人間がある土地にやってくることによるのか，それともその環境にもともとある病理的なものが頭をもたげるのか，この問題はなかなか決着がつかなかった。ジョン・スノウ（1813–58）によって画期的な疫学研究がなされた後は，汚染された水を飲むことが，少なくとも 1 つの要因であるという知識が共有され，コレラは劣悪な衛生状態や貧困と結びつけてとらえられてい

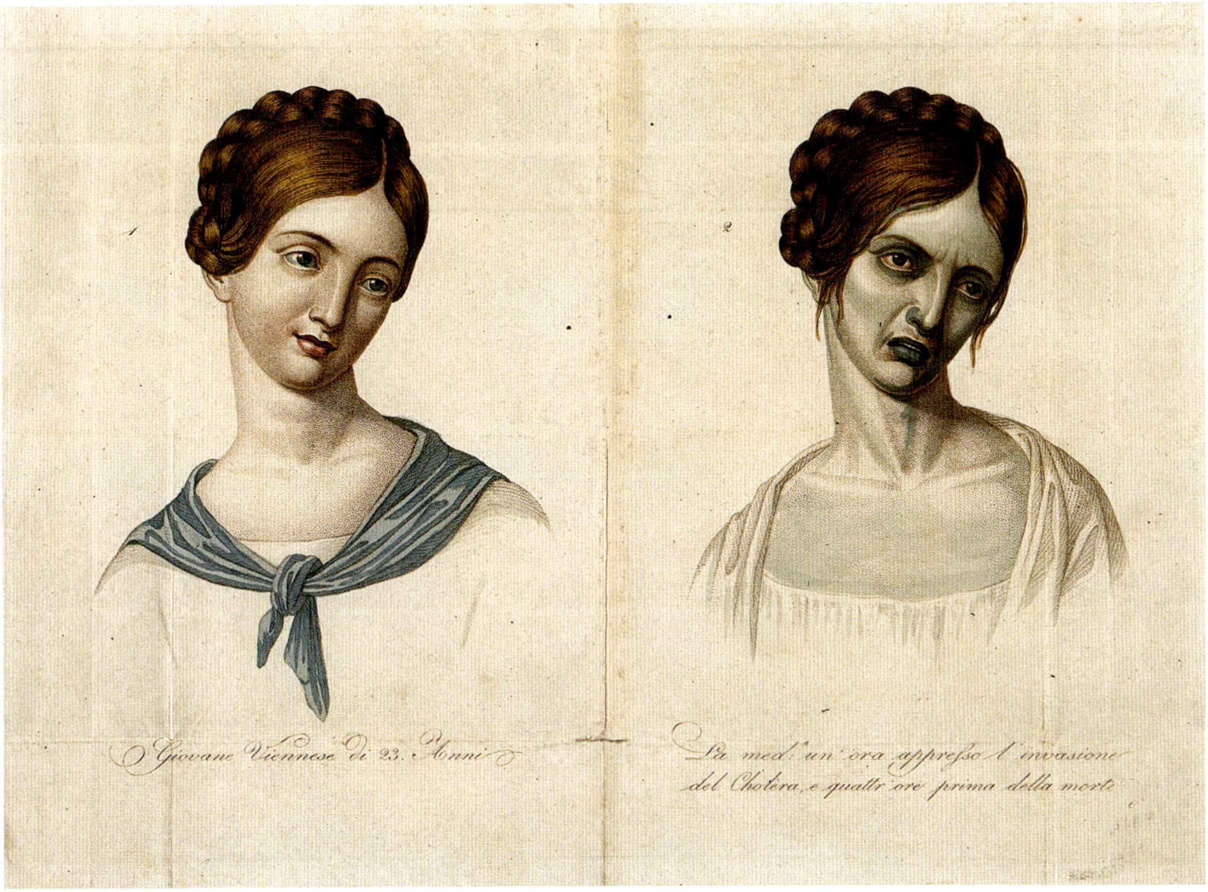
1
Giovane Viennese di 23. Anni
2
La med.a un'ora appreſso l'invasione
del Cholera, e quattr'ore prima della morte

病気前，病気後。この清楚な23歳のベネチア女性は，衰弱して唇は青黒くなり，死人のような姿になった。腸内のコレラ毒素が血管と組織から水分を引き出し，嘔吐や特徴的な米のとぎ汁のような下痢便を起こした。コレラの被害者は数時間で死ぬこともあった。

た。スノウは水の中に特別な汚染物が存在しているという仮説を立てたが，それを同定することはできなかった。ロベルト・コッホは，1883年にいわゆる「コンマビブリオ」(後にコレラ菌 *Vibrio cholerae* と呼ばれることになる。p 72) を単離した。コレラ対策は自信をもって行われるようになったが，危険な病気を起こす株と起こさない多くの株を区別することはまだ難しかった。コッホの発見の直後にワクチンを作ることが試みられたが，ワクチンにより与えられる免疫は部分的であり，短期間だった［63]。

コレラは，流行する期間は短いのが特徴だが，非常に致死率が高かった。多くの医師にとって，致死率を50%以下にできれば成功したといってもよかった。それよりも高い治癒率は，彼らによれば，誤診か嘘だった。しかし治癒率の違いはおそらく定義の違いによるものだろう。軽い症例が別の名前で呼ばれた地域もある。ほとんどが軽症例であり，しばしば病気として診断されないことがあるというのが現代の医学の立場である。

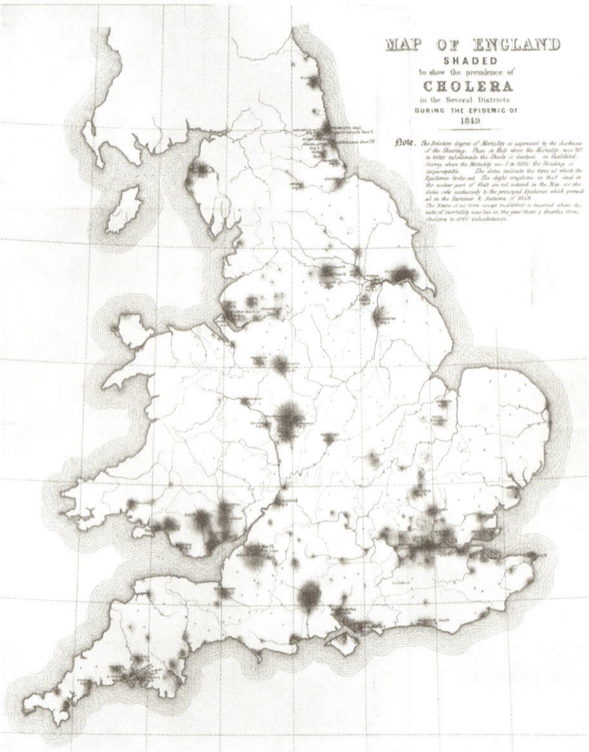

治療の方法

19世紀以前の医師にとっては，コレラは対応可能な病気だった。身体が毒を排出しようとしているのを助け，冷却と痙攣を治療し，力を回復させればよいのだ。しかし19世紀には，パニックを起こした人々からの圧力に屈して「失うものは何もない」的なアプローチをとる医師もいた。身体にそのような急激な変化を起こす病気には同じように過激な治療法でなければならない，と主張する医師もいた。コレラは精神を除いて，身体のほぼあらゆる部分に影響を与え，その病理は不確かだったので，無数の奇怪で苦痛を伴う，そして危険な治療法が提案されたとしても驚くにあたらない。また，いかさま医たちが「必ず効く」と称して薬を売る恰好の機会だった。

水分の損失が顕著だったので，医師たちはそれを補充しようと考え，初期のコレラへの対応では水分を再補充することがしばしばあった。問題はその水分が体内にとどまるようにすることだった。水分（と塩分）を注射で入れて回復させる試みは1830年代から行われていた。改善は劇的であったが，残念ながらたいてい一時的だった。他の治療法に比べて効果がなさそうだとわかって実験を放棄する人々が大部分だった。

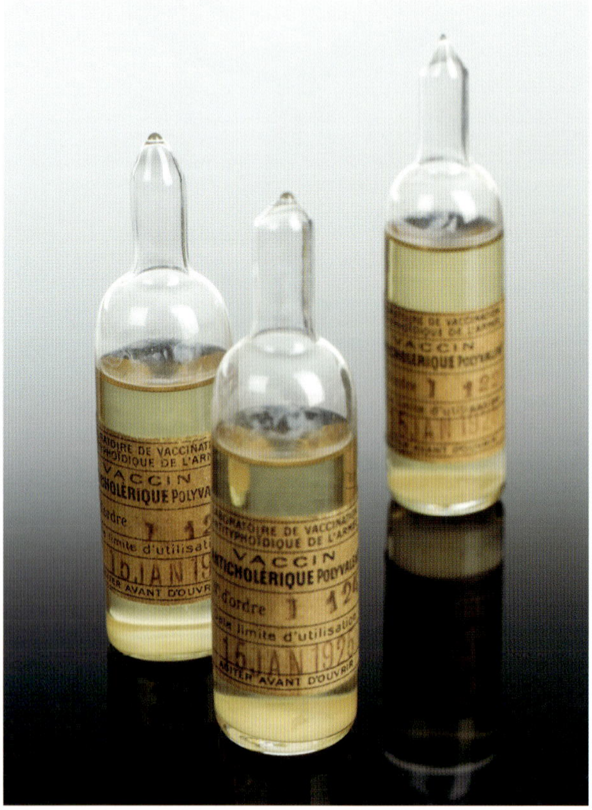

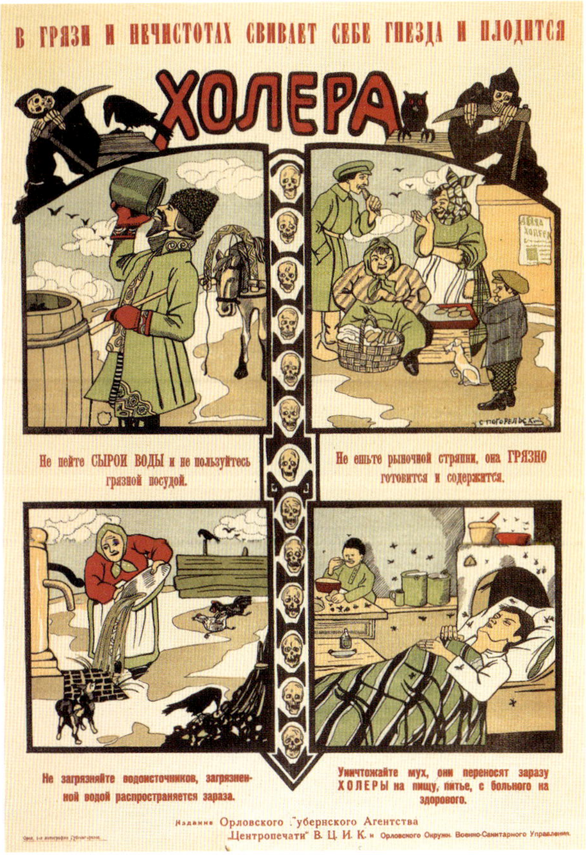
В ГРЯЗИ И НЕЧИСТОТАХ СВИВАЕТ СЕБЕ ГНЕЗДА И ПЛОДИТСЯ
ХОЛЕРА
Не пейте СЫРОЙ ВОДЫ и не пользуйтесь грязной посудой.
Не ешьте рыночной стряпни, она ГРЯЗНО готовится и содержится.
Не загрязняйте водоисточников, загрязненной водой распространяется зараза.
Уничтожайте мух, они переносят заразу ХОЛЕРЫ на пищу, питье, с больного на здорового.
Издание Орловского Губернского Агентства
„Центропечати" В. Ц. И. К. и Орловского Окружн. Военно-Санитарного Управления.

20 世紀初頭にレオナード・ロジャース（1868–1962）がカルカッタで血液の組成の違いを研究し，致死率を 4% 程度にまで下げることができた。死に至る併発症を予測して対策を立てると，治癒率はさらに改善した。治療法が成功したので，大病院や実験室に基礎を置いた治療法は必要ないと考えられるようになり，1970 年代初期には砂糖や塩を混ぜた液体を経口で与えれば十分であると認識された。重大な脱水症状を引き起こす他の消化器系の病気でも同じことがいえた。経口での水分補給の際に，塩分と糖分が小腸から吸収されて，水分の吸収を助けることは，「20 世紀においてもっとも重要な医学的発見でありうる」とされている。

現代のコレラ

この数十年間，コレラの現状は根本的に変化した。コレラ菌は温かい海水と淡水が混じるような水域で特に広く分布し，遺伝子的に不安定であることがわかった。どれだけのコレラがまだ存在しているか明らかではない。現代でも部分的にコレラのスティグマが残っているせいで，コレラの報告は実際よりもかなり少ないと信じられている。現実の治療上は，コレラを他の下痢と区別する意味が希薄になっている。消化器系の病気はいずれも公衆衛生と個人衛生，そしておそらくワクチンによって予防でき，経口水分補給で治すことができるからである。しかし，コレラが再び世界に広まる可能性は残っている。1 世紀前，コレラは世界の人口を震撼せしめた。今日でも政府や公権力を危機に陥れることができる。2010 年 11 月のハイチのコレラの流行がまさにそれを示している。

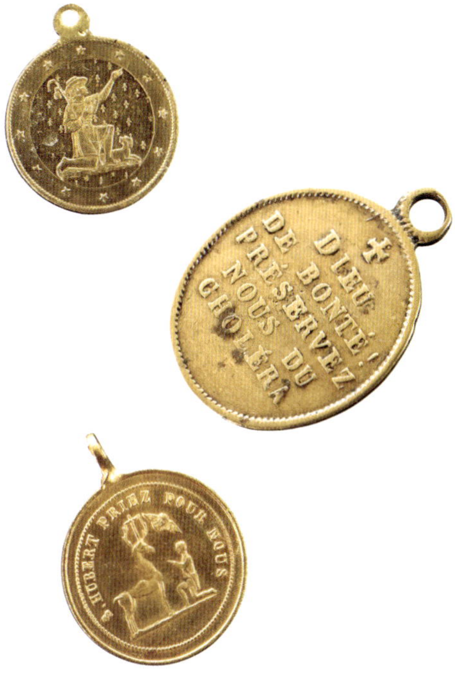
DIEU DE BONTÉ! PRÉSERVEZ NOUS DU CHOLÉRA
PRIEZ POUR NOUS

左ページ上
1848 年にイギリスに到達したコレラの被害地図。死亡率が影の濃さで示されている。

左ページ下
フランスの「腸チフスワクチン軍工場」によって作られたコレラワクチンのアンプル。使用期限が明確に示されている。

上
「コレラを予防するためにしてはならないこと」。1920 年頃のロシアの公衆衛生ポスター。コレラに罹らないようにする方法を教えている。

左
19 世紀のフランスとベルギーのペンダント。中世にはペストを予防してくれると考えられていた聖ロクス守護聖人に救いを求め，コレラから守ってもらおうとしていた。

37. 産褥熱　PUERPERAL FEVER

母親たちを殺したのは？

クリスティーン・ハレット　*Christine Hallett*

告白するのは誠に辛いが，私自身がたくさんの女性たちに
感染を運んだ当人だというのは真実である。

アレクサンダー・ゴードン，1795 年

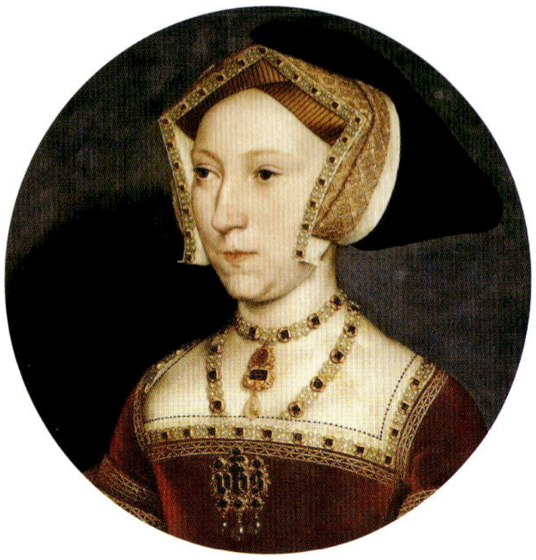

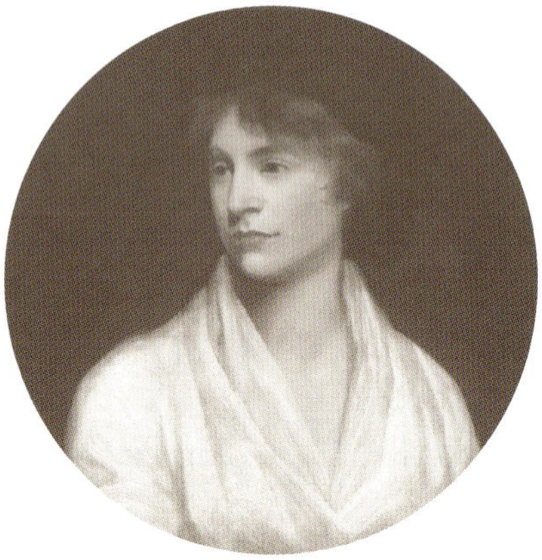

破滅的病気

20 世紀前半まで一般的だった産褥熱は，さまざまな名前がつけられているが，医師がその原因となっていたもっとも有名な医原病である。分娩時に立ち会っている人物の手から，知らぬ間に病原体が女性の子宮に侵入して起きる病気である。感染源は医療者の手だけでなく鼻や喉であることもあり，すでに感染していた患者から直接子宮に向かう場合もある。もっとも一般的な病原体は悪性の A 群 β 溶血性連鎖球菌であり，他の細菌が関与することもある［14］。

この病気は急性で，通常は出産から 3 日後に始まり，高熱，激しい頭痛，脈拍の上昇，衰弱など感染症の古典的症状を示す。進行すると腹痛が激しくなり，腹部膨満，嘔吐，下痢がある。感染が広がって腹膜炎と敗血症を起こし，死に至る。この病気で落命した有名人には，ヘンリー 8 世の 3 番目の妻ジェイン・シーモア，19 世紀の家政読本の著者のイザベラ・ビートン，後に『フランケンシュタイン』の著者となるメアリ・シェリーの母である思想家メアリ・ウルストンクラフトなどがいる。

新しい病院・新しい科学

この病気の最初の流行は，おそらく 17 世紀中頃のパリで起きた。急激に増加したのは 18 世紀半ばで，大規模な公共病院が建てられ，より科学的で経験に基づいた医学へのアプローチが成長した時代だった。新しい産科病院は，貧窮者を入院させ，ケアを与え，食べ物と部屋を提供する代わりに，患者たちは教育のための道具となり，医師や医学生による頻繁な検査にさらされた。このような状況で産褥熱が流行病的に発生した。致死率は 30％を超えることもあった。

18 世紀に医師の新たなグループが登場した。男産婆，あるいは男性産科医であり，産科に焦点を当てた外科の特殊分野で，多くの男産婆は産褥熱を研究した。彼らは，古代から存在していた「感染説」も検討したが，それは副次的で，病気が人体内でどのように進行するか，あるいはどこが損傷しているかを発見するための死体解剖に依存する研究が重要と考えた［07］。

大病院における産褥熱の流行を起こしたのは，医師や医学生が病院の死体解剖室から直接分娩室にやってくる習慣によるものだった。死体解剖室で解剖した後

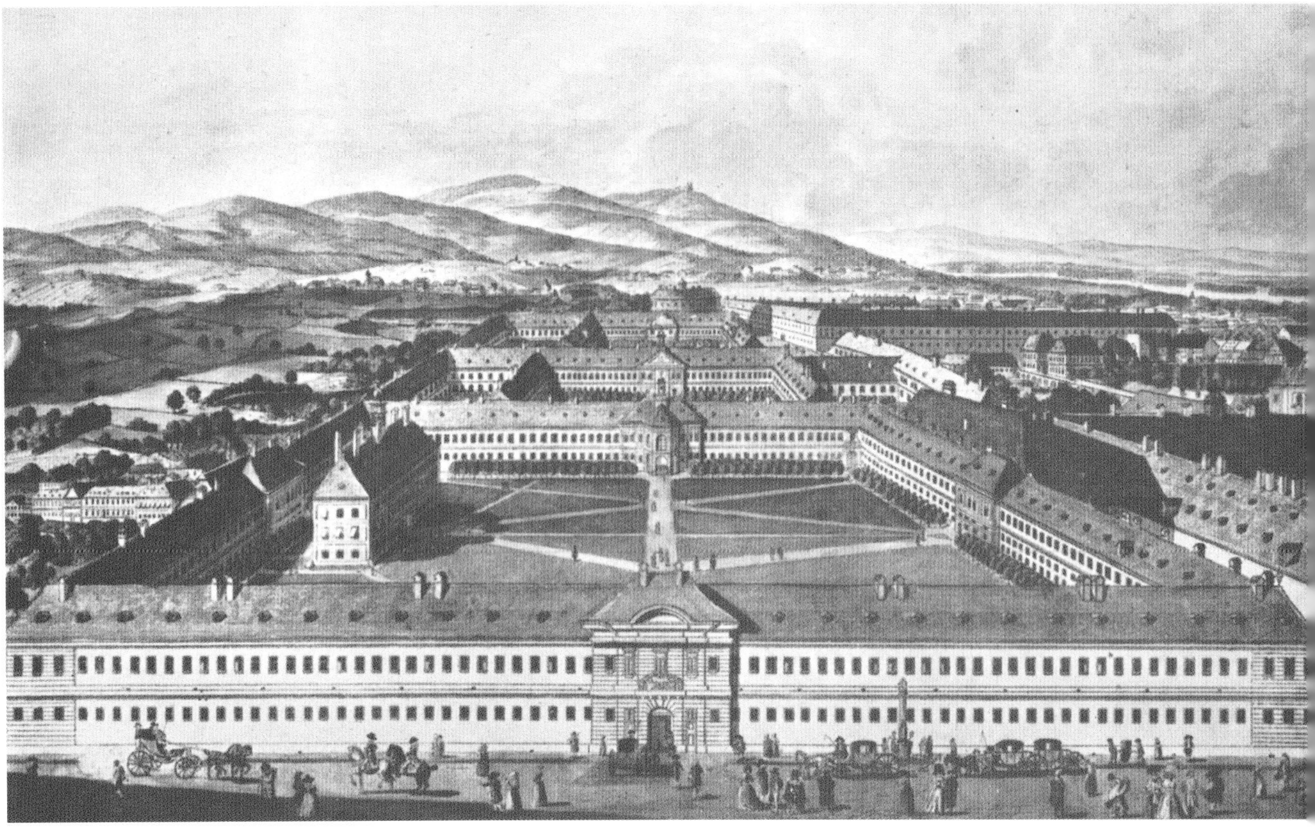

で，手を洗ったり衣服を着替えたりしないで分娩室にやってきて，死体から生きている母親たちに病原体を運んだのである。産褥熱の悲劇は，医師が病気の起源を発見しようと死体解剖室で研究すればするほど，不幸な患者に感染させる可能性がより高くなったことである。

真実に目覚める夜明け

産褥熱が出産に立ち会った医療者の手や衣服から健康な女性にうつるのではないかと最初に真剣に考えた医師はアレクサンダー・ゴードン（1752-99）であり，アバディーンで男産婆として開業して多くの症例に接し，誰が分娩させたかにその病気が依存することに気づいた。彼は『アバディーンの産褥熱の流行についての議論』（1795）で感染を産婦に伝えたと考えられる医師と産婆の名前を特定し，騒動を起こした。

1843年にアメリカの医師オリヴァー・ウェンデル・ホームズ（1809-94）は，*New England Quarterly Journal of Medicine and Surgery* に論文「産褥熱の感染性について」を発表し，出産に携わる医療者に，次の患者に移るときには手を洗い，衣服を替えることを勧め，出産に立ち会う日には死体解剖をしないことを勧めた。

産褥熱が感染することを発見したと通常いわれているのは，ハンガリー人の男産婆イグナッツ・ゼンメルヴァイス（1818-65）である。彼自身の人生の不幸は，病気の悲劇を反映するようだった。彼はウィーン一般病院の第1産科病棟助手に有期契約で任命され，自分のいる第1病棟では，産褥熱による死亡率が第2病棟に比

左ページ左
イングランド王ヘンリー８世の第３の妻，ジェイン・シーモア（1508-37）。エドワード王子の誕生のときに産褥熱で死亡した。ハンス・ホルバイン（子）による肖像画の一部。

左ページ右
メアリ・ウルストンクラフト（1759-97）は，男性と女性の平等を提唱した人物であり，『女性の権利の擁護』（1792）を執筆した。彼女自身がまさに女性的な病気で落命したのは皮肉な悲劇だった。

上
ウィーンの総合病院。この病院の産科病棟でイグナッツ・ゼンメルヴァイスが，出産した女性の死亡と，きちんと手を洗わないで解剖室から出てきた医学生の出産立ち会いとの間に関連を見出した。

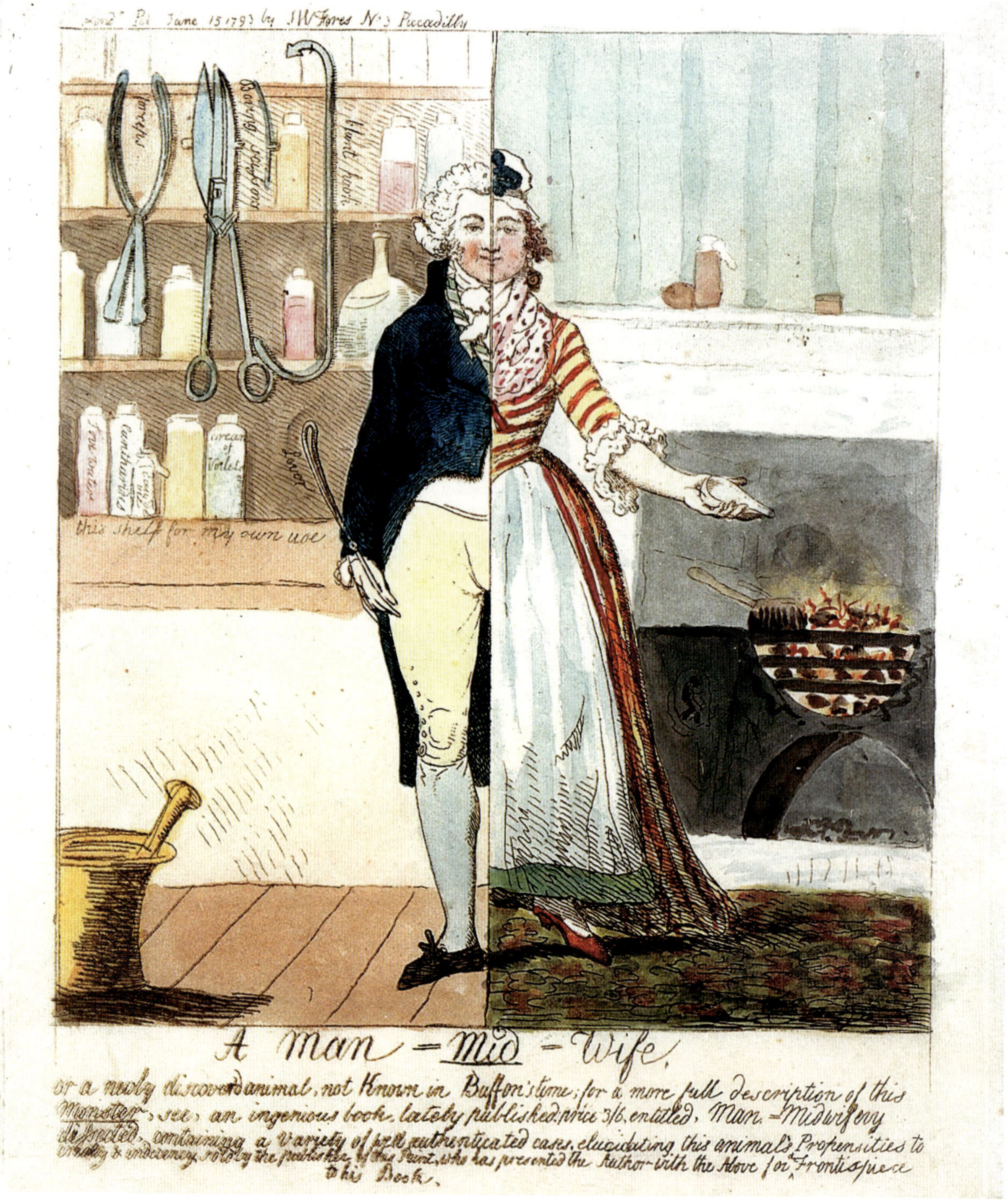
Lond. Pub. June 15 1793 by S.W. Fores No. 3 Piccadilly
A Man-Mid-Wife,
or a newly discoverd animal, not Known in Buffon's time; for a more full description of this Monster, see, an ingenious book, lately published price 3/6, entitled, Man-Midwifery dissected, containing a Variety of well authenticated cases, elucidating this animal's Propensities to cruelty & indecency, sold by the publisher of this Print, who has presented the Author with the Above for a Frontispiece to his Book.

上
18世紀後半のアイザック・クルックシャンクによる，新たに登場した男産婆のカリカチュア。かつて女性の領域だった出産に男性の専門家が浸食したことは，女性が産褥熱にかかる危険を高めるという悲劇をもたらした。

右ページ下
薬「プロントジル」のタブレット。これは最初のスルホニルアミドの殺菌性をもつ薬品で，ドイツのバイエル社の実験室でゲルハルト・ドーマックが開発した。ドーマックは1939年にノーベル医学賞受賞が決定していたが，ナチによってその受賞を阻まれた。

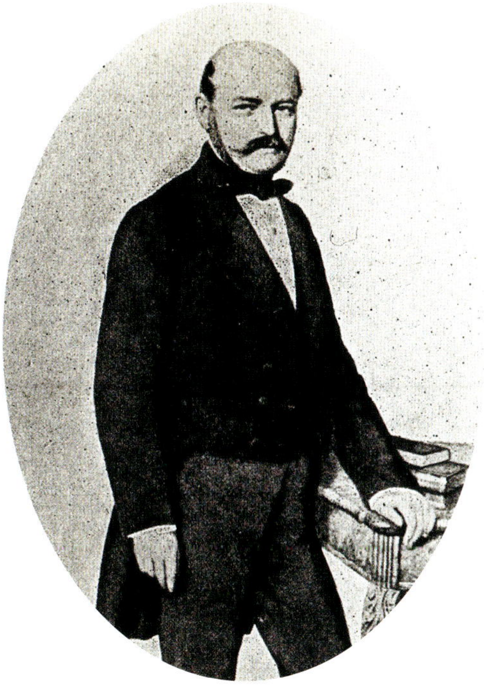

上
イグナッツ・ゼンメルヴァイスは医療者が産褥熱を広めることに加担しているのだという事実を認識させようとしたが，簡単には受け入れられなかった。18 世紀のアレクサンダー・ゴードンの場合と同様に，彼は称讃ではなく敵意の的になった。

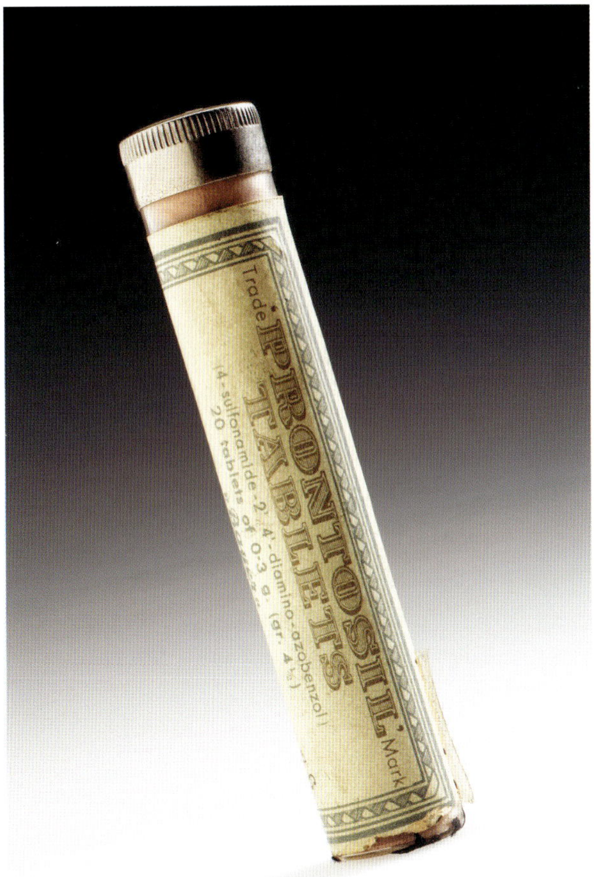

べて非常に高いことに気づいた。第1病棟では医学生が訓練され，第2病棟では女性の産婆たちが訓練されていた。医学生は死体解剖の実習を行い，産婆が死体解剖に立ち会うことは許されていなかった。

そのような状況で，同僚ヤコプ・コレチュカが死体解剖のときに偶然手を怪我して敗血症で死んだときに，ゼンメルヴァイスは，医師と医学生の手に付着して運ばれる物質こそが産褥熱を起こすことを認識した。1847 年にすべてのスタッフ・学生に，分娩室に入る前にさらし粉で手を消毒するよう命じた。その結果死亡率は激減したが，彼のアイディアは嘲笑され，3 年の雇用契約は更新されず，1849 年にウィーンを離れざるをえなくなり，自分の考えを『産褥熱の原因，概念，予防』という書物で世に問うたのは 1860 年のことだった。1865 年に彼は精神疾患を発症して精神病院に閉じ込められ，47 歳のときに怪我から感染症を起こし死亡した。

20 世紀の革新

ルイ・パストゥールが連鎖球菌病原体を 1870 年代に発見した後［14］，ゼンメルヴァイスの考えは真剣に取り上げられるようになった。レベッカ・ランスフィールド（1895–1981）が 1920 年代に連鎖球菌群を分類し，レナード・コールブルック（1883–1967）と妹のドーラ（1884–1965）は，産褥熱の原因としてもっとも一般的なのは溶血性連鎖球菌であることを確定した。1935 年にコールブルックは最初の有効な治療法を発見した。それは，染料プロントジルの成分のスルホニルアミドである。殺菌処置と抗菌薬が現れ，産褥熱はほぼ完全に克服された［46］。20 世紀中頃には，産褥熱の治療は，医学の失敗から医科学のもっとも偉大な達成へと書き換えられることになった。

38. 結核 TUBERCULOSIS

血を吐く

ヘレン・バイナム *Helen Bynum*

彼を殺すためにやってきた
死の兵の隊長は結核だった。
その病気こそが彼を墓に送り込んだ。

ジョン・バニヤン，1680年

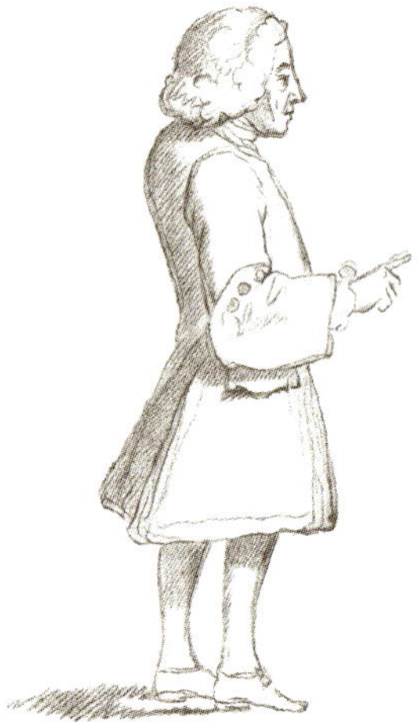

左
詩人アレクサンダー・ポープの「せむし」はポット氏病によるものである。病気の原因である細菌が胸から血液に広がり，胸椎と椎間板を徐々に破壊する。

右ページ上
結核を起こす病原体である結核菌。ここでは身体の免疫系の一部として結核菌のような侵略者を取り囲んで食べる白血球内部にある。

右ページ下
イングランド王ジェイムズ1世（1566-1625）の治世に作られた黄金メダルのお守り。イギリスとフランスの君主は，神によって君主に任命されたので，神の意図を媒介し，瘰癧（るいれき）に触れて癒すと考えられた。この瘰癧は現在ではリンパ腺結核だとわかっている。

結核はもっとも多くの人間を死に至らしめた病気だった。19世紀初期には死因の17～20%を占め，第1位だった。もっとも広まっていたのは呼吸器の結核であり，結核菌によって汚染された痰と接触することで感染する。世界の人口の1/3が現在結核菌に感染しており，その10%が発病する。

結核は人間の病気のなかでもっとも古いものでもある。結核菌は人間の進化の歴史に長くかかわってきた。DNA配列の研究によれば，結核菌は9,000年前の人骨にも存在している。インド，中国，中東，古代ギリシャの古いテキストは結核の症状を記述し，ミイラとなった人体には結核の痕をみてとることができる。人間は結核菌を動物と共有してきた。特に重要なのは牛であり，ウシ型菌は人間にも牛にも病気を起こす。しかし獣医学と公衆衛生によって，安全な牛乳を確保し，動物から人間に結核がうつるのを予防できる。

結節から細菌へ

いったん人体に入ると結核は広範な組織に損傷をもたらす。詩人アレクサンダー・ポープ（1688-1744）は結核性の疾患により，倒壊したような背骨をしていた。瘰癧（るいれき）は首のリンパ腺が腫れる病気で，中世から18世紀までフランスとイギリスの君主が治すために患者に触れてきたので「王の病」と呼ばれ，18世紀の文人サミュエル・ジョンソン（1709-84）は，アン女王に子どものときに触れてもらって，そのときの記念コインを一生身に付けていた。フランス人のルネ・ラエネック（1781-1826）は聴診器の開発者であり［22］，一見すると異なった病気であるようにみえるものを統一して理解した。ラエネックは，肺結核で死んだ患者を解剖すると肺のなかに見つかる結核は，脊髄，腸，リンパ腺にも見出すことができ，全身どこでも起きる同じ疾病過程であることを示したのである。

ラエネック自身は，1819年に重要な研究を発表して間もなく，結核で死亡した。ラエネックのように，富裕で才能がある結核の被害者は数多い。結核と天才と高まった感受性の間には関連があるとまで考えた人々すらいた。結核で死んだ詩人ジョン・キーツ（1795-1821）

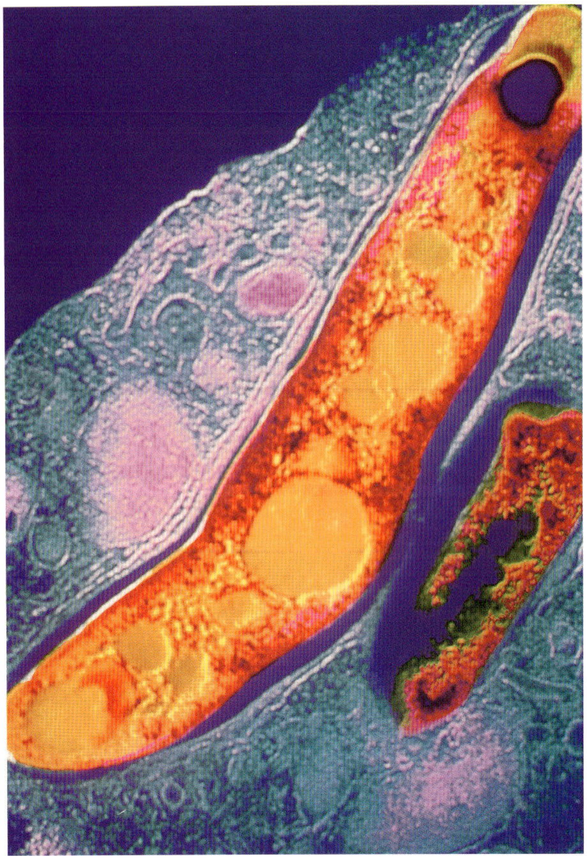

は,「安らかな死と恋に落ちるかのよう」だと表現し,結核で死ぬことはあたかも美しいことであるかのようなロマン派の観念を助長した。しかし結核の死は美しいものではない。衰弱した患者は咳をし,血を吐き,肉体が消耗していくのを目の当たりにする。喉が病に侵されて食べ物を飲み込めず,下痢を止めることもできず,夜間発熱して寝床が汗でまみれる。裕福な家にも患者はいたが,栄養状態が悪い貧民にははるかに多い割合で患者がいた。結核の流行は,地球上で都市化と産業化が進行するのに伴って起こり,18～30歳の働き盛り,あるいは子どもをもつ世代の命を奪った。

豊かな家でも貧しい家でも,結核はある家族に集中的に打撃を与えたかのようにみえる。19世紀の作家ブロンテ姉妹の一家の例をとろう。6人の子のうちエミリー,アン,ブランウェルなど5人が結核に罹った。父親はおそらく瘰癧だったが,子どもたちよりも長生きした。これは感染だろうか,遺伝だろうか。ドイツの医師で病気の細菌説を提唱したロベルト・コッホ(1843-1910)は,1882年に結核菌を発見したと宣言し,結核の病因論に確実性をもたらした[14]が,人々が納得するのには時間がかかった。コッホがノーベル賞を受賞したのは1905年である。

安静とその後

何が病気を引き起こすか知ることは重要だったが,それだけでは治療は進歩しない。コッホ自身,ツベルクリン療法を提唱したが,それは悲しい失敗に終わった。それに代わり,新しい細菌学が敵としたのは,患者たちで,家族や隣人にとって危険だとみなされるようになった。結核サナトリウムは,安静と回復のための食事を提供し,病人を健康者から隔離する機能を果たしたが,そこでの生活は陰うつであり,孤独だった。1年中開放療法が単調に行われ,その単調さを破ることといえば,侵された肺を「休ませる」ために人工的に肺を虚脱させる手術くらいだった。トマス・マンの『魔の山』(1924)が描くように,あるいはアディロンダック山地サラナック湖畔のエドワード・トルドー博士の保養所のように,富裕な人々にはより良い生活環境があてがわれた。しかし,病気の進行を止めない限り希望はあまりなかった。

希望が現れたのは1943年だった。セルマン・ワックスマン(1888-1973)とアルバート・シャッツ(1922-95)が結核に対する最初の抗菌薬のストレプトマイシン

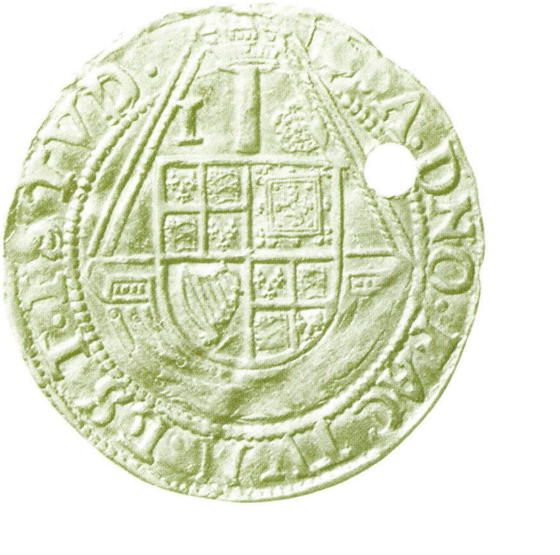

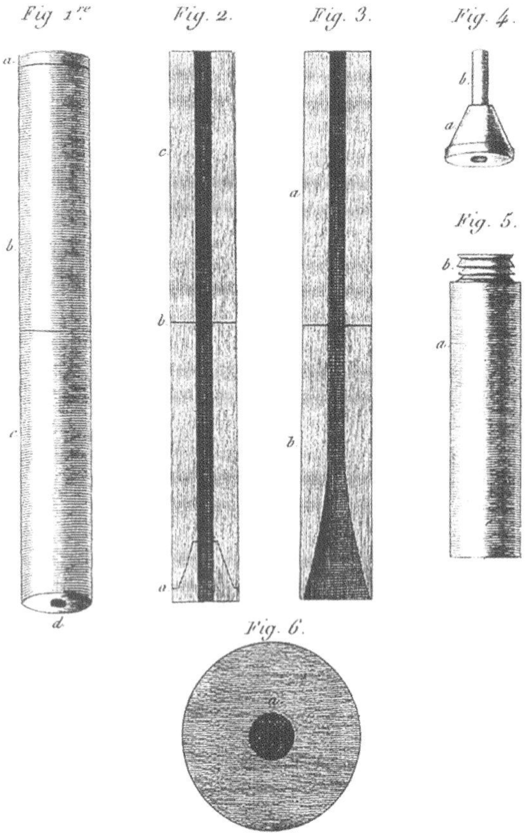

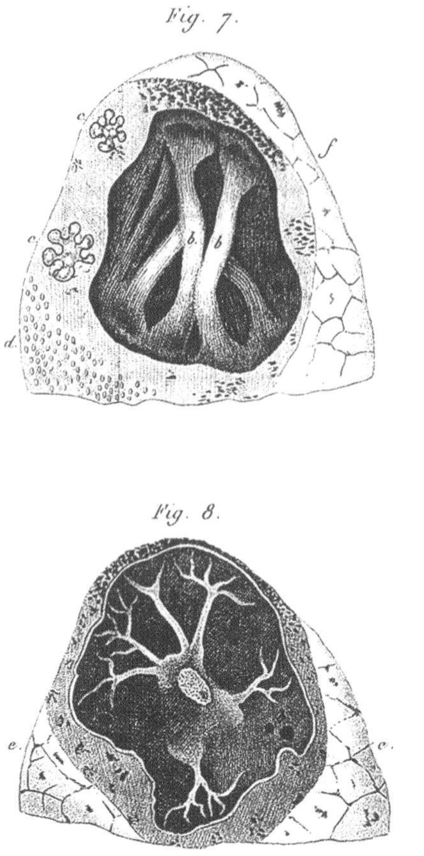

を作った［46］。ワックスマンは結核分野で2番目となるノーベル賞を1952年に受賞した。この治療は筋肉注射が必要で，苦痛だった。すぐにストレプトマイシンとイソニアジトとパラアミノサリチル酸を組み合わせると，より効果的で菌の耐性が発達しにくいことも発見された。その後，ストレプトマイシン注射に代わって，リファンピシンの錠剤が用いられるようになった。

皮肉なことに，この多剤併用ができるようになる頃には，すでに結核の発症は衰退していた。当時の先進国では生活水準が向上したため，結核の増加に歯止めがかかり，1921年に導入されたBCGのワクチンの恩恵もあった［63］。症状が出ていない症例を早期に見つけるためのX線を用いた集団健康診断と並行して，薬物の利用により結核流行は終焉したようにみえたが，病気の消滅は幻想にすぎなかった。発展途上国では現在でも多くの結核が発生している。

20世紀の最後の20年間に，HIV/AIDS［42］の拡大と先進国での都市貧困層の増大により，結核は再登場した。発展途上国とかつての共産主義国の劣化した社会状況では問題はより深刻であり，それに取り組むための公衆衛生の設備は貧弱である。多くの耐性をもつ病原体があるので，新たな薬剤投与のプロトコールを必要とする。DOTS（直接服薬確認下短期化学療法）は患者（と接触のある人）に6か月間薬を投与することを目指す。薬に対して広い耐性をもつ結核は，将来大きな脅威となり，薬剤の開発に知恵を絞らねばならない。しかし，生活水準の向上と感染症の減少が道を開いてくれることを希望しよう。

上
ラエネックの聴診器（左）と彼の『間接聴診について』（1819）から結核に罹った肺を描いた図版。この書物で，結核が身体のどこに現れようとも同じ病気の過程であるという統一説が提唱された。

右ページ
新鮮な空気と太陽は，抗菌薬以前の時代において結核を防ぐと考えられた。結核の両親をもつ子どもは慈善団体が行ったサマーキャンプに行くことができた。この1917年のフランスのポスターで宣伝されている切手がそのような慈善活動の財源となった。

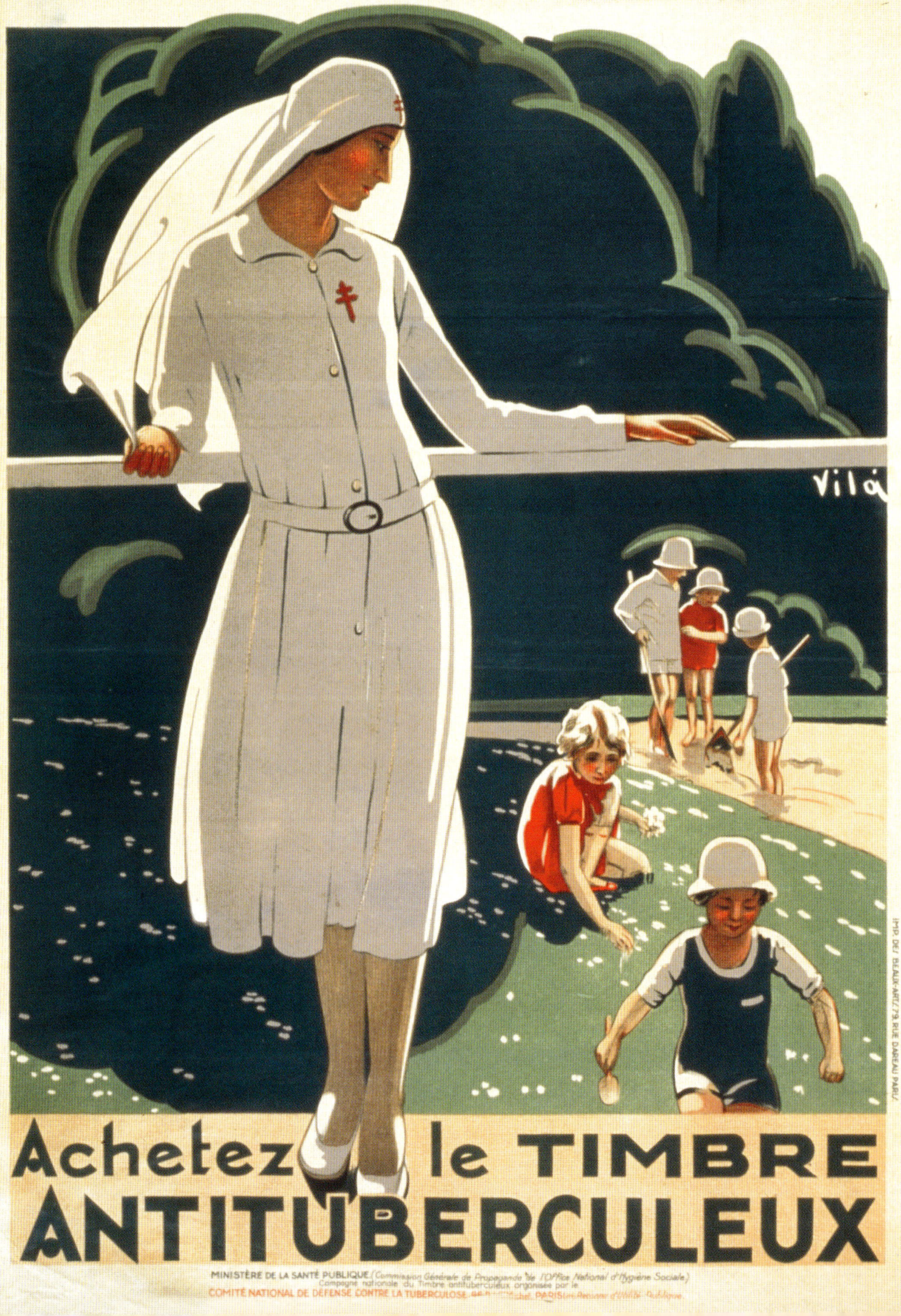
Vilà
IMP. DES BEAUX-ARTS 79 RUE DAREAU PARIS
Achetez le TIMBRE
ANTITUBERCULEUX
MINISTÈRE DE LA SANTÉ PUBLIQUE (Commission Générale de Propagande de l'Office National d'Hygiène Sociale)
Campagne nationale du Timbre antituberculeux organisée par le
COMITÉ NATIONAL DE DÉFENSE CONTRE LA TUBERCULOSE

39. A 型インフルエンザ　INFLUENZA A

変異するウイルス

ドロシー・クローフォード，インゴ・ヨハネッセン　*Dorothy Crawford & Ingo Johannessen*

女王は到着後すぐに，この街で流行っていた新しい病気
（ここでは「新参者」と呼ばれていた）に罹った。
この病気は宮廷全体に広まり，
男，女，若い女，フランス人，イギリス人にかかわりなく，誰もが罹った。

1562 年のエジンバラでスコットランド女王メアリの宮廷を襲ったインフルエンザの記録

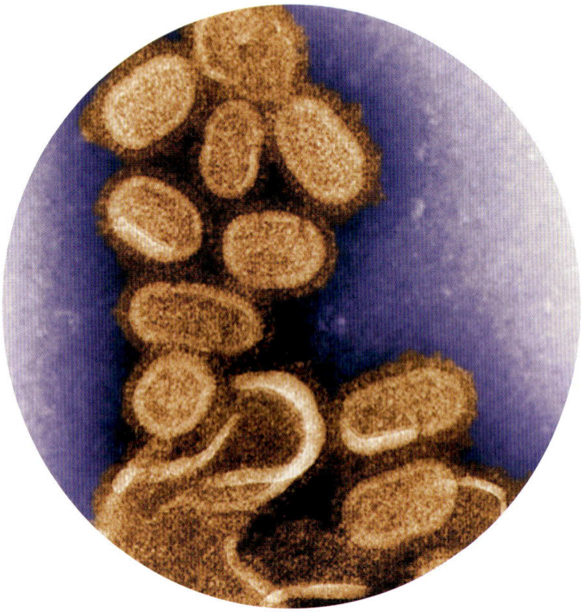

ウイルス学者は 1918～1919 年のインフルエンザ A 型のウイルスを再作成して，この有機体が致死的病原性をもつに至った特徴を研究した。この流行により，第一次世界大戦直後に世界中で約 4,000 万人が死亡した。

A 型インフルエンザウイルスは重要な感染症の脅威をわれわれに与えている。現在，地球規模でその動向を監視し，科学者たちがワクチンや抗ウイルス薬を製造しているが，この恐るべき殺し屋に対して注意深く対処しなければならないことは歴史が教えている。

ウイルスの自然史

自然界では水鳥がインフルエンザウイルスに感染し，その腸管で何百ものウイルスが増殖して糞に交じって放出されるので，こういう動物を扱っている人間が感染することがあるのは驚くことではないが，すべての鳥インフルエンザが人間に感染するわけではない。感染は，赤血球凝集素（H：haemagglutinin）と受容体破壊酵素（N：neuraminidase）の分子がウイルス株で結合することに依存している。H は 16 種，N は 9 種に分類されるので，多くの異なった株が存在することになる。これらは H と N の組み合わせにより命名され，鳥インフルエンザは H5N1，2009 年に流行した豚インフルエンザは H1N1 である。

インフルエンザには世界的流行を引き起こしてきた

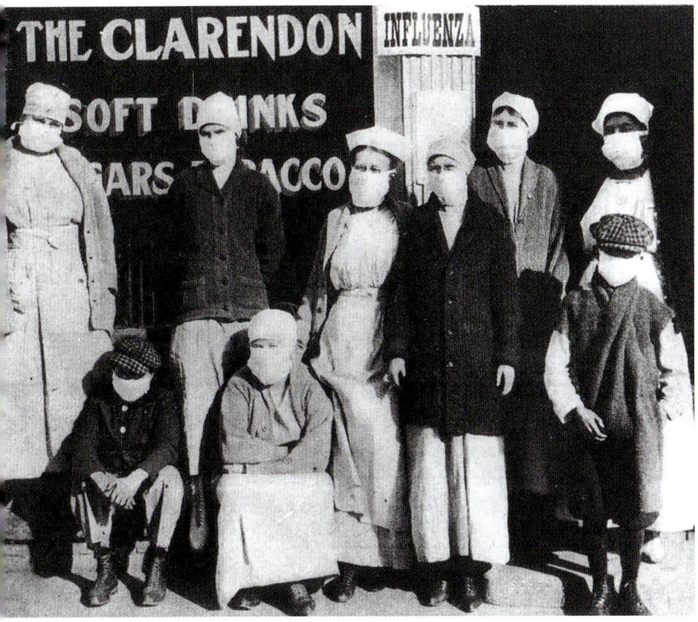

1918～1919 年のいわゆるスペイン風邪の流行のときには，外科用顔面マスクを付けるなど，できることをすべてやってみた。この２年間でインフルエンザで死んだ者の約半分が，それまでは健康だった若い成人だった。

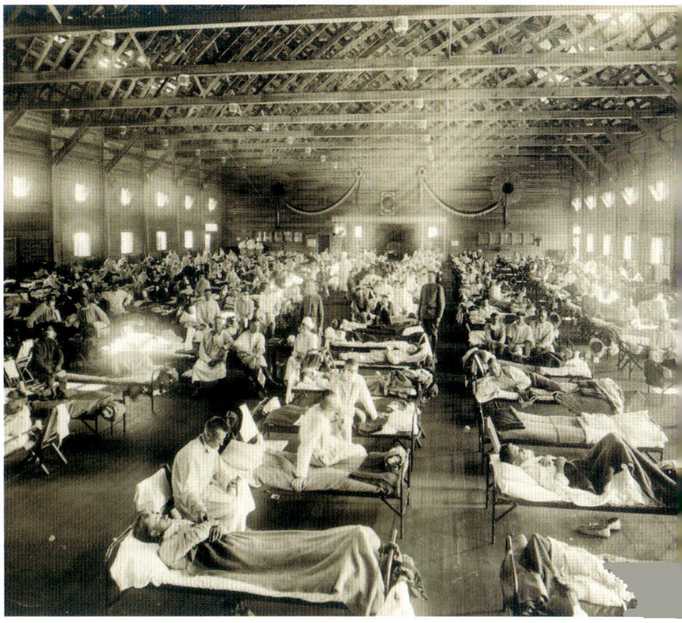

スペインかぜの流行期間，医療機関は膨大な数の患者の対処に苦労した。仮設民間人病院が作られ，軍が患者のケアを行った。

長い歴史がある。毎年冬になると季節性インフルエンザが流行するが，世界的流行は 10～40 年に 1 度起きている。世界的流行が起きるのは，誰も免疫をもたない新しい株が登場し，邪魔されずに広がる場合である。20 世紀には 3 回の世界的流行があった。スペインかぜ（1918～19），アジアかぜ（1957），香港かぜ（1968）である。スペインかぜは第一次世界大戦の終了間際に始まり，世界中で 4,000 万人の死者を出し，最大のものだった。これは大戦の戦闘による死者よりはるかに多い。スペインかぜのウイルスは，鳥から直接人間に感染したが，たとえば豚インフルエンザは豚を介して感染したものである。

流れと変化

インフルエンザウイルスの遺伝子は 8 つの染色体からなっている。このユニークな構造のため，ある動物の体内の 1 つの細胞が 2 つあるいはそれ以上のウイルスに侵されるとき，ウイルスの混合が起こる。この遺伝子再結合はしばしば鳥において起こるが，遺伝子再結合の容器と呼ばれる豚を媒介して人間に感染することもある。ヒトウイルスと鳥ウイルスは豚を感染させることができ，2 種類の遺伝子ミックスが可能になり，まったく新しいインフルエンザウイルスが誕生する可能性がある。この過程は「抗原不連続変異」と呼ばれ，世界流行を引き起こす可能性がある。

H5N1 の鳥インフルエンザは，まず中国の広東省で 1996 年に発生し，1997 年には香港の養鶏場と家畜市場で大発生した。1997 年 5 月には 3 歳の少年が H5N1 の肺炎で死亡し，さらに 17 人の患者が生じ，そのうち 5 人が死亡した。致死率は 29% にあたる。鶏を大量に処分することで流行は抑えられたが，ウイルスは 2003 年に再び東南アジアに現れ，人間の犠牲者数は香港の例を上回った。それ以来，H5N1 型インフルエンザは，アジア，ヨーロッパ，アフリカに広まり，科学者たちがその進展を追跡しているとき，中央アメリカからの新しいインフルエンザの脅威が世界を不意打ちした。

その新たに流行した豚インフルエンザは豚の呼吸器に疾病を起こし，時折，豚取扱業者に感染する。2009 年の豚 H1N1 型の世界的流行は，まずメキシコの豚に現れ，2009 年に人間に広まった。これは，鳥とヒトと豚のイン

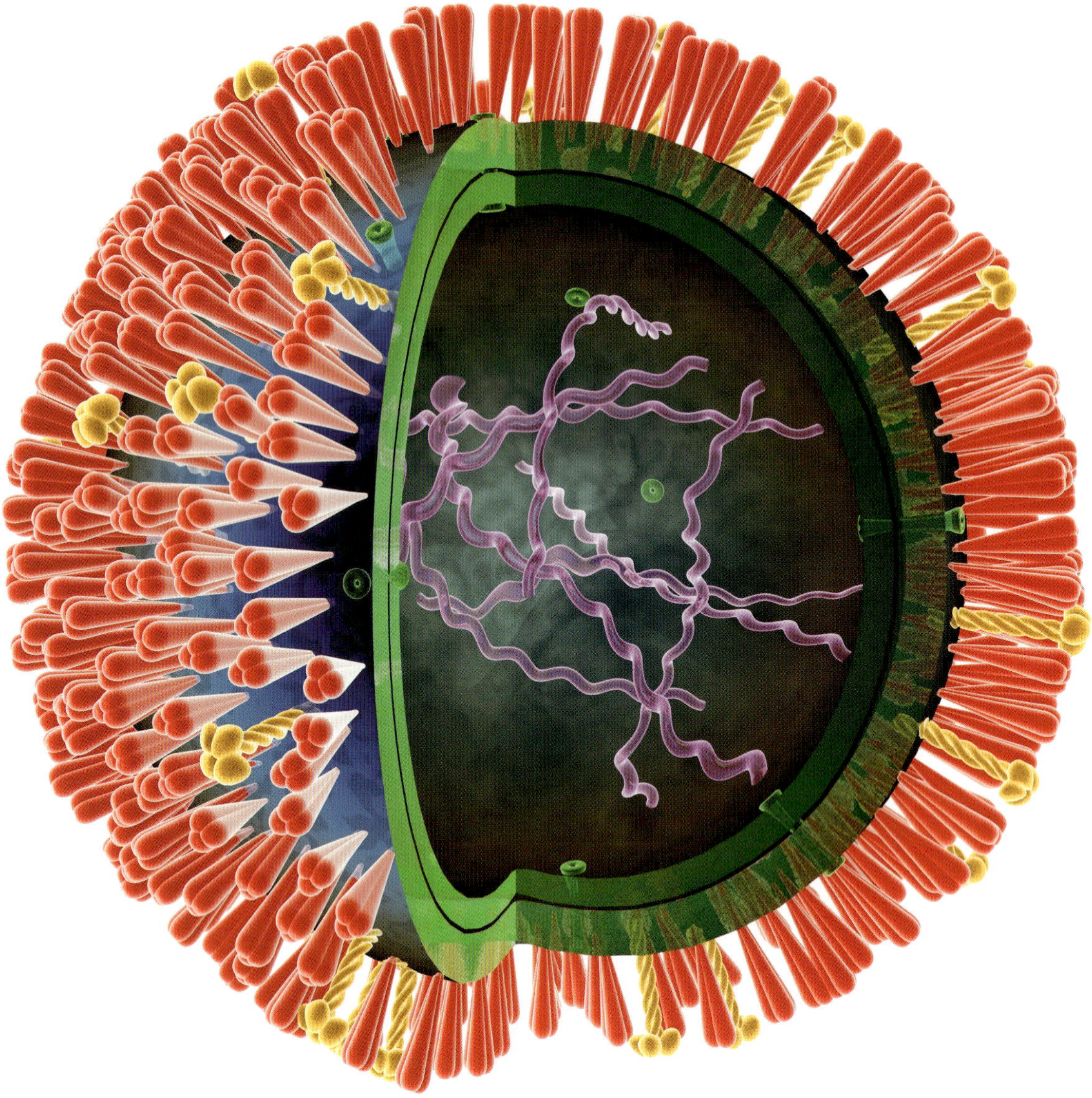

左ページ
2009 年に流行した豚 H1N1 型ウイルスのモデル。H1N1 は，ウイルスの表面にある赤血球凝集素（H）と受容体破壊酵素（N）の蛋白質タイプを意味している。H の蛋白質は赤，N は黄色で表され，比率はほぼ 10 対 1 である。中央には 8 つのウイルスの染色体があり，紫で表されている。

左
中国浙江省の杭州にある製薬会社。2009 年，ワクチン製造のため H1N1 インフルエンザウイルスを培養する目的で鶏卵に受精している。

フルエンザ遺伝子が混合したものだった。世界中に広まった後，ほとんどの感染は弱いものであったことがわかったが，季節性インフルエンザと同様に，豚 H1N1 型は妊婦と子どもと病人，高齢者にとって危険である。

あるインフルエンザが流行すると，H と N の蛋白質に影響する抗原連続変異と呼ばれる突然変異を徐々に集積していく。こうしたマイナーな変異を通じてウイルスは宿主の免疫に打ち勝ち，季節性インフルエンザとして再登場する。そのため，新しい季節性インフルエンザのウイルスは，かつての株に免疫をもつ人も感染することになる。

不測の事態に備える

インフルエンザは通常，咳やくしゃみで生ずる唾液で空気感染する。あるいは手やドアの取っ手を通じて患者と直接・間接に接することで感染する場合もある。潜伏期間は 1～4 日で，典型的感染は悪寒，頭痛，乾性咳，熱，筋肉の痛み，倦怠感，食欲不振が 5～10 日間続き，主たる併発症は肺炎である。世界流行したインフルエンザの併発症は，季節性インフルエンザに比べて特に重症で，それまで健康だった若い成人にみられることが多い。

インフルエンザ予防の鍵はワクチンである［63］。しかし，抗原連続変異のため，季節性インフルエンザのワクチンはその年に流行している株から毎年製造しなくてはならない。世界流行用ワクチンを作るには6か月をみておかねばならず，株が同定されるまで作り始めることができないため，世界流行に対応する現在の主たる手段は，抗ウイルス性薬品である。

近年世界的に流行した豚インフルエンザが比較的弱かったので，人々の注意は再び H5N1 鳥インフルエンザに集中している。これはヒトの間で効率よく感染しないことを除くと，世界流行の株の特徴をすべてもっている。このウイルスは近年毒性を増し，宿主の範囲を鶏と野鳥，野生の猫と家猫にまで拡大した。H5N1 は東南アジアの豚にも見出され，ヒトインフルエンザの株と融合する機会が増えている。おそらくこれだけで H5N1 のヒトからヒトへ感染する能力を高めるのに十分だろう。

このような強力な敵はわれわれに打ち勝つだけの十分な能力を備えている。この見えない敵を前にして，われわれは想定外を想定しておくのが最善だろう。

40. 天然痘 SMALLPOX

ある病気の根絶

サンジョイ・バッタチャリア *Sanjoy Bhattacharya*

天然痘の根絶が示していることは,
世界的公衆衛生の大きな目標を達成するためには,
強力な双方向の決意，チームワーク，国際団結精神が必要だということである。

WHO のマーガレット・チャン博士，2010 年

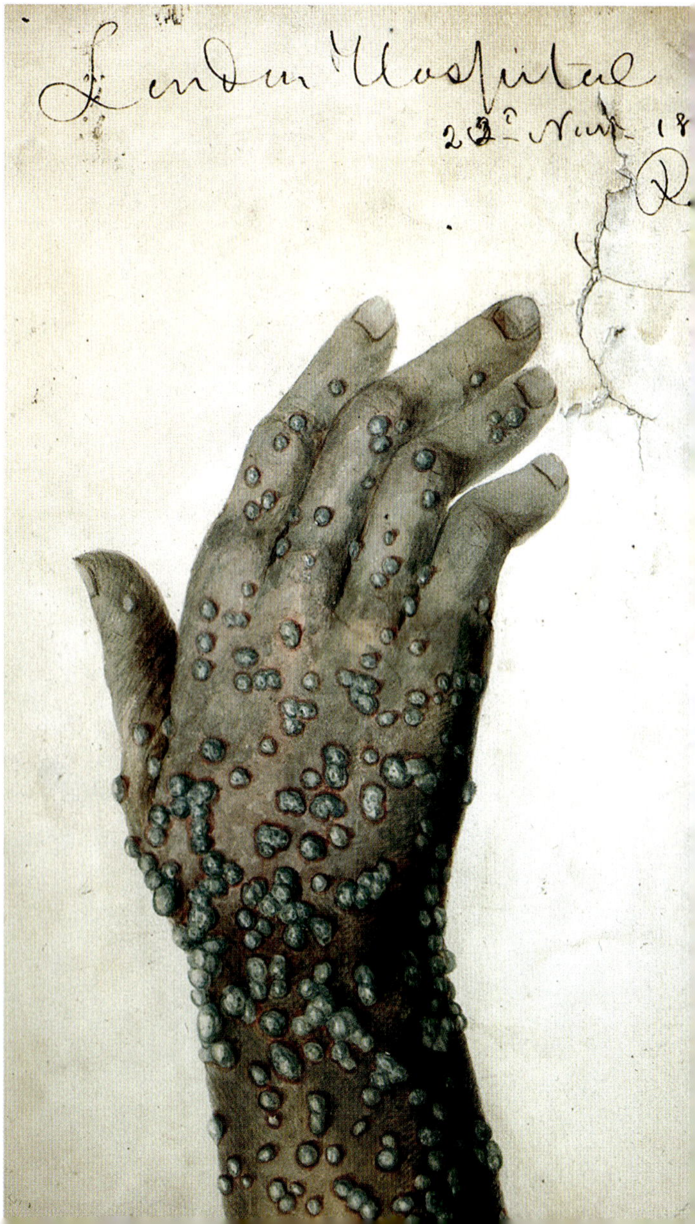

天然痘はかつて恐れられた病気だった。そのより重篤なタイプの大痘瘡（variola major）はアジアとアフリカを通じて歴史上長く存在し，患者の 25～50%が死に至った。ヨーロッパとアメリカにおいては，それよりも感染力が低い小痘瘡（variola minor）が優勢であったが，大痘瘡が陸と海と空から運ばれた。その結果発生した天然痘の流行は，死や障害をもたらすため，大事件であるととらえられた。

人痘と初期の種痘

人痘は，膿疱からとられた天然痘物質を病気の人間から健康な人間にうつし，その病気の軽い症状を経て受け取った人物が生涯免疫をもつようにする手法である。これは古くから多くの形をとってアジアとアフリカで広範囲に行われていた。トルコのイギリス大使の妻，レディ・メアリ・ワートレー・モンタギュ（1689-1762）は，トルコで 1717 年にこれを実際に見て，イギリスに人痘を導入した。さまざまな方法があったことが伝えられているが，18 世紀には確立し，東インド会社は天然痘対策のため，軍隊に人痘を行っていた。また

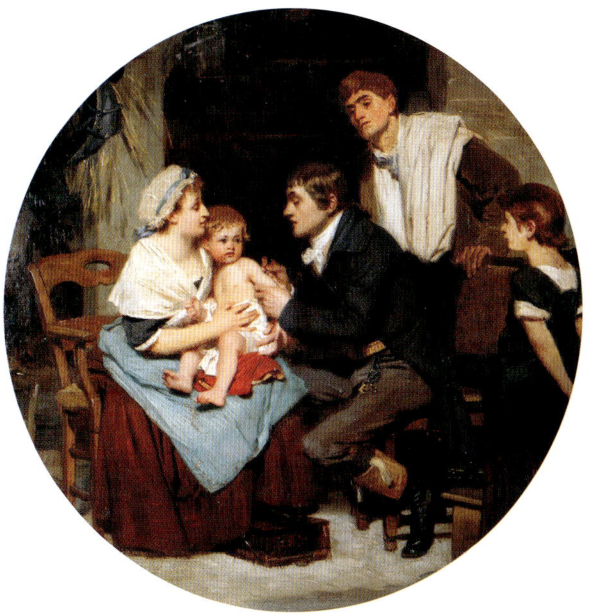

19 世紀になると，イギリス支配下のインドにおいてはそれとは別の方法も用いられていた。

エドワード・ジェンナー（1749–1823）は牛痘を用いてヒトの天然痘を予防する方法を開発した（ワクチンという語はラテン語の牛 *vacca* に由来する）[63]。1796 年にジェンナーは牛痘からとった膿疱を 8 歳の少年ジェイムズ・フィップスに植えた。数日後，天然痘を植えようとしたところ，免疫が示された。ベンジャミン・ジェスティ（1736–1816）も同時期にこれと同様の実験をしていた。ジェンナーの実験は，単に複製したのとは異なる製品を生み出した。彼のワクチン製造と種痘の技術は，無数の実験とその適用につながり，多様な製品を生み出した。

19 世紀にはヨーロッパは自国と植民地で種痘を実行していた。天然痘に対する種痘は帝国支配に必要であり，その利益を強力に示す例だとされた。さまざまな国家がその病気を制圧するため種痘を義務化した。種痘は人痘と違い，終生の免疫を提供するものではなく，再度行う必要がある場合がある。20 世紀半ばには，先進国では天然痘は過去の病気になっていた。

左ページ
1831 年の水彩画。手と手首が緑色に膿んだ天然痘の水疱に覆われている。描いたのは病理学者のロバート・カースウェルで，おそらく死体置き場の死体を描いたもの。

上
エドワード・ジェンナーが赤ん坊に種痘をしている。1796 年の有名なワクチンの実験の 8 歳のジェイムズ・フィップスではない。ジェンナーは当初懐疑的扱いを受けたが，19 世紀に医学の英雄になった。1884 年，ユジェーヌ・エルンストによる油彩画。

下
1922 年のパレスチナの天然痘。かつては世界中どこにおいてもこうした光景はありえたが，1920 年代にはワクチンによって先進国ではまれな光景になっていた。

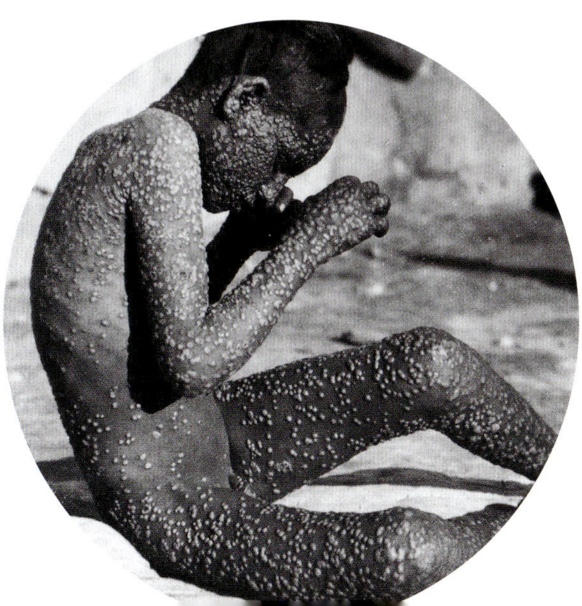

大胆な計画

天然痘ウイルスは，病原体として 1 つの大きな弱点（動物に寄生することができない）をもっていた。そのため，拡大をコントロールしようとする人々にとって対象を設定するのが容易だった。天然痘がもっとも多かった熱帯地域においてはワクチンの不安定性が深刻な問題だったが，1950 年代に大量生産されたフリーズドライのワクチンが導入されて，解決した。1958 年に当時のソ連が WHO に天然痘撲滅の提案をした。1960 年代に WHO の撲滅計画は強化され，1973 年にはインド亜大陸とアフリカの角と呼ばれる地域のみに残存していた。1980 年 5 月の世界保健総会で，天然痘の地球上からの根絶が宣言された。

世界的な天然痘撲滅プログラム成功の理由は一握りの個人と組織の考えや行動に帰することはできず，技術の単純な問題でもない。種痘を行った人々の訓練，心構え，能力そして情熱を知って初めて，その達成の偉大さがわかる。1960 年代から 1970 年代に天然痘の拡大を制限しようとした地球規模のプロジェクトは国際水準と地方水準の 2 つのレベルで同時に進み，どちらの局面においても，複雑な構成要素をもっていた。一方では大

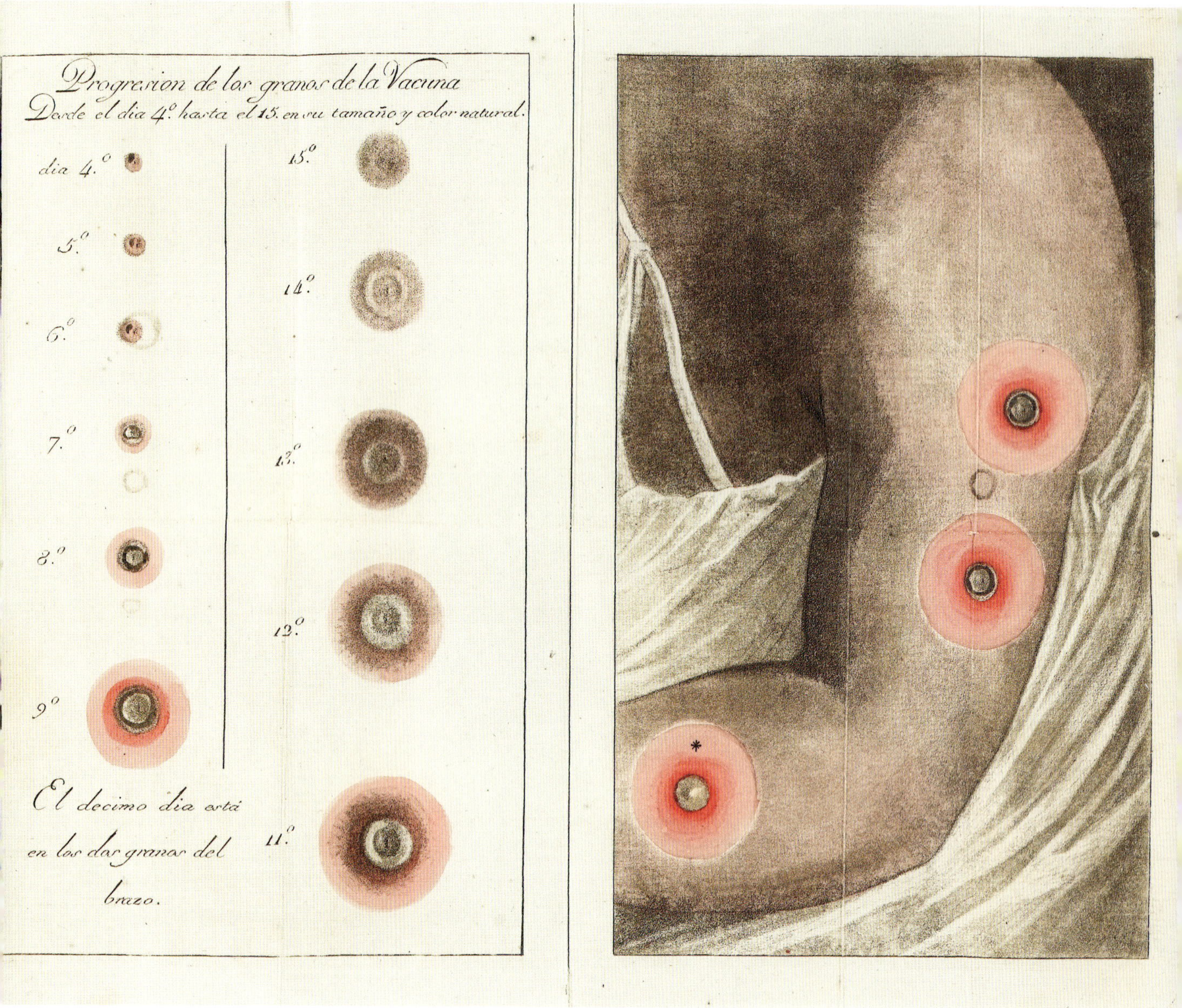

右ページ左
大量種痘をより効率的に行って，針を用いず高圧で皮膚を通じてワクチンを打ち込むワクチン銃。これは天然痘撲滅プログラムの際に用いられたが，一般にはシンプルな二股針が使われた。

右ページ右
12 世紀の日本の武将である鎮西八郎為朝は，伊豆大島に島流しにされ，その武勇により天然痘の悪鬼を追い払ったという。ここでは，悪鬼は豆粒ほどの大きさになり，海に流されている。1847～1852 年頃の木版画。

上
フランシスコ・ザビエル・デドゥ・バルミス（1753-1819）による種痘の歴史と実践に関する 1803 年の著書より，折り込み図。種痘した箇所の変化と瘢痕の進展の模様が日単位で記されている。バルミスはスペインの支配地域を旅行し，種痘を実践し教えていた。

量種痘のプログラムがあり，もう一方では（アジアとアフリカでよくみられたワクチン不足の状況を前にして新たに編み出された）監視と封じ込めと種痘の組み合わせという焦点を絞った戦略があった。

政府・各自治体から，街や村で選ばれた人まで，誰もが撲滅計画に貢献した。撲滅が行われた国々の地方レベルの人員が重要であり，彼らが家から家を回り，指導者，通訳，種痘者，監督者として，そして天然痘の患者が隔離されている家の守衛としての役割を果たした。1970年代になると，撲滅計画の上級管理者たちは，地方レベルの重要性を認識した。今から振り返ると，成功の理由の1つは地域の人材の働きによるもので，現場での経験により地域の政治的設備的問題を注意深く検討して，緊張が起こらないようにすることを学び，対象となる人々と効果的に交渉し，必要に応じて方針を変更していた。将来の別の撲滅計画に向けて貴重な教訓を与えてくれるだろう。

天然痘ウイルスは，アメリカとロシアの実験室に存在している。それを破壊するべきかどうか議論が白熱し，賛否両論がある。ストックが生物兵器を作る素材となる不安の一方で，天然痘兵器による攻撃への対応にはこの保存ウイルスが必要と考える人々もいる。

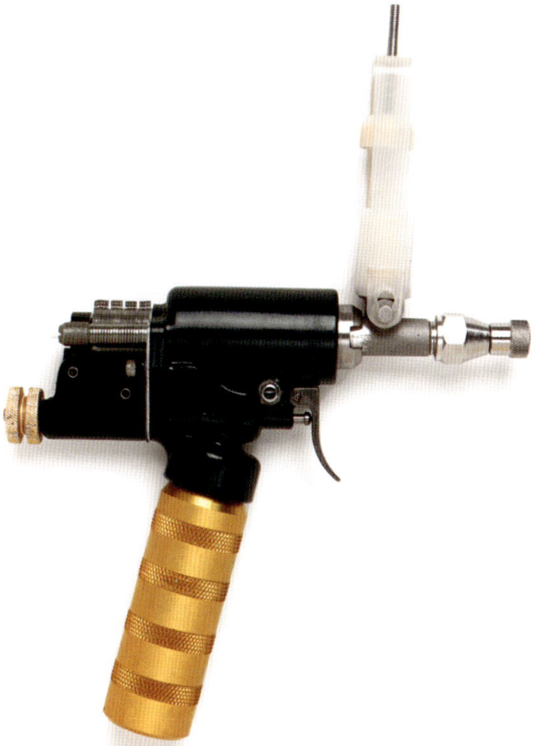

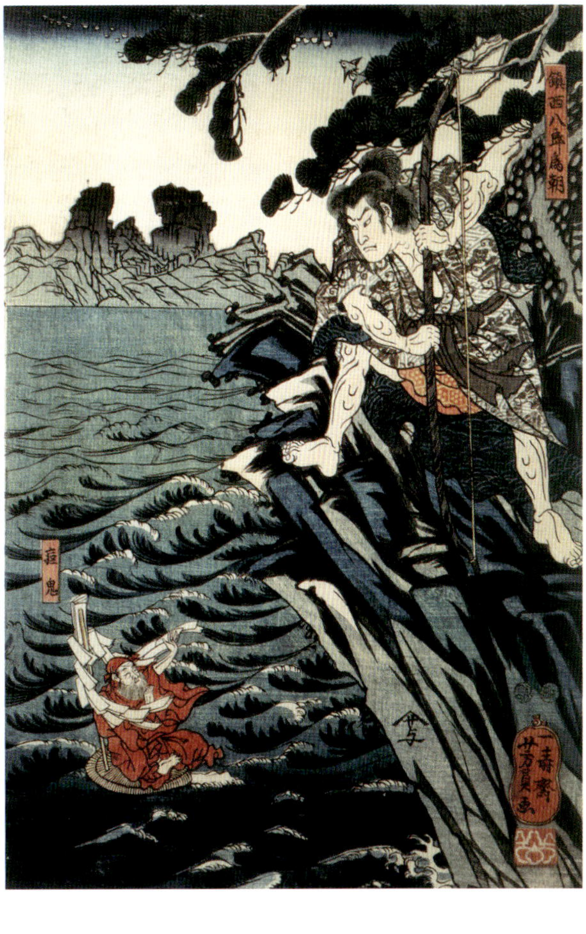

41. # ポリオ　POLIO

夏の疫病

ドロシー・クローフォード　*Dorothy Crawford*

爪先を動かそうと2年間努力する経験をしてみれば，
物事の大事さがわかるものです。

フランクリン・D・ルーズベルト米国大統領，1945年

右
ポリオウイルスのミクログラフ（−150℃以下の低温で撮られた電子顕微鏡画像）。この画像は，ウイルスの構造を明らかにし，対象となる細胞膜と結合するウイルス体膜上の受容器を見ることができる。

下
米国大統領フランクリン・D・ルーズベルトが車椅子に乗っている数少ない写真。1921年の夏休みの水泳中にポリオに罹り，その後，介助なしに立つことは二度とできなかった。彼は後に「10セントの行進」と改称したポリオウイルス感染症基金の会長になった。

右ページ
メアリ・コスロスキー。彼女は「10セントの行進」の1955年のポスター少女であり，当時5歳のポリオ患者だった。脚の筋肉に重い障害が出た人々が使う典型的装具を身につけ，松葉杖を使っている。

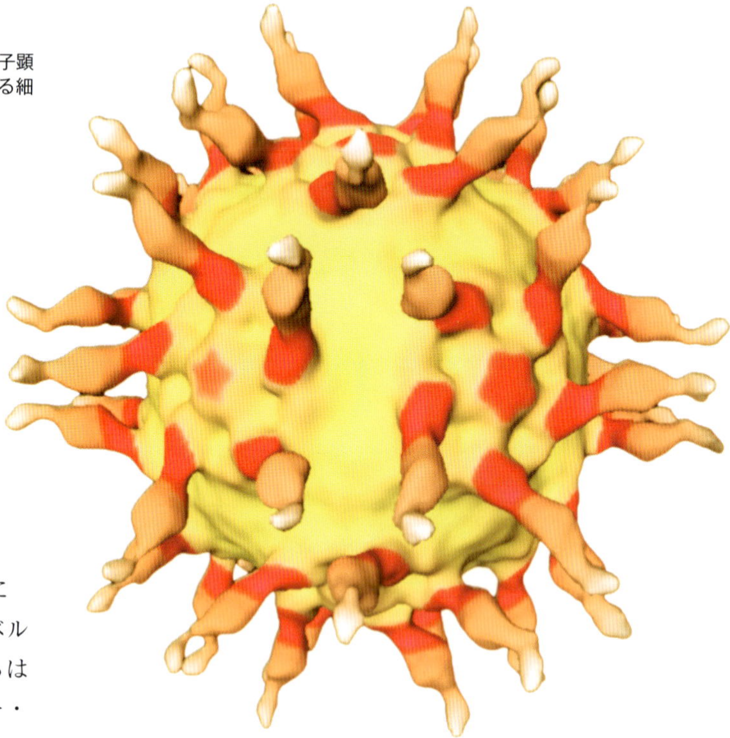

ポリオは，ポリオウイルスが神経系を侵し破壊する病気である。ポリオの被害者では1933〜1945年にアメリカの大統領だったフランクリン・D・ルーズベルトが有名であり，彼は胸から下が麻痺して40歳からは車椅子で生活していた。スコットランドの作家サー・ウォルター・スコットは，少年時代にポリオに罹り，ずっと足が不自由だった。

ポリオは別名を小児麻痺ともいい，子どもと若い人が罹ることが多かった。頭痛，熱，嘔吐，項部硬直が突然始まり，この段階で回復する場合もあるが，ウイルスが神経系を侵し，筋肉に向かう神経を狙い撃ちにして弛緩性麻痺を起こす場合もある。どの筋肉も侵される可能性があり，1つだけの場合も筋肉群がいくつかまとめて侵される場合もある。全体の5%くらいを占めるもっとも重篤な場合には，呼吸に必要な筋肉が麻痺し，死に至ることもある。全面回復は10%程度で，大半が生涯の麻痺と，1つまたはそれ以上の筋肉の衰弱を経験することになる。

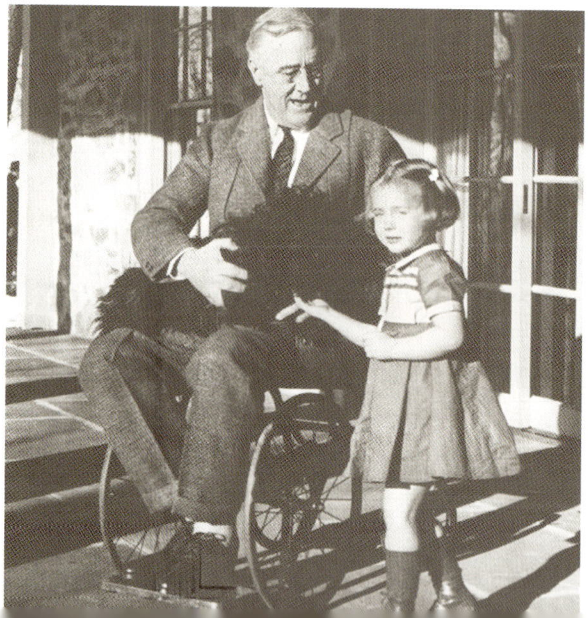

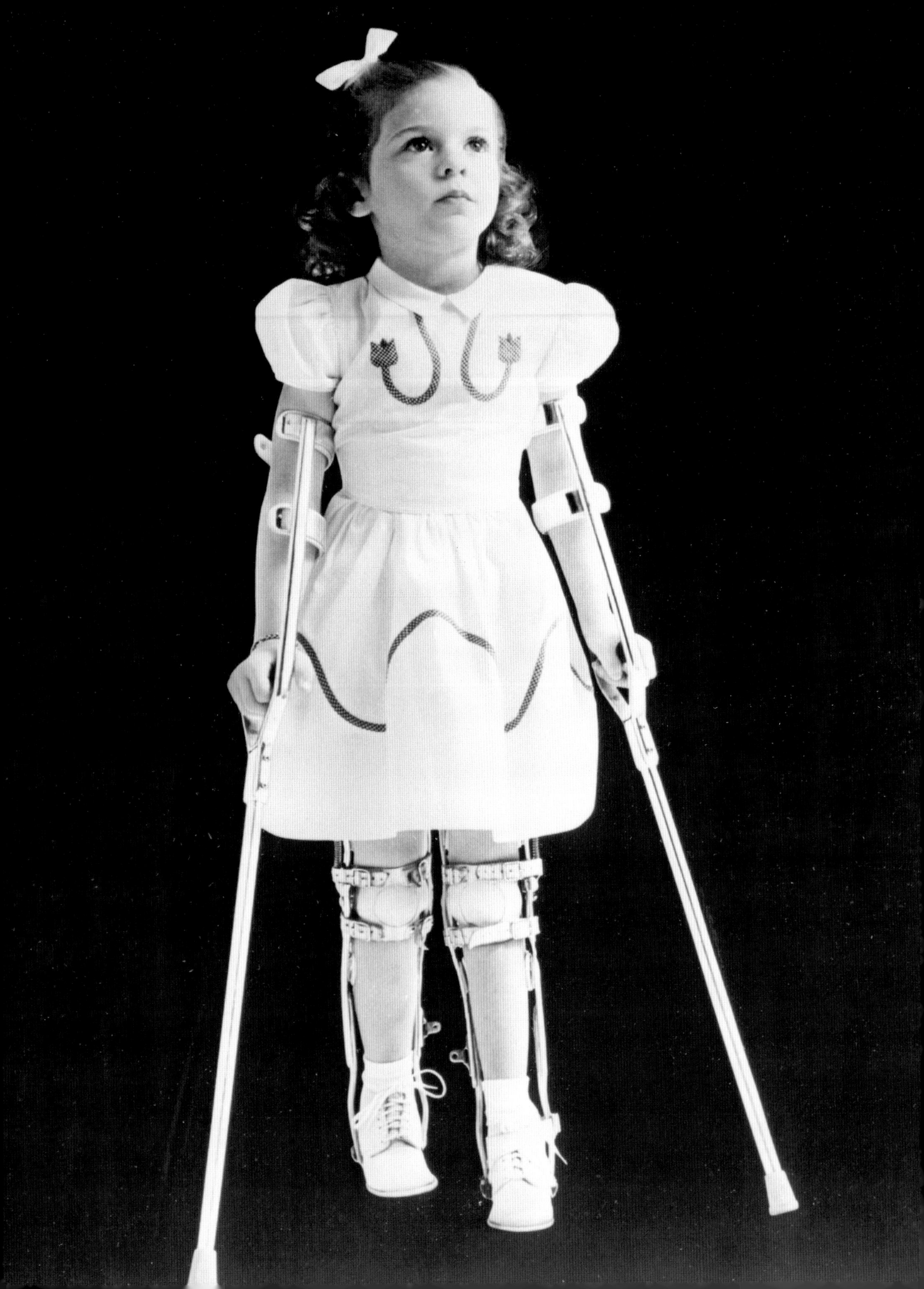

興味深いことに，ポリオは主に近現代の病気である。西洋においては1940年代，1950年代に顕著になり，主として温帯の富裕な層を中心に夏期流行が起こり，誰もが被害者になりうるようだった。ポリオは1950年代後半に始まったワクチン接種計画で抑えられることになった。当時ポリオは発展途上国では珍しかったが，1950年代から発生が増え始め，生活水準の向上とともに患者が増加した。

感染のパターン

ポリオウイルスは1948年に単離され，その後の抗体研究でユニークな感染パターンを示すことが明らかになった。ウイルスは腸のなかの細胞を侵し，消化器系の症状は出さないが糞便に多量に排出される。下水道で数週間生存することができ，その汚染水で泳いだ人々に感染する。発展途上国と先進国の貧困地域では，劣悪な生活水準によってその感染は広がる。そのような状況では，ポリオウイルスは社会に普遍的に存在し，誰もが5歳以前に罹患するが，この場合は悪影響を与えない。しかし衛生水準が向上すると，ウイルスの広がりが制限され，乳幼児は感染せず，その後成長してから初めてウイルスに曝露すると，麻痺性の病いを発症する危険が高まる。

罹患性がなぜこのように年齢に関連するのかはわかっていない。高年齢層においても神経系が侵されるのはまれで，100件の感染例につき1件にすぎない。圧倒的多数の症例においてウイルスは症状を起こさずに少数の不幸な人間だけを狙い撃ちにしているかのようにみえる。無症状でも腸内で増殖し，そういう人が流行を広げる隠れたウイルス貯水池になってしまう。この現象は「氷山型」として知られ，コネチカット州ニューカナーンの富裕な地域での夏期の流行が典型的である。この流行の中心は保育園であり，児童，家族，知人に16人の麻痺性ポリオ患者が出た。抗体を調べてみると，地域のほぼ全員がポリオウイルスに感染していたことがわかり，症状を示した者はまさに氷山の一角だった。

脅威と戦う

最初のポリオワクチンは，アメリカのウイルス学者ジョナス・ソーク（1914–95）の不活化ウイルスから作製され，1955年に導入された。劇的に効果があり，アメリカでは年間の麻痺性ポリオが2万人から2,000人に激減した。スカンジナビア諸国ではワクチンは強制接種で，ポリオは事実上根絶された。1960年代にアメリ

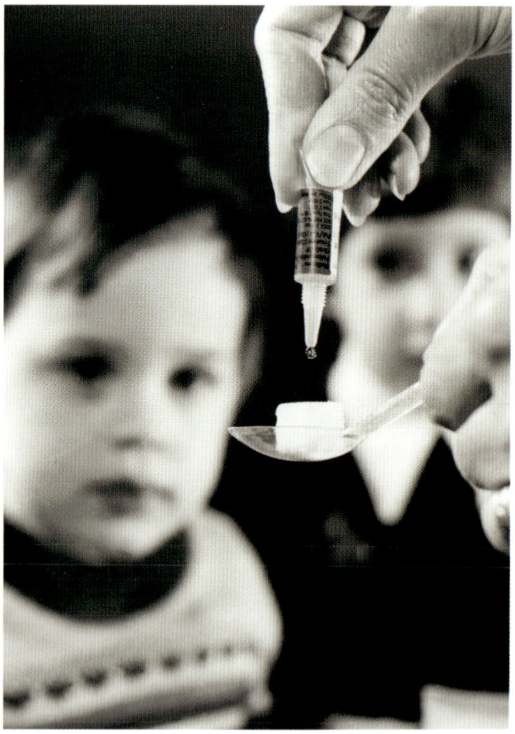

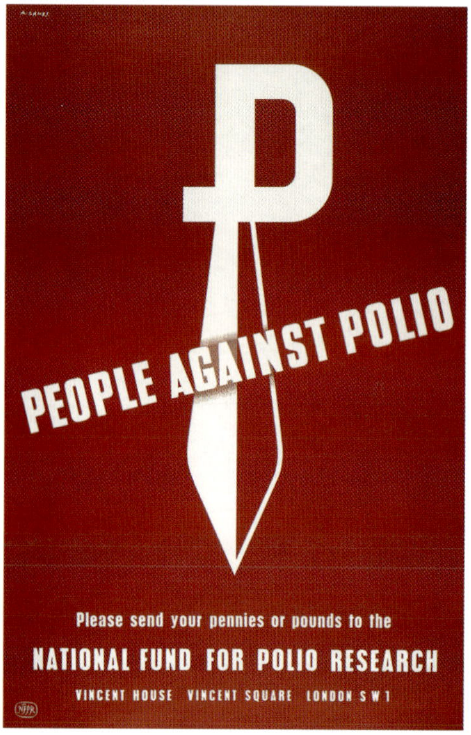

カの医学研究者アルバート・サビン（1906-93）が無毒化された生ワクチンを開発し，病気を起こさずに，注射ではなく経口で与えることができるようになった。これは発展途上国では特に使いやすく，腸に到達して，ワクチンを受けた人から共同体の他の人々に広がるという利点もあった。これは，すぐにソークのワクチンにとってかわった［63］。

1988年にWHOは，経口ワクチンを主たる道具として2000年までに完全撲滅の世界ポリオ根絶計画を発表した。1988年以来，ポリオの症例は99%減少しているが，アフガニスタン，インド，パキスタン，ナイジェリアなどにいまだに病巣が残存しているので，根絶は実現していない。さらにアンゴラ，チャド，スーダンなど周辺の国々にウイルスが運ばれ，地域に広まる現象が観察されている。WHOはこうした国々でのワクチン計画を強化して対応し，ウイルスの死滅を期待している。

しかし，まだ重要な問題が残っている。経口生ワクチンはワクチン接種者から他の人に広がるので，ウイルス自体を完全に根絶することにはならない。さらに通常は無害なワクチンウイルスが時々発病性をもち，ポリオを引き起こす。ワクチンによって起きたポリオは非常にまれで，200万件に1件ほどであるが，ポリオワクチンによって野生のポリオウイルスの拡散がとどめられているような国では，それが患者の大部分を占めている。このため，多くの国で不活化ワクチンを用いており，完全な根絶が実現するためにはこの方針が世界的に採用される必要がある。

左ページ左
弱毒化したポリオの生ワクチンは角砂糖にしみこませて与える習慣で，口に直接入れることができた。アルバート・サビンが開発して1962年に特許をとり，ジョナス・ソークの注射する不活化ワクチンに代替するものだった。

左ページ右
1954年のポリオ研究基金のポスター。これは，アメリカの「10セントの行進」のイギリス版。1960年代にはワクチン計画がポリオの発生を激減させたため，この慈善団体は他の目的をもつことになった。

下
アメリカ，ボストンのハインズ記念病院，1955年。ポリオの流行時には鉄の肺と呼ばれた人工呼吸器により，患者の呼吸筋が回復するまで患者の生命を維持した。肋骨と横隔膜の自然な運動を真似て気密室の圧力が変わる仕組みになっている。

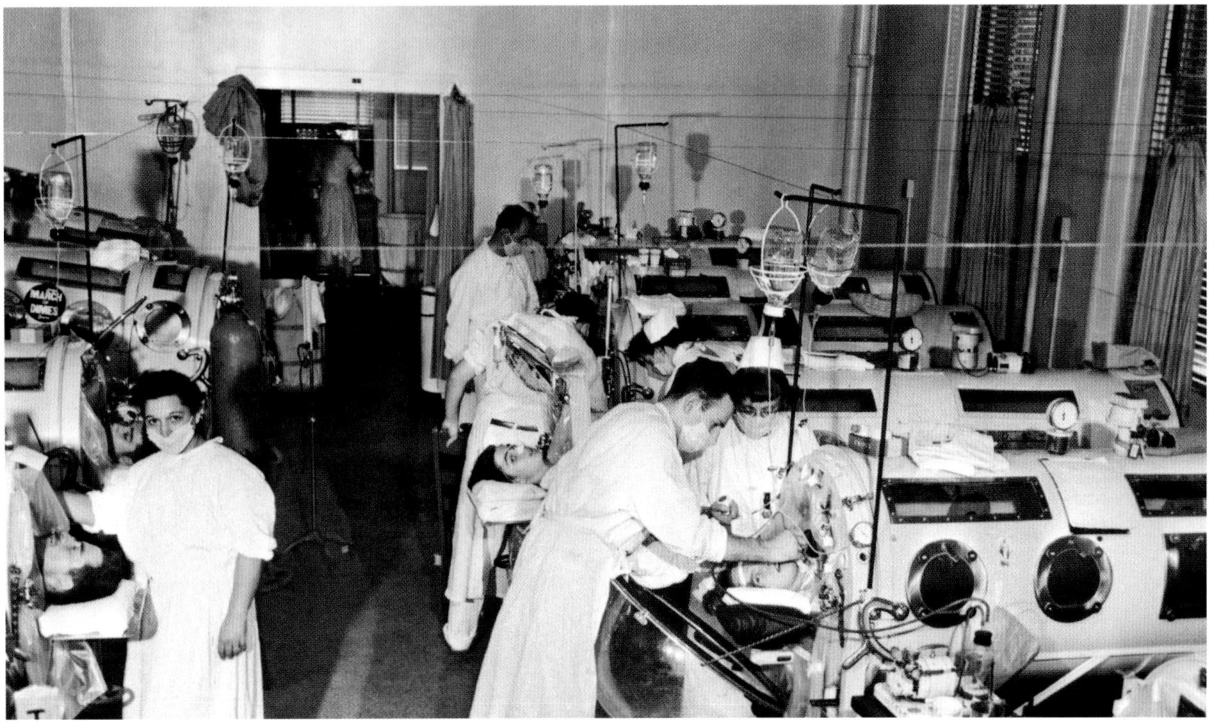

42. HIV　HIV

世界的流行の教訓

マイケル・アードラー　*Michael Adler*

AIDS は，われわれのあらゆる努力との戦いを続けている。
今日では抗レトロウイルス薬を飲み始める人と新たに HIV に感染する人の比は，2 対 5 である。
UNAIDS 年次報告，2008 年

1980 年代初頭に，それまで知られていなかった病気が突如世界をとらえた。HIV/AIDS は世界的な流行になり，特に発展途上国において深刻な社会経済的影響をもたらした。

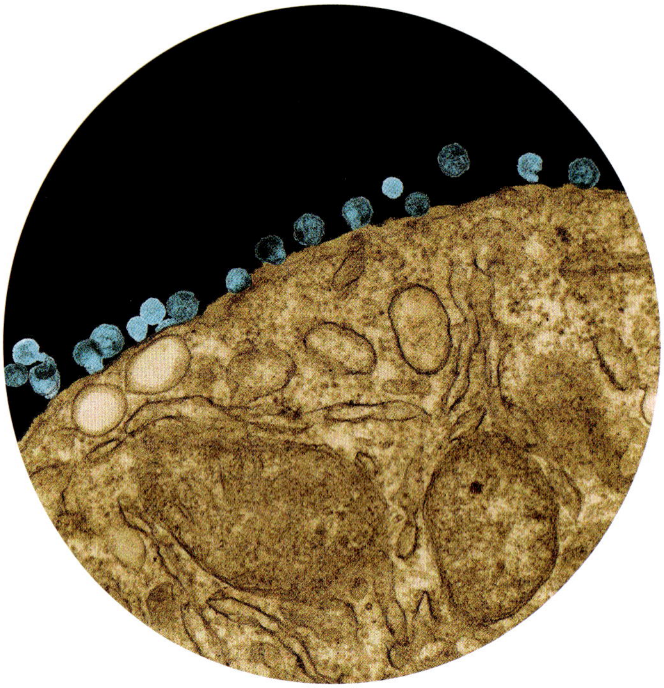

最初に認識された症例

1981 年にアメリカにおいて，非常にまれな型の肺炎〔カリニ肺炎（ニューモシスチス肺炎）〕と同じようにまれな腫瘍（カポジ肉腫）がまとまって現れたという 2 つの報告がなされた。これらの症例は同性愛者で免疫力が落ちている若い男性であり，後に後天性免疫不全症候群（AIDS）と呼ばれるものに罹っていた。AIDS を起こす原因であるヒト免疫不全ウイルス（HIV）は，1983 年にパリのパストゥール研究所のリュック・モンタニエが率いるチームが発見して単離し，ほぼ同時期にアメリカの国立癌センターのロバート・ギャロのチームでも単離した。イギリスの最初の症例は 1981 年に現れ，日本では 1985 年に初めて患者が確認された。1984 年に抗体検査が発展し，感染した人を特定できるようになり，ウイルスの伝達の仕組みと分布状況が理解できるようになった。

カポジ肉腫は，HIV 感染と関連づけられた最初の腫瘍だった。リンパ腫が脳，消化管，肝臓，骨に発生し，肛門癌，ホジキンリンパ腫が増加する。カリニ肺炎の他に，免疫機能が弱体化している人の特に胸，脳，消化管で多くの感染症が起こる。

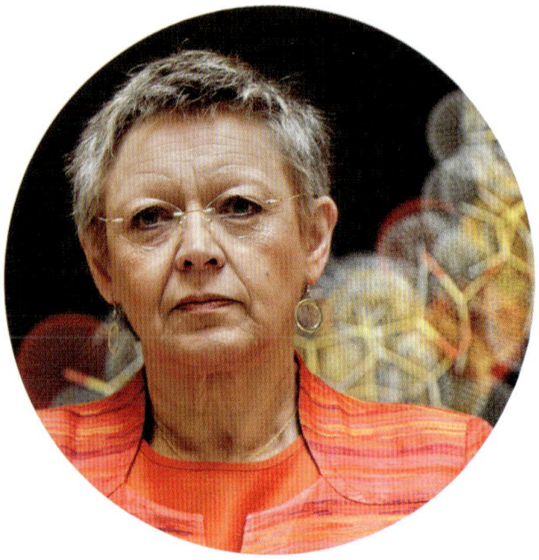

伝播

ウイルスはほとんどの場合，性交を通じて伝播する。HIV は精子と子宮頸分泌物で発見されている。性交が肛門か膣かは重要ではない。口唇と性器の接触の結果感染することもまれにある。ウイルスは血液，脳髄液，涙，唾液，尿，母乳からも単離されている。ウイルスの量が（血液，精液，子宮頸管液の場合のように）多くないと感染は起きず，体液のすべてが感染の原因になるわけではない。流行の初期でHIVが単離される前には，汚染された血液や血液製剤（血友病患者のための血液凝固第Ⅷ因子など）により，患者が発生していた。他の感染ルートには，臓器移植，汚染された注射針の共有，母親から子どもへ（子宮内で，あるいは出生の際，あるいは母乳を通じて）というのがある。

人々は当初HIVが感染するものであることに非常な不安を抱いた。しかし，医療従事者が注射針で誤って怪我したり，汚染された血液や体液に肌や眼をさらして感染した例はあるが，日常的な通常の接触を通じてHIVが感染したという証拠は存在しない。

恐るべき流行

HIV感染は現在，世界中に広がっている。主たる焦点は，貧しい発展途上国である。国連AIDS対策計画

左ページ上
ヒト免疫不全ウイルス（HIV）がT細胞（ある種のリンパ球）表面から青く出芽している。ウイルスは細胞の中で複製され，異なった構成素が細胞膜に集められ，新しいウイルス粒子が作られる。

左ページ下
フランソワ・バレ＝シヌーシは，AIDSを起こすHIV発見（1983年）の功績に対して，2008年にノーベル生理学・医学賞をリュック・モンタニエと共同受賞した。

下
AIDSウイルスの発見時には感情的対立もあったが，ロバート・ギャロ（左から２人目）とリュック・モンタニエ（右端）はその後協力して仕事を行い，キャンペーンをするようになった。1999年，パリにて。

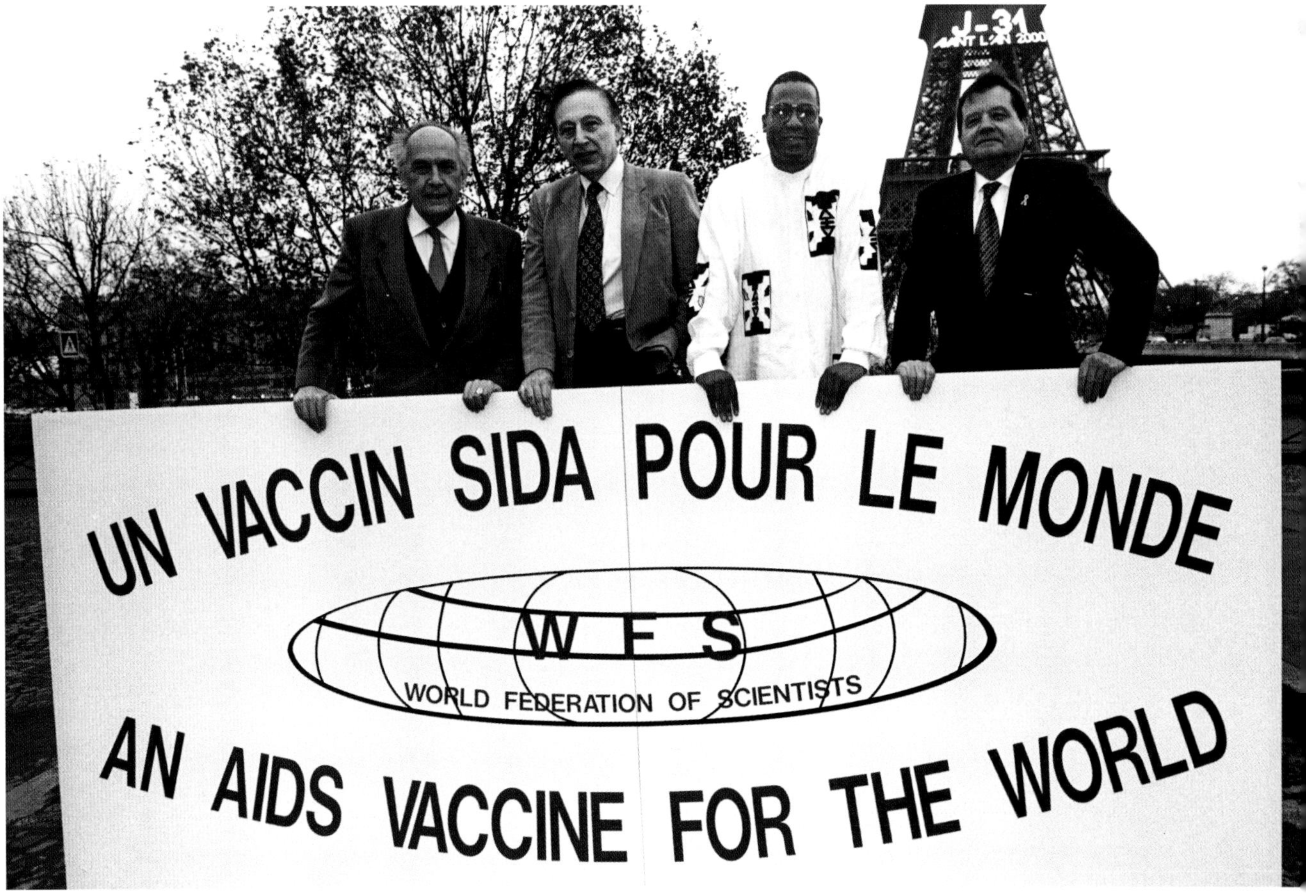
J-31
UN VACCIN SIDA POUR LE MONDE
WFS
WORLD FEDERATION OF SCIENTISTS
AN AIDS VACCINE FOR THE WORLD

（UNAIDS）によれば，3,340 万人（成人 3,130 万人，15 歳以下の子ども 210 万人）が現在 HIV/AIDS とともに生きる人々である。現在では，新感染者は 1 年間に 300 万人弱である。感染の 95％は現在発展途上国で起こっており，主として侵されているのはサハラ以南のアフリカと東南アジアである。HIV に感染した成人と子どもの 65％以上がサハラ以南のアフリカに住み，アフリカ大陸の感染者の 2/3 が女性である。また新感染者の 45％が 15～24 歳の若者である。

先進国の例としてイギリスをあげると，患者数は毎年増えている。しかし，1980 年代初期から流行の性質は大きく変わっている。男性と性交する男性（MSM）の HIV 感染の診断例は 1985 年にピークに達し，その後増加が止まった。それに対し，1996～2005 年に異性愛者における診断は 5 倍に増加した。そして，このほとんどがイギリス国外（主としてアフリカ）で感染したものである。当初は麻薬常習者の注射針共有が重大な要素であったが，注射針交換プログラムが進んだため，この方面の増加は抑えられた。

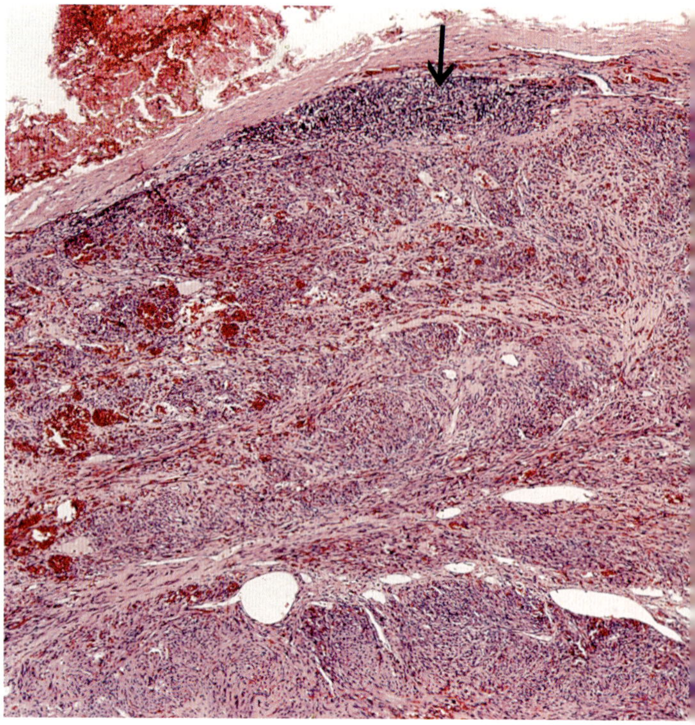

流行の影響と予防と治療

HIV 流行は発展途上国に大きな影響を与えた。特に成人罹患率が 10％を超えている国で平均余命が短くなった。ケニア，ジンバブエ，南アフリカ，ザンビア，ルワンダでは 2015 年までに平均余命が 15 年以上短くなるだろう。そしてこれにより社会経済的発展に深刻な影響がもたらされるだろう。伝統的な家族と拡大家族の構造が危機に瀕し，孤児の数が増加している。両親ともに AIDS で死亡し，幼い子どもが生計を得るために売春している。

予防は治療よりも良いものであり，初めて性交する前に十分な性教育をできるだけ早く始めなければならない。HIV に感染するリスクを下げる方法はいくつかあり，すべての性交でコンドームをすること，パートナーの数を減らすこと，安全な性行為を行うこと（たとえば，オーラルセックスや相互マスターベーションなど），最初の性交年齢を遅くすること，パートナーを替えた後に HIV と性感染症の検査を定期的に行うことなどである。

1987 年に抗レトロウイルス薬（AZT）が開発されて治療が大いに進み，1996 年には複合療法が登場した。これにより，感染した者の余命を延ばすのに大きな効

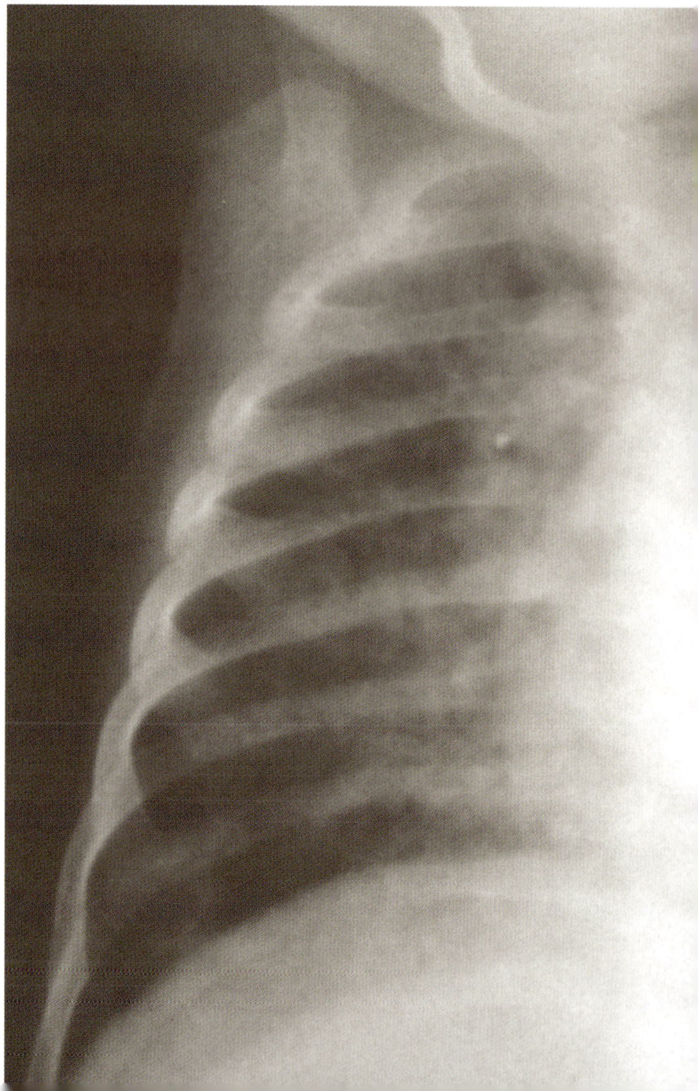

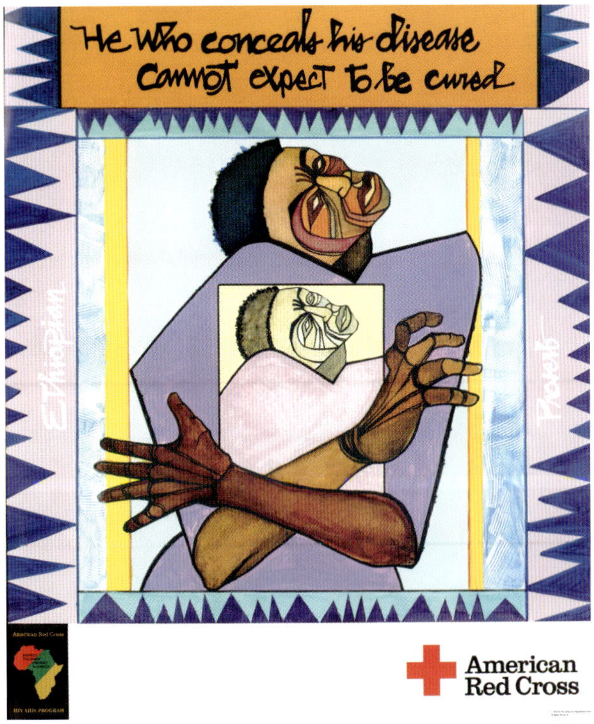

果があった。抗レトロウイルス薬は，ウイルスの複製を阻害し，免疫系を回復させる。本当に困難なのは，抗レトロウイルス薬が行き渡っていない途上国の問題である。UNAIDS，WHO，米国大統領 AIDS 救済緊急計画，ゲイツ財団などの団体がこの問題に取り組んでいるが，現在でも発展途上国で治療を必要としている感染者の60%が治療を受けることができずにいる。新たに抗レトロウイルス薬を使用し始める人と，新感染者の割合は2対5である。ワクチンの研究も続けられている[63]。

HIV の起源は完全には明らかになっていないが，チンパンジーが罹る病気のウイルスと類似する部分が多い。そこでアフリカにおいて猿のウイルスに偶然感染したことが現在の HIV 流行の起源であろうと多くの科学者が推測している。1950 年代に死亡した人々から採取された組織から HIV の証拠が発見されており，おそらく感染が広まっているのがわかる前に長いこと潜伏していたのであろう。

この比較的新しい HIV の流行は，人類に世界的苦しみを与え，大きな健康問題となった。しかしこれを 1 つの医学の問題としてだけみるのではなく，戦争，移民，性の不平等とともに，社会経済的貧困が問題を助長していたことを忘れてはいけない。

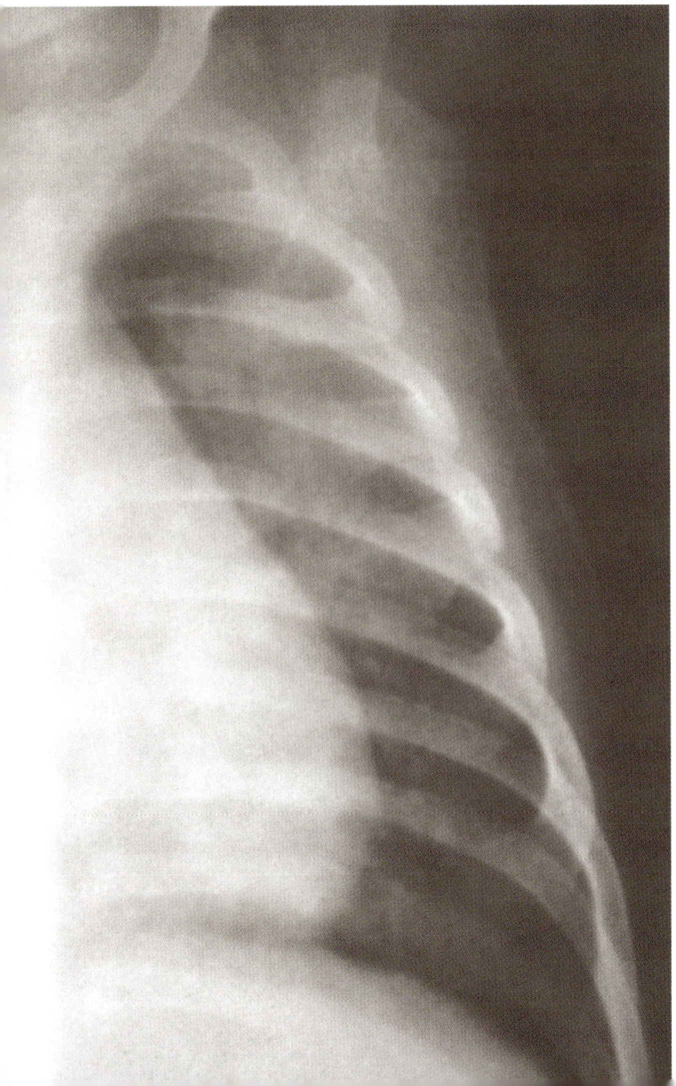

左ページ上
カポジ肉腫。HIV 陽性のアフリカ人の子どものリンパ節生検写真。上部矢印部分にリンパ組織周縁部があるが，節の大部分が今や腫瘍組織になっている。

上
「病いを隠す者は治療を期待することはできない」。エチオピアの諺がこの公衆衛生のポスターに使われ，感染の危険がある者は検査をし，必要ならば治療を受けることを勧めている。

左
HIV に感染し，カリニ肺炎（ニューモシスチス肺炎）に罹った乳児の X 線写真。カリニ肺炎は通常まれであるが，AIDS に感染すると頻繁に起こり，AIDS が新しい病気だった時代に最初に確認された日和見感染の 1 つだった。

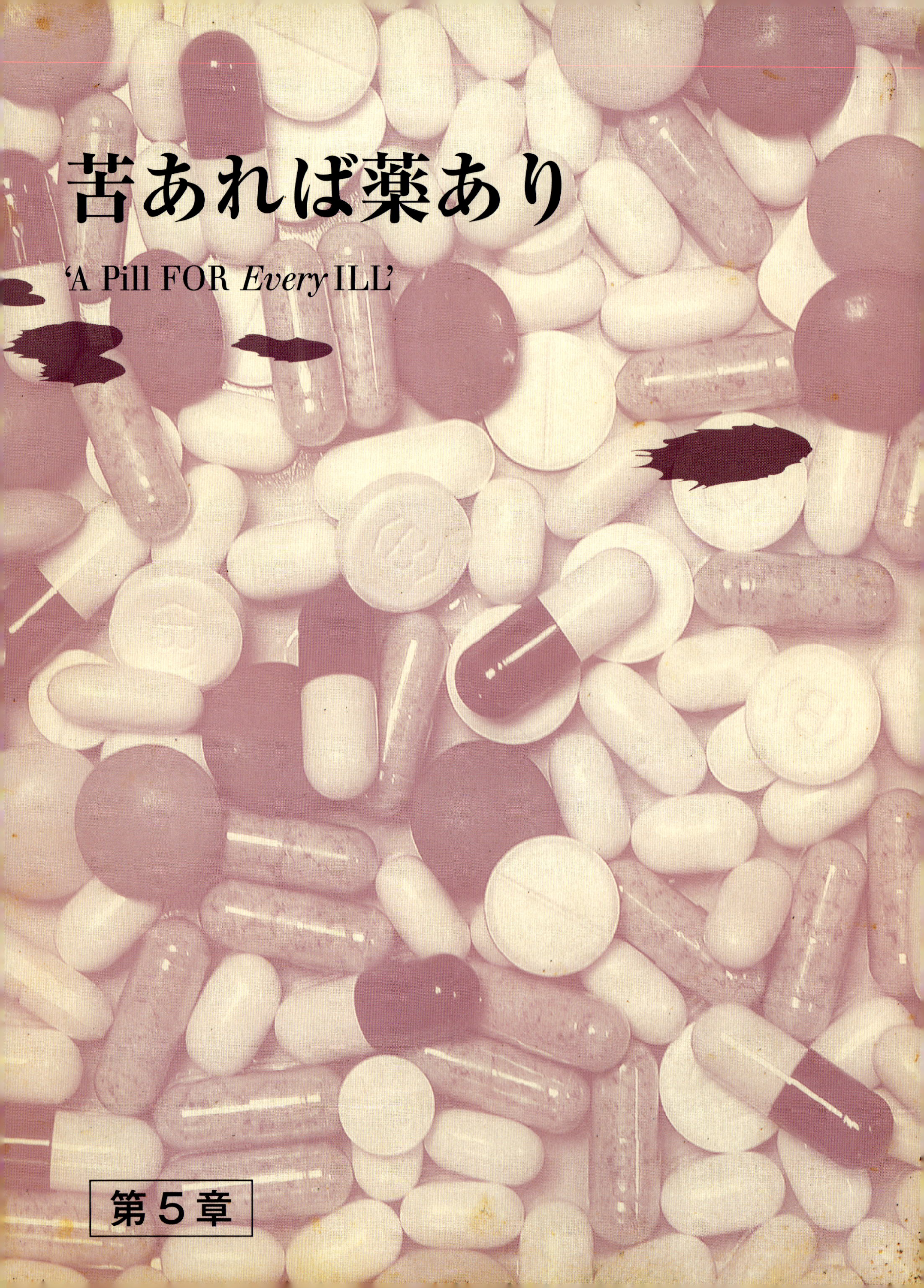

苦あれば薬あり

'A Pill FOR *Every* ILL'

第5章

今日われわれが飲んでいる薬の多くは最近開発されたものである。薬学の発展により，医師ができることが変化し，われわれの身体は整えられ，正常に機能するようになり，生存の機会が増した。

古代に起源をもち，現在でも用いられている薬もある。その1つであるアヘン系薬剤は，鎮痛においても精神への作用においても長い歴史をもつ。キニーネは17世紀に南アメリカからヨーロッパに導入され，ジギタリスは，ウィリアム・ウィザリングが1785年に心臓の病気に非常に有用であることを示すよりはるか前から使われていた。これらは植物由来で，初期の医学によくみられる。現在では科学的標準化のために，有効成分がまず単離され，人間に用いる前に試験が行われるという違いがあるとはいえ，植物は現在でも重要な薬剤の原料である。実験室と動物での試験の後，安全性と効果を確かめるため，厳密で費用がかかる臨床試験を繰り返さねばならない。これがきちんと行われていないと，妊婦に制吐薬として使われたサリドマイドによって起こされた出生異常のような惨事が起きる。

天然物由来の成分を単離したうえで薬剤を作る手法は，本書でとりあげた他の薬にもいえる。ペニシリンは最初はカビから，最初の経口避妊薬はメキシコのヤムイモからとられた。今日もっとも広く用いられているコレステロールを低下させるスタチンは菌類に起源がある。どの場合においても，最終的には有効成分が単離されて詳細に研究され，効果を高めるために化学的変更が付け加えられて使いやすくなり，副作用は少なくなった。現在の製薬研究は，組織的に研究し，もともとの化合物を若干変更する方法をとっており，それにより特許と利益がもたらされる。

今日の薬学研究者は，薬物の化学的構造を知り，分子レベルで効果を理解しようとしている。たとえば，喘息の治療を劇的に変えたVentolin®（日本：ベネトリン®）のような気管支拡張薬や，心臓病の治療に広く用いられているβ遮断薬の開発は，神経系がどのように身体の機能をコントロールしているかに関する複雑な生理学の知識に基づいている。β遮断薬は，分子レベルで期待を叶えるまさに「デザイナー・ドラッグ」である。β遮断薬とは対照的に，今日の精神医療を変えた薬の多くは偶然の発見による。統合失調症の劇的な症状を減らし，神経症の不安を減少させ，患者が人生をうまく生きられるようにする薬は，副作用や中毒性をもつ。それにもかかわらず，こうした薬は精神疾患患者を施設に閉じ込めずに対処することを可能にし，広く処方され用いられてきた。抗うつ薬の処方は「プロザック世代」と呼ばれる現象の根本をなし，現代生活で医学が果たす中心的役割を思い起こさせる。

医師はより強力な薬を意のままに用いることができるようになった。そのような薬は，現代のヘルスケアが達成したことと，それが払っている代償の双方にとって重要な部分を占めているのである。

今日，薬は錠剤やカプセルとして摂取されることが多い。粉末化した薬を固める錠剤は16世紀後半に医学界に登場した。カプセルは19世紀以降に用いられ，苦い薬をゼラチンにくるんで飲みやすくしたものだった。

43. アヘン OPIUM

快楽と苦痛

ヴァージニア・ベリッジ *Virginia Berridge*

芥子もマンドレークも，世界のどんな催眠剤を使っても，
おまえを甘い眠りにおとすことを許さない。
ウィリアム・シェイクスピア『オセロ』第３幕第３場

アヘンは，歴史を通じて医療と自己治療において中心的地位を占めてきた。その原料は世界通商で重要な役割を果たし，国内・国際政策においてアヘンとその派生物を管理することは，合法・非合法の向精神作用物質を統制することのジレンマを象徴している。

古代の始まり

アヘンは芥子の一種の種蒴に切れ目を入れて得た乳汁を乾燥させた茶色の樹脂である。アヘンのとれる芥子（*Papaver somniferum*）は，古代から中東に広く分布してきた。アヘンがもつ鎮痛と鎮静の効果は古くから知られ，紀元前 4000 年のシュメール語のテキストにも芥子の汁が言及されている。エジプト，ペルシャで医師たちは遅くとも紀元前 2 世紀にはアヘンを用いていた。ローマの医学もアヘンに通じており，アラビア医学は広く用いてきた［05］。

ヨーロッパでは，アヘンの利用は 16 世紀に復活した。アヘンを推奨したガレノス（129-216 頃）の権威が認められたためである。スイス人のパラケルスス（1493-1541）は，ガレノスの権威を否定したが，アヘンの価値は認め，アルコールと混ぜてアヘンチンキを鎮痛用に用いた。

輸入と輸出

アヘンは中国では 18 世紀初頭に使用を禁止されていたが，重要な貿易商品だった。もともと中国でのアヘン吸引は喫煙の一部であったが，その後単独で吸引されるようになり，社会に広まった。国内生産に加え，輸入もされていた。イギリスは中国から多くの商品を輸入し，貿易収支の赤字を，インドのアヘンを中国に輸出することで解決していた。イギリス商人がアヘン貿易を

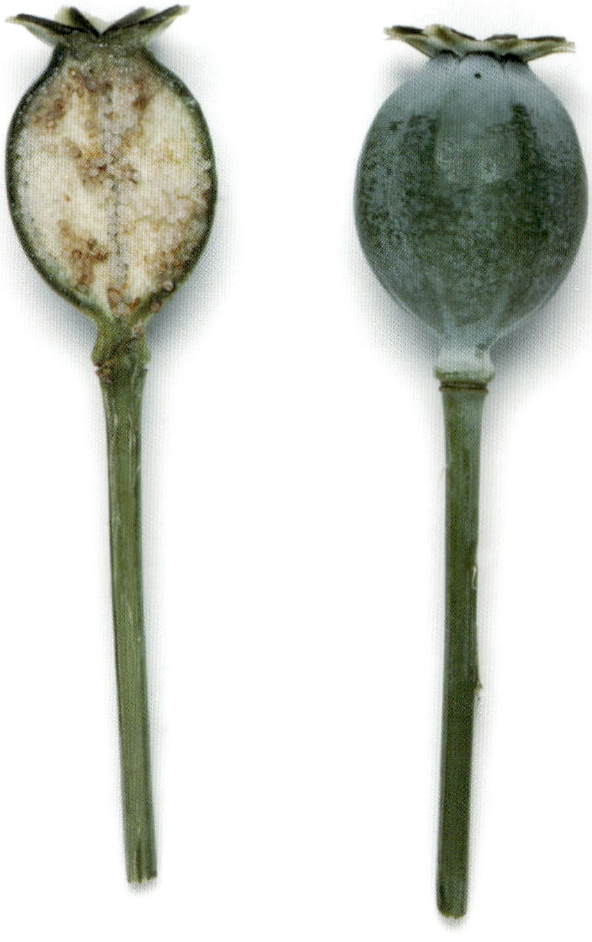

芥子の未熟果をもつ蒴。花びらが落ちた後，中心部の種が入った蒴が膨らむ。アヘンは未熟果の乳液から抽出する。

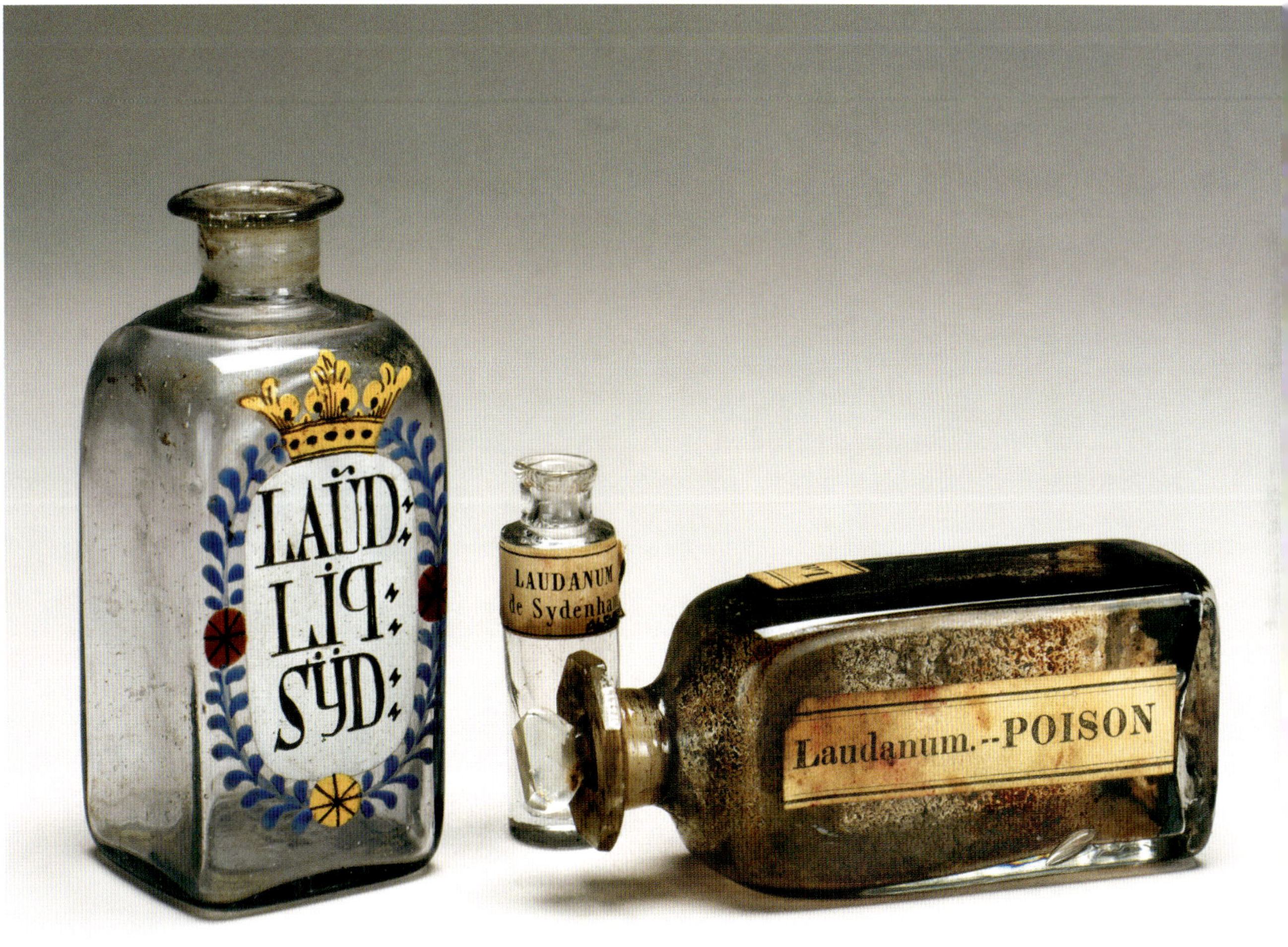

アヘンチンキはアルコールに溶かしたアヘンである。19 世紀には鎮痛薬として広く用いられた。ここにある瓶は 19 世紀のものである。右の瓶には「毒」と書いてあるのに注目。

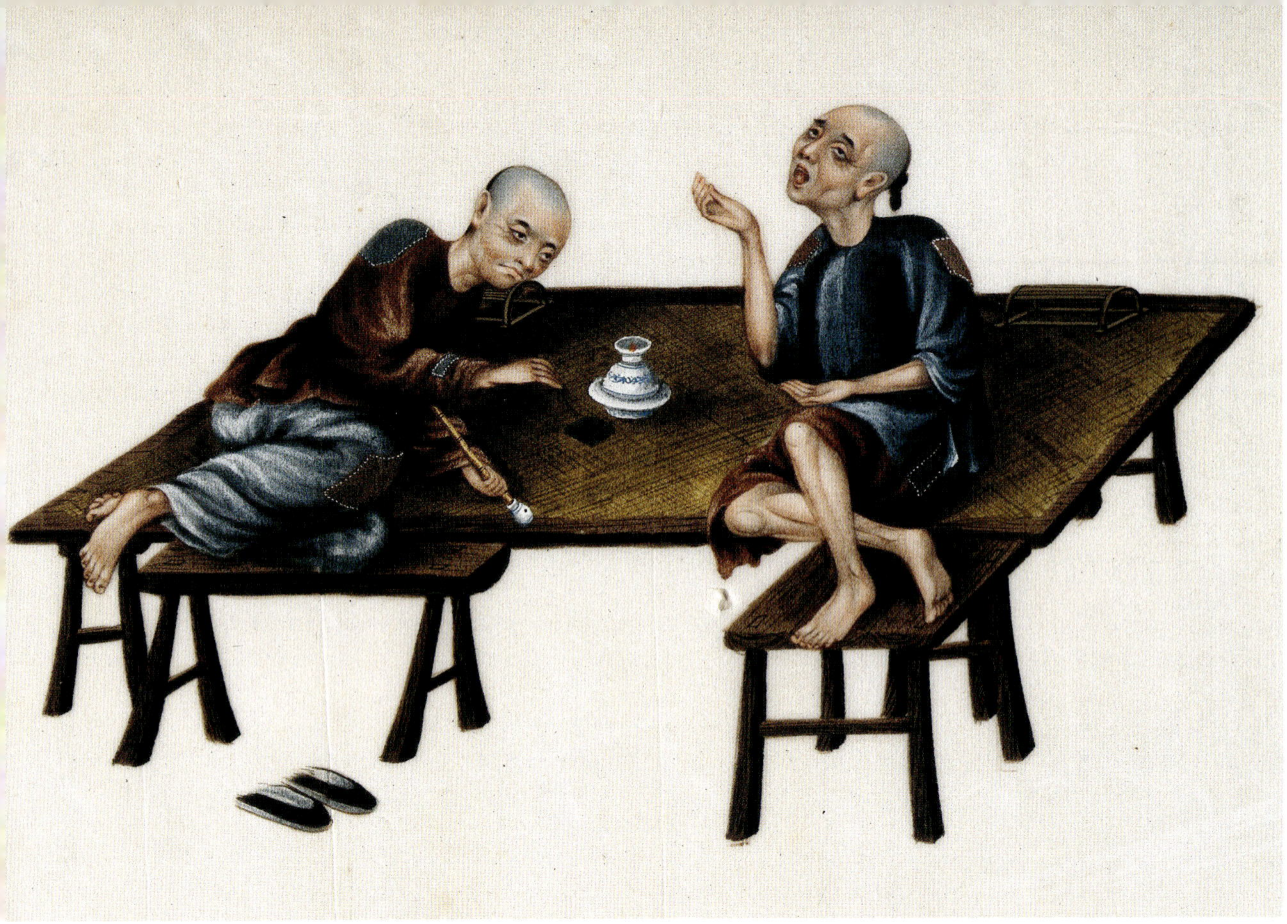

牛耳っていたが，アメリカ商人も参加していた。中国のアヘン貿易禁止の試みに対してイギリスは武力を用いて2度のアヘン戦争を起こし（1839-42，1856-60），その結果インドからのアヘン輸入が合法化された。19世紀末にアヘン貿易は頂点に達し，その後衰退し，20世紀前半には終了した。

アヘン吸引の流行と対策

イギリスと他の西欧諸国では，19世紀にアヘンの需要が増えた。人口のほとんどが適切な医療にアクセスできなかったことと，アヘンが万能薬の評判をもち，痛みを癒す優れた効能をもっていたため，公式の医学と自己医療の双方で中心的役割を担った。アヘンは，錠剤や安価な棒アヘン，アヘンチンキなどさまざまな形で売られた。売薬分野でもアヘンの消費は伸びていた。ゴドフリーズ・コーディアル（強壮剤リキュール）やコリス・ブラウンのクロロダイン（麻酔鎮痛薬）が広範な症状に適応する家庭薬として用いられた。

薬学的発見によりアヘンの評価は高まり，医学的利用も増えた。アヘンにおける有効成分アルカロイドの分離は，フリードリッヒ・ゼルトュルナ（1783-1841）がモルフィン（ギリシャの眠りと夢の神モルフェウスに因んで名づけられた）を発見してから始まった。コデインは1832年に発見され，バイエル社は1898年にヘロインの販売を始めた。1850年代に皮下注射［24］が導入され，こうした薬をより早く効かせることが可能になった。皮下注射は昔ながらの経口摂取より安全だと当初は思われており，アヘンから製剤された新たな薬剤は，危険が少ないという信念が広く行き渡っていた。

19世紀末にアヘンは医療の中心から外れはじめた。イギリスやアメリカで新たなアヘン「酔い」の理論が提唱され，これは後に依存症の理論となった。当初はアルコール依存症を説明するために発展した理論だが，液状のアヘンにも適用され，それがもつ問題と危険が明らかになった。禁酒節制運動とそれを展開する団体との間に強いつながりがある反アヘングループが，イギリスのアヘン貿易反対協会のように国際的視点をもつようになった。

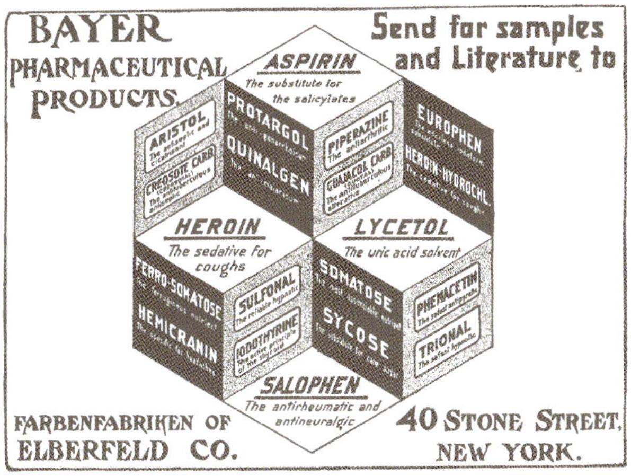

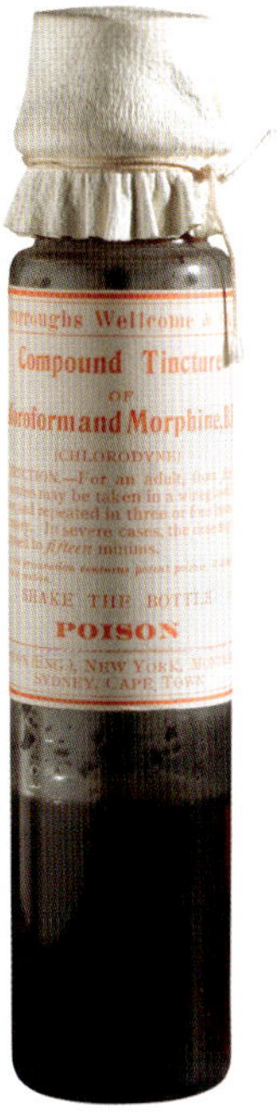

左ページ
19 世紀中国のアヘン窟。左側の人物はアヘンパイプを持っている。吸引する前に気体化する。右側の人物はかぎ煙草の要領でアヘンを吸っている。間にはアヘンランプがあり，興奮効果がある蒸気を立ち上らせている。

上
20 世紀初めにバイエル社はヘロインという商標でジアセチルモルヒネを咳止めとして売っていた。ヘロインは，麻薬中毒効果があるモルヒネの代替物と考えられた。

上
バローズ・ウェルカム薬品の薬箱から，クロロホルムとモルヒネのチンキ，1881 年頃。この組み合わせは咳止め，痛み止め，アルコール中毒の震え止めになり，催眠効果もあった。

アヘン反対運動は，インドと中国のアヘン貿易に焦点を当て，アメリカの道徳的な関心だけでなく通商上からもアメリカの覇権主義を極東に広めようとする欲望で動かされていた。1909～1914 年に上海やハーグで国際条約が締結されて国際的合意に至り，第一次世界大戦後の和平締結により，国際連盟を通じて組織された完全な強制力をもつ国際的コントロールのシステムが導入された。

その後さまざまな国家で異なったアプローチが発展した。アメリカでは，中毒者に対して医師による監督のもとで麻薬の使用を認めることが 1920 年代に禁止され，1970 年代まで中毒は非合法であり，麻薬に反対する勢力が優勢だった。イギリスでは医師の力がより強く，一定程度依存症を継続させる治療法がとられた。これは，治療代金を私費で払うことができる中毒患者にだけ適用された。全体的枠組みは，非合法化と処罰であった。アヘン貿易を，物品税と認可制と独占によって管理する植民地型システムはほとんどなくなった。

第二次世界大戦後，新たにつくられた国際連合が音頭をとり，アメリカが中心になって処罰型モデルを提唱した。共産主義中国は，処罰的方法でアヘンを根絶するようにみえた。しかし今日では非合法の国際市場が発展し，製造販売の場は政治状況に応じて変わっている。1970 年代には，東南アジアにおける生産はベトナム戦争と関係があり，1990 年代にはアフガニスタンが世界的生産国となった。1980 年代に HIV/AIDS［42］が麻薬常習者の間に現れ，問題になった。特にイギリスなどの国では，合成アヘン（methadone）と注射針交換で一定程度中毒を維持する方針に基づいた政策によって解決された。しかしそのような政策だけでは 2010 年には無理が生じてきている。アヘンは，21 世紀初頭においても各国のそして国際的な政策決定において中心的事案となっている。

44. キニーネ　QUININE

木の皮の特効薬

ティリ・タンジー　*Tilli Tansey*

火薬が兵術を変えたように，
キナノキは医術を根本から変えた。

ベルナルディーノ・ラマツィーニ，1717年

キニーネは，南アメリカ原産のキナノキの皮から得られる薬品である。現在では医療用に用いられていないが，20世紀半ばまで約400年近くマラリアに対する治療法だった。

ペルーとボリビアの土着の人々の間では，キナ皮を粉末にして煎じて飲むと，現在われわれがマラリアと呼んでいる病気も含めて，熱病の薬になるということが知られていた。スウェーデンの植物学者カール・リンネ（1707–78）が1742年にその木を，おそらくペルー総督の妻，チンチョン伯爵夫人を記念して「キナノキ」（*Cinchona*）と名づけた。伝説によれば，伯爵夫人はキナ皮の抽出物でマラリアの治療を受けたという。17世紀にイエズス会の伝道師が現地人がクィンクィナ（「皮の中の皮」と呼ばれていたキナ皮）を使っていることとその効能に気づき，その治療法をヨーロッパにもち帰り，その後，定期的にもち込まれた。しかし，プロテスタントのイングランドでは，「悪しきカトリックの療法」とみなされて受け入れられないこともあった。

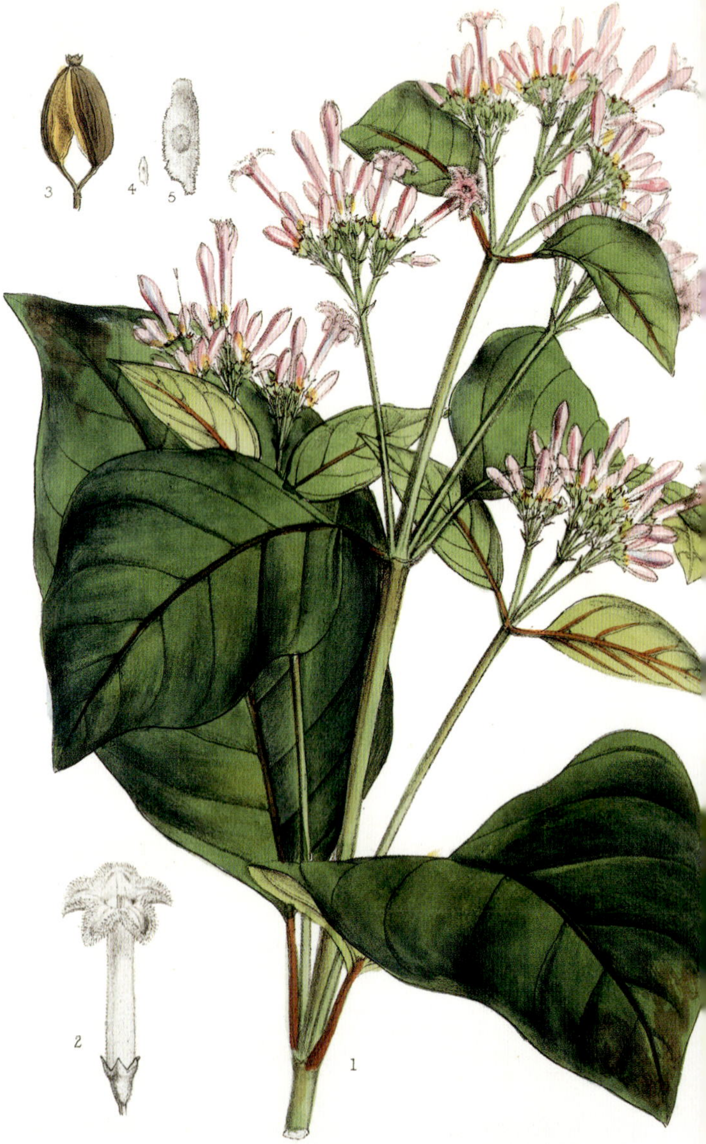

D.Blair F.L.S ad sicc. del et lith.　CINCHONA OFFICINALIS, *Linn.*　Hanhart imp.

化学的解明と製品の販売

19世紀初頭，ポルトガルの外科医ベルナルディーノ・ゴメスがキナ皮の治療に役立つ有効成分を純粋な形で単離し結晶を得て，それを「シンコニン」と名付けた。これはキナ皮の抽出物がもっている苦味をもたず，キナ皮の効果を再現できなかったので，何か別の重要な要素があるに違いないと考えられた。1820年にフランスの化学者ピエール・ペレティエ（1788–1842）とジョゼフ・ビアナメ・カヴァントゥ（1795–1887）はゴメスの研究を再現し，より効果のあるアルカロイドを単離し，キニーネと呼んだ。これがマラリアに対する最初の効果的治療法になった。この仕事の結果，ペレティエと

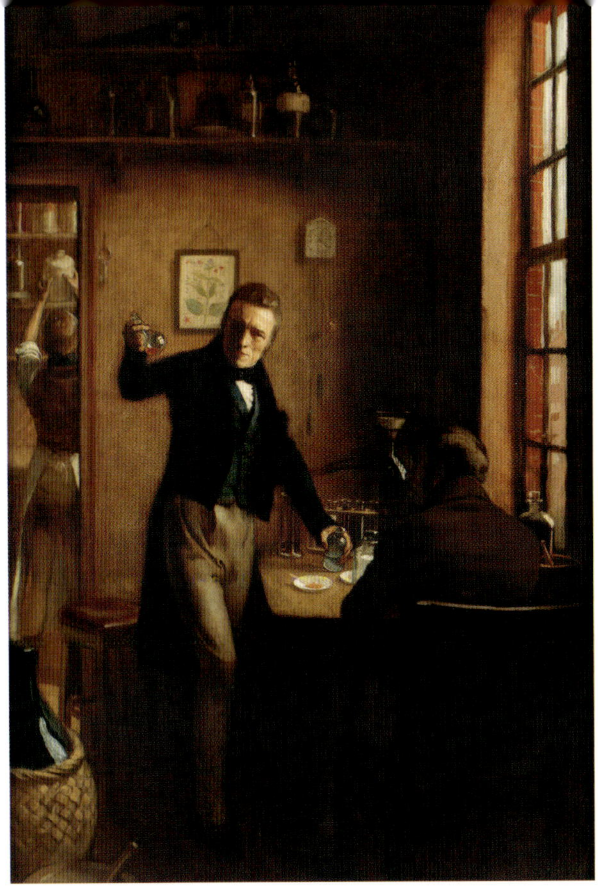

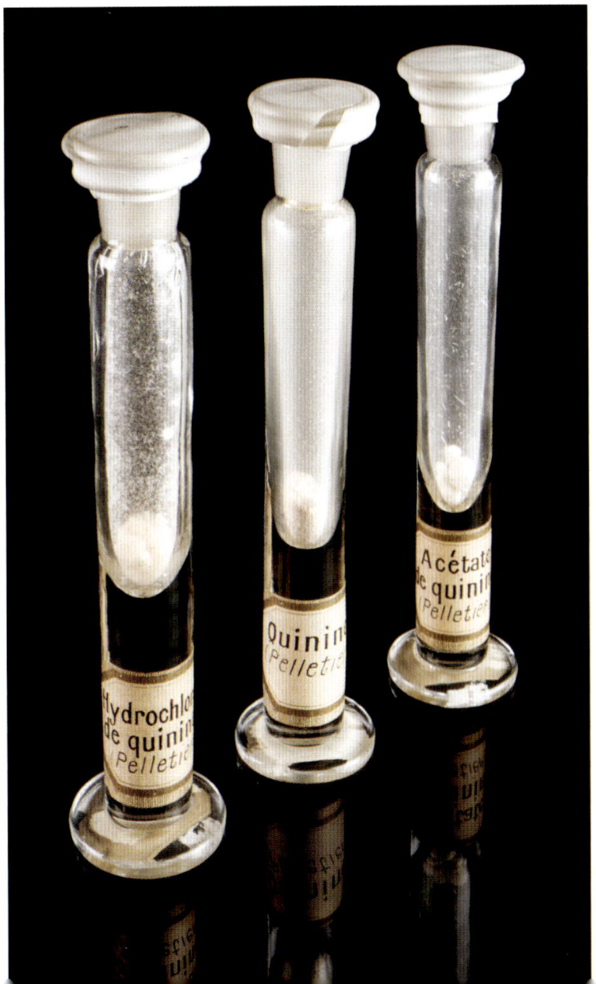

左ページ
キナノキの花と種。皮からキニーネがとれる。最初の抗マラリア特効薬。古くからペルーとボリビアの人々に使われ，ヨーロッパには 17 世紀に導入された。

左
フランス人ジョゼフ・カバントゥとピエール・ペレティエが 1820 年にキナ皮からアルカロイドを単離する情景。これがキニーネと命名された。画家は 20 世紀初頭のアーネスト・ボード。

下
19 世紀初頭から中頃にかけての塩酸キニーネ（左），キニーネ（中），酢酸塩キニーネ（右）のオリジナル見本。粉末キニーネはマラリアを含む熱病の薬に使われ，食前酒やカクテルに苦味を加えるのにも使われている。

カヴァントゥは植物をそのまま使うのではなく，純粋抽出物を使うという新しい治療の形をもたらした。この発見によりキニーネの需要が増加し，ペレティエ自身の工場は 150 t のキナ皮を取り扱った。

キニーネの人気が上昇したため，南アメリカのキナノキの森の維持がヨーロッパの列強の関心事になった。ペルー政府は，独占を守るため，外国人を森に立ち入らせないようにしたが，1860 年にイギリス政府は一連の探検を行い，インドに移植できる木を発見した。カルカッタ，マドラス，ボンベイでキナノキ委員会が作られ，さまざまな種類のキナノキの化学成分を研究し，マラリアに最適の組み合わせを発見しようとした。同様にオランダは東インド諸島植民地，特にインドネシアのジャワでキナノキの実験を行った。最終的にペルー在住のイギリス人チャールズ・レジャーから入手した種が素晴らしい成功をおさめた。オランダのキナノキの植林により，ペルーは独占を失った。それに替わってオランダは，第二次世界大戦まで世界のキニーネ生産の 85〜95％を占めていた。

キニーネの需要は 19 世紀を通じて増加し，1880 年には熱病治療にもっとも一般的に処方される薬品だった。ペレティエはキニーネ抽出方法を公表していたので，ペレティエの方法に従う会社が現れた。そのなかには，イギリスの製薬会社のバローズ・ウェルカム社もあった。アメリカで生まれたヘンリー・ウェルカム（1853-1936）はエクアドルでキナノキを探すことから製薬の仕事を始め，キニーネは彼の会社が製造し，世界中に売った最初の薬品となった。バローズ・ウェルカムにとって，キニーネは旅行者用薬箱の必需品であり，イギリスなどの軍隊，伝道者，プランテーション所有者から大量の注文を受け，同社は栄えた。第一次世界大戦中の

1916 年，ウェルカム製薬は 21 トンのキニーネ (6,500 万回分の薬) をマラリア対策として軍隊に納めた。しかしキニーネはマラリアのためだけに使われたのではない。1920 年代や 1930 年代には特に，オランダ政府の「キニーネ利用拡大局」が急性腰痛，難聴，心臓疾患，局所麻酔にも使うように推進した。

寄生虫学と問題

その後，マラリアを起こす原虫が同定され [15]，キニーネがどのように働くのか研究が始まった。キニーネは寄生虫そのものと，その生殖のサイクルを阻害することがわかった。キニーネを人工合成し，新しい抗マラリア薬を作製する試みが行われていたが，1942 年に日本がオランダ領東インド諸島を侵略したため，連合軍にキニーネを供給するラインが絶たれ，キニーネ合成の試みが本格化した。1944 年にはクロロキン (1934 年に最初に合成されていた) が軍隊のマラリア予防薬として使われ，第二次世界大戦後に民間でも使われるようになった。

1970 年代のベトナム戦争中にメパクリンが合成され，それからメフロキン，マラロンが続いた。しかしこうした薬品は，寄生虫が抵抗力をつけるとその効果が下がっていった。20 世紀末には，古代中国の療法 (ヨモギ類) から抽出されたアルテミシニンが世界的に用いられ，病原体が耐性をもたないように他の薬との組み合わせで使われている。

こうしてキニーネは，現在でも薬剤耐性の特別な場合には用いられることがあるものの，それに代わる薬品が使われている。現在ではキニーネはトニックウォーターにごく少量加えられ，独特な苦味を出すのに使われている。

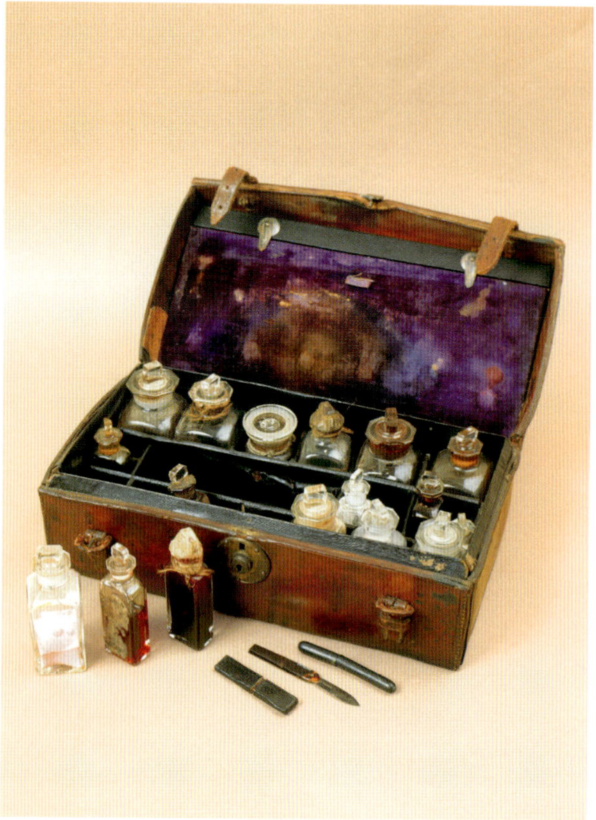

探検家伝道師のデイヴィッド・リヴィングストーン (1813-73) が最後にアフリカ奥地を探検したときの薬箱。キニーネを入れることをリヴィングストーンが望んだ。彼はマラリアに薬を用いることを推奨し，キニーネをヤラッパ，ルバーブ，カロメル，少量のカルダモンと組み合わせて丸薬にし，「起き上がり薬」と呼んでいた。熱病で苦しんでいる者がその薬を飲むと起き上がって歩けるようになるからである。

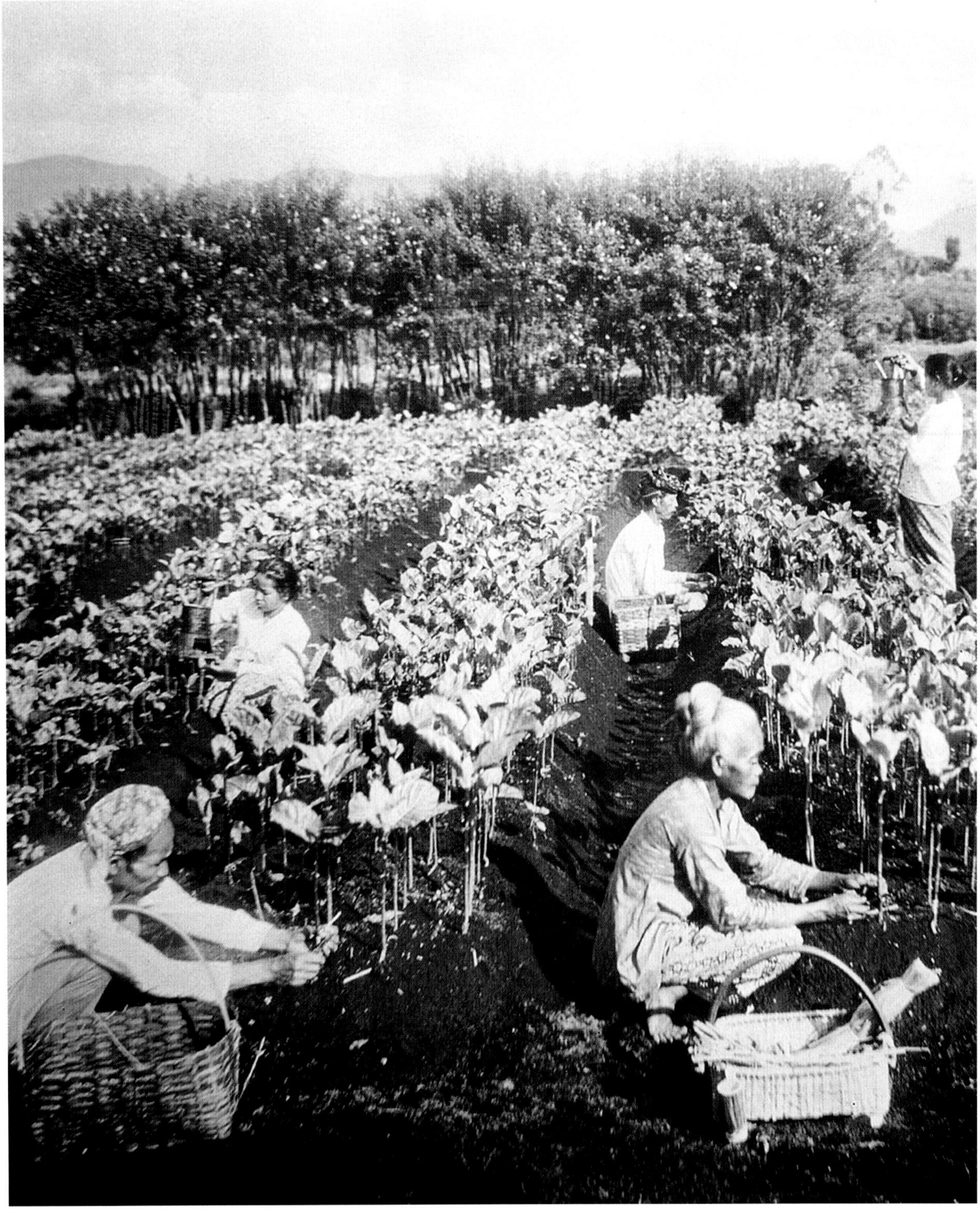

ジャワで２種類のキナノキ（*Cinchona ledgerina, Cinchona succirubra*）の接ぎ木をしている。この２種類のキナノキからもっともキニーネが採取される。オランダ人は東インド諸島でキナノキ栽培を行い，日本軍に1942年に占領されるまでは世界のキニーネ生産をほぼ独占していた。

45. ジギタリス DIGITALIS

心臓強壮薬

ウィリアム・バイナム *William Bynum*

効果がある薬草は，キツネノテブクロにほかならない。
ウィリアム・ウィザリング，1785 年

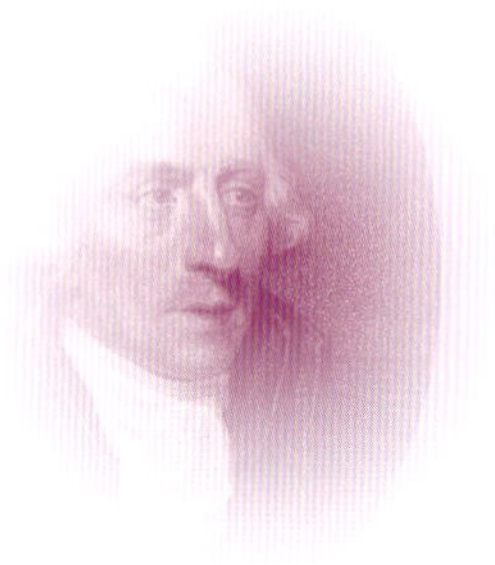

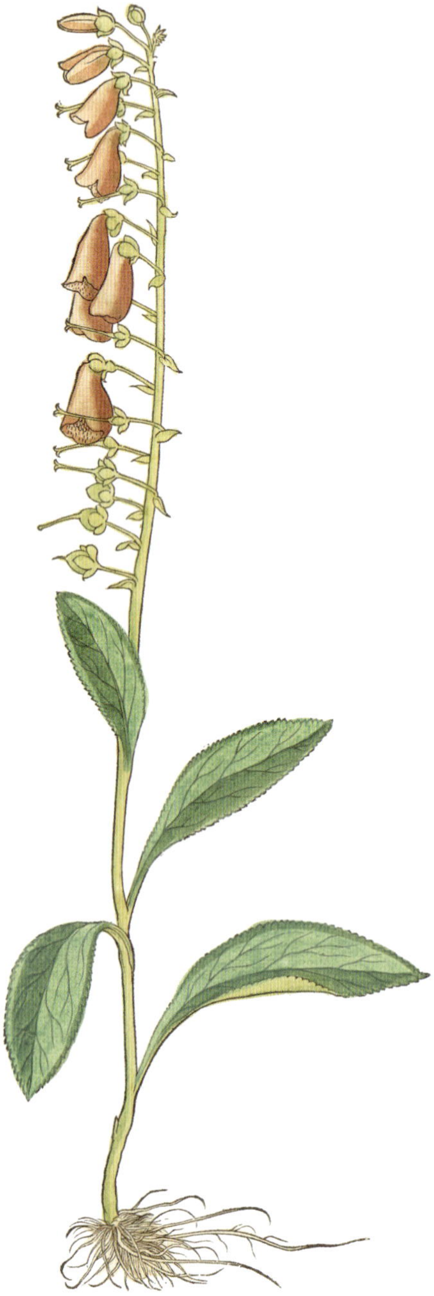

ジギタリスの導入は 18 世紀の治療学の勝利の 1 つである。これは林地によくみられる美しい紫の花のキツネノテブクロ（*Digitalis purpurea*）からの抽出物で，植物起源の重要な薬品の 1 つであり，民間療法に由来する。かつて医師たちはあまりにも毒性が強いと書いていたが，1775 年に著名な医師で植物学者ウィリアム・ウィザリング（1741–99）は西イングランドのシュロップシャーに住む老婦人が植物からの抽出物を混ぜて水腫を治すことができると知り，彼女の調合薬を調査して，有効成分がジギタリスであることを突き止めた。1785 年に，彼は水腫の症例にジギタリスが効くことを論文にして公表した。

水腫（今日では浮腫と呼ばれる）は，身体内に液体がたまる現象である。今日の医師たちは，心臓疾患か肝硬変などの病気の症状の 1 つだと考えている。ウィザリングと同時代の医師たちは，それ自体が病気であると考えていたが，同じ水腫でもある患者だけにジギタリスが効く（ウィザリングは腎臓を通じて働くのだと信じていた）ことにも気づいていた。彼は薬が心拍数に影響を

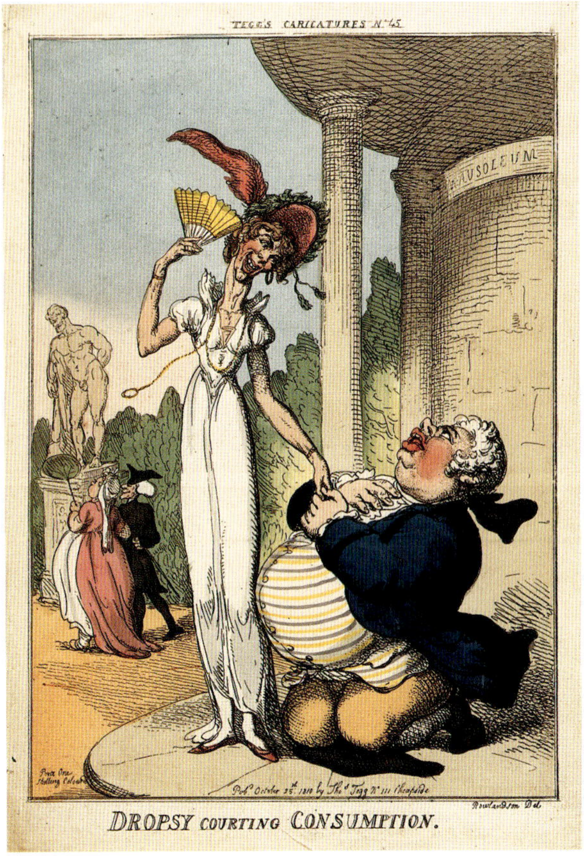

左ページ左
18 世紀の医師ウィリアム・ウィザリングは，ジギタリスを民間療法から薬学の公式な重要薬に変えた。

左ページ右
紫のキツネノテブクロ（*Digitalis purpurea*）。葉，花，実にある有効成分のジギトキシンは，多量に与えすぎると心拍数が低下し，心臓が停止して死に至るが，適切な量を使えば，水腫を減らし，利尿作用があり，心臓を刺激する。

左
1810 年のトマス・ローランドソンの戯画「水腫病が消耗病に言い寄る」。膨れた水腫病と痩せこけた消耗病（結核）を戯画化している。ある種の水腫はジギタリスに反応して改善するが，それは万能薬ではなく，結核を治すことはできなかった。

下
ジギタリスチンキ（ジギタリスをアルコールに溶かしたもの）の瓶。バローズ・ウェルカム社が 1901～1904 年のロバート・ファルコン・スコットによる南極探検に提供した薬箱に入っていた。

与えることや，患者が過量の薬を投与されたときに何が起きるかも記述し，植物の葉をどのように扱うのかの手引きも記した。

ウィザリングの論文を参照して他の医師もジギタリスを用いるようになり，現在に至るまで重要な薬である。19 世紀にはてんかん，結核，精神疾患など多くの他の病気にも用いられるようになったが，これらにはジギタリスは効力がない。これは治療学の歴史でよくみられる現象であり，ある病気に効く薬が，他の病気に無差別に与えられる傾向である。コルチゾンとペニシリン［46］は，初期の熱狂時代にむやみに与えられていた。ジギタリスは重篤な副作用を起こしうるため，19 世紀にはまったく使わなくなる医師が多かった。

1900 年頃に，薬学者たちは注意深く効果を調べるようになった。ドイツのカール・ベンツ（1832-1912）とイギリスのアーサー・クシュニー（1866-1926）は，心拍に対するジギタリスの作用を研究し，心臓が不規則に拍動する心房細動をコントロールするのに有効であることを示した。心房細動は心臓疾患をもつ多くの人が経験し，肺，腹部，末端に液体がたまる。ジギタリスは不整脈をコントロールし，失調した心臓を改善し，身体が過剰な液体を排出することを助ける。1970 年にはアメリカで 4 番目によく処方された薬だった。20 世紀初頭の心電図の発展で心臓疾患をもつ患者の臨床上の管理は助けられ，今日心電図は病院でも医療センターでも一般的である。

今日では生理学者が，ジギタリスの効能を細胞学の側面から明らかにし，心臓が正常に機能するのに必要なカルシウム，ナトリウムなどとの関係がわかっている。

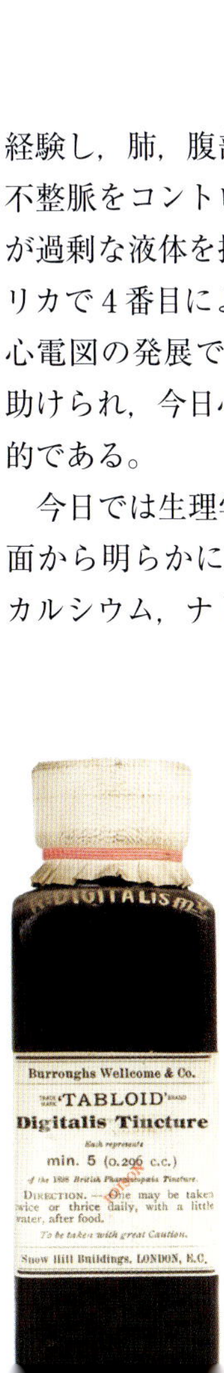

46. # ペニシリン PENICILLIN

カビが病気を治した

ロバート・バッド *Robert Bud*

水晶玉をのぞきこまなくとも，われわれの世代の間に医学は
人間の外敵をすべて克服し支配すると
間違いなく予言できる。

リッチー・コールダー，1958 年

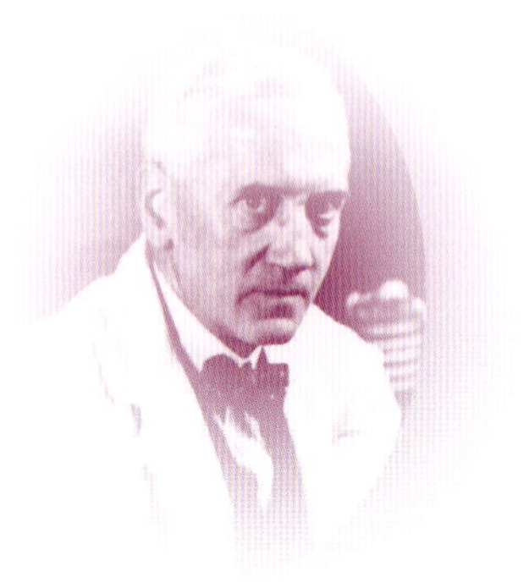

アレクサンダー・フレミングはロンドンのセント・メアリ病院で 1928 年にペニシリウムカビに抗菌作用があることを最初に発見した。

1930 年代末から医学は大転換を遂げた。悲嘆をもたらし多くは死に至ると思われてきた感染による病気が，10 年余りの間に治療可能とみなされるようになった。この変換のもっとも大きな理由はペニシリンが使えるようになったことである。われわれは今日，この前例のない進歩をもたらした科学の恩恵を被っている。それと同時に，奇跡の治療を約束したプロパガンダの被害者でもある。

カビが感染症を治す機能をもつという逸話は何千年もさかのぼるが，その結果を再現できない場合が多い。しかし 1928 年に，ロンドンのセント・メアリ病院医学校勤務のアレクサンダー・フレミング（1881–1955）はカビの治療的効能を注意深く観察し，その結果を出版した。彼は，ペニシリウムカビで汚染したペトリ皿を捨てようとしたとき，皿の他の部分では繁殖していた細菌が，カビが侵入した部分では成長しないか死滅しているのを発見した。この現象をさらに調査して，カビが少量の黄色い液体を滲出させ，恐ろしい細菌の株に影響を与えていることを発見した。しかし，フレミングは黄色い液体を純化し，有効成分を抽出する方法を見つけることができなかった。そのため，実験を記述した論文で彼はそのカビから名前を借り，不純な液体をペニシリンと名づけた。

抽出と生産

1930 年代末まで，その後の進展を可能にする新技術は現れなかった。ドイツからの移民である生化学者エルンスト・チェイン（1906–79）が，オックスフォード大学でフレミングのペニシリンに関する古い論文を見て，難しい分離を実現しようという科学的野心に駆られ，ケンブリッジで血液製剤に使われていた凍結乾燥の手法を用いた。1940 年 3 月，彼は（依然不純物が混ざってはいるが）ペニシリンを乾燥させることに成功した。すぐに同僚のノーマン・ヒートリー（1911–2004）が互いに混じらない 2 つの溶液を交互に連続的に移動させるというペニシリン抽出のためのまったく異なった方法を示した。この 2 つの方法を結びつけ，時間がかかるものの系統的に薬物を抽出することが可能になった。1940 年 5 月に 8 匹のネズミに試験し，致死的感染から救う効果があることがわかった。

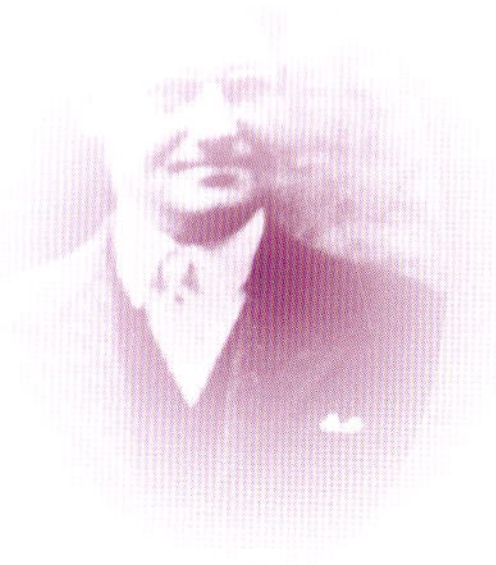

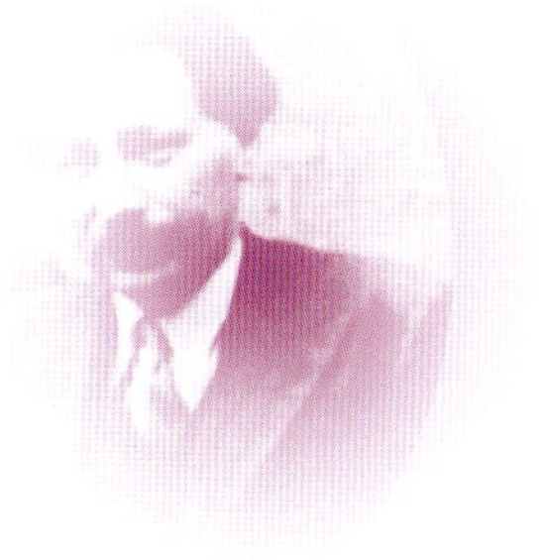

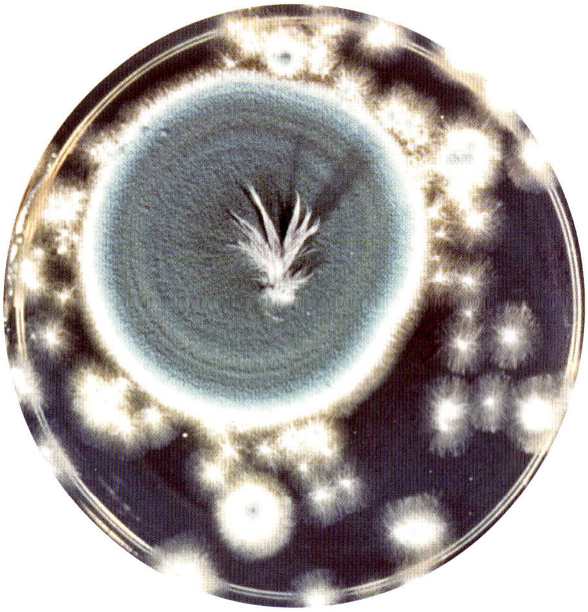

上
ペニシリンの開発における，ペトリ皿の実験から薬の大量生産に至るまでの段階でのそれぞれの役割を認められ，ハワード・フロリー（左）とエルンスト・チェイン（右）は，アレクサンダー・フレミングとともに3人でノーベル医学賞を受賞した。受賞は3人が上限なので，ノーマン・ヒートリーの重要な貢献は評価されなかった。

右
ペニシリウム・ノタツム（*Penicillium notatum*）が培養されているペトリ皿。

下
ペニシリン（ラテン語の筆を意味するペニシルスから）の顕微鏡写真。カビが胞子の連鎖を作っている。ペニシリウムカビは，有機物が存在する冷たい穏やかな状態を好む土壌菌類である。

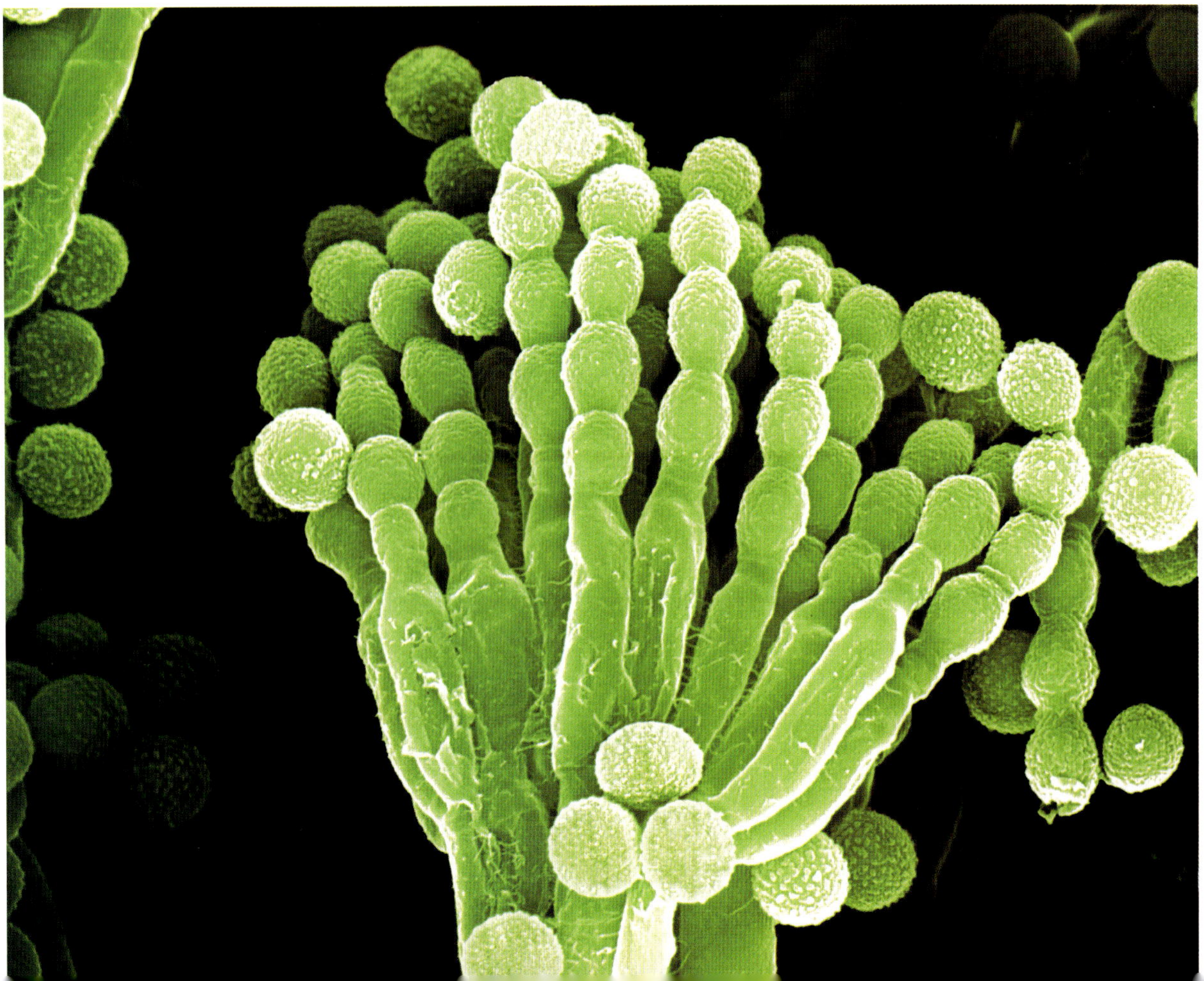

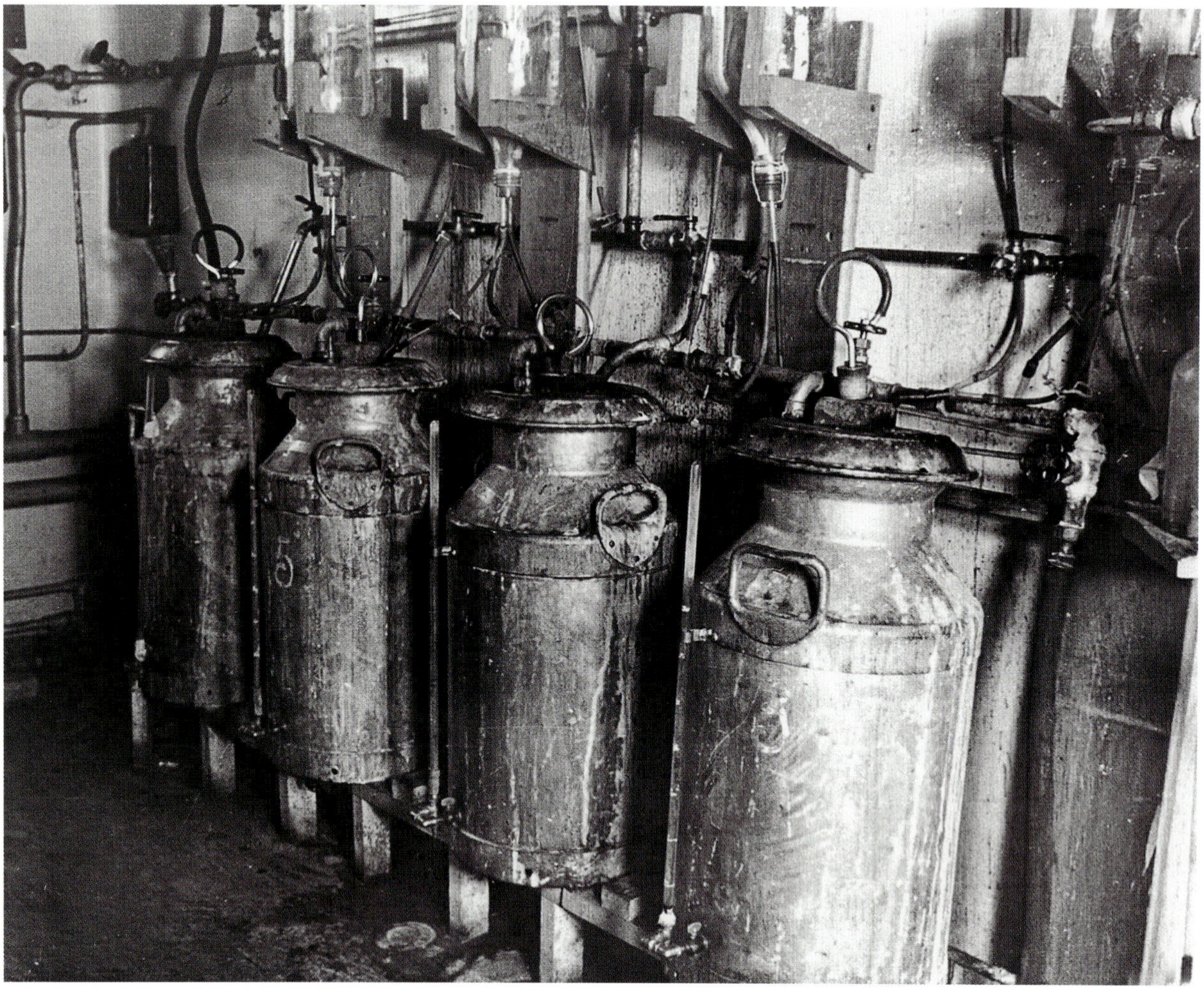

上
ノーマン・ヒートリーは，どのようにペニシリンを取り出し，純化するかという基本的問題を解決し，バスタブ，石油缶，ビスケット缶の蓋，撹乳器など意外な「装備」の組み合わせを使った創意工夫で多段階過程を自動化することに成功した。

右
オックスフォード大学ダン病理校でペニシリンを培養するために用いられた尿瓶に似たセラミックの容器。6人の「ペニシリンガールズ」と呼ばれたチームによる即席の工場で，人々に実験を始めるのに必要なだけの薬を生産した。

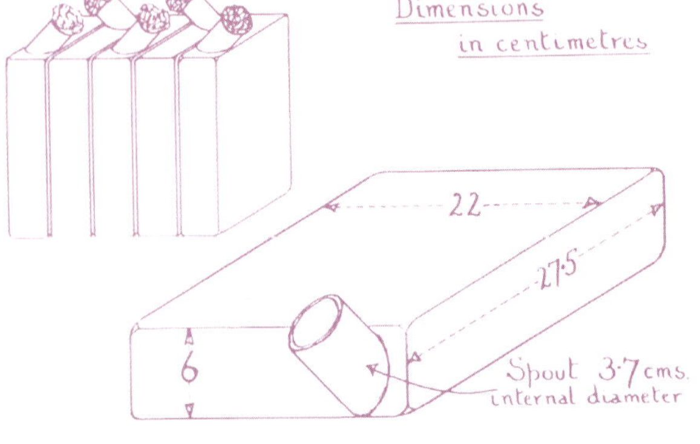

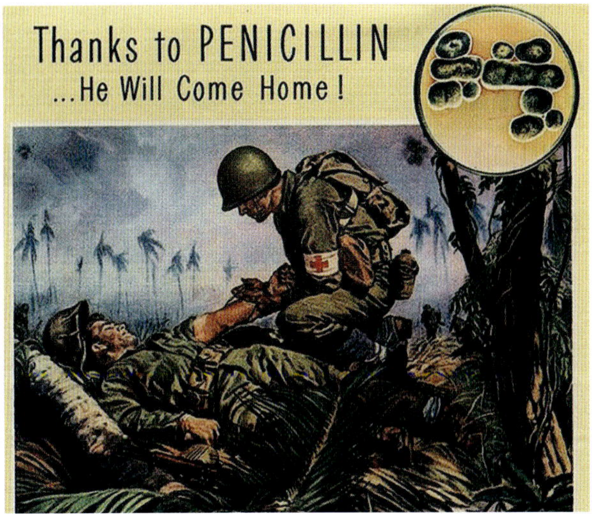

ノルマンディー上陸のＤデイ時期決定には，十分な量のペニシリンがあるかどうかが考慮された。この薬は負傷した兵士の生命を救い，手足を切断しなくてすむようにするのに絶大な力を発揮した。

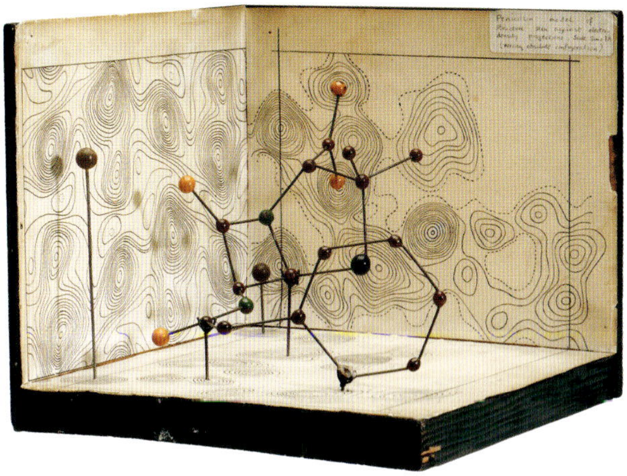

ドロシー・ホジキンのペニシリン分子模型。1944 年にペニシリンの結晶が作られた後，1945 年にパンチカードを用いた計算機でその構造を決定した。これはＸ線結晶学におけるもっとも初期のコンピュータ利用の成果である。

治療上の見込みと戦時の必要のため，ペニシリンへの注目は，学問上の好奇心から科学者の執念へと変質した。1941 年の初め，ハワード・フロリー（1898-1968）に率いられたオックスフォードのチームが人間の患者に対するペニシリンの価値を実証した。不幸なことに薬の量が病気の再発を防ぐには不十分で，最初の患者は死亡した。その後成功例が続き，明るい希望がみえてきたが，そのチームでは戦時の需要に応えることは到底できなかった。

液体1トンから作ることができるペニシリンは2グラムにすぎなかった。使えるカビの液体を作る会社はいくつかあったが，イギリスの産業はこの領域においては専門知識をもたず，また戦時には，そのような仕事には優先権が与えられなかった。研究を十分に後援してもらうため，フロリーとヒートリーは 1941 年７月にアメリカに飛んだ。アメリカは当時，自ら戦争に乗り出す準備をしており，すぐに共同研究チームが組織された。

インディアナの農務省の科学者が，ヒートリーの指導のもと，気泡とトウモロコシ廃棄物のエサを使い，バットで効率よくカビを作る方法を見出した。ブルックリンのファイザーやニュージャージーのメルクのような，当時小さかった会社が技術と微生物学の専門知識を注ぎ込み，学術上の新発想を産業製品に転換した。

それから２年の間に，彼らは負傷した兵士と民間人にペニシリンを試験して，革命的な製品が現れたことを示すことができた。彼らの成功は，ワンダードラッグ（夢の薬）を約束する戦時のプロパガンダを支えることになった。指導的医師や新聞社経営者は，この素晴らしい大ニュースを宣伝することは，イギリスと自分たちにとって好都合だと考えた。イギリスに商業的な利益がないこととアメリカが明らかに牛耳っていることへの批判を背景にして，単純な物語が声高に伝えられた。このようにして，イギリス人が発見し，梅毒，肺炎，壊疽を数日間で治療し，多くの人々にとっては塩水程度の毒性しかない夢の薬が誕生した。

ワンダードラッグ（夢の薬）

戦争終結までには，ペニシリンはアメリカ，そしてイギリスやヨーロッパ諸国が必要とする十分な量が生産されるようになっていた。医師たちはできるだけ患者

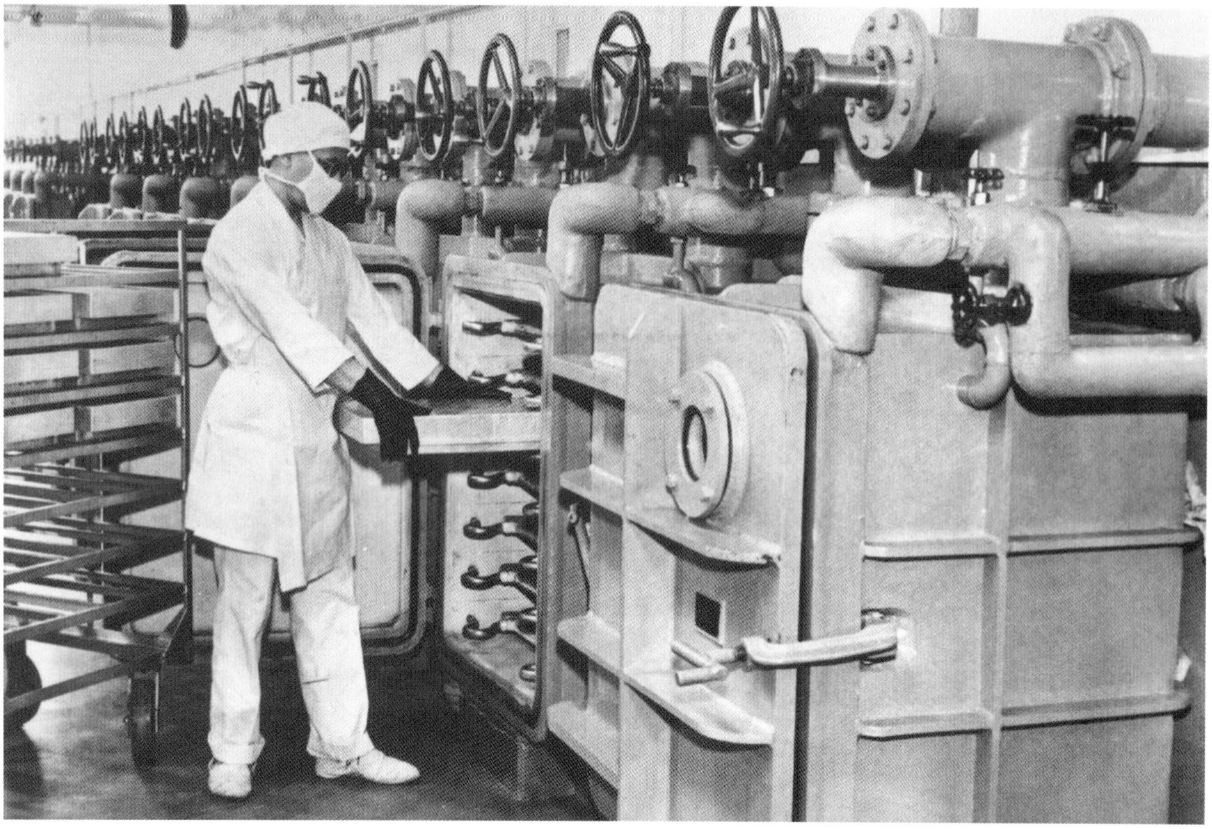

を助けようとし，患者はワンダードラッグを入手しようと必死になり，多量のペニシリンが使われた。かぜやインフルエンザのような感染症に本当に効くのかどうか，わからなくても使った。また基本的な衛生習慣を改めるかわりに，ペニシリンが用いられることもあった。さらに有効な自然の産物があるのではないかという希望から，新しい抗生物質を探す壮大な調査が始まった。テトラサイクリン系物質やストレプトマイセス属の産物がそういう希望に叶って，薬品となった。

しかし，1950年代には最新の薬品に対してすら耐性をもつ細菌が現れた。再びペニシリンに基づく技術的解決が必要だとされた。化学的に類似するペニシリンの仲間が戦時にすでに発見されており，ローマに移っていたエルンスト・チェインが発酵とその産物を改善する大きな研究グループを作り上げていた。ビーチャム製薬から送り込まれた2人の若い科学者がチェインの実験室で技能を磨き，ビーチャムに戻ってすべてのペニシリンに共通する核を偶然単離したことが明らかになった。つまり，自然に依存するのではなく，人工的に異なったペニシリンを作製することができるのである。1960年には，恐れられていた黄色ブドウ球菌に打ち勝つことができるメチシリンが作られ，すぐに販売開始した。

新しいペニシリンを作る別の方法がすぐに発達し，アンピシリン，アモキシシリンのような製品が発見され，広く用いられた。しかし，再びメチシリン耐性黄色ブドウ球菌（MRSA）がすぐに発見され，1990年代にはそれが広まってしまった。ペニシリンをワンダードラッグとして扱い，乱用した結果，こうした恐ろしい病原体の成長を促していることが明らかになった。感染症はペニシリンのような抗菌薬でコントロールはできるが，決して根絶されないことも明らかになったのである。

上
アメリカで深皿発酵を用いてペニシリンの大規模生産が可能になった。ファイザー工場で，従業員が生産過程の後半部分で凍ったペニシリン溶液の容器をのせた皿を水を真空蒸発させる乾燥装置に入れている。

右ページ
メチシリンに耐性黄色ブドウ球菌（MRSA）。多くの細菌が進化して薬への耐性を獲得し，われわれが成し遂げた病原生物に対する勝利は素晴らしいものに見えても短命であったことを気づかせる。

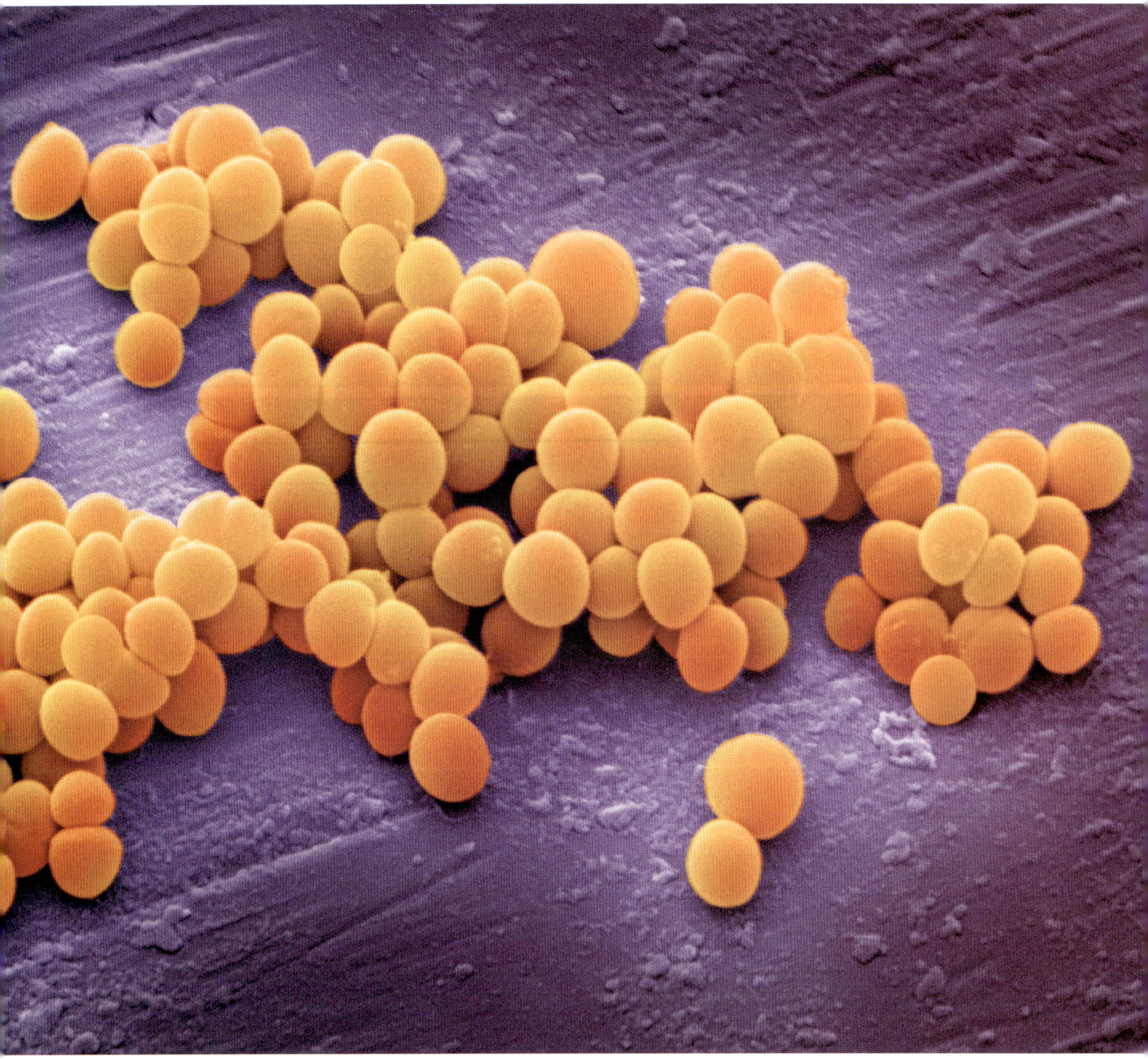

47. 経口避妊薬　THE PILL

女性の選択

ラーラ・マークス　*Lara Marks*

1930年代にサルファ剤が登場して肺炎と一群の感染症を克服して以来，
これほど世界の人々に大きな影響を与えた錠剤はない。
アスピリン以来この錠剤はもっとも広く飲まれている。
これは，家族にとっても世界にとっても大きな頭痛のタネを解決した。

S・M・スペンサー，1966年

20世紀のもっとも根本的な医学的発明は経口避妊薬（ピル）であり，われわれの生活は過去50年間で劇的に変化した。1960年代に，性の革命を引き起こして世界的人口増加問題を解決すると布告され，ピルは社会がもった最初のライフスタイル変換薬であり，人生設計を意図的に変えることを可能にする薬だった。1960年に現れて以来，世界中で3億人の女性がピルを飲み，これは社会に大きな影響を与えてきた。

1912年，アメリカの産児制限活動家で看護師のマーガレット・サンガー（1879-1966）は，女性の健康と社会的地位改善のため，避妊のための「魔法の錠剤」を提唱したが，この事業は簡単ではなかった。古代から女性は，経口避妊薬を発見しようと，さまざまな植物や鉱物を試してきたが，20世紀初頭においてもっとも効果的な避妊法はコンドームやペッサリーのような精子の侵入を防ぐバリア法であり，これは自然なセックスを損なう可能性があった。

1921年にオーストリアの生理学者ルードウィッヒ・ハバーランド（1885-1932）は，性ホルモンを経口避妊

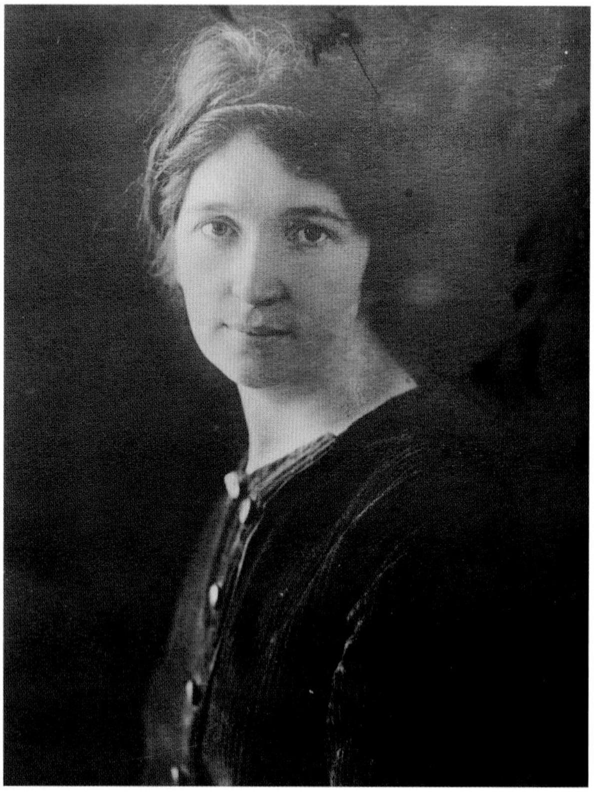

上
アメリカの産児制限提唱者マーガレット・サンガーは，女性が自分の妊娠をコントロールする能力を得れば，性の平等に貢献し，頻繁な出産と堕胎による健康上のリスクが減らせると考えていた。

右ページ左
マリー・ストープス（1880-1958）のクリノキャップというペッサリー。彼女は産児制限のパイオニアであり，ロンドンで最初の産児制限クリニックを設立した。そこでは精子が子宮内に入るのを阻止するペッサリーのようなバリア法避妊具を推奨した。

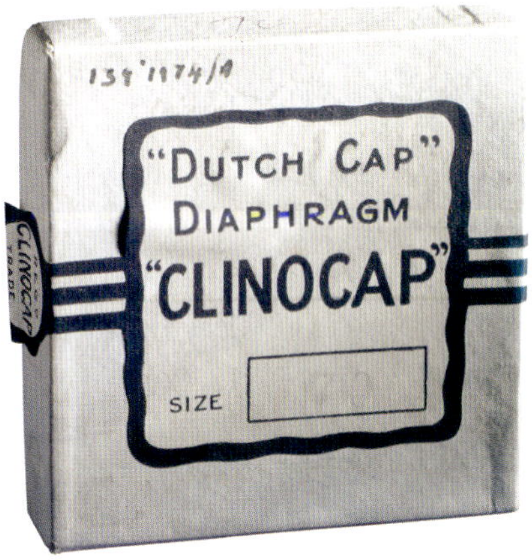

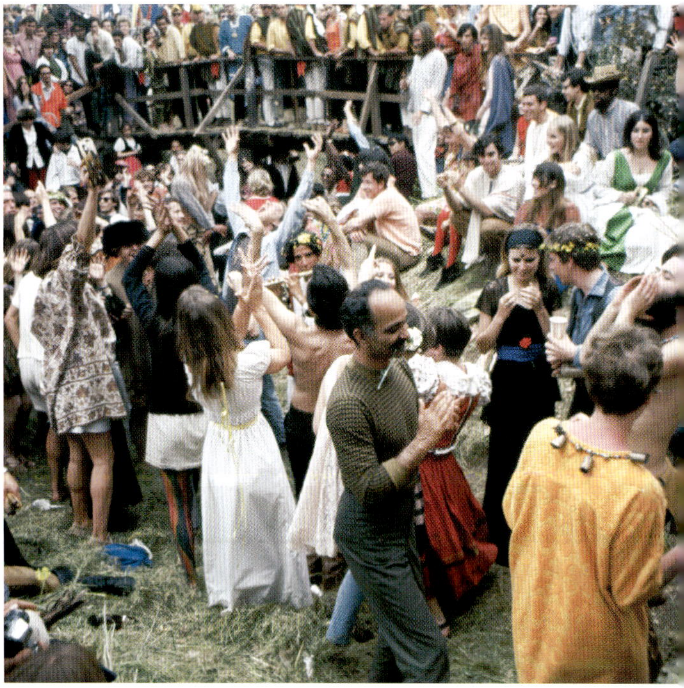

上
1967年のカリフォルニアにて「愛の夏」。非合法なドラッグ，音楽，「自由性愛」をとりこんだ新たな生活様式を求める社会的実験。1960年に避妊法として認可されたピル（経口避妊薬）が，アメリカのすべての州で未婚女性が使えるようになったのは1972年だった。

薬として利用できるのではないかと提案したが，有効な性ホルモンを安価に得られず，実現することはできなかった。その後アメリカの化学者で，1940年代にメキシコのヤムイモを研究していたラッセル・マーカー（1902–95）が，ステロイド化学で画期的な発見をして安価な性ホルモンを大規模生産する道を開いたときに，この問題は部分的に解決された。

初期の実験

ホルモンの供給量とその効果は年々改善していたが，それを経口避妊薬として用いる可能性を探求した科学者は多くなかった。避妊は極度のタブーであり，非合法ですらあった。そのため，研究資金獲得が非常に難しい課題だった。こうした障壁にもかかわらず，1950年にサンガーはアメリカの慈善家キャサリン・デクスター・マコーミック（1875–1967）から経口避妊薬計画のための金銭上の支援と支持を得ることができた。サンガーもマコーミックも，ピルは女性に力を与えるだけでなく，世界平和を脅かすと恐れられていた人口増加に対する強力な武器になると信じていた。

マコーミックは1950年代初めから生殖生物学者グレゴリー・ピンカス（1903–67）に資金を提供し，経口避妊薬の作製を進めた。ピンカスの立場は理想的だった。彼は専門的知識と化合物を入手するのに必要なネットワークをもち，独立した研究所の共同所長であったため，議論を呼びがちな研究でも自由に行えた。他の大きな研究所であれば，そのような研究にかかわると資金を絶たれてしまっただろう。1951年にピンカスと中国生まれの同僚の張明覺（1908–91）は，動物実験を始めた。1953年には彼らは臨床試験の可能性がある2つの化合物を特定した。1つは1951年にメキシコの製薬会社シンテックスの2人の科学者カール・ジェラッシとルイス・ミラモンテスが開発したもので，もう1つはアメリカの製薬会社G・D・サールで1952年に化学者フランク・コルトンが合成したものだった。

ピンカスはボストンの産婦人科医であるジョン・ロック（1890–1984）とともに，1953年に最初の女性への臨床試験を行った。当初の小規模試験は，不妊問題を解決するという口実でなされ，マサチューセッツで志願した看護師と不妊の女性が含まれていた。この試験には女性の協力が必要不可欠であった。結果は経口避妊薬が可能であることを示した。より大規模な試験が必要だったが，避妊に対して厳しい法律をもつマサチューセッツ州では不可能だった。ピンカスと同僚が直面した大きな問題は，避妊が非合法でなく，実験に協力して複雑なルールと詳細な医学調査に協力してくれる女性が多数いる場所を見つけることだった。1956年に2つの大規模な試験がプエルトリコの低所得で大家族の女性に対して始まった。これに続いてアメリカの諸州と世界各地で試験が行われた。

困難と成功

最初に認可されて市場に出たピルはコルトンの合成物で，Enovid® という商品名だった。これは1957年に最初は産婦人科疾患治療薬として，1960年にアメリカで最初の経口避妊薬としての認可を得て，翌年イギリスなどでも認可された。この薬は急速に広まり，1965年には世界で1,100万人の女性がピルを飲んでいた。多くの人々が熱狂的にピルを迎えたが，すべての人がピルの到来を歓迎したわけではない。もっとも強力な批判はカトリック教会およびインドと日本の政府によるもので，ピルを自然に反するものととらえていた。1960年代初頭から，ピルが心臓疾患を誘発したり，発癌性があるのではないかという不安に基づいた批判が現れた。そして女性だけが避妊の責任を負うべきではないと考えられることから，男性用の経口避妊薬を研究開発する刺激となったが，それは今日でも達成されていない。

それ以前のほとんどの薬と違って，ピルは健康な人の長期間の服用を設定している点で特別である。また，薬の監視や規制の限界に挑戦し，薬品に対する最大の医学検査を促進した。そして，医学のリスクと恩恵について新しい問いを投げかけ，他の避妊方法の効果と性交への障害についての判断基準を大きく上げた。さらに，出生をコントロールする能力を劇的に高めて，男性と女性が高等教育を受け，それぞれのキャリアを追求することを，これまではなかったやり方で向上させた。

しかし，ピルの社会的経済的恩恵は服用が多い先進国に限られている。1950年代にサンガーとマコーミックが主たるターゲットとしたはずの開発途上国では，ピルの影響は先進国ほど大きくなく，避妊とヘルスケアへのアクセスが限られており，女性の生殖に関する健康は貧困なままである。

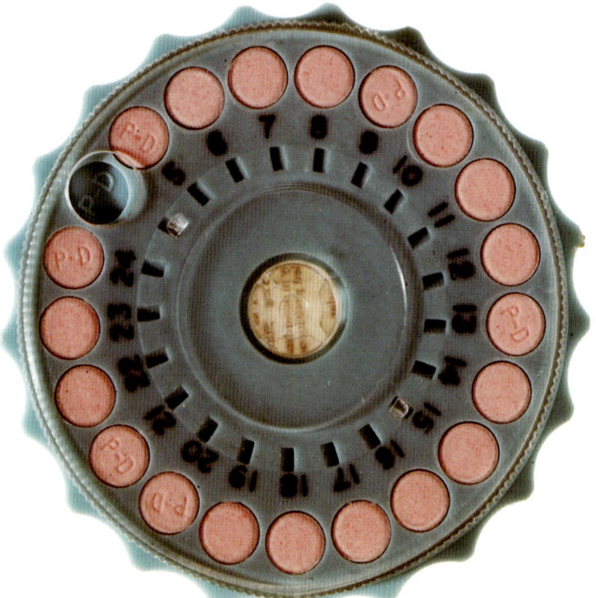

左
1960年頃の初期のピルは，エストロゲンとプロゲストーゲンを組み合わせ，毎日同じ量のホルモンを摂る方法だった。透明なプラスチックの円盤が回転し，21日間，1日1錠のピルが出てくるようになっている。7日間の休みのあと，新しいパックを始める。

下
Enovid® はアメリカで1957年に産科疾患用薬として認可され，1960年に商品化された経口避妊薬。

右ページ
新聞『デイリー・ヘラルド』がピルの特集を組んだときの写真。南イングランドのハイウィコムのG·D·サール製薬会社工場でOvulen® を梱包する作業者たち。そこでは1965年には毎週800万個のピル錠剤が作られた。

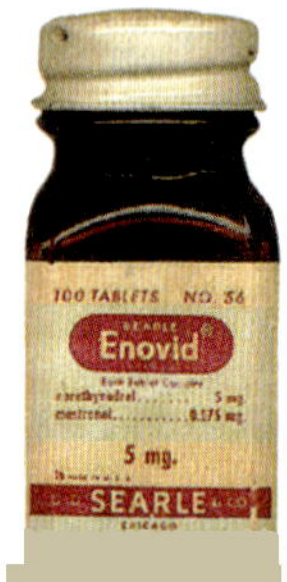

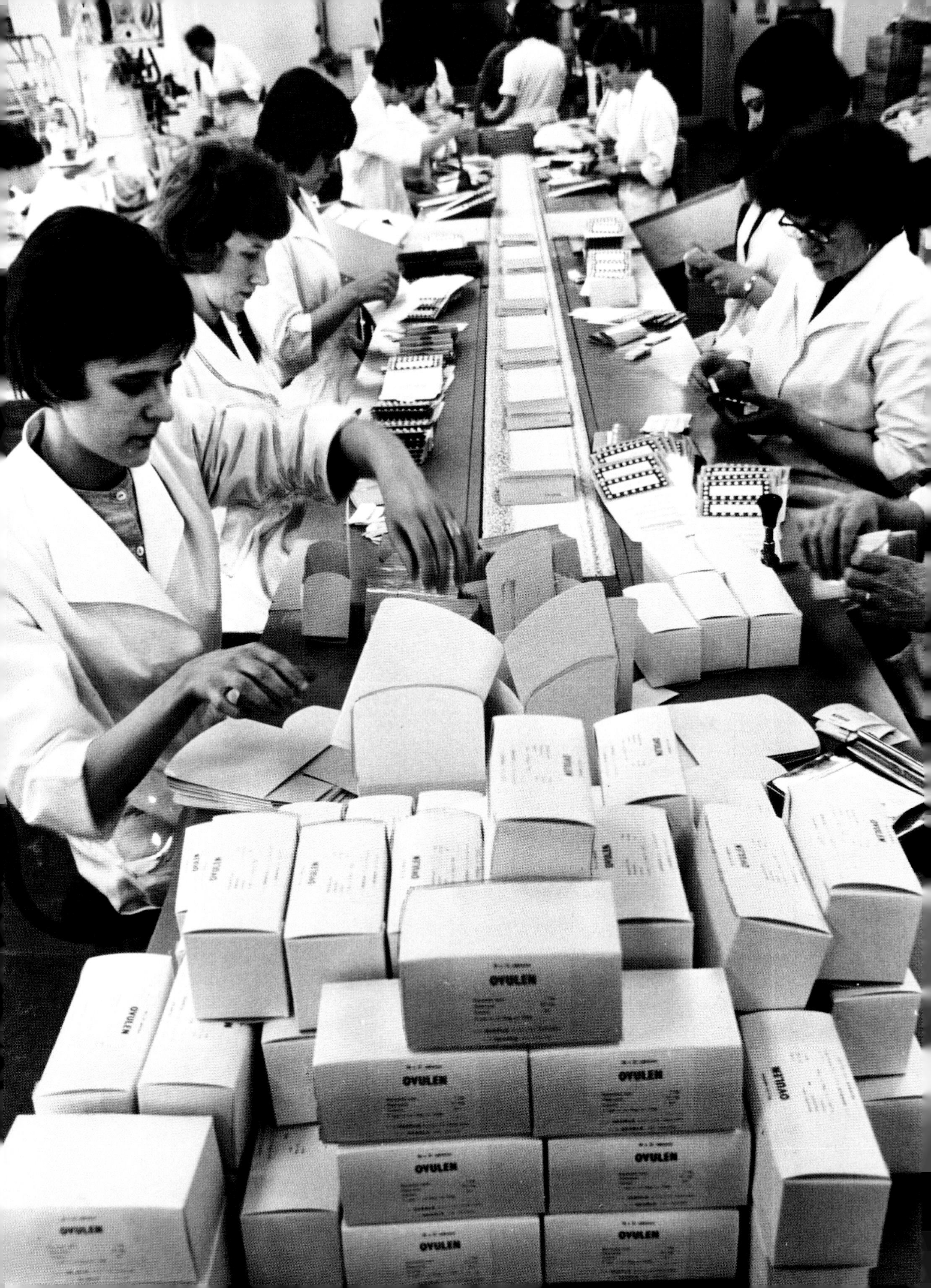
OVULEN
OVULEN
OVULEN
OVULEN
OVULEN
OVULEN
OVULEN
OVULEN

48. 向精神薬 DRUGS FOR THE MIND

精神疾患の治療

アンドリュー・スカル *Andrew Scull*

私が思うに，現代の精神薬理学は
かつてのフロイトのように，それぞれの人生を設計するうえで
1つの世論になるだろう。

ピーター・D・クレイマー，1993年

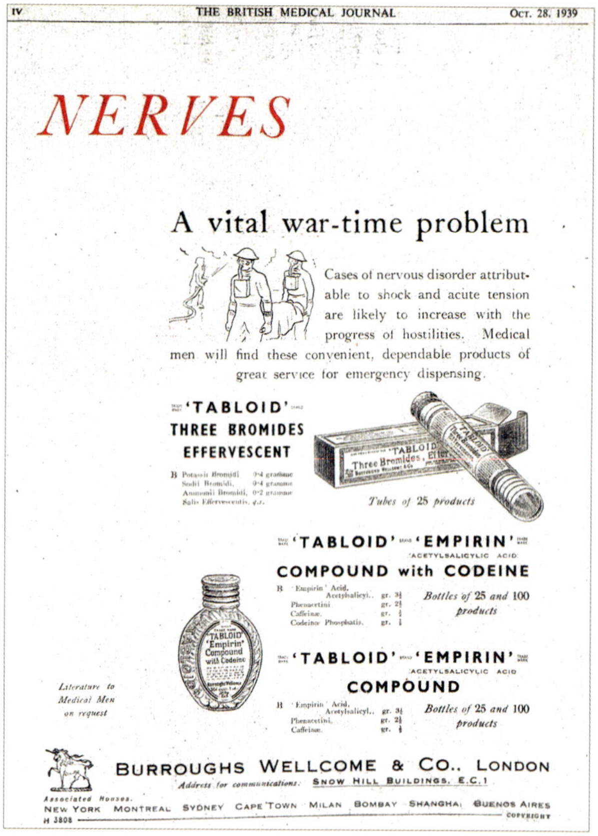

臭化カリウムはてんかん特効薬として用いられたが，一般的には19世紀後半に鎮静薬としてよく使われた。第一次世界大戦時には，軍隊で神経症の流行があった。これは兵士がストレスの高い状況と塹壕で長い無為の時間を過ごしたことによる。これに対して臭化カリウムが解決策の1つであるとみなされた。

精神疾患の症状を緩和するための薬は長いこと存在してきた。19世紀の精神科医は患者にマリファナを与えることを試みたが，すぐに放棄した。アヘンは，躁病の症例で鎮静剤として用いられた［43］。のちには抱水クロラールやブロム剤（臭素薬）が熱狂的に使われたが，ブロム剤を過度に使うと逆に精神症状を引き起こし，また精神病院の外で広く使われ，それで臭化物中毒を起こしてかなりの人数が精神病院に入院することになった［12］。抱水クロラールは鎮静効果はあるが中毒性が高く，長期間使うと，幻覚やアルコール依存症による振戦せん妄に似た症状につながった。

リチウム塩は躁病患者の興奮を鎮めるようにみえ，水治療法施設では神経症患者治療に用いられた。しかしリチウムは容易に有毒になり，拒食症，うつ，心臓障害，そして死を引き起こすことすらある。オーストラリアの精神科医ジョン・ケイド（1912-80）は第二次世界大戦後リチウム塩を称揚し，躁病の鎮静効果の目的で，ヨーロッパと北アメリカではリチウム系化合物が試された。

1920年代にはバルビツレートの実験が行われ，精神

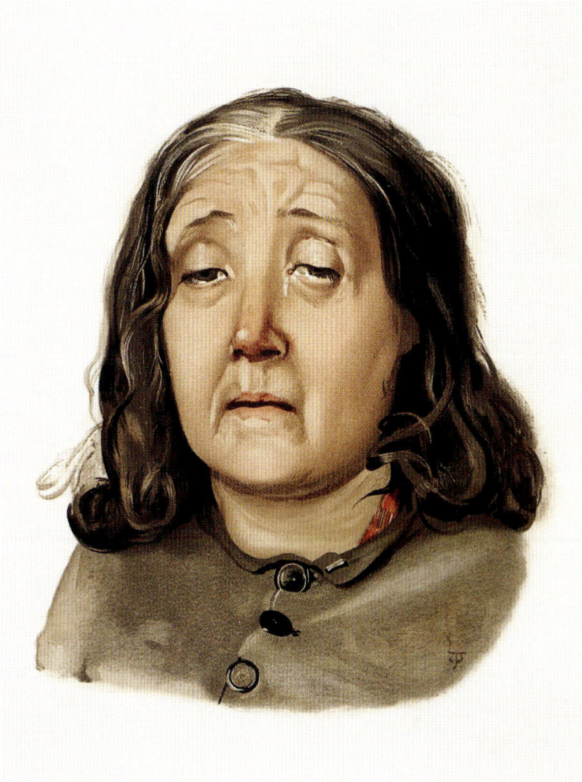

「ジョージーナ・W」の肖像画。ジョージーナは使用人で，20 歳のとき（1864 年）にモーニングサイドにある王立エジンバラ精神病院に入院した。22 年後にクレイグロカート救貧院に移った時に描かれた肖像画。B・ブラムウェルが『医学図譜』（1892-96）のメランコリー（抑うつ）の章に使っている。

病患者を化学物質によって興奮した状態に保てば治療できるのではないかと思われていた。しかし，バルビツレートもまたいくつもの欠点を抱えていた。中毒性があって，多量に用いると死に至り，中断すると禁断症状が不快なだけでなく，危険ですらあった。精神的混乱をもたらし，判断力を狂わせ，集中力が低下し，身体的問題も多く現れた。

抗精神病薬の登場

1950 年代初期に一群の新しい薬が精神医学に現れ，当初は複雑な問題が少ないと考えられていた。いわゆる抗精神病薬，すなわち Thorazine®（ヨーロッパでは Largactil®）をはじめとするフェノチアジン系化合物である。精神医学に革命をもたらし，あらゆる精神疾患に対して薬物療法を優位にし，多くの専門職と公衆に精神疾患が生物学に根ざすと考えることを教えた。意外にも，Thorazine® が精神医学に有用であることは偶然に発見された。初めはフランスのローヌ・プーラン社，それからアメリカのスミス・クライン・アンド・フレンチといった臨床的応用を研究していた製薬会社が外科手術の際に必要な麻酔薬の量を減らしうる化合物，あるいは制吐薬，皮膚病治療薬として実験している間に，抗精神病薬にすり替わったのだ。

Thorazine®（クロルプロマジン）は，精神病患者に投与するとおどろおどろしい症状を抑え，鎮静し，無関心状態にする。これは良好な過程ととらえられたが，ある観察者は「薬を使ったロボトミー」のようであると表現した。しかし中毒性はなく，他の薬がもつ大きな欠点もなかった。Thorazine® は 1954 年にアメリカで導入されて商業的に大成功した。市場に出てから 13 か月後にはアメリカだけで 200 万人の患者に与えられていた。1970 年にはアメリカの製薬会社は精神科の薬を 5 億ドル以上売上げ，フェノチアジン系の薬は 1 億 1,000 万ドル以上であった。後に製薬産業でよく見受けられるパターンであるが，スミス・クライン・アンド・フレンチの競争相手たちは，もともとの薬と少ししか違わない製品を開発し，特許を得て利益を上げた。

Thorazinc® とその後発品によって，精神医学は歴史上初めて，簡単に処方できるものを得て，当時の医学で一般的になっていた病いへのアプローチに似た方法を

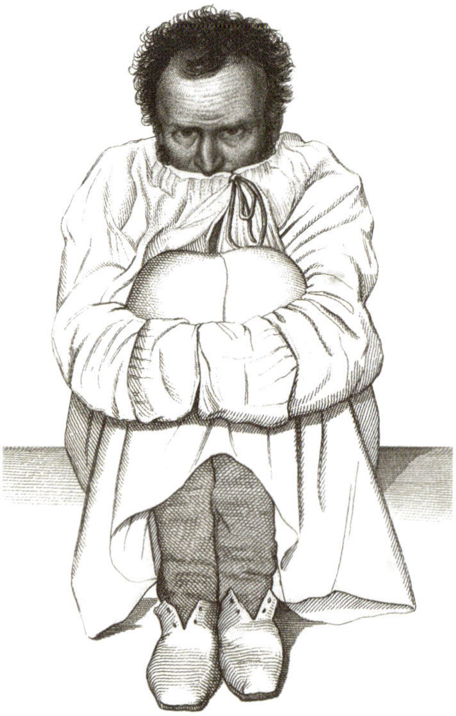

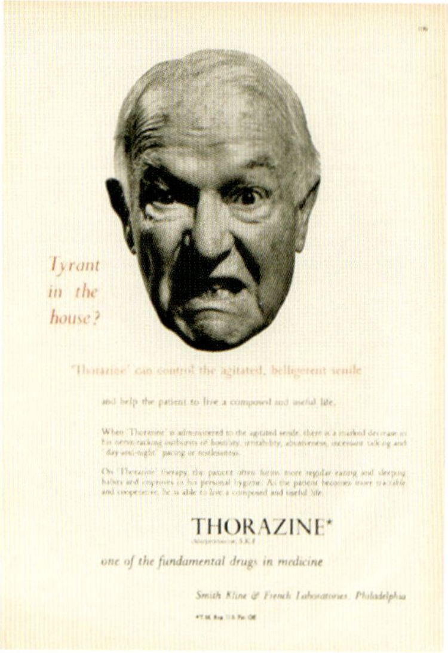

用いることができるようになった。しかし導入当初の興奮にもかかわらず，この薬は精神病の症状を減衰させる方法にすぎず，症状のもとにある病気を治療するわけではなかったのだ。次第に深刻な副作用の報告があがるようになった，落ち着きのなさ，運動障害，深刻でしばしば元に戻らない神経障害，もっとも著名な遅発性ジスキネジー，不随意運動と顔面チック，しかめ顔は，患者へのスティグマを高めるものだった。それでも明らかな利益を得て精神病が軽くなる患者もいたし，一方では，薬に効果があったとしても，うまく効かなかった患者もいた。

気分障害と薬

こうした問題が大きな関心として浮上する前に，製薬産業は他の向精神薬を市場に投入していた。最初はいわゆる抗不安薬であった。第一世代の抗不安薬であるメプロバメートのMiltown® やEquanil® は眠気を催し，後のValium® とLibrium®（ベンゾジアゼピン系）は眠気を伴わなかった。こうした薬の登場により，日常生活の精神的トラブルは，たやすく精神疾患として再定義されることになった。ここに，籠の鳥となった主婦の退屈を解決し，山のような家事を抱えた母親や人生が色あせていく中年の憂うつを解決してくれる薬が現れた。1956年の調査では，20人に1人のアメリカ人が精神安定薬を飲んでいた。不安，緊張，不幸が，あたかも薬によって解決されるかのようになった。しかし，こうした利点を得るには，やはり代償を払わねばならなかった。薬を飲んでいる人々は，薬に依存し，使い続けなければならないと思うようになった。そして薬をやめると，最初に薬を飲み始める理由となった精神症状よりも，さらに苦しい症状や痛みを感じている。

1950年代後半に，人々の情動を変える化合物がまた現れた。1957年のイプロニアジド，1958年のトフラニール®，1961年のElavil® である。おそらく多くのうつの人々が黙って耐えていたので，うつは比較的まれな状態だと思われていた。1990年代のProzac® の成功は，ある意味で遅れてやってきたものであり，そのような考えを完全に変えた。今やうつ病は，「大流行」する病いとなった。

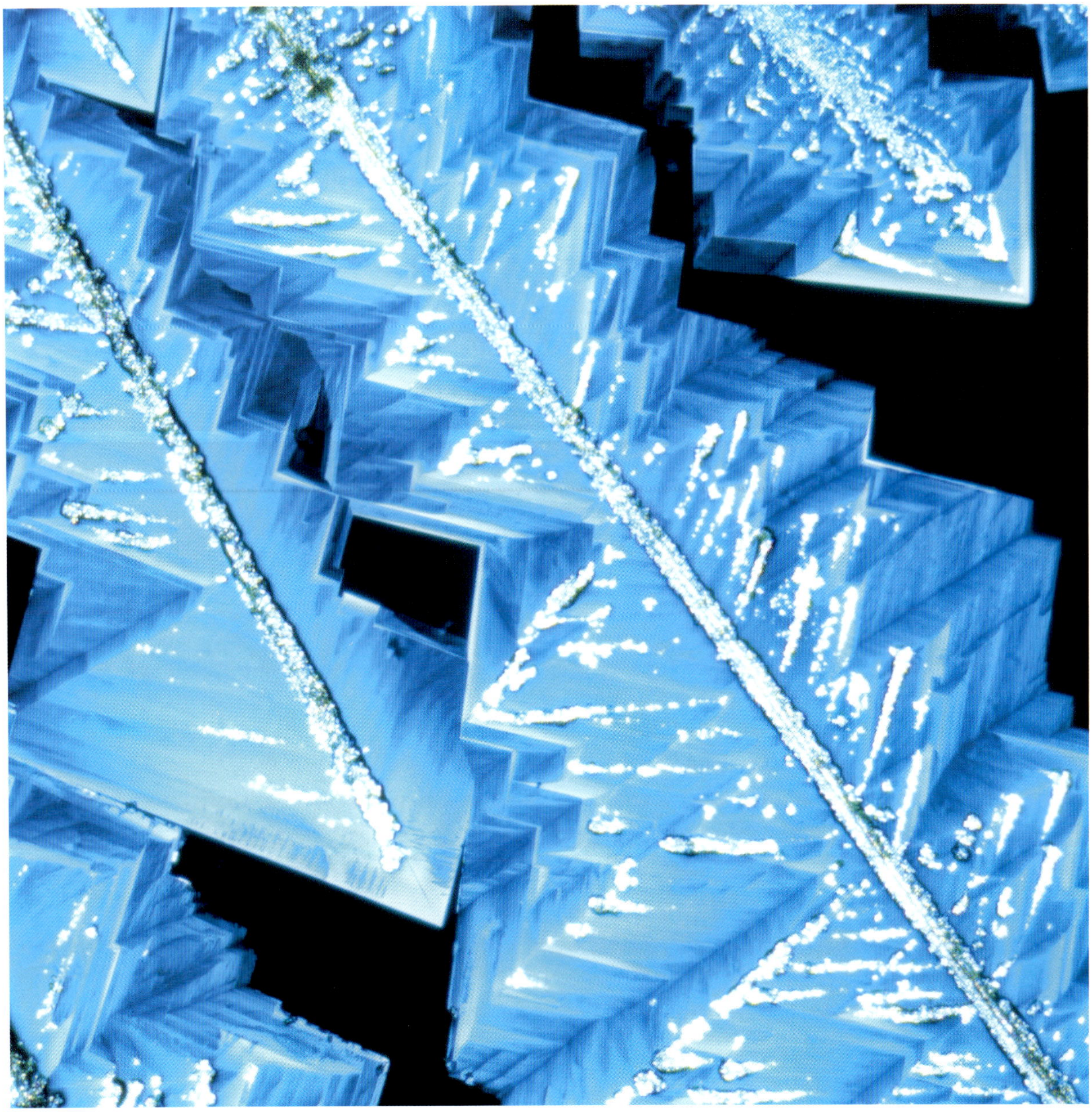

左ページ左
1830年代にフランスの精神病院で拘束衣を着せられた患者。19世紀には物理的拘束をやめる傾向があったが，極度に粗暴な患者には拘束衣が必要な場合があった。1950年代に現れた抗精神病薬は，かつて拘束衣で制限していたのと同じ役割を化学物質が果たしていると批判する者もいる。

左ページ右
Thorazine® はもっとも早い時期に出た抗精神病薬の1つ。1957年から使われたこの広告で，耄碌の症状も改善するとうたっている。かつては温和だった高齢者が興奮して怒りだし，粗暴になって家では対処できなくなる場合である。この薬は中枢神経のさまざまな受容体に働き，副作用として便秘，過度の鎮静，低血圧などがあった。

上
神経伝達物質セロトニンの結晶。うつ，季節性感情障害（SAD）においては，セロトニンの値が下がっている可能性がある。Prozac® のような薬は選択的セロトニン再取込み阻害薬（SSRI）であり，シナプスにおいて細胞がセロトニンを再吸収するのを阻害して，利用できるセロトニンの量を増加させるものである。

49. # サルブタモール　VENTOLIN®

楽に呼吸を

マーク・ジャクソン　*Mark Jackson*

世界でもっとも使われている気管支拡張薬。
サー・デイヴィッド・ジャック，1996年

イギリスの製薬会社アレン＆ハンベリーズが1960年代末に発売したサルブタモールは，喘息治療に画期的だった。Ventolin® という商標で売り出され，手で持って吸入する青い吸入器が特徴的なサルブタモールは，急性喘息発作による死を防ぐ目的で，急速に喘息患者と医師が使う主たる手段になっていった。

喘息は，古代以来病気の1つとして認識され，喘鳴と咳を伴う一種の呼吸困難と考えられていた。20世紀になって，喘息はダニ，花粉，小動物の毛などや，感情的ストレスによりアレルギー反応が引き起こす気道閉塞であると定義されるようになった。何世紀にもわたって，喘息患者は痰の産生を抑え，気道を緩やかにして呼吸しやすくするためにさまざまな薬草を用いてきた。20世紀初頭には，喘息治療は薬学の発見によって広がった。中国の薬草である麻黄から抽出したエフェドリンと，気管支平滑筋を緩めるアドレナリンが用いられた。また，炎症を抑え，気道を広げるためにアミノフィリン，経口ステロイド薬，抗ヒスタミン薬が吸入・注射された。こうした発展にもかかわらず，喘息の罹患率，死亡率は20世紀中頃にむしろ増加していた。

サルブタモールの導入は，2つの重要な科学的洞察によっている。第1に吸入器の技術の発展が必要不可欠だった。吸入は，発作を和らげるために古代から用いられ，18〜19世紀にかけて商業的，臨床的により重要になった。1950年代に定量投与の吸入器が登場し，喘息患者の肺に正確な量の有効成分を与えることが可能になった。第2に，サルブタモールの発見には，アドレナリン受容体の生理機能が科学的に解明されることが必要だった。アドレナリンとノルアドレナリン（北アメリカではエピネフリンとノルエピネフリンとして知られる）の反応を導く細胞表面の受容体である。

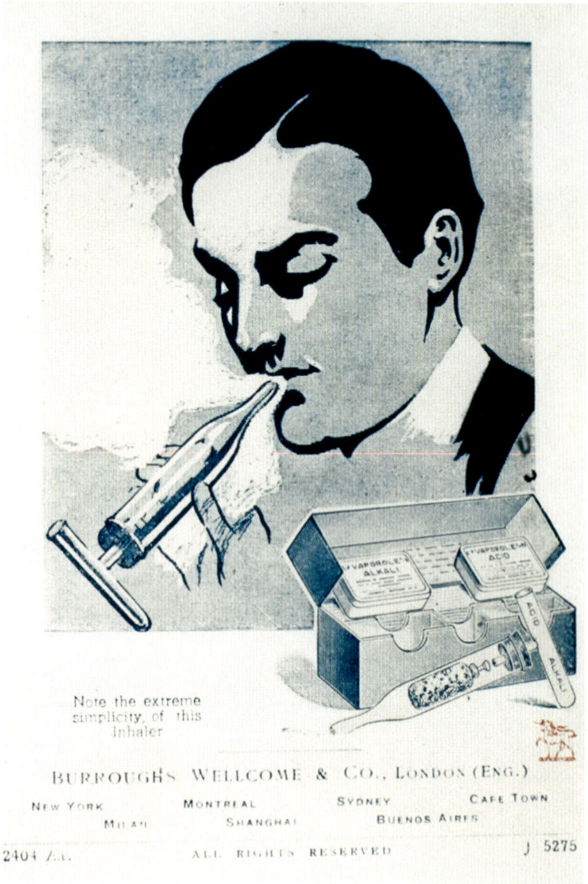

上
「非常に簡単なもの」として売り出したバローズ・ウェルカム社の1910年頃の吸入器の広告。この時期はシロバナヨウシュチョウセンアサガオ（*Datura stramonium*）という毒性植物がシガレットで吸われ，石炭酸，クレオソート，クロロホルムなど多様な物質が喘息患者の吸入に使われた。

たとえばイソプレナリンのような初期の気管支拡張薬は，肺と心臓の受容体を刺激してしまい，時折致死的な心臓障害に至った。心臓の β_1受容体［50］と肺の β_2 受容体が 1960 年代に区別され，デイヴィッド・ジャックとアレン＆ハンベリーズ社の同僚が，気道は弛緩させるが心臓には影響を与えない選択的気管支拡張薬を開発した。その結果がサルブタモールである。

吸入器を使うか，あるいは噴霧状服用により，Ventolin® は家庭でも病院でも急性喘息発作を和らげるもっとも効果的な方法となった。患者の生活を改善することに加え，Ventolin® はアレン＆ハンベリーズの社運を劇的に向上させた。1985 年までには Ventolin® の年商は 1 億 7,100 万英ポンドにのぼり，1995 年には 5 億ポンドを超えた。1973 年にはデイヴィッド・ジャックの研究チームは技術発展功績賞を受賞し，彼自身は 1982 年に CBE（大英帝国勲章の 1 つ）に叙勲され，1993 年にはナイト爵位を与えられた。

Ventolin® 製造の成功後，喘息治療にさらなる発見が相次いだ。1972 年にジャックのチームは，喘息発作を防ぐ吸入式ステロイドである Becotide®（日本ではアルデシン®）を売り出した。20 世紀終わりにはサルメテロールのような効き目の長い β_2刺激薬が登場した。長期間作用する気管支拡張薬は，フルチカゾンのような吸入式ステロイドとともに処方され，喘息治療においてサルブタモールに部分的にとって代わった。しかし Ventolin® は，喘息関連の呼吸器障害を和らげるもっとも重要で象徴的な薬であり続けている。

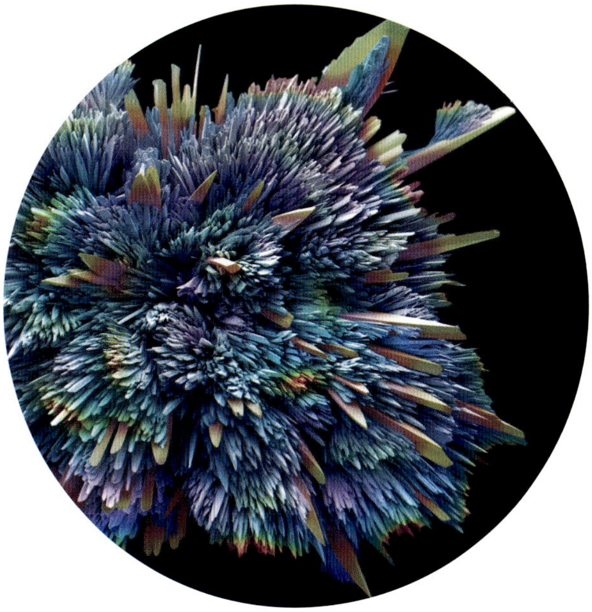

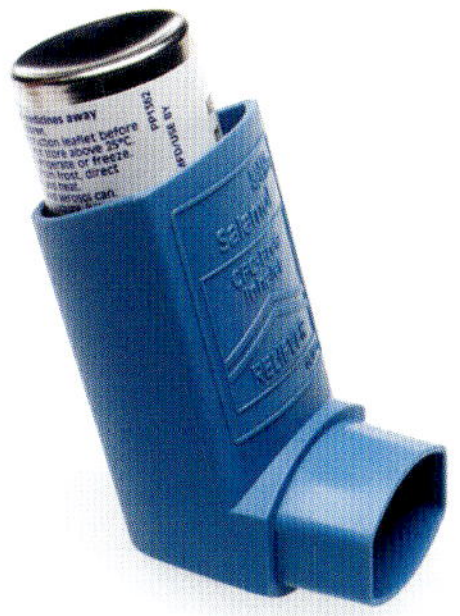

上
サルブタモールの結晶。気管支炎，喘息，肺気腫など気道狭窄時の吸入剤として用いられる。サルブタモールは肺の受容体に働きかける β_2刺激薬である。薬剤によって刺激されると，受容体は気管の筋肉を弛緩させて広げる。ここに示した結晶の直径は約 600 μm。

右
サルブタモール（Ventolin®）などの現代の吸入器。正しい薬がわかりやすいように，このように外側プラスチック容器を色分けしてさまざまな薬を投与する。内側の加圧容器に薬が入っていて，押すと 1 回分の薬が出てくる。

50. β遮断薬 BETA-BLOCKERS

デザイナー・ドラッグ（薬を設計する時代の薬）

ティリ・タンジー *Tilli Tansey*

世界中の何百万もの人の命を救った。

サー・ジェイムズ・ブラックの死亡記事，『タイムズ』2010年

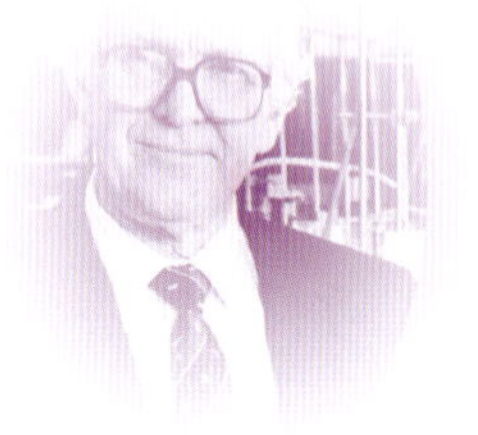

左
β遮断薬開発により，サー・ジェイムズ・ブラックは1988年のノーベル医学賞を共同受賞した。

右ページ
病気の心臓（上）と肺（下）の断面図，1843年頃。血栓と出血を示している。冠状動脈の血栓は心臓発作を起こす。β遮断薬は動脈を拡張し，血流を増加させ，その一方で病気の悪化を防ぐために心拍を減少させ，収縮力を弱める。

β遮断薬（βブロッカー）は，不整脈などの療法において心臓をコントロールし，心臓発作（心筋梗塞）後の心臓を守り，高血圧を制御する目的の薬である。厳密にいうと，β遮断薬は「発見」されたわけではなく，1950年代に薬理科学者ジェイムズ・ブラック（1924–2010）が，科学者たちの発見をもとに，意図的に設計したものである。

β遮断薬は，ノルアドレナリンのようなカテコールアミンと呼ばれる化学物質の作用を遮断することによって働く。これらは不随意機能のコントロールに使われる。走ったり，話したりする行為は，随意運動の神経系によって制御されているが，呼吸，心拍，腺からの分泌などは，不随意のルーティン機能であり，自律神経系にかかわっている。

基礎となる科学

1900年代初頭には，自律神経系は2つの解剖学的・生理学的部分から成っていることが発見されていた。1つは，基本的にはペースダウンすることをつかさどる副交感神経系，もう1つは交感神経系であり，心拍の増加，瞳孔拡大，血流が骨格筋に向かうなどの闘争・逃走反応を起こす。

その後の研究により，副交感神経系は，主に神経伝達物質としてはアセチルコリンを用いて，ある神経細胞から別の神経細胞へ，あるいはある神経細胞から腺や心臓細胞のようなエフェクターとなる細胞へ情報を伝達するとわかった。それに対して交感神経系は，アドレナリンに似ているが同一ではない副腎から分泌されるホルモンのような化学物質を神経伝達に用いていると考えられた［17］。しかし，交感神経系の化学は，副交感神経系よりもはるかに複雑であり，アドレナリンと（実験室で合成したノルアドレナリンなど）関連する化学物質の効果を研究した科学者らは，こうした薬物は化学反応と処方量，作用する場所に応じて，平滑筋を収縮させることも弛緩させることもあることを発見した。

研究の進歩

1940年代に2つの大きな発見があった。第1にスウェーデンの薬理学者ウルフ・S・フォン・オイラー（1905–83）がノルアドレナリンは体内にもともと存在す

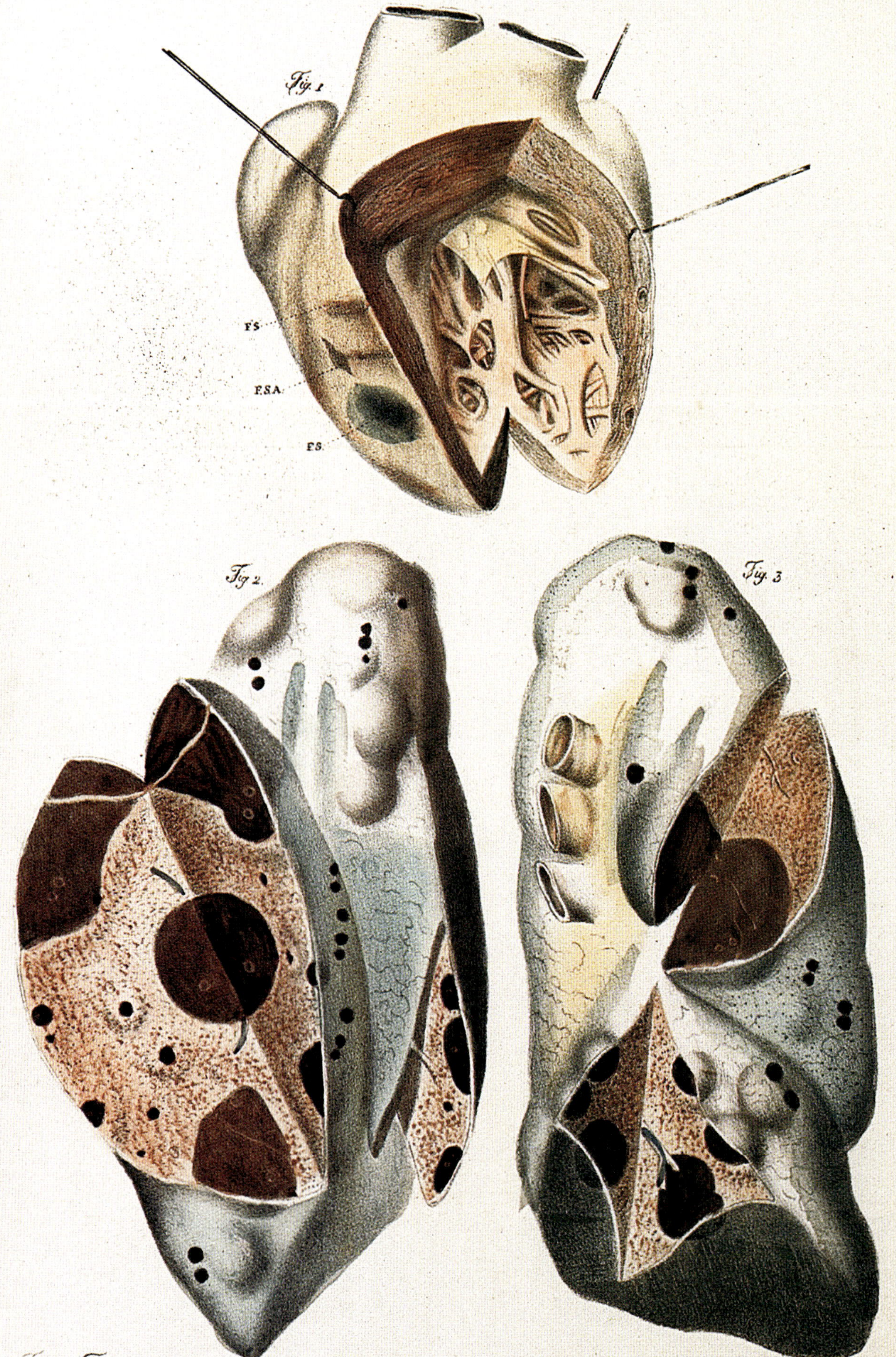

Ferd. Ferrari dis.

Lit. Batelli

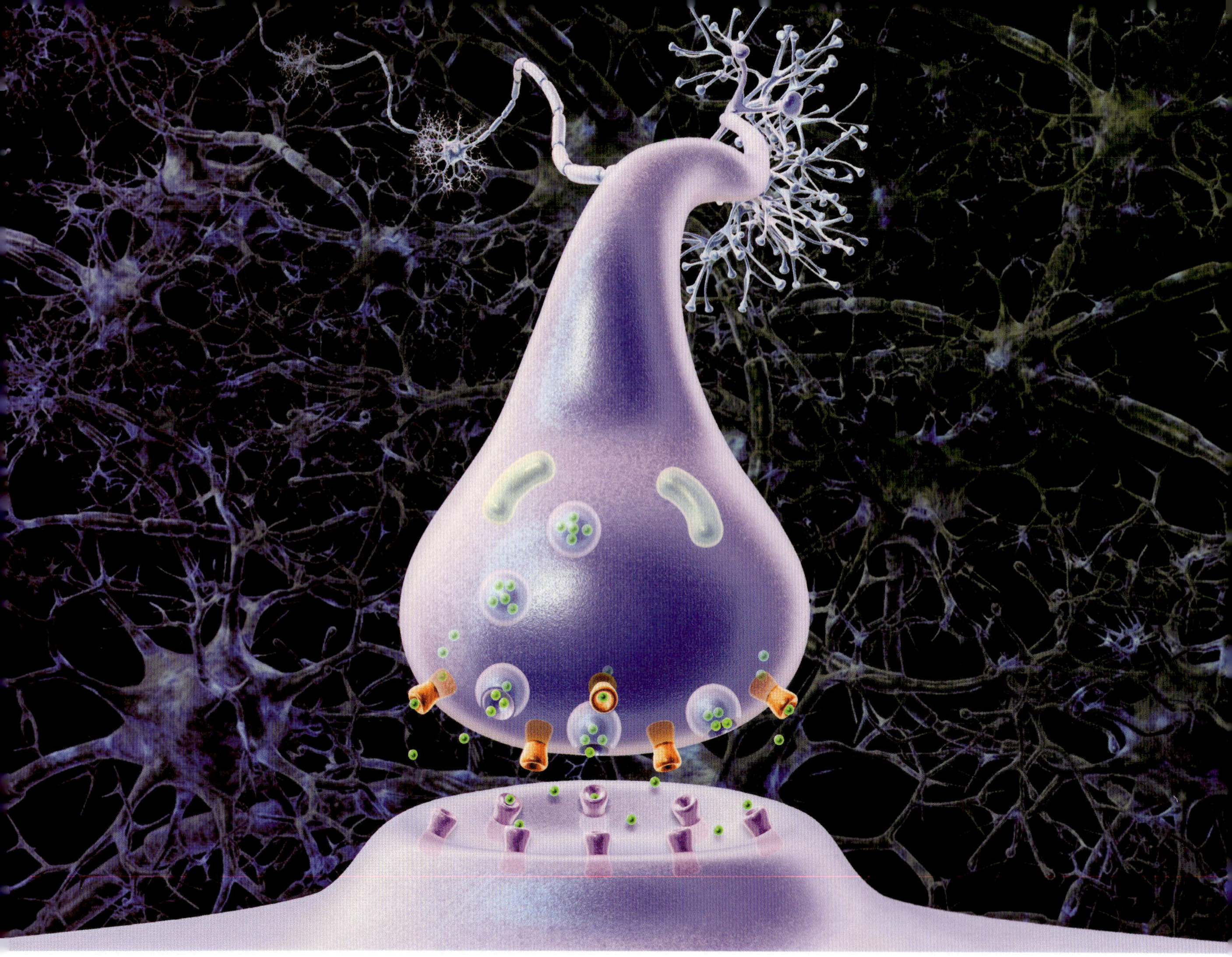

ノルアドレナリンのような神経伝達物質がシナプス間隙でどのように働いているかを示すデジタル画像。神経細胞（上）と対象となる筋肉や神経，腺の受容体（下）の間は，以下のメカニズムで橋渡しされる。神経伝達物質（緑）を含む小囊はシナプス前膜に接近し，細胞膜と交わってシナプス間隙に伝達物質を放出する。次に，神経伝達物質の分子が細胞表面の特異的受容体（紫）と結びついて，対象となる細胞に働きかける。神経細胞は神経伝達物質分子を他の受容体（橙）により回収して，再び使うことができる。

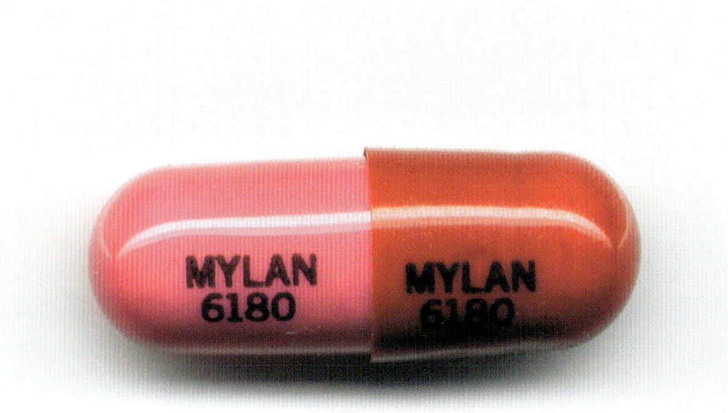

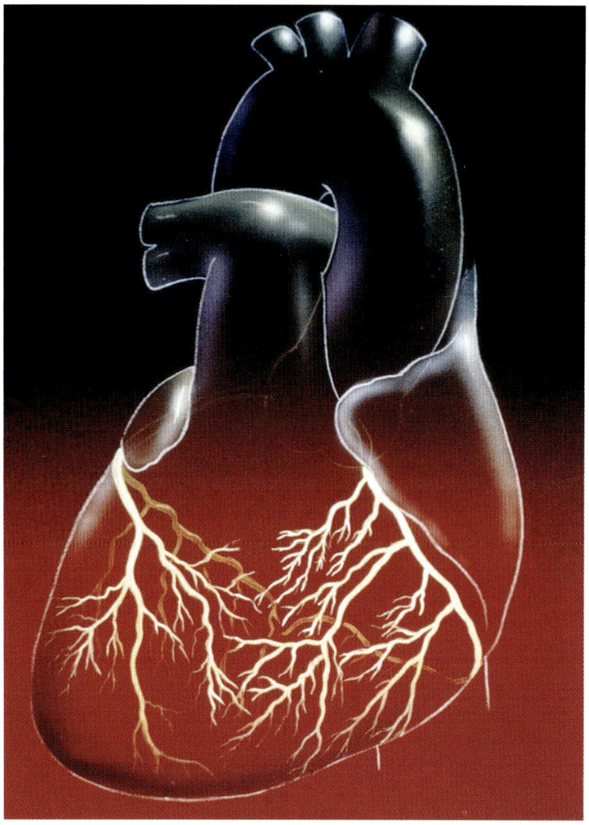

上
ジェイムズ・ブラックが開発した２番目のβ遮断薬であるプロパノロール® のカプセル。1950 年代末に作られた。世界でもっともよく売れる薬の１つとなった。

右
狭心症における心臓の痛みの概念の図像化。血流が不十分になり心筋に供給される酸素が不足すると，突然痛みを感じる症状である。これは，特徴的な性質，場所，広がりがある。

ると発見したことである。第2は，アメリカ人薬理学者レイモンド・アルキスト（1914–83）の説である。彼は，交感神経系には異なったカテコールアミンへの反応によって区別される2種類の受容体があると提唱したが，当初反対が大きかった。アルキストは，α受容体はほとんどがノルアドレナリンに，次にアドレナリン，そしてイソプレナリンに反応するものとして分類し，平滑筋の弛緩に関与していると主張した。一方でβ受容体は主にイソプレナリンに，そしてアドレナリンとノルアドレナリンに同等に反応し，心筋と平滑筋の収縮にかかわっていると示唆した。

ブラックのデザイン

ジェイムズ・ブラックはこうした仮説から，狭心症などの病気に関連する望ましくない化学物質の効果を遮断できる分子を設計することを思いついた。彼の父親が長いことこの病気で苦しんでいたが，当時の狭心症の痛みに対する治療は，心臓への血流を一時的に増やすと信じられていたニトログリセリンの錠剤を飲むことだけだった。ブラックは，血流を増やすよりも心臓が必要とするエネルギーを減らせば同じ効果が得られるのではないかと考え，アルキストの提案をもとに，心臓のβ受容体を選択的に遮断することを目標にした。ICI（インペリアル化学工業会社）で働いていたブラックは，プロネタロール® を作り出した（後に使用中止）。これが最初に臨床で使われたβ遮断薬だった。すぐに第2の薬プロパノロール® が出た。

これらは経験的に発見されたのではなく，合理的に設計された最初の薬物だった。現在ではより洗練された選択的遮断薬にとって替わられているが，プロパノロール® は現在でも臨床で使われ，他のβ遮断薬と同様に緊張や震えをコントロールできるので，オリンピックでは使用を禁止されている。このように，最初のβ遮断薬は狭心症の医学的管理だけでなく，薬の発見と設計の時代を分ける一大転機となった。20 世紀の臨床医学と薬学にとってもっとも大きな貢献だった。

51. スタチン STATINS

コレステロール低下薬

鈴木晃仁 *Akihito Suzuki*

動脈硬化の世界に，ペニシリンのような革命薬がもたらされた。
New England Journal of Medicine，1981 年

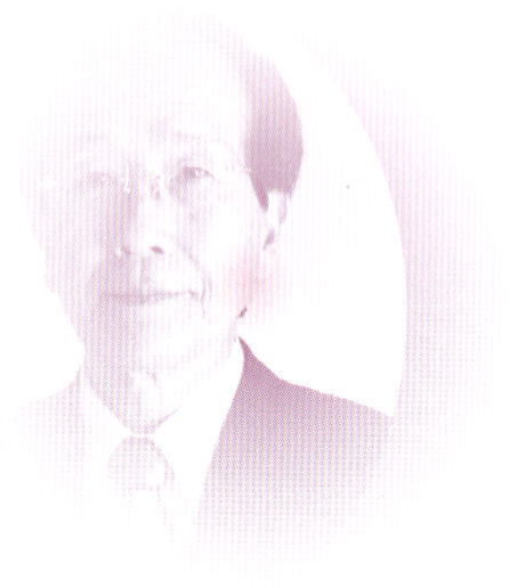

左
遠藤章。菌類の応用研究に興味があった遠藤は，カビからスタチンの原型「コンパクチン」を発見し，その作用機序を解明した上，難治性の高コレステロール血症に極めて有効なことを示した。2008 年にラスカー臨床医学研究賞を受賞した。

右ページ
アテローム性動脈硬化症になった動脈の断面図。動脈壁（紫）が内腔（白）を取り囲み，コレステロール結晶が溶解して残されたスペースである間隙（赤）が含まれる。実際の生物では，そのような結晶は動脈を塞ぐ。スタチンは結晶のサイズと数を減少させる。

スタチンは血中コレステロール値を下げる一群の薬品の名である。心臓病の大きな原因となっている動脈硬化の予防・治療に用いられる。1981 年に新しいワンダードラッグとして登場し，スタチンは期待に応えた。今日，世界中で 1 日に 4,000 万人の患者に与えられ，年商は 2010 年で 250 億ドルにのぼる。スタチンの成功には，現代医学の小宇宙のように，世界中の化学者，薬学者，基礎および臨床の医学者，患者，疫学者，製薬会社が関与している。

新しい病気

感染症が減少し，生活習慣病が増加するといういわゆる疾病構造の転換が，1920 年代に当時の先進国で始まった。それ以来多くの国でその現象が再現されてきた。生活水準が向上し，感染症に対して効果的な薬ができると，先進国は「文明病」に直面することとなった。動脈硬化はそのような文明病の 1 つだった。

1948 年にアメリカ，マサチューセッツで 5,209 人を対象にして行われたフラミンガム心臓調査をはじめとする 20 世紀半ばの研究は，心疾患に関与しているリスクファクターを示した。似たような，大規模で国際的な研究が行われ，年齢，家族歴，喫煙に加えて，血中コレステロール値と心疾患の発症率の間に相関関係が示された。

こうした疫学的発見は，コレステロールの病理研究と実験的研究で再確認された。1950 年代には，科学者たちはコレステロールの生合成を明らかにし，この業績でコンラート・E・ブロッホ（1912–2000）とフェオドル・リューネン（1911–79）は 1964 年にノーベル賞を受賞した。

新しい解決

コレステロール値を下げる効果的薬品は，当時研究開発の場として著名ではなかった組織に属する科学者によって発見された。遠藤章（1933-）は三共（現第一三共）勤務の日本の科学者で，ヒドロキシメチルグルタリル CoA（HMG-CoA）還元酵素を阻害することで，コレステロール合成を止める菌由来の代謝産物を発見でき

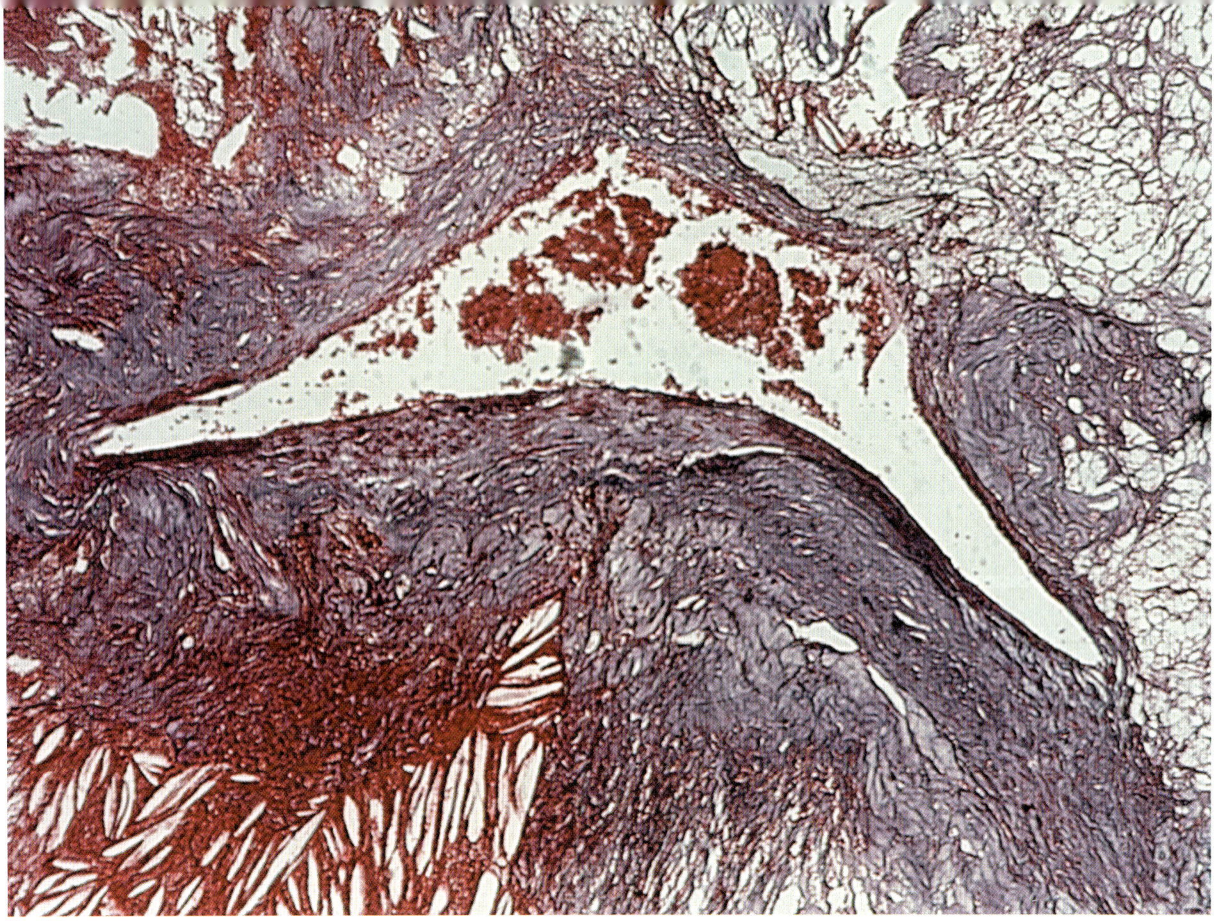

ないかと探求していた。彼のチームは，HMG-CoA 還元酵素を阻害する菌類を探すために 2 年間で 6,000 株の菌類を調べ，京都の米屋の米から単離されたアオカビ（*Penicillium citrinum*）の 1 株の培養抽出液が試験管内でのコレステロール合成を阻害することを 1972 年に発見し，翌 1973 年にこの抽出液から活性物質を単離した。これがコンパクチンとも呼ばれたメバスタチンという最初のスタチンであった。1975 年にビーチャム研究所の科学者も同じ物質を発見したが，それをさらに発展させることはしなかった。

三共でも何度も開発放棄の危機があった。ネズミのコレステロール値を下げないことがわかったときには，遠藤がニワトリとイヌではコレステロールを下げることを示した。次に，三共の他の科学者たちがコンパクチンはラットに肝毒性が認められると主張したが，このときには大学の臨床医がこの薬を救った。1977 年に大阪大学の山本章が重症の高コレステロール血症の治療のためにコンパクチンを遠藤に要請し，遠藤は重症患者の治療について上司の合意を得たが，会社には申請せずに山本にこの物質を渡した。幸運なことに，この賭けは成功し，三共は正規の臨床試験を 1978 年に始めた。

三共が動脈硬化のワンダードラッグを開発しているという情報は，すぐにアメリカの巨大製薬会社メルクが知ることとなった。メルクは三共から入手した情報を基に，大規模に資金・科学者を投入し，スタチンを短期間で開発した。周辺の研究も進展し，1985 年にジョゼフ・L・ゴールドシュタイン（1940-）とマイケル・S・ブラウン（1941-）は，コレステロール代謝の研究でノーベル賞を受賞した。

1987 年には，アメリカの食品医薬品局（FDA）によってメルクの最初のスタチンが認可された。効果があるか否かの議論は継続したが，1990 年代には大規模臨床試験によって，スタチンは心臓発作を防ぎ，延命作用のあることが示された。

外科の飛躍的進展

Surgical *Breakthroughs*

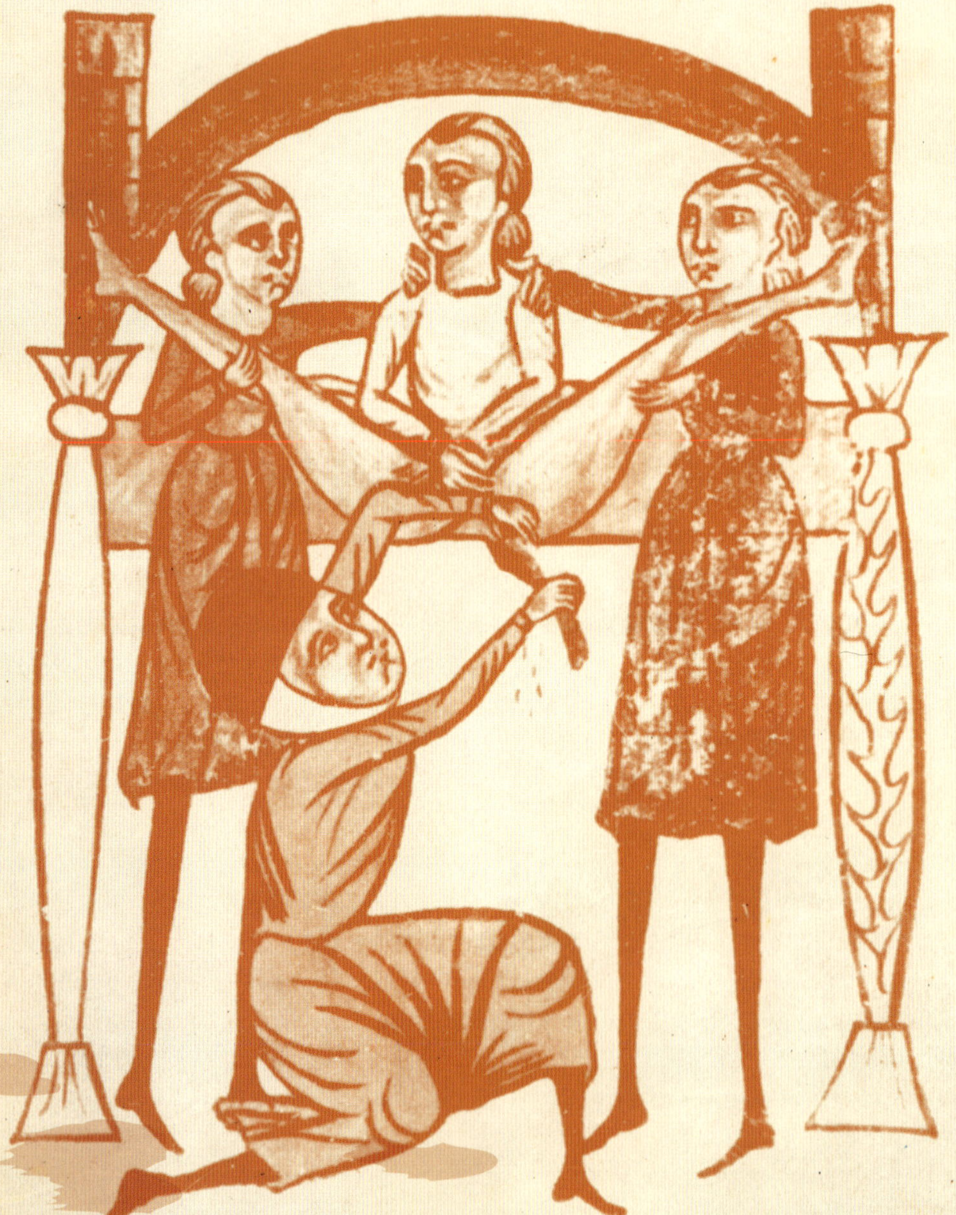

第6章

外科は古い技術であり，新しい学問である。19 世紀に麻酔と消毒が発見されるまでは，外科医が患者に対してできることには大きな制限があった。なにしろ，感染とショック症状を恐れて，外科医が切ることができる部分は身体の末端か表面部に限られていた。そんななか，できることは，潰瘍を開き，単純な骨折を治し，裂傷と打撲を治療すること，皮膚病の手当，そして瀉血だった。手足の切断や膀胱結石除去が，外科医が一般的に行うなかでもっとも大きな仕事だった。この点で，16 世紀フランスの外科医アンブロワーズ・パレは，外科医の技法を進歩させた代表的人物である。

痛みを制御する麻酔と，手術後の化膿を止める殺菌消毒が，この状態を徐々に変えていった。外科医はより慎重に仕事ができるようになり，以前の手術にしばしば伴っていた致命的な感染を避けつつ，帝王切開を含む腹部，胸部，頭部などを切ることができるようになった。それはかつては触れられない部分だった。手術をして腫瘍を切り取ったり，胆石を除去したり，盲腸炎の際に盲腸を切除したりすることは，最終的な治療であるのに対し，他の医療はそれほど決定的な処置を施せないので，外科医は現代医学の前衛に立つことになった。外科医は単なるケアではなく，治療を提供でき，先駆的手術の死亡率は非常に高かったものの，粘り強く取り組み，かつては危険だった手術をしばしば日常的な作業に変えることができた。

現代の外科はチームワークに依存し，新発見はテクノロジーと科学に基づく。外科医はもはや 1 人では仕事をせず，助手，外科看護師，回復室，モニター設備，輸血などのサポートのなかで仕事をしている。外科が進歩するなかで，科学と技術の比率は変化してきた。神経外科は初期の外科から分化した専門分野であるが，外科医と神経科医が損傷を特定するにあたっては，脳の機能の局在性の生理的研究に依存していた。移植技術は身体の免疫系が解明されなければ不可能であり，身体が外部の組織や臓器を拒否する自然の反応を阻害する薬品の開発が必要だった。

現在の心臓手術は，人工心肺の発明なしにはありえなかった。血液循環と呼吸が機械で維持されている間，外科医は患者の心臓を止めることができる。心臓移植は，もし心臓がうまく機能しなければ患者の死に直結するという特殊な状況に直面しながら行われ，すべての移植手術において必要な免疫的バックアップを必要とする。腎臓移植を行わない場合には人工透析に頼ることができる。多くの高齢者の生活水準を向上させる人工股関節置換手術は，身体の自然な免疫反応を起こさず，なおかつ耐久性がある新しい素材を開発しなくてはならなかった。これはよくある問題に対するまさしくテクノロジーによる解決である。

白内障手術もテクノロジーの革新のおかげで大きく転換し，手術の方法も素材も変わった。しかしテクノロジーにもっとも依存している現代外科の領域は，「キーホール」手術と呼ばれる侵襲性を最小化した内視鏡手術であろう。可視性を高め，ロボットをコントロールし，光ファイバーとスキャン設備で武装し，現代の外科医は患者の身体への害を最小限にとどめて手術ができるようになった。それにより，外科は外来の 1 部門になりつつある。

膀胱から結石を外科的に除去する結石摘出術が 14 世紀の外科学の写本図版で示されている。麻酔がなかったので，患者は手をしばりつけられ，助手が患者の手を押さえつけている。このような状況では，手術の速度が外科医の腕を判断する重要な基準であった。

52. パレと外傷　PARÉ & WOUNDS

戦場における革新

サイモン・チャップリン　*Simon Chaplin*

私が包帯を巻き，そして神が治した。

アンブロワーズ・パレ，1585 年

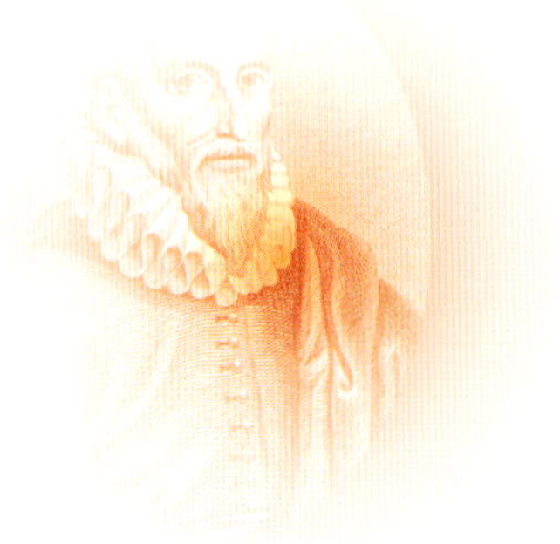

アンブロワーズ・パレ（1510-90）は，外科医の典型とみられることが多い。徒弟修業をして戦場で技を磨き，定説が経験に反していれば定説を否定した人物として称揚されている。銃創に熱した油を用いることに反対し，切断手術に動脈結紮を用いて出血を抑え，火傷に対して新しい治療法を発案した。正式な教育をほとんど受けなかったが，パレはその時代のもっとも影響力のある医療者となった。

パレはフランスのメーヌ州にあるラヴァルの近くで生まれ，床屋医者としてキャリアを始めた。22 歳でパリに移住し，パリの公共病院オテル・デューの外科医になった。この時期に解剖実習を行い，臨床と外科の多くの貴重な経験を得た。1536 年に病院を離れ，ド・モンジャン元帥に従い，フランス軍とともにイタリアに遠征した。

軍の外科医

行軍中に，民間人における医療では普通出くわさない銃創などの症例と出会うことになった。刀などとは違って，銃によってできた傷は異物を含むことが多く，今日では雑菌による感染とわかっている現象を起こすことが多い。しかし 16 世紀の外科医たちは，この現象は火薬が「毒性」をもっているためだと説明し，その毒性と戦うために熱した油を浴びせかけた。これはイタリアの外科医ジョヴァンニ・ダ・ヴィーゴ（1450 ? - 1525）が広めた方法である。パレも最初はこの方法を使っていたが，1537 年のトリノの行軍のときに油を切らしてしまい，卵黄と薔薇油，テレピン油を塗った冷たい包帯で治療した。何が起きるか一晩心配したが，この新しい混合物で治療された患者は改善し，逆に熱した油で治療された者は熱を出して痛みに苦しんでいるこ

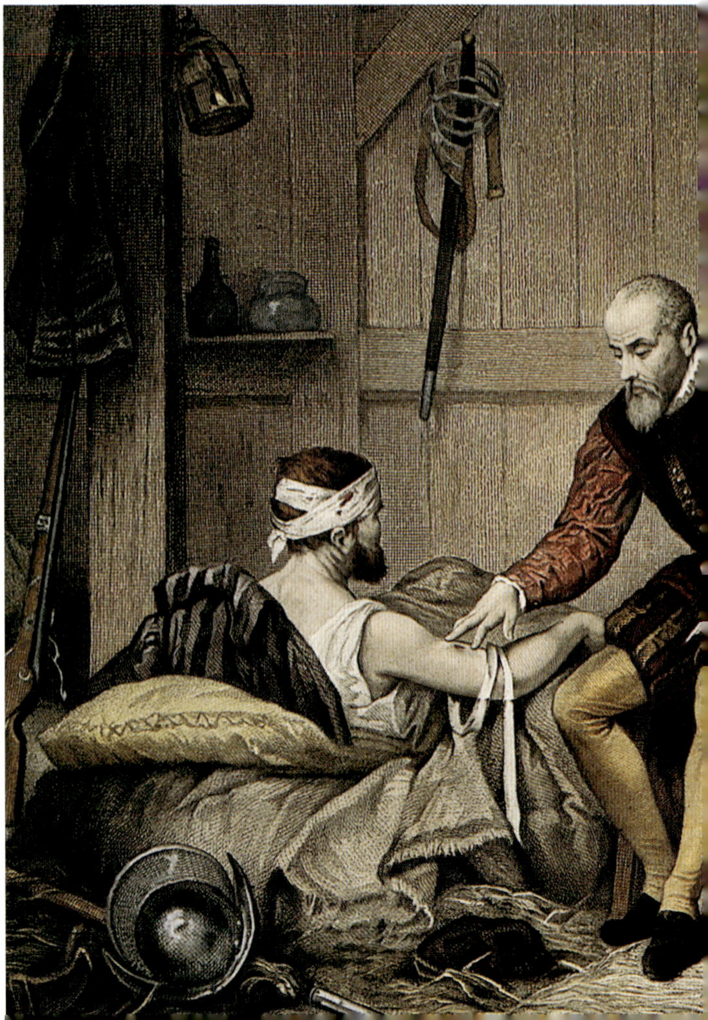

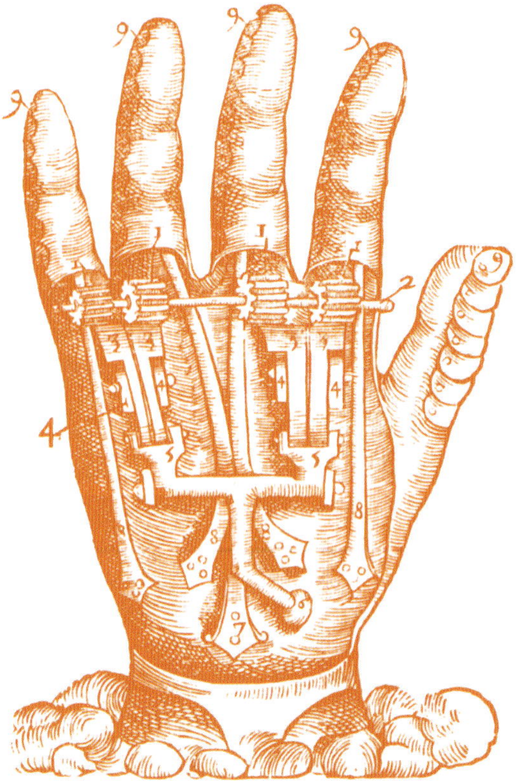

とを発見した。こうした経験を最初の書物『外傷を治療する方法』(1545) で記述した。傷に包帯を巻く他に，解剖学を用いた注意深い観察によって，弾丸などの場所を特定し取り除く方法も記述していた。この書物はフランス語で書かれ，文体は親しみやすく読者を引き込むもので，医学にとって伝統的なラテン語の書物よりも広い読者にパレの考えを伝えることになった。

戦場を越えて

その後，パレは多くの戦場で経験を積み，その合間には民間人の医療も経験した。その成功のおかげで1552年にフランス王アンリ２世の外科医に任命され，40年にわたって，さらに３人のフランス王に仕えることになった。彼は外科だけでなく，解剖学，産科学，奇形学(胎児の奇形) について，そして腫瘍の治療，ペストや麻疹などの病気についての書物を出版した。外科論文では，多くの治療用の器具を記述し，そのなかには，手足切断の際に焼灼法よりも彼が好んで行った動脈を締めるための「カラスの嘴」があった。パレの考えの多くがまったく新しかったわけでなく，すでに存在した技術の応用もあった。

パレは1554年にサン・コーム学院の主任外科医となったが，例外なく称讃されていたわけではない。特に彼の仕事が外科の範囲を越えて内科の領域に入ると論議の対象になった。そのような批判に応えるために彼は出版物を使った。特に『弁護と論説』(1585) は自伝と旅行記と外科書を組み合わせたものであり，死後の名声の確立に大きく貢献した。

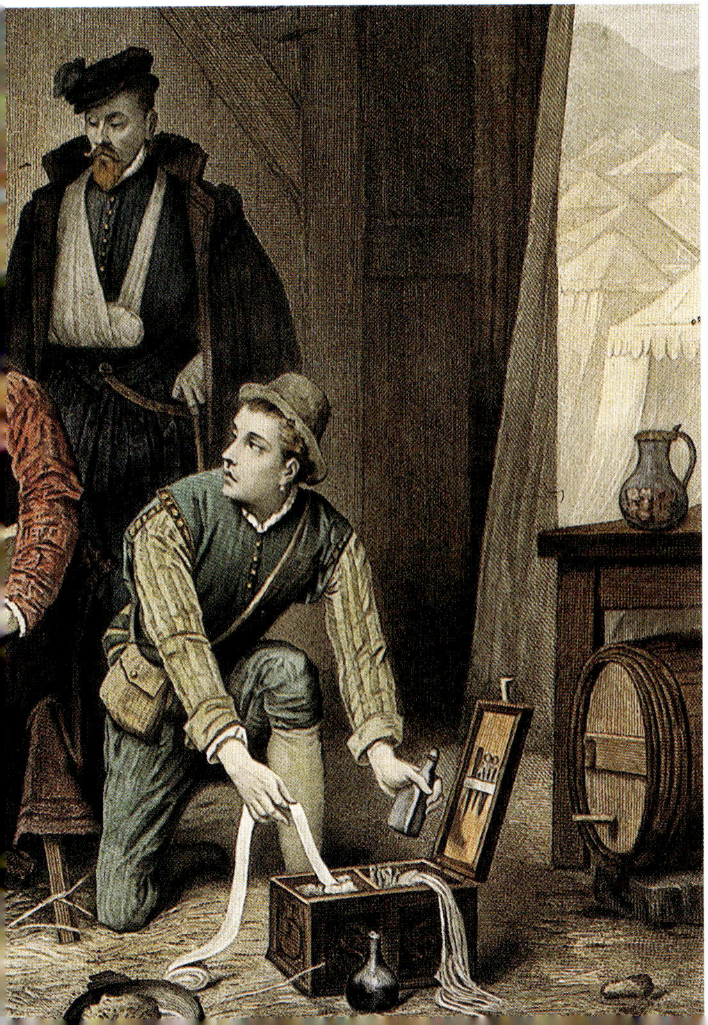

左ページ上
アンブロワーズ・パレは正式な教育訓練を受けていなかったが，戦場の傷治療における革新的技法で著名になった。

上
機械で動く手の図。パレが設計し，著書のなかで図示した補装具の中の１つ。

左
パレが戦闘後の怪我人を治療している図。右側の出口の向こうに兵営のテントが見える。この絵には，傷を治療するために使われていた沸騰した油は描かれていない。彼はそれを失敗をもたらすものとして放棄し，他の医師にも改めるように勧めた。彼は，ケアをして注意深く観察する姿勢をとり，そのイメージを外科の実践と書物によって作り上げた。

53. 麻酔 ANAESTHESIA

外科の革命

ステファニー・スノウ *Stephanie Snow*

麻酔は，もっとも偉大にして，もっとも恵み深い発見である。
チャールズ・ダーウィン，1850 年

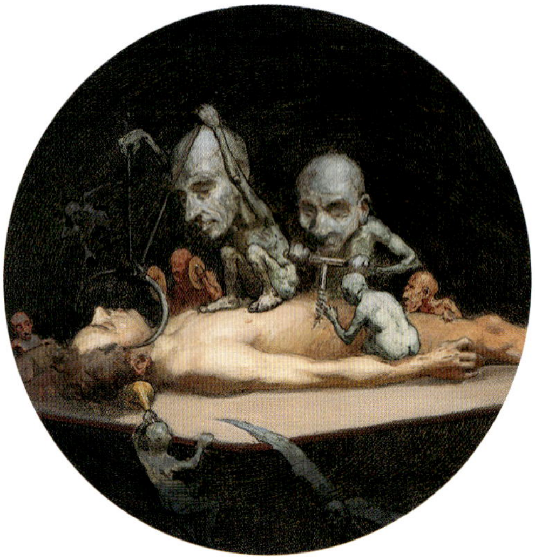

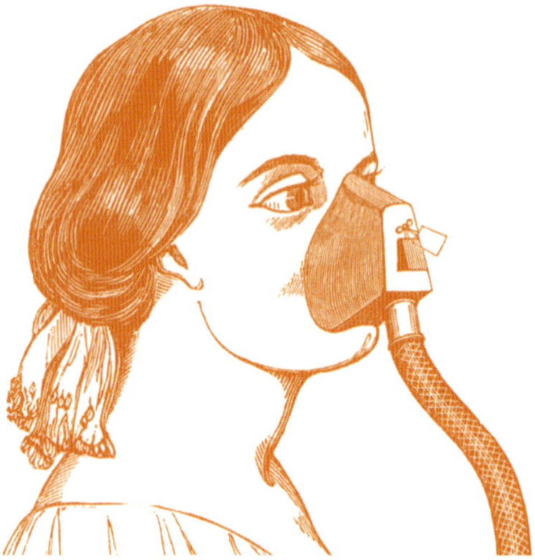

19 世紀の医学の発見のなかで，麻酔はもっとも重要であり，もっとも激しい議論を呼んだものでもあった。外科医たちは長いこと痛みを止める方法を探していたが，最初の麻酔（エーテルと一酸化二窒素）は，偶然アメリカの歯科医たちに発見された。一酸化二窒素は 1790 年代から知られ，ハンフリー・デイヴィーがそのガスで実験をしていた。1840 年代には「笑気ガス」として知られ，祭りや縁日で用いられていた。1844 年にはアメリカのハートフォードで歯科医ホラス・ウェルズ（1815–48）は笑気ガスを吸った若者が，怪我をした脚の痛みに無感覚なのに気づいた。彼は歯科の患者たちに笑気ガスを使って成功したが，マサチューセッツ一般病院での 1845 年の実演は失敗し，ごまかしとして否定された。

エーテルとクロロホルム

それからわずか 12 か月後，同じく歯科医ウィリアム・モートン（1819–68）が刺激性の強い化合物のエーテルを用いて実験した。エーテルは，気管支疾患治療薬として広く用いられていた。アメリカ南部のジョージア州の医師クローフォード・ロング（1815–78）は手術でエーテルを用いたが，結果を報告しなかった。麻酔効果がエーテルによってもたらされているのか，それとも患者の想像のせいなのか確信がもてなかったのだ。モートンはそのような迷いをもたず，1846 年 10 月 16 日にボストンでエーテルの麻酔効果を示した。

そのニュースは大西洋を渡り，イギリスやヨーロッパに届き，半年以内に世界中に広まった。エーテルは即座にロンドンで受け入れられた。外科医のロバート・リストン（1794–1847）が 1846 年 12 月 21 日に脚切除の手術でエーテルを用いて成功した。麻酔薬が利益をもたらすことは疑いなかったが，多くの医師が麻酔を効果的に与える方法の開発に苦慮していた。少なすぎると患者は興奮して暴れることもあり，判断力を失うこともあった。ある御立派な弁護士は「さあ，これからポルカを踊りましょう」と歯科医に言ったという。このように外科という厳粛な仕事が笑劇になってしまうのだ。小説家シャーロット・ブロンテは，「麻酔を吸入して馬

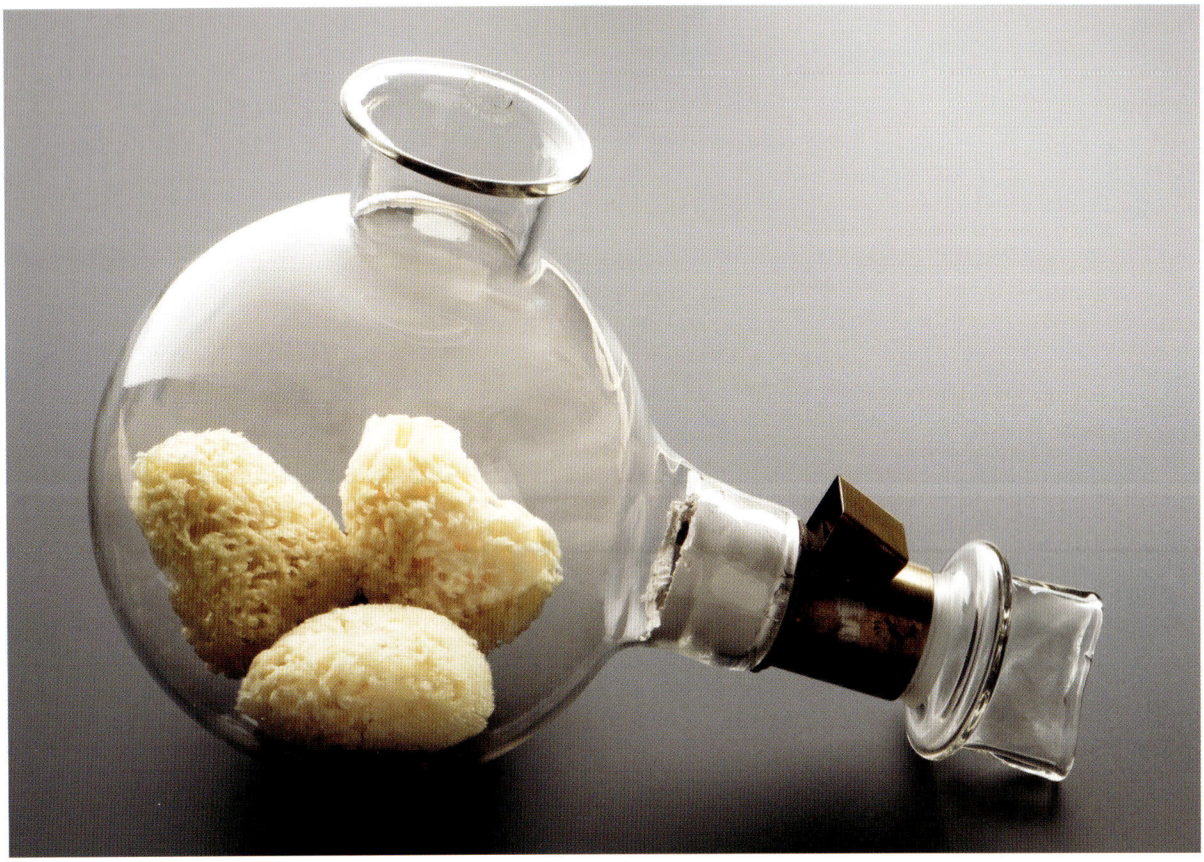

左ページ左
リチャード・クーパーによる1912年頃の絵画。クロロホルムが人間に与える影響を不気味に表現した。麻酔を受けた人間が，外科の道具をふるう小さな悪魔たちに攻撃されているが，患者はそれに気づかず横たわっている。

左ページ右
19世紀半ば頃のジョン・スノウのクロロホルム用麻酔吸入器。スノウは入念な研究を行い，正確に測定できる吸入器を開発した。

上
ウィリアム・モートンが1846年の先駆的手術で使った吸入器のレプリカ。エーテルがガラス容器のスポンジに浸される。これを顔に付けるマスクに管でつなげ，患者は口から吸入する。ちなみに管もマスクも写っていない。

右
ウィリアム・スクワイアは，1846年12月21日にロバート・リストンがUCH（ロンドン大学ユニヴァーシティ・コレッジ病院）で最初のエーテル麻酔を行ったときの助手だった。薬剤師のピーター・スクワイア（ウィリアムの叔父）が作り，彼が使った吸入器のレプリカ。

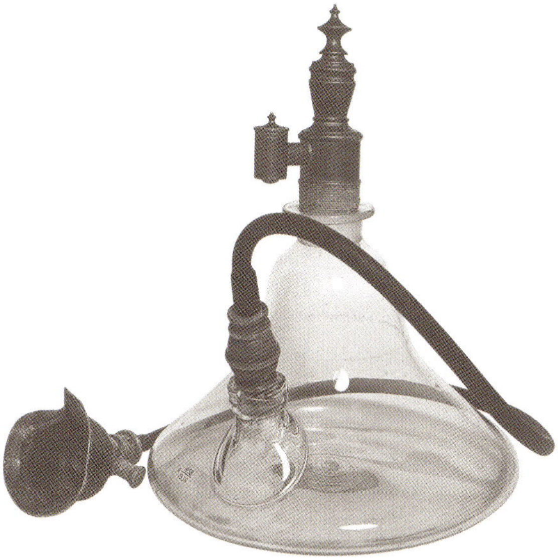

POETRY.

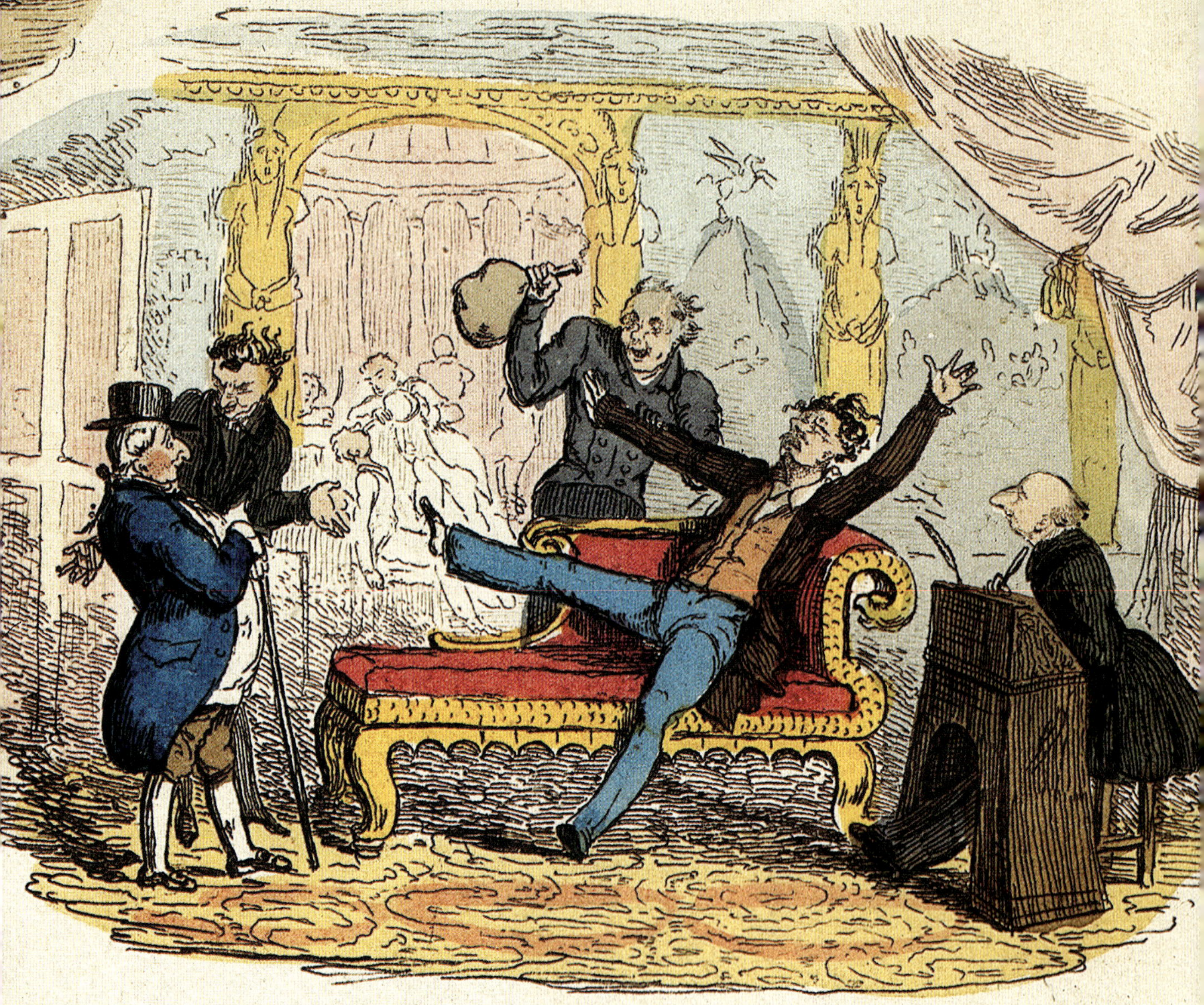

This is not the Laughing, but the Hippocrene or Poetic Gas, Sir, the Gentleman you see inspired here is throwing out the rough materials for an Heroic Poem. we have various sorts as the Terrific much in request, the Simple by which all the new Songs are done, and many others.

鹿な真似をしたくないので，麻酔を受けるかどうか慎重に考えます」と述べた。

科学的原理を理解していた医師はあまりにも少なく，ほとんどの医師は「ただやってみた」だけだった。ジョン・スノウ（1813–58）は，ロンドンの一般開業医（GP）で，後にコレラの研究で有名になった［36］が，エーテルの物理化学的研究を始めた。彼は，麻酔の程度は血液中のエーテル濃度により決まり，それが体温に依存することを発見した。この発見に基づき，患者に与えるエーテルの量を制御するために，空気の温度を調節する湯煎装置付き吸入器を設計した。

スノウは，エーテルは血液中に吸収されて，神経系に働きかけることで麻酔効果をもたらすと結論した。エーテルは，最初はより高次な脳機能に影響を与え，血中濃度が高まってくると，感覚がなくなり，呼吸のような基本的機能を徐々に低下させる。

1847 年 11 月，エジンバラの医師ジェイムズ・ヤング・シンプソン（1811–70）が，クロロホルムが麻酔の性質をもっていることを発見した。世界中でクロロホルムが急速にエーテルにとって替わった。しかし 1848 年 1 月，15 歳のハナ・グリーナーがニューカッスル・アポン・タインの家で足の爪を取り除いてもらうためクロロホルムを吸入した後，2 分で急死し，この事件の後，激しい論争が起きた。クロロホルムが呼吸器を通じて患者を殺したのか，過剰な利用が心臓に影響を与えたのか？ この疑問に答えが与えられたのは，1911 年のことだった。その年，生理学者の A・グッドマン・レヴィー（1866–1954）がクロロホルムは低用量であっても心室細動［28］を起こして死に至らしめることもあることを示した。

道徳的医学的ジレンマ

患者たちは麻酔の登場をすぐに熱烈に歓迎したが，クロロホルムによる死は，そのリスクについての議論を引き起こした。医師たちは常に痛みを取り除こうとはしてきたが，西洋医学のなかでは痛みは生理学的，道徳的に価値をもっていると考えられてきた。外科では，痛みは手術という負荷の最中に，生命の維持を助ける刺激の役割を果たしていると考えられた。

クロロホルムによる死亡事故が続き，1853 年に医学雑誌 *Lancet* は，麻酔はリスクが大きすぎて四肢の切除にすら使えないと論じて否定した。出産において医師たちはクロロホルムにより障害が増えるのではないかと恐れた。陣痛は「神がわれわれに享受し苦しむよう命じた自然と生理の力である」と産科医チャールズ・ミーグ（1792–1869）は述べた。それでも母親たちは痛み止めを求め続け，クロロホルムのもっとも有名な推進者は，ヴィクトリア女王（末の 2 人の子どもの出産の際には，ジョン・スノウがクロロホルムを使った）であった。クリミア戦争（1853–56）の戦場での使用を含め，次第に多くの手術で使われて成功し，患者の身体にとって麻酔の危険性よりも痛みの危険性のほうがより強いという議論が優勢となった。

19 世紀末には，感染をコントロールする殺菌技術［54］とともに，麻酔は外科に革命的変化を起こしていた。クロロホルム，エーテル，一酸化二窒素など吸入式麻酔が用いられ，多くの麻酔装置が発明され，新しい医学の専門学科が作られた。それでも麻酔の危険はあった。推計によれば，クロロホルムを用いるなかで 2,500 件につき 1 件の死亡事故があった。国によっては，より安全な麻酔としてエーテルを使う医師が現れたが，イギリスでは 1950 年代までクロロホルムがよく使われていた。

今日の痛みコントロール

20 世紀になって，呼吸を助けるために挿管法のような新しい技術が現れ，不快な吸入なしに患者を眠らせるバルビツレートの静脈注射のような新たな手段により改善され，麻酔の安全性が高まった。死亡事故は 10 万の麻酔につき 1 件にまで減少した。また，筋弛緩薬で手術を行いやすくすることができるようになった。今日では，感覚消失や記憶消失，筋肉の弛緩，鎮静作用などの異なった機能をもつ薬剤を組み合わせ，バランスがとれた麻酔薬を用いて，ICU や慢性疼痛クリニックなどでさまざまな医療サービスが行われている。世界中で何百万人もの患者が麻酔の恩恵を受けており，麻酔は痛みへの考えをまったく変えた 19 世紀の革新だった。

左ページ
ロバート・シーモアによる 1829 年の版画。笑気ガス（一酸化二窒素）を吸引するパーティーを描いている。ハンフリー・デイヴィーが一酸化二窒素には人を酩酊させる性質があることを発見した後，ブリストルの医師，科学者，詩人たちはそれを実験し，1830 年代までには知識層の隅々までこの習慣が広まった。

54. # 消毒と無菌法 ANTISEPSIS & ASEPSIS

清潔な手術

トマス・シュリッヒ *Thomas Schlich*

無菌法の原理に基づいた手術は，
細菌学の実験であるといってよい。

チャールズ・バレット・ロックウッド，1896年

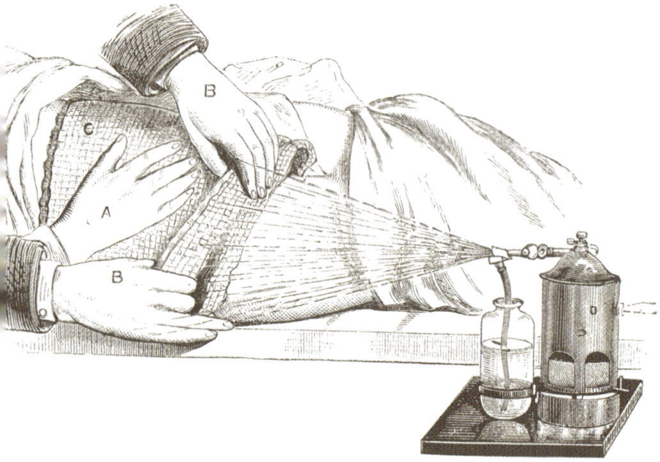

左
潰瘍を覆う包帯を変える際に，リスター法では排液を必要とした。包帯（石炭酸に浸しておく）を替える間，有名なリスターの石炭酸を傷に噴霧した（p70 参照）。

右ページ
1873年のジョゼフ・リスターによるバクテリア培地を顕微鏡検査したときのスケッチ。この時点では彼の無菌法の科学的基盤として細菌説を採用していたが，外科手術後の感染の問題は，微生物によって引き起こされる発酵の結果だと考えていた。ロベルト・コッホの細菌学が受け入れられた後に一般的になる細菌の感染によるものだとは，まだ考えていなかった。

19世紀初頭の新技術の発展により，外科手術の数，範囲，程度は大きく拡大した。しかし手術自体は成功したのに，その後，創傷熱で死亡する患者が多かった。たとえば大腿切断手術では，死亡率は45～65％だった。奇妙なことに，この死亡率は外科医によって大きく異なっていた。

多くの外科医がこの問題を「腐敗」の概念で理解し，体内で生じるか，損傷した組織に自発的に生ずる問題だと考えていた。そのため，対処の仕方は医師個人によって大きく異なり，局所的な傷口の処理か患者の組織の精気を回復させることを目標にしていた。手術する側が清潔に保つことは重要とはみなされていなかった。ある外科医の回想によれば，1860年代には，外科医たちは古い血や膿がこびりついた上着を着て手術を行い，手も道具も海綿も，前の手術で使ったものを水道水で洗っただけで消毒しないままだった。

リスターの手法

1860～1890年にすべてが劇的に変わり，外科は清潔さに関して正真正銘の大変革を遂げた。外科医たちは，われわれが今日創傷からの感染とみなすものを避けるため，それまでの手法を徐々に変えるようになった[14]。後からみると，この変化の多くはイギリスの外科医ジョゼフ・リスター（1827-1912）に帰すことができる。彼は創傷あるいは環境に存在している感染する可能性があるものを石炭酸（フェノール）などの薬剤を用いて取り除く方法を追求しており，これは消毒と呼ばれた。石炭酸は当時腐敗の臭気に有効な物質と考えられ，傷口の腐敗を取り除くための消毒薬に使われていた。

リスターは1865年8月12日にグラズゴーで最初の石炭酸の試験を行った。対象は馬車に左脚を轢かれた11歳の少年だった。彼は少年の脛骨の複雑骨折箇所を亜麻仁油と石炭酸を浸した包帯で覆った。その包帯は4日間そのままにされ，蒸発を防ぐためアルミ箔で覆われていた。傷は完璧に治り，少年は6週間後に病院から歩いて出て行った。

この素材を用いた経緯を1867年に公表したときには，彼はなぜこの方法がうまくいくのかについての理

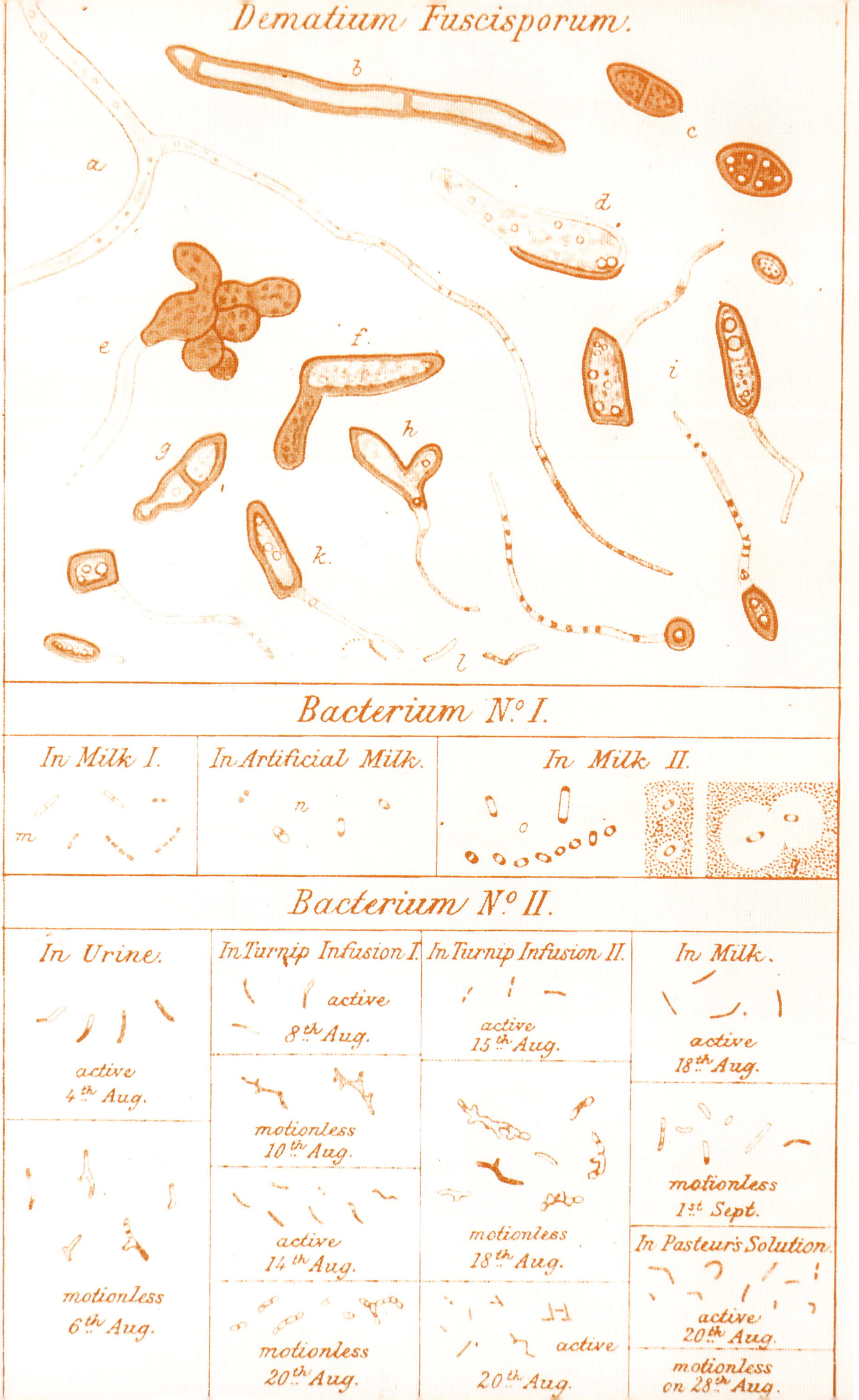
Dematium Fuscisporum.
a
b
c
d
e
f
g
h
i
k.
l
Bacterium N.º I.
In Milk I.
m
In Artificial Milk.
n
In Milk II.
o
q
Bacterium N.º II.
In Urine.
active
4th Aug.
motionless
6th Aug.
In Turnip Infusion I.
active
8th Aug.
motionless
10th Aug.
active
14th Aug.
motionless
20th Aug.
In Turnip Infusion II.
active
15th Aug.
motionless
18th Aug.
active
20th Aug.
In Milk.
active
18th Aug.
motionless
1st Sept.
In Pasteur's Solution.
active
20th Aug.
motionless
on 28th Aug.

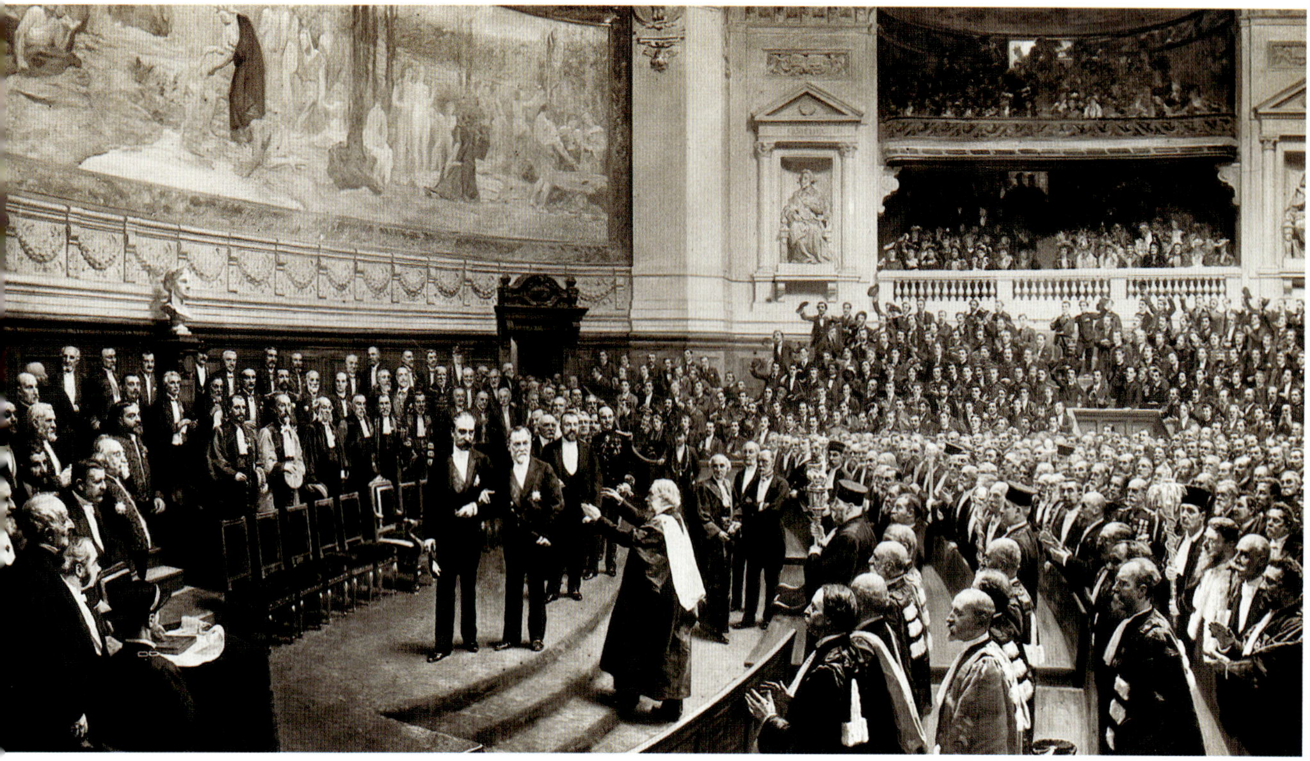

由をすでに見つけていた。微生物はどの環境にも普遍的に存在しており，ある餌があると腐敗を起こすというルイ・パストゥールが提唱した細菌説を知っており，リスターは，こうした細菌が傷のなかに入って死んだ組織を餌にして増殖し，腐敗に至らせると主張した。そこで傷から侵入する微生物から身体を守らなければならないのだ。リスターは1871年に特別な噴霧のテクニックを導入し，殺菌消毒技術を完成させようとした。微生物が傷に到達する前に石炭酸を噴霧することで微生物を殺す仕掛けだった。

この新しい技術が正しいことを証明しようと，「1864～1866年に手足を切断した患者35人のうち16人（46%）が死亡したが，消毒を導入した後の1867～1869年にはこの数字が40人中6人（15%）に低下した」と報告した。しかし，すべての人が消毒を改善の原因と信じたわけではない。同僚の多くは，生きている感染源が空気中に普遍的に存在しているという理論に賛成しなかった。病原体は外部からやってきて，傷のなかで増殖することができる生きたものなのだという前提だけが，

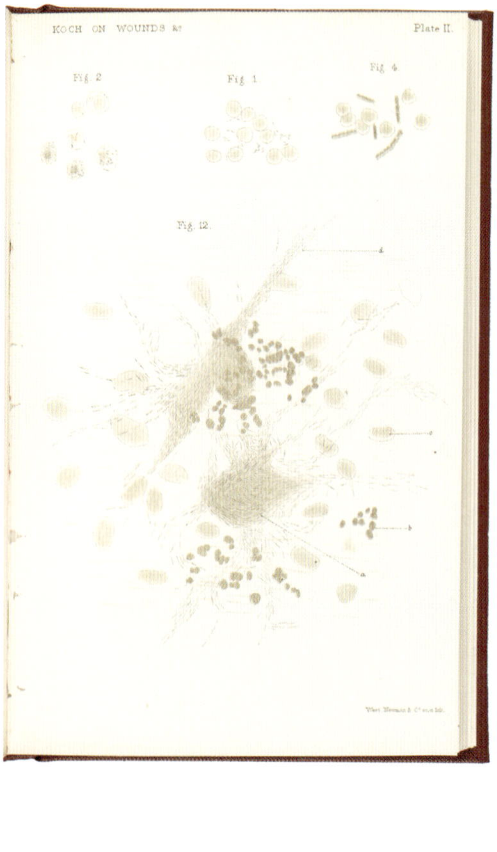

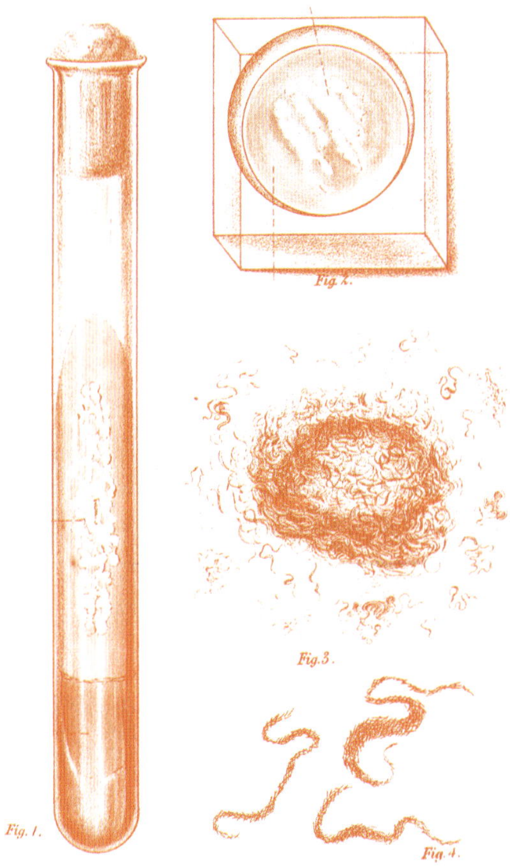

左ページ上
ジョゼフ・リスターは1892年にパリでのパストゥール70歳祝賀会でルイ・パストゥールを称讃した。これは，現代の無菌手術を確立してすでに著名だった2人の重要で象徴的な出会いであり，リスターが生きている間に称讃を勝ち得ていたことを示す。

左ページ下
ロベルト・コッホによる1878年の創傷感染の書物からの図版。ネズミとウサギの傷口に感染したバクテリアが示されている。この書物は，すぐに英訳された。翻訳者はリスターの弟子のウィリアム・ワトソン・チェインだった。

左
結核を起こす細菌の培養を示す図。試験管とペトリ皿での固形血清の純粋培養，細菌のコロニーが示されている。無菌手術の導入後，さまざまな種類の結核を外科的に治療する試みがさかんに行われた。関節が結核菌に感染した場合，最後の手段として手足を切断するよりも保存手術を施すことが選ばれた。肺が虚脱され，感染した組織が取り除かれたが，成功は限定的だった。

ごくわずかな量の細菌を殺すために必要な気が遠くなるような努力を正当化するものだった。また，傷は消毒して開いておいたほうが，常に消毒した液体を浸した布で覆うよりもよく治ることが広く経験されていた。リスターの批判者たちは，リスターの消毒よりも，清潔を重視する単純な方法で，かえって良い結果がもたらされると言った。なにしろリスター自身，血にまみれた服を着て手術していたし，彼の消毒方法は噴霧も含めて非常に複雑で厄介だったからだ。

細菌学と細菌理論

外科学を衛生の改善により安全にしようと望んでいた外科医は非常に多かったが，そのすべてが生きた感染源が傷口の腐敗の原因であると信じていたわけではない。しかし1870年代後半，ドイツの医師で科学者でもあるロベルト・コッホ（1843-1910）が，殺菌消毒を用いた新しい科学的基礎を与えた。創傷感染の研究においてコッホはさまざまな細菌を培養して同定し，化膿の原因を説得力をもって示した。コッホによれば，疑念の余地なく確定できる細菌がそれぞれ異なった病気を起こしており，その1つが銃創の感染である。感染，化膿，創傷熱などのよく知られた現象は，生きた組織あるいは身体全体が細菌により侵されるという原因による。

このように細菌学は，消毒と無菌の実践を病気の細菌説にしっかりと結びつけ，外科手術で起こる感染と戦うための手段の効果を評価する客観的基準をもたらした。外科医たちは今や細菌学研究室からの証拠をもとに議論できた。この点において，チャールズ・B・ロックウッド（1856-1914）は外科手術を細菌学実験にたとえ，科学を通じて細菌をコントロールするという展望，あるいは新しい外科の科学的特性を示唆した。

無菌

多くの新しい技術は後に「無菌」と呼ばれるものに至った。無菌が洗練された標準システムとして導入されたのは1880年代で，ドイツのエルンスト・フォン・ベルクマン（1836-1907）によるといわれている。消毒

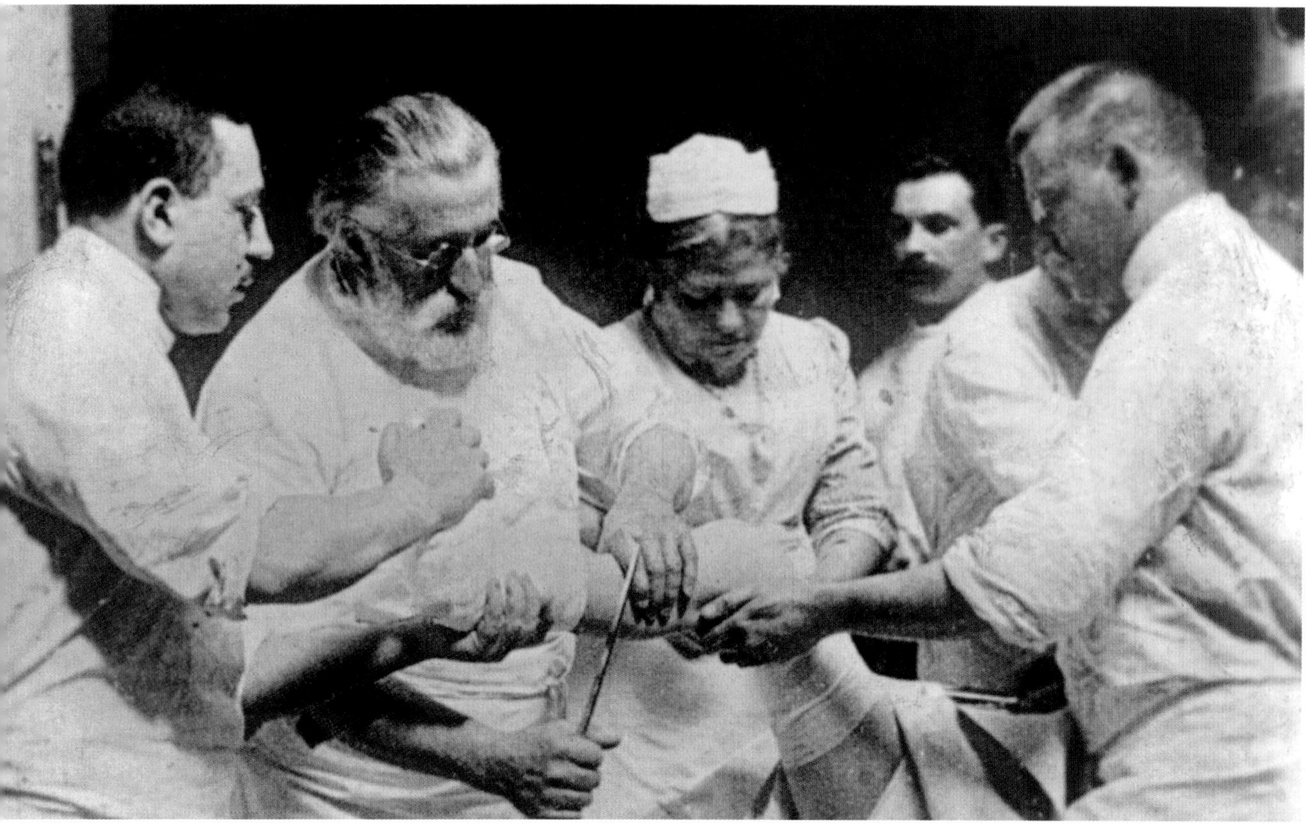

と違って，無菌の原理は当初からあらゆる汚染を避けることにあった。細菌コントロールはより早い段階に移行し，外科医の手も含め傷に触るものすべてを丹念に洗い消毒した。外科器具や手術着は熱で消毒した。細菌学のテクニックである熱による消毒が，無菌外科手術の特徴になり，徐々に現代の無菌に至る習慣が作り出された。

ヨハン・フォン・ミクリッツ＝ラデツキ（1850–1905）は，手術中にしゃべると「飛沫による感染」（彼が作った用語）が高まり，この危険はマスクで口を覆うことで大きく減少すると主張した。一部の外科医は，手術中に綿や絹の手袋を着用するようになった。1890年にアメリカのジョンズ・ホプキンス病院の外科医ウィリアム・スチュワート・ホルステッド（1852–1922）が手術室でゴムの手袋を用い始めた。消毒薬に触れて外科看護師（彼の婚約者）の手に皮膚炎ができることがないように，グッドイヤー社にゴム手袋を前年に発注してあったのだった。

1875年頃を境に，外科手術による死亡率はめっきりと低下し，この成功は消毒と無菌によるものだと考えられた。またこの2つの概念は1つの学説とみなされ，予言したのはリスターだということになった。ほとんどの外科医はそれを認め，その枠組みのなかで仕事をするようになった。その結果，外科手術は今日われわれが知っているように，外科医と助手たちのチームが殺菌消毒した上着を着て，ゴム手袋とマスクをつけて，高度に限定的で規律正しく動き，隔離されて明るく照らされた手術室で仕事をするというものになった。

上
1897年ベルリン大学外科クリニック。エルンスト・フォン・ベルクマンが無菌状態で脚を切断している。この段階ではマスクと手袋はまだ用いられていない。

右ページ
イギリスの社会派リアリズムの画家レジナルド・ブリル（1902–74）による『外科手術』（1934–35）。この時点では外科手術室はすでにわれわれが知っているものにかなり近づいている。

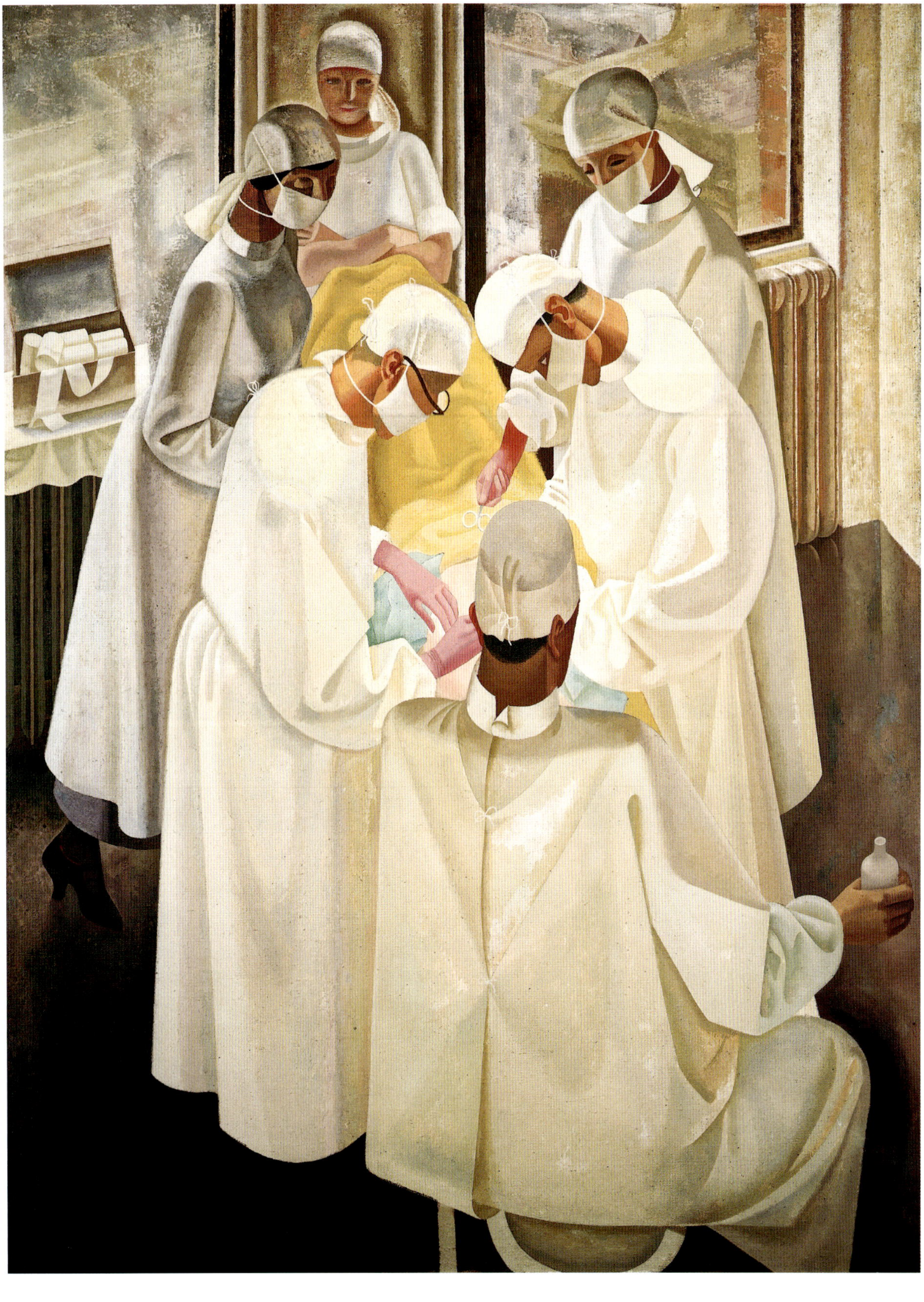

55. 輸血 BLOOD TRANSFUSION

贈与の関係

ウィリアム・バイナム　*William Bynum*

血液は非常に特別な液体である。
ゲーテ，1808 年

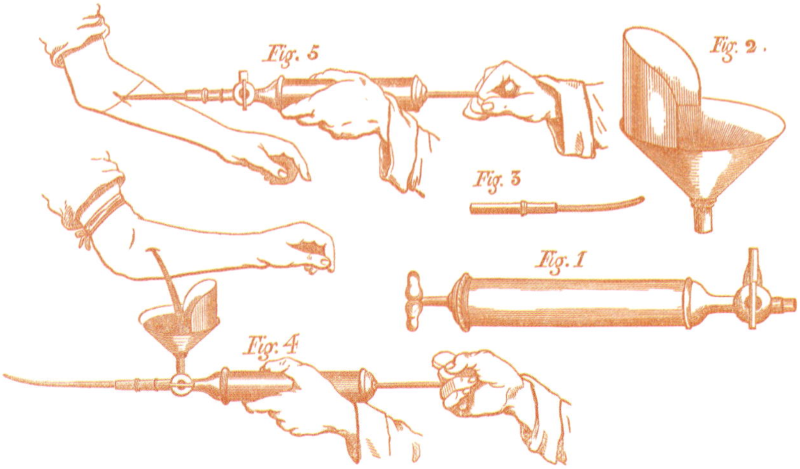

血液は常に生命そのものと結びつけられ，その属性を他に移すことは人間の1つの夢だった。自分の敵の血を飲んでその勇気と力を吸い取ること，若い乙女の血で入浴してその美しさと若さを得ること，神に感謝するため動物の血を犠牲に捧げることなどは血が特別な意味をもっていたことを示す事例である。

ある生物から別の生物に血液を移動させる輸血は，1660 年代から散発的に医学史に現れるようになった。イギリスとフランスの実験科学者たちがそれぞれの科学協会において，輸血が可能であることを公開実験で示した。当初は人間に血液を与えるのに子羊が使われていた。すぐに悪影響が出た患者はいなかったが，後のフランスの実験で患者が死亡したため，これは行われなくなった。

ロンドンの産科医ジェイムズ・ブランデル（1790-1877）はその手法を復活させ，分娩時の失血の際に人間の献血者を用いはじめた。他の 19 世紀の医師たちも輸血によって命が救われると議論したが，輸血は危険な手法であって，血液を受け取った側にしばしば拒否反応が出たり，感染や血栓を引き起こすこともあった。

血液型

転換点は，1901 年のカール・ランドシュタイナー（1868-1943）による人間の血液型（後に A，B，AB，O と名づけられた）の発見だった。それぞれの血液型は，赤血球の免疫学的特徴により遺伝で決定する。ランドシュタイナーは 1930 年にノーベル賞を受賞し，母親と胎児の血液型不適合について重要な，もう 1 つの人間の血液分類である Rh システムの解明にも力を注いだ。母親が Rh 陰性でその子が Rh 陽性の場合，子どもに致命的血液反応が起きることがあるが，今日ではこれは輸血で管理できる。人間の赤血球の多くの遺伝的差異が発見されたが，輸血では ABO と Rh 因子がもっとも重要である。この分類により，なぜ赤血球が感作，凝集し，有害な反応を起こして，場合によっては死に至るのか説明できる。

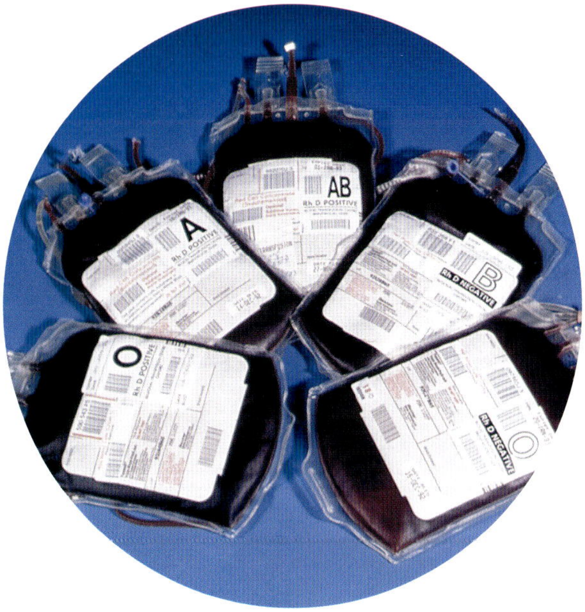

上
すぐに輸血できる血液バッグ。ABO 式および Rh 式の血液型が示されている。死に至ることもある免疫学的反応を避けるため，輸血の際にもっとも気をつけるべき遺伝子上の違いである。

血液銀行

ランドシュタイナーとは別に，数人の外科医が，血液損失と血圧が命を危険にさらす外傷性ショックを管理するうえでの輸血の重要性を証明した。第一次世界大戦中に輸血の価値は十分に人々の知るところとなり，また血液型不適合による反応を防ぐ重要性も認められた。しかし血液は保存すると凝集してしまうので，まだ，腕から腕への直接の輸血だった。戦間期に，集められた血液が凝集しないようにするためクエン酸が加えられ，冷蔵で保存可能になり，これを受けて病院は血液銀行を作った。パーシー・レイン・オリヴァー（1878-1944）は，イギリス赤十字を通じて病院向けの献血システムを作り，後に全国的になった。重要なのは，献血者は血液を与えたからといって金銭を受け取ったわけではなく，利他心に基づいていたことである。スペイン内乱（1936-39）の際にも組織的な献血システムが発展した。血液の商業的市場が発達した国もある。売血を行う者は社会経済的に底辺にいる者が多く，肝炎や性病など血液で広まる病気に罹っている可能性があるという問題がある。

心臓切開などの大規模外科手術［59］においてはきわめて多量の血液が必要であり，輸血作業は複雑である。また汚染された血液を通じて，HIV［42］などのウイルス感染が起きるので，安全確保も難しくなる。血液製剤を定期的に必要とする血友病患者が，汚染された血液を輸血されて AIDS になった例も多い。安全に輸血するためには，血液型を調べるだけでなく，スクリーニングも行わなければならない。

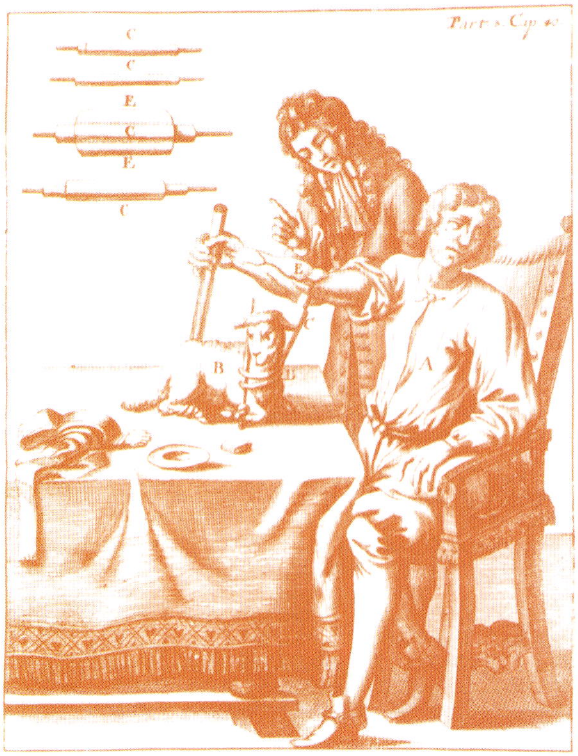

左
17 世紀末には輸血への関心が高まった。子羊から輸血する科学アカデミーでの公開実験の際の手法。

左ページ
1850 年頃のチャールズ・ウォラーによる輸血道具。ロンドンのセント・トマス病院の産科医ウォラーは，出産時の大出血のときに輸血を用いるべきだと主張した。血液型の概念が見つかる以前であり，血液を与えたのはしばしば夫だった。

56. # 神経外科 NEUROSURGERY
脳へのアプローチ

マイケル・ブリス *Michael Bliss*

クッシングは外科学という書物の新しい章を始めた。
ウィリアム・オスラー，1901年

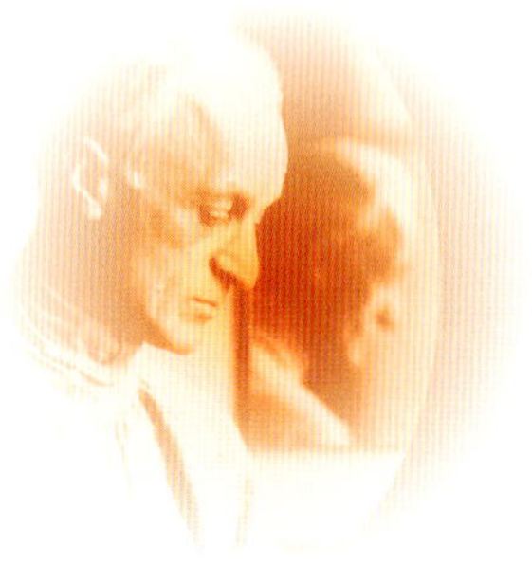

現在，脳外科と呼ばれているものは，何千年間も粗雑な方法で行われ，その結果は悲惨なものだった。これが成功するようになったのは20世紀初頭である。アメリカの外科医ハーヴィー・クッシング（1869-1939）が，頭蓋内部に分け入り，患者に確実な利益をもたらす方法を発展させてから，初めて成功への道を歩み始めた。

頭を割って中に入る

ヒポクラテス派の医学書が，頭蓋開口術あるいは穿頭術という古くから行われてきた手法に言及している。頭痛の苦しみがあまりにも大きい場合，太古の昔から，頭蓋骨を割って悪霊を外に出す試みが行われてきた。その場合，ほぼ確実に患者は死亡したが，時々幸運にも生き延びるケースがあった。患者が出血によってすぐに死なない場合でも，脳の組織が頭蓋骨から飛び出て感染が起こり，死ぬことが多かった。

麻酔の到来［53］と無菌法［54］によって19世紀の外科医たちは勇気を得て，計画に基づいて脳にアプローチしようとした。彼らは頭皮を切り，骨にドリルで穴を開け，脳の裏層を切り開き，膿瘍や腫瘍などの場所

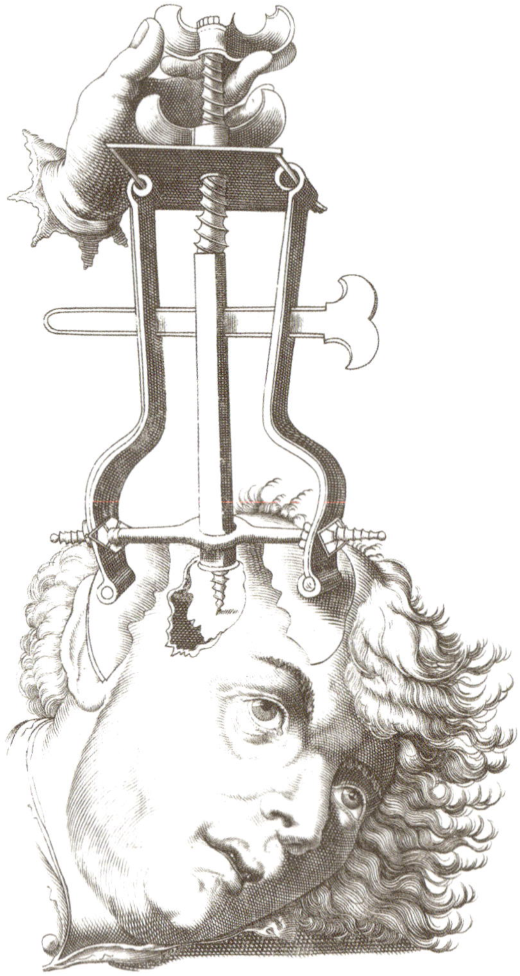

右上
神経外科のパイオニアであるハーヴィー・クッシング。ハーバードで医学を学んだあと，ボルチモアのジョンズ・ホプキンス病院でウィリアム・スチュワート・ホルステッドとともに働き，ホルステッドの外科学に関する精密なアプローチを吸収した。

上
穿頭術あるいは頭蓋開口術は古くから行われていた。新石器時代の頭蓋骨に穴をあけた跡があり，ヒポクラテス文書でも開口術が議論されている。この図は，1世紀に書かれたヒポクラテスの外科学に関する解説書の16世紀ラテン語版から。頭蓋に穴をあけたあと，どのように骨を取り除くか示されている。

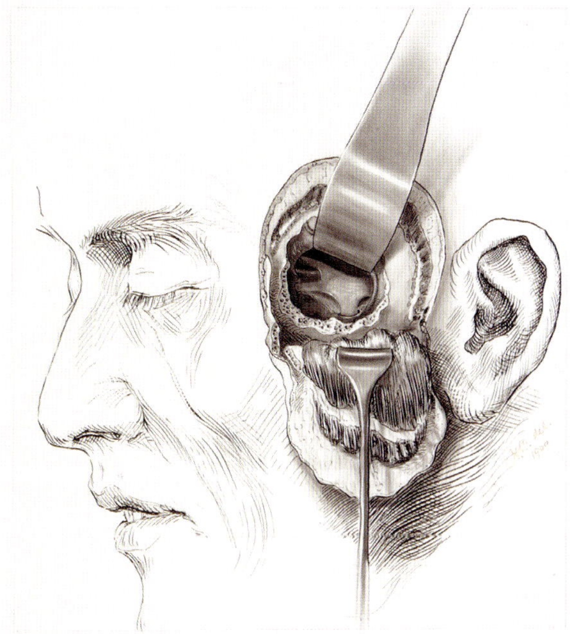

を特定して治療し，それから注意深く退避することで，患者が治るようにできるのではないかという望みをもった。

こうした先駆的行為の結果はほとんどの場合，惨憺たるものだったが，劇的な成功をおさめたと報告した外科医もいた。1884年にロンドンでアレクサンダー・ヒューズ・ベネット（1848–1901）とリックマン・ゴドリー（1849–1925）は脳の腫瘍を発見し取り除いたと発表したが，患者は感染ですぐに死亡した。脳外科手術後の死亡率は，1890年代には50％前後だった。それよりやや好成績をおさめた先駆者は，イギリスのウィリアム・メイスウェン（1848–1924）とヴィクター・ホースリー（1857–1916），アメリカのウィリアム・ウィリアムズ・キーン（1837–1932），ドイツのフェドール・クラウゼ（1857–1937）などである。野心的な外科医で頭部の手術をしてみた者たちは，二度と挑戦することがないのが大半だった。ほとんどの神経学者は，神経外科などが可能だと思っていなかった。

上
クッシングは外科医として優れていただけでなく芸術の才もあって，彼のスケッチは実験的神経外科の素晴らしい記録である。これは1900年の例で，頭蓋骨深くに存在するガッセル神経節を取り除く先駆的方法を描いている。

下
頭蓋骨に穴をあけるのに用いられた18世紀の穿孔器。大工のドリルと同様に丸い穴を開ける。凝った装飾が施されているが，不幸なことに細菌が繁殖する環境を提供してしまったと思われる。

保守による革命

ハーヴィー・クッシングはオハイオ州クリーヴランドの出身で，ハーバードとマサチューセッツ一般病院で学び，ジョンズ・ホプキンス病院で専門臨床実習期間中に脳を扱うようになった。個人的性格としては保守的完璧主義者で，注意深い止血技術を採用し，彼のジョンズ・ホプキンスでの助言者ウィリアム・スチュワート・ホルステッド（1852–1922）がヘルニア治療と乳房切除手術において用いた無菌法と組織の保存手法を採用した。

クッシングは，細心の注意を払い，脳の手術を慎重に行った。まず学んだのは，出血や組織のヘルニアや感染を起こさずに，腫瘍による恐ろしい苦痛から患者を救うことだった。20世紀初頭に，クッシングは徐々に腫瘍の場所を知ることができるようになった。これは画像技術がない時代においては簡単なことではなかったし，X線も頭部については役に立たなかった。彼は見つけた腫瘍を徐々に取り除くことができるようになった。精密な記録を残し，統計をとっていたので，他の誰より劇的に成功率が高いと認められていた。

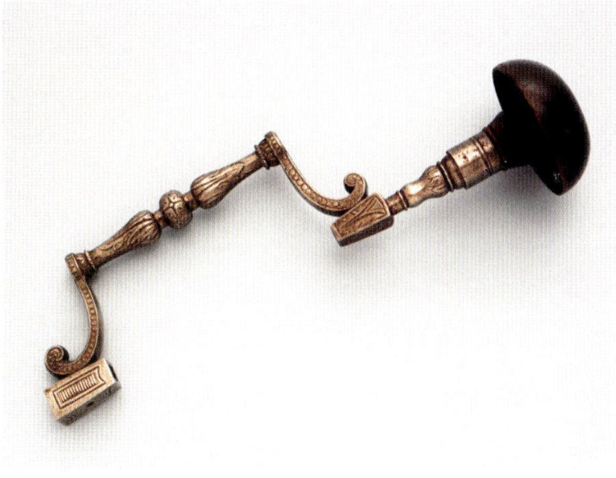

ヘンリー・フォードがT型フォードを導入した1908年に，クッシングは，完全に意識があり手術中に外科医と話すことができた患者の脳から，髄膜腫瘍を取り除

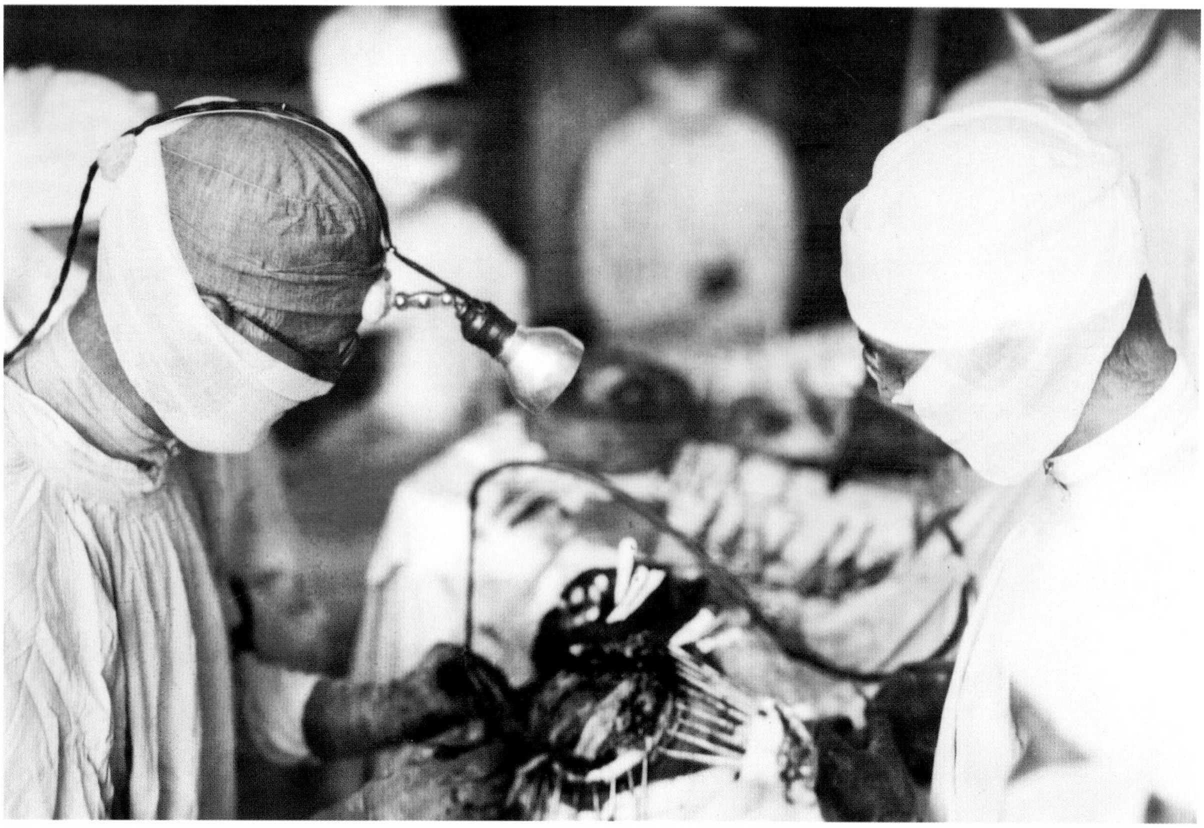

いた。1910年には，彼は脳の底部奥深くにあり，これまでは手を出せなかった器官である脳下垂体の腫瘍を取り除く技法を開発した［17］。このようにクッシングは「神経外科の父」としての成功をおさめ，1913年にボストンのピーター・ベント・ブリガム病院に移った。その後の20年間，彼の手術室は外科医たちのメッカとなり，若者が驚くべき新しい手法を目撃し，学ぶことができる場だった。

脳外科学派

クッシングの教え子は北アメリカとヨーロッパに広まり，患者を治療し，後継者を育てた。今日においてすら，先進国の多くの神経外科医は，3世代，4世代を経てクッシングまで系譜をたどることができる。もともとはハーヴィー・クッシング協会として1931年に設立されたアメリカ脳神経外科学会は，いまでは世界中に数千の会員がいる。

クッシングは仕事中毒で，キャリアの終わりに至るまで専門分野の最先端に留まっていた一方で，医学を教わったサー・ウィリアム・オスラーの伝記を執筆して

手術するハーヴィー・クッシング（左）。抗菌薬が登場する前の時代だったので，無菌状態を維持し，止血に厳格であり，頭蓋内部の多くの血管を留めるのに鉗子が用いられた。写真中央にそれが見える。

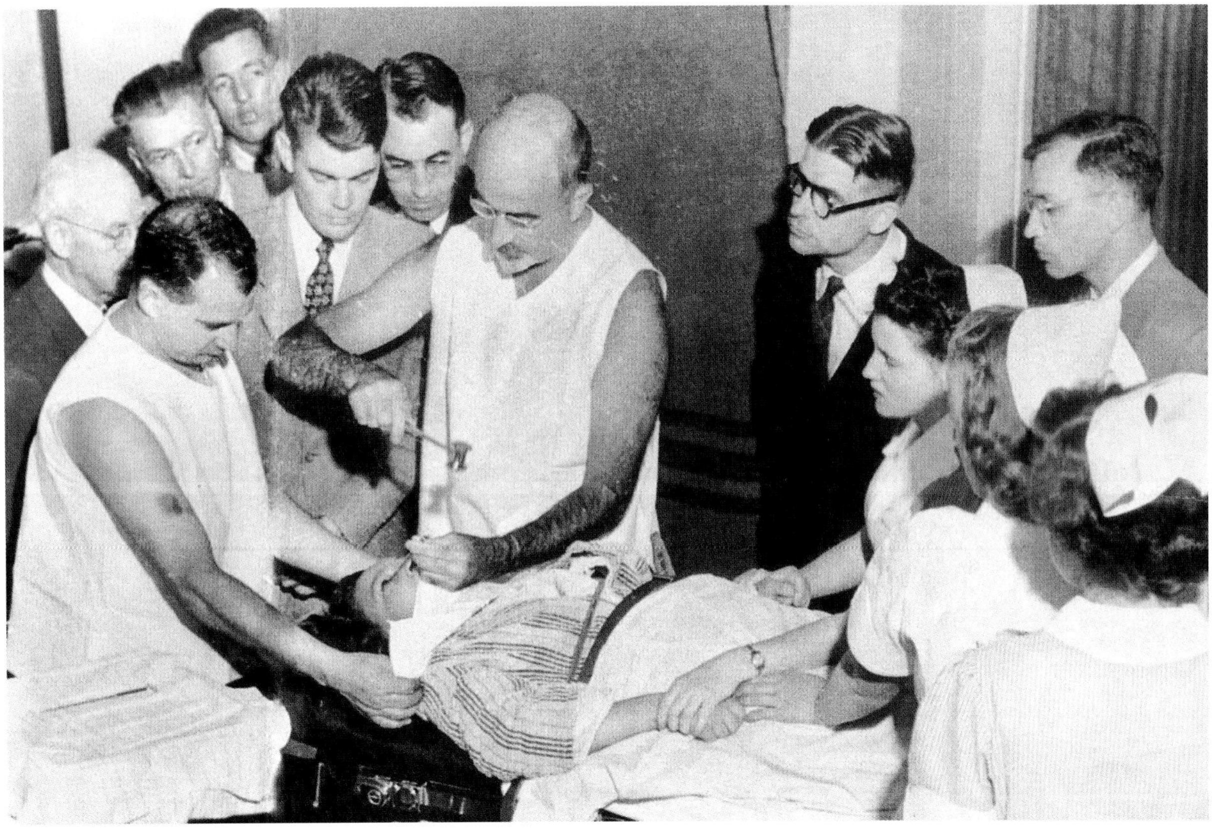

ピュリツァー賞を獲得し，下垂体の疾病であるクッシング症候群を発見して，内分泌学でもひとかどの人物になった。1920年代に彼は，現在でも用いられている脳腫瘍の組織的分類法を開発し，脳に電気的外科の技法を最初に用いた。さらに，もと教え子でジョンズ・ホプキンスでの後継者ウォルター・ダンディ（1886–1946）に率いられた若い脳外科医たちは，教師クッシングよりも積極的に困難な腫瘍除去に挑み，動脈瘤，てんかん，水頭症などの治療を研究し始めた。

神経外科医は，保存的方法を好むタイプと脳の問題に根本的アプローチを行うことを好むタイプに二分され，この分類は現在でもあてはまる。1930年代から1940年代にかけて，もっとも根本的方法を好む神経外科医たちは精神疾患患者の前頭葉を取り除く「精神外科」を試みた。

ロボトミーは1950年代には顧みられなくなったが，21世紀初めの今でもうつ病治療のために根本的で侵襲的技術を試している外科医たちもいる。また，他の脳の状態と腫瘍に対して，非侵襲的顕微鏡手術（マイクロサージャリー）を試みている者もいる。世界の多くの医療施設で脳に手術を行い，成功することは今や当たり前のことになっている。クッシングが100年前にマスターした基本的技術と道具を用いて，現在でも多くの脳外科医が，人間の頭蓋骨を開閉している。外科の歴史のなかでクッシングほど時代に先んじ，影響を及ぼした例は珍しいだろう。

クッシングの綿密さはロボトミーの粗雑さと好対照だった。ウォルター・フリーマン（1895–1972）がアイスピックに似た道具を使ってロボトミーを行っている。自分で設計した道具を患者の上瞼に挿入し，脳の前部にある神経を切った。

57. 白内障手術 CATARACT SURGERY

失われた視力を回復する

ジョン・ピックストーン *John Pickstone*

加齢による白内障は盲目の48%を占め，
世界中で1,800万人にのぼる。

世界保健機関，2010年

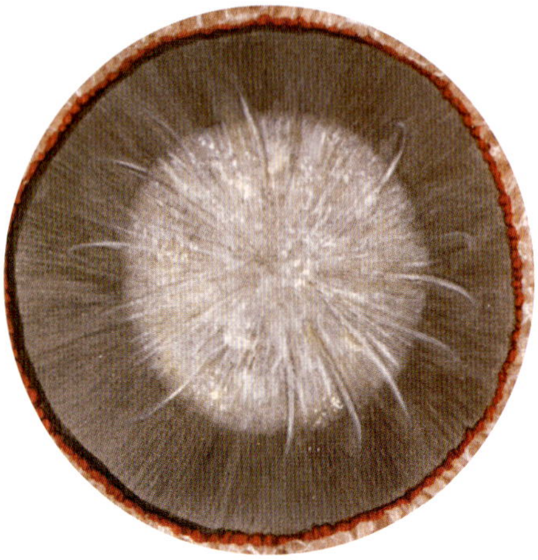

白内障は水晶体が進行的に混濁していく病気であり，人生の後半に生ずる視力低下の原因でもっとも多い。混濁した水晶体を視界外に押し下げる手術は，古代インドで伝統的に行われ，世界に広まった。18世紀には遍歴の「そこひ取り」がいたことがよく知られており，眼科手術は医学が近代的な形をとり始めた19世紀に，もっとも早く専門分化が確立した。第二次世界大戦前は白内障の外科的な「治療」は水晶体を除去して網膜を光が通過するようにする手術だったが，この方法では焦点を結ぶ明確な像はできなかった。これを矯正する唯一の方法は「度が強いメガネ」をかけることだったが，せいぜいやっと見える程度のゆがんだ視覚をもたらすだけだった。感染の危険とそれに並行する術後の障害のため，この手術は最後の手段としてしか用いられなかった。

眼内レンズの発展

第二次世界大戦後すぐに，ロンドンの主たる眼科病院だったムアフィールズ病院の上級外科医ハロルド・リドリー（1906–2001）は，混濁した水晶体を除去した後，水晶体包のなかに挿入するプラスチックレンズで実験を始めた。1930年代に発明されたプラスチックのコンタクトレンズに実用性があり，戦時のパイロットの目の負傷を観察すると，パースペックス社の風防ガラスの破片は目のなかで免疫反応を起こさないとわかった。リドリーは，小さな眼科器具会社であったレイナー社のジョン・パイクと，イギリスの大化学会社ICIのジョン・ホルトとともに「パースペックスCQ」を開発した。

リドリーは最初の眼内レンズ（IOL）を1949年11月29日にロンドンの聖トマス病院で挿入したが，8手術の結果を報告したのは1951年7月だった。それに対する反応は総じて否定的だった。初期のレンズは厚く重く一定せず，消毒が難しかったので，15%ほどの患者は除去してもらわねばならなかった。多くの医師はその手術を避けていたが，リドリーには支持者が現れ，前眼房にレンズを移植したり，虹彩が支えるレンズを使って実験した。しかし，優れた技術をもってしてもあらゆるところに問題があった。1970年代にアメリカの消費者

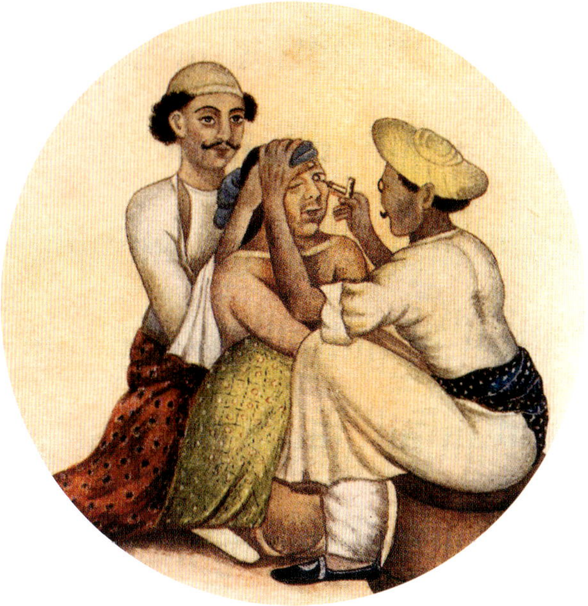

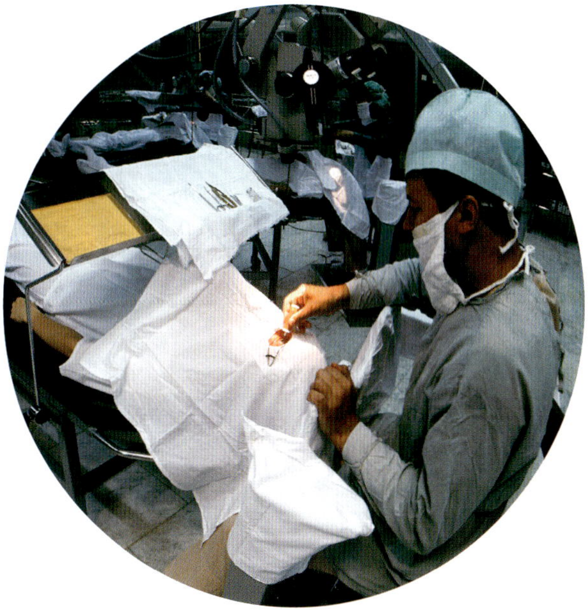

団体は，未検査のレンズに対して抗議運動を始め，1976年のFDA医療機器法改正に至った。

乳化と展開

リドリーの手術方法を根本的に変革し，広く行われるものにしていった発展のなかでもっとも重要なのは，白内障除去のための超音波乳化吸引技術である。これはニューヨークの臨床眼科の教授チャールズ・ケルマン（1930-2004）が発展させ，水晶体包に入れる切れ込みを小さくした。回転する切削器具は，高齢者にみられる硬性白内障には役に立たなかったが，ケルマンは超音波機器を用いれば解決すると思いついた。さらに，混濁部を振動する針を使って断片化して，ごく小さな切り口から目の外に吸い出すことができた。

この方法はすぐに改善され，最初の粗雑だが実用可能な機械が1970年に現れ，白内障をめぐる商業的変革がアメリカに移ったことを象徴している。しかし白内障を除去する切り口をいくら小さくしても，固いプラスチックレンズを入れるために大きな穴を開けなくてはならないのなら意味はない。そこで企業数社が折りたたみ可能なレンズ素材を開発し，1980年代半ばには申し分ないものができた。現在ではレンズを目に挿入し，水晶体嚢のなかで展開させることができる。

20世紀末には，IOLは白内障手術の標準になった。先進国でもっとも頻繁に行われる外来手術である。標準化されて迅速にできるようになり，国によっては看護師が行う場合もある。

左ページ
ほとんどの白内障は加齢によるもので，栄養不良，水分不足，糖尿病，太陽光曝露がその悪化を加速する。この図にみられる層状白内障はまれな遺伝性疾患で，水晶体の中央の透明部分が不透明な輪に囲まれている。

左上
白内障を取り除くために曲がった針で混濁した水晶体を押し下げる技術はインドで始まった。施術者は確実な手さばきをもち，補助者が頭を完全に抑えて患者が動かないようにしなくてはならない。

右上
スヴィアトスラヴ・フェドロフ（1927-2000）は華麗な人生を送ったロシアの眼科医。プラスチックの水晶体を開発し，手術を行った。彼は手術の特定の部分に特化した外科医たちの間を患者が送られていくベルトコンベアシステムを開発した。彼のチームは1日150人を治療できた。

58. 帝王切開 CAESAREAN SECTION

「母親の子宮から月足らずで引き出された」(『マクベス』)

ジャネット・アロテイ *Janette Allotey*

この世界に生まれてくるすべての子はこの骨盤の輪を通らねばならない。
ただし帝王切開による場合を除く。

産婆マーガレット・スティーヴン，1795年

ギリシャ神話には，腹に切れ目を入れてそこから赤ん坊を引き出すという記述がある。また驚くべきことに，女性の身体のさまざまな部分，あるいは男性の身体からさえも胎児が引き出される様子が描かれている。ヒンドゥー教，ユダヤ教，イスラム教の書物にも，生きている者あるいは死んだ者に帝王切開が行われたという言及がある。母親が死んだ後の帝王切開は，エジプトおよびローマの法（カエサル法）で認められ，胎児に生存の機会が認められている。ユリウス・カエサル自身がその手術と結びつけられているが，歴史的根拠は薄弱である。中世キリスト教会は，子宮のなかで死ぬ危険がある赤ん坊を引き出して洗礼を授けることを非常に重視していた。それを行って生き延びた数少ない人間は偉大な力や特別な能力をもっていると考えられていた。一方で，中世には「不自然な」誕生の仕方は反キリストと結びつけられ，疑惑の目で見られていた。

ルネサンス期まで死後の帝王切開は産婆が行っていた。生きている女性への最初の成功した手術は，1500年にスイスの豚去勢人ヤコプ・ニューファーが，自分の妻に行った。16世紀から，帝王切開に関する記録と議論がヨーロッパの医学において増加した。17～18世紀には，家畜の角で腹部に穴をあけ，「運任せ」で腹部から出産した症例が報告された。18～19世紀には，女性が自ら行った報告もある。しかし帝王切開を生きた女性に行うことは，死亡率が非常に高かったので，常に激しい議論の的となった。

初期の試み

分娩困難が生ずる理由としては，骨盤が小さかったり，ゆがんでいたり，小児くる病や先天性変形，骨軟化などがあり，分娩困難な状態が何日も続いて産婦が苦

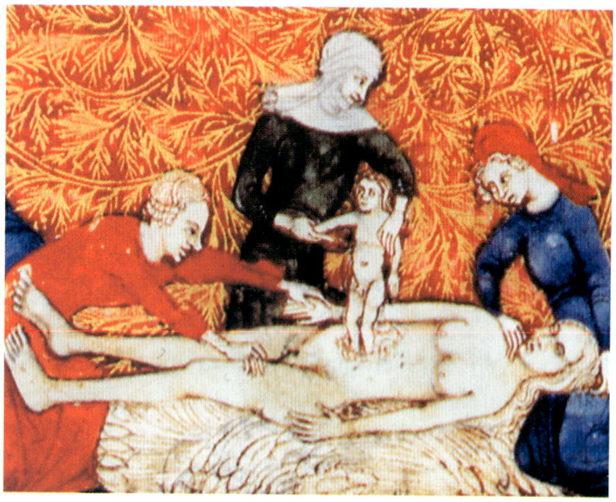

上
この14世紀のフランスの手稿本の図にみられるように，中世にはユリウス・カエサルの人生と驚くべき出生が，叙事物語に粉飾して語られた。

右ページ
1880年代に中央アフリカ（現在のウガンダ）で帝王切開が行われる図。

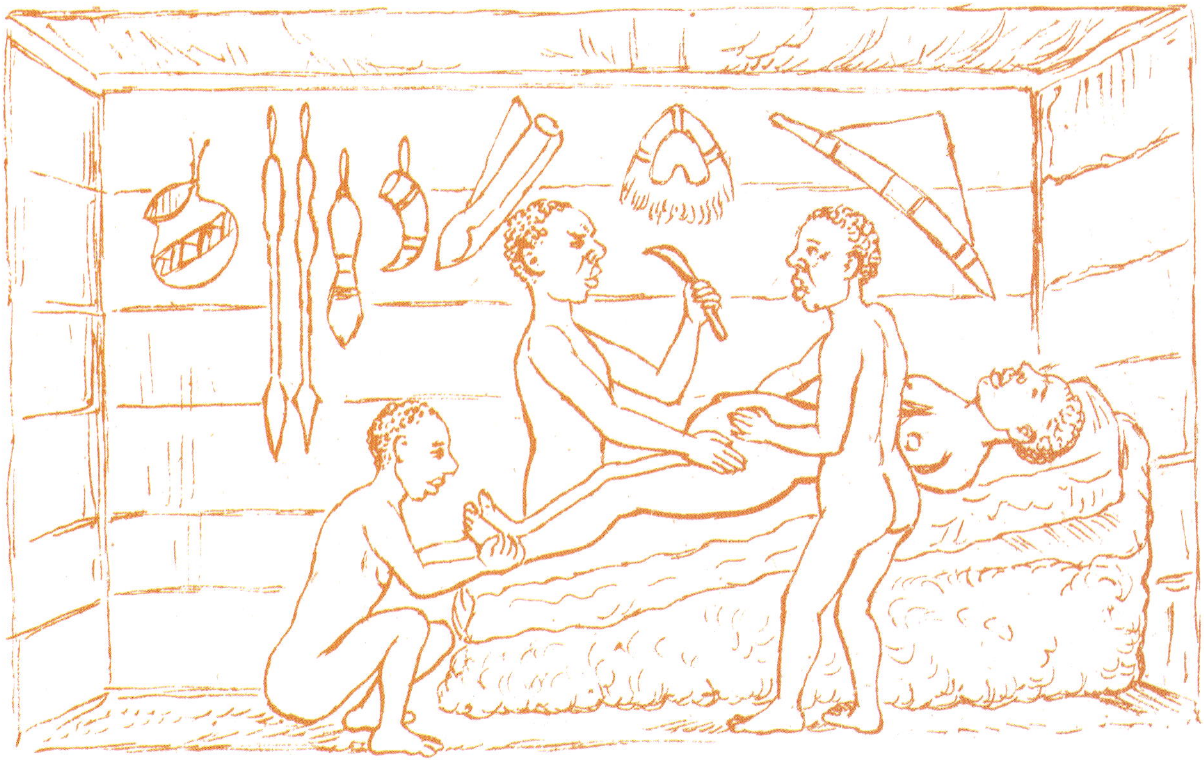

しむ場合がある。産道を通じて胎児に到達できる場合には手で，より重篤な場合は木や金属の道具で胎児をそのまま，あるいは部分的に取り除いた。18 世紀に発展したが不評だった方法では，恥骨を切って出口を広げたり，問題が予見できる場合には，分娩を早期に誘発することもあった。

帝王切開以前に，女性たちは疲労困憊し，感染症により力を失っていた。さらに外科技術の水準が低く，麻酔は不十分で，出血［55］と感染［54］のリスクが高かったので生存率は高くはなかった。そして，それを冒して自分の評判を傷つけたいと思う医療者は多くなかった。母と子のどちらの生命を優先すべきかという倫理的神学的問題も事態を複雑にしていた。

帝王切開術の開拓

アイルランドの産婆メアリー・ドネリーが母親も生存する帝王切開を 1738 年に最初に成功させた。19 世紀の間に産科医たちは，母親が死に至るような重度の骨盤収縮がよくみられたイングランドとスコットランドの工業地帯で帝王切開を試みた。

概して，帝王切開は徐々に行われるようになっていたが，19 世紀末までは比較的珍しかった。1876 年にイタリアの産科医エドゥアルド・ポッロ（1842–1902）が手術の最中に（その後妊娠不可能になるが）母親の子宮を取り除くことで出血と感染を最小化するテクニックを始め，母親の死亡率を下げた。

最後の手段から当たり前のことに

出産前のケア，外科技術の改善と麻酔，抗菌薬，輸液療法，輸血，子宮収縮薬など，19 世紀末から 20 世紀の公衆衛生における改善と，子宮の収縮を促し出血を減少させる子宮収縮薬の使用により，手術は安全で効率的になった。経済発展により交通と通信が改善され，都市化により大規模出産病院が発展し，出産する女性のなかで，手術室から非常に離れた地域に住んでいる人が減少した。このため，先進地域の妊産婦死亡率と乳児死亡率は大きく減少した。現在人々が帝王切開に抱いている印象は，分娩に障害が出た場合や，単に通常分娩では不都合だからという理由でとる早く安全に出産できる方法というものである。しかし改善したとはいえ，帝王切開はいまだに大きな腹部手術であり，母親にとっても子どもにとってもリスクが完全になくなった

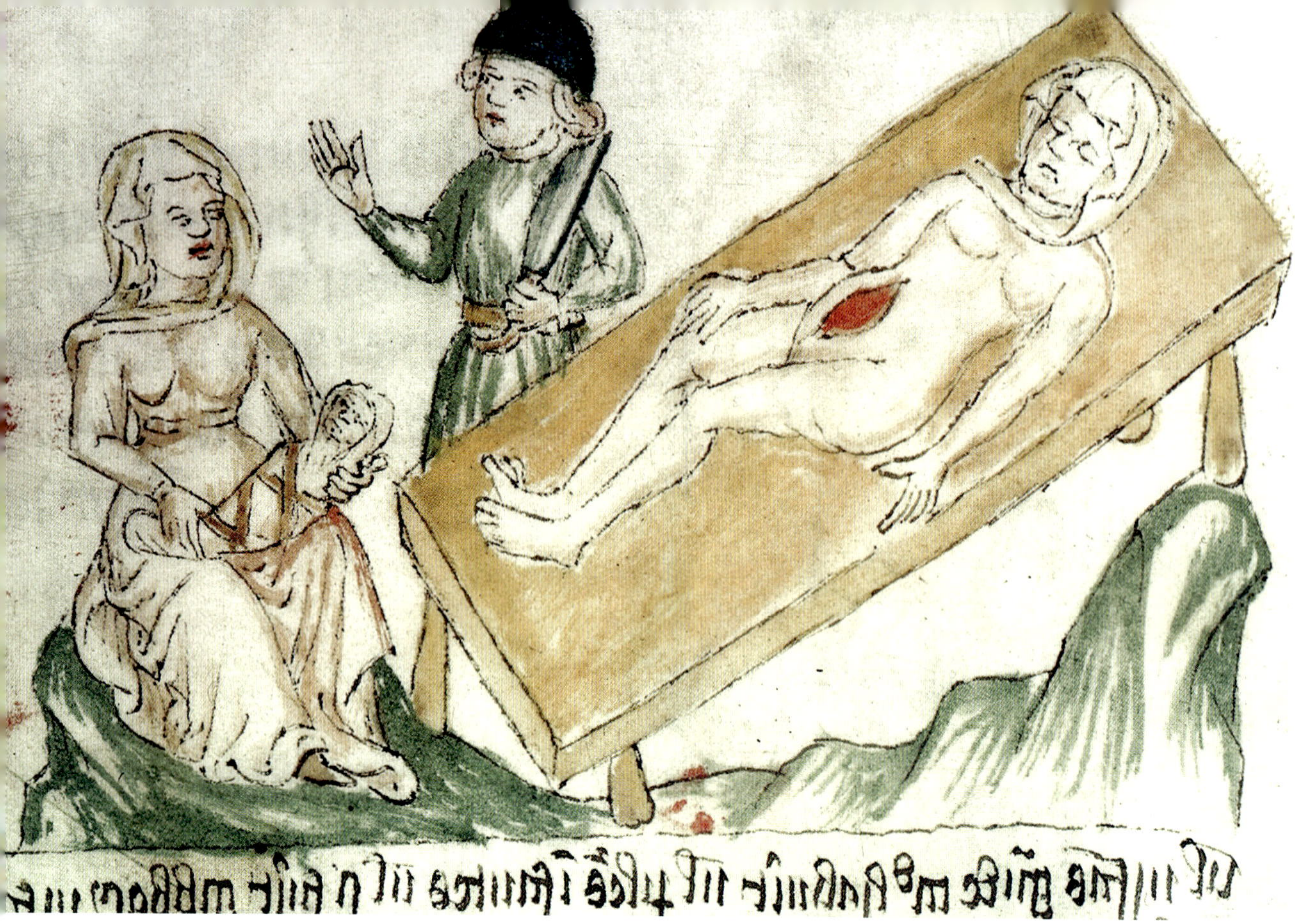

わけではない。

成功の犠牲者？

歴史的には，産科医たちは帝王切開を行うことを正当化しなければならなかったが，現在のようにさまざまなことが訴訟の対象になる社会では，帝王切開を行わないことを正当化しなければならなくなった。帝王切開の実施率は1950年代の約3%から，イギリスやアメリカでは23～33%に増加した地域があり，南アメリカの私立クリニックでは98～99%にのぼる。WHOは，帝王切開率が10～15%以上になったとしても，産婦と乳児の健康に好影響はもたらさないと判断している。多くの女性にとって帝王切開は生命を救う手術ではあるが，今日の帝王切開の高い割合は国を越えた問題となり，医療専門職や医療経済学者が高い関心を示している。

上
1420～1430年頃の聖ヨハネ黙示録の挿絵。死んだ女性が台の上に横たわり，外科医がナイフを振りかざし，女性が布でぐるぐる巻きにした子を抱いている。おそらく反キリスト者の誕生を描いたもの。

右ページ
1835～1844年のヘルマン・フリードリッヒ・キリアンの『産科図譜』より，帝王切開の手順を示している。切れ込みを入れ，鉗子を用いて赤ん坊を引き出し，手術後に腹部を縫合する。

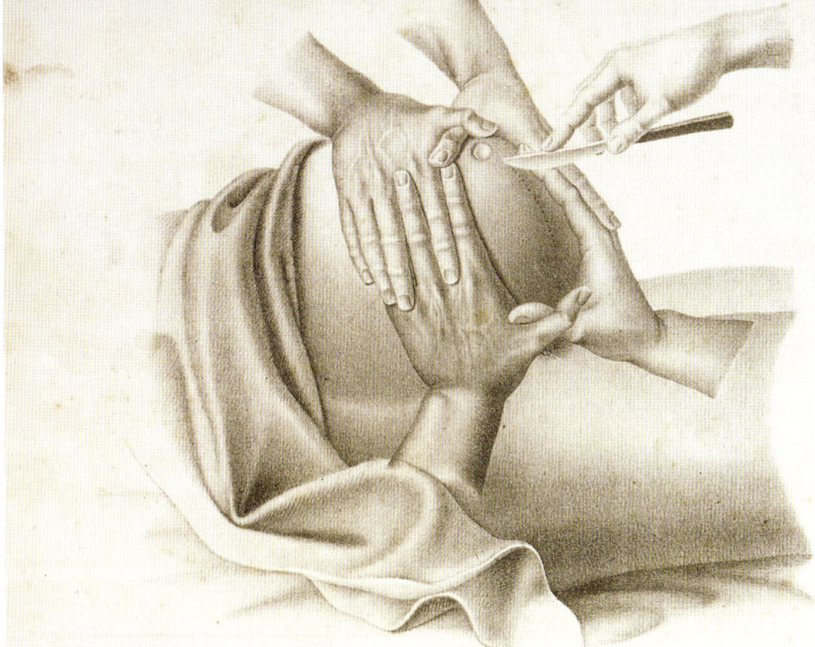

2

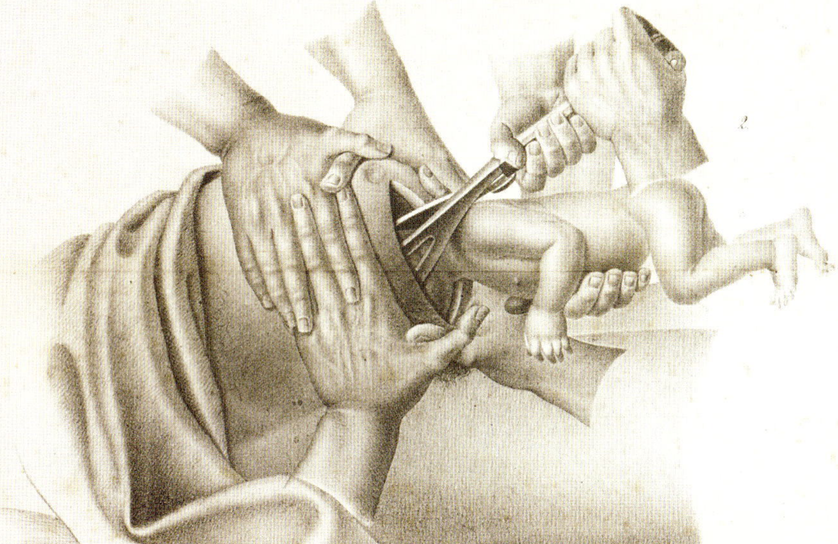

3

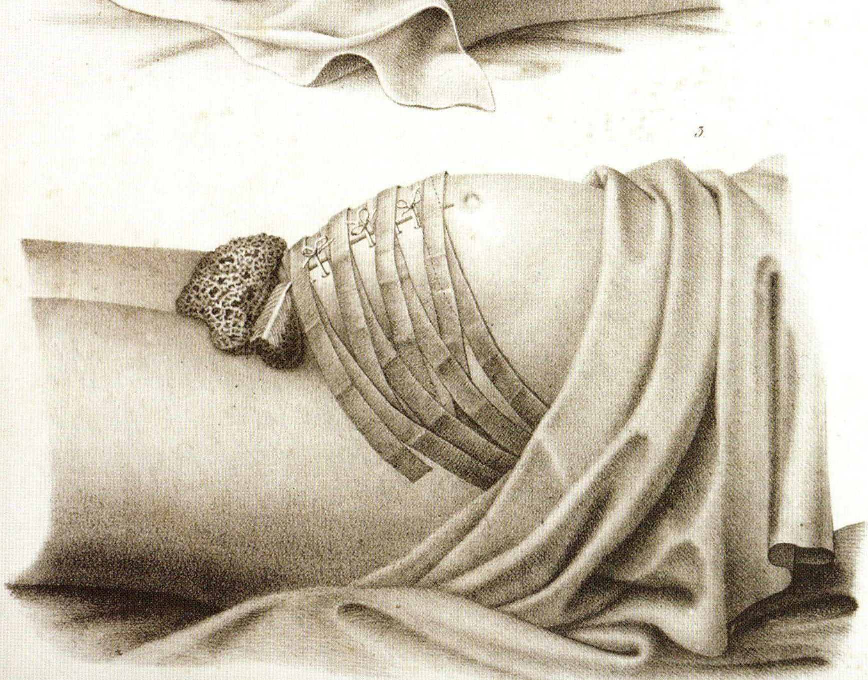

59. 心臓外科 CARDIAC SURGERY

限界への挑戦

トム・トレジャー　*Tom Treasure*

今や心臓の外科手術は，おそらく自然が定めた手術の限界まで達しただろう。
いかなる新しい方法も発見も，心臓の損傷に随伴する障害を
克服することはできないだろう。

スティーヴン・パジェット，1896年

右
スティーヴン・パジェット。外科医であり動物実験を提唱した。19世紀末，心臓は外科医がメスを入れられる領域を超えた彼方にあると考えられていた。

右ページ
ロバート・カースウェルの『病理解剖学』(1833-38) から。心筋の拡張に先立ちそれに伴う心臓壁の変化を示す。

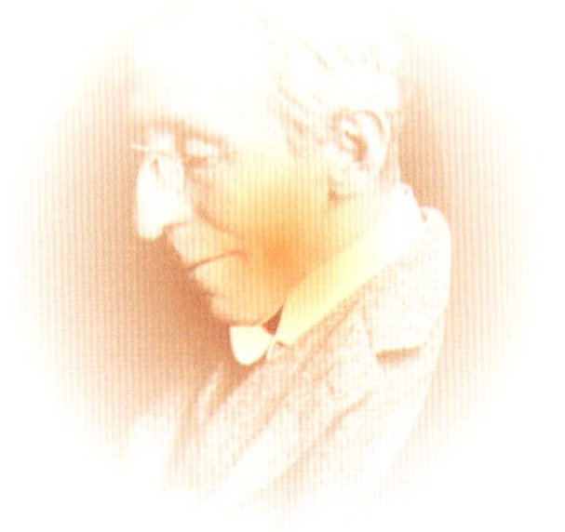

冒頭に引用したスティーヴン・パジェット (1856-1926) にとって，心臓が外科の守備範囲の外にあることは当然だった。これはその後50年以上広く受け入れられた真理だった。パジェットは，ロンドンの外科医であり，460頁もの教科書『胸部外科学』で当時の最先端技術を詳述し，胸部外科手術はいかにして行われ，さまざまな損傷や疾病に対してどのような結果を期待できるかについて書き記していた。彼は，たとえば刺し傷を縫合するのに必要なごく簡単な操作ですら心臓に行うことはできないと述べた。これが彼の時代の状況そのものだった。心臓の動きが生命を定義していた。その心臓に手術を行うなど，技術的にも概念上も無理だと考えられていた。しかし今日では，心臓外科手術は日常的になっている。

ためらいがちの初めの一歩

パジェットの時代に，心臓の仕組みについて医師たちは明確に理解していた。心室が動脈に血液を押し出し，肺と身体に送り込むメカニズムは，完全に把握されていた [11]。聴診器から聞こえる音 [22] と患者が死んだ後に心臓から見出されるものを対応させて，弁が狭まって血流を阻害するか，漏れて心機能を非効率的にすることがわかっていた。19世紀にはリウマチ熱が多くみられ，医師たちはこの病気が心臓弁に損傷を与えること，特に僧帽弁狭窄を起こすことをよく知っていた。ロンドンの2人の医師D・W・サムウエイズとサー・トマス・ローダー・ブラントンは，それぞれ1898年と1902年に，外科医は弁を開くことができるかもしれないと示唆したが，この発想はまったく否定された。1923年のボストンで，そして1925年のロンドンで，エリオット・カトラーとヘンリー・スーターがその手術を行った。どちらも当初は成功し，患者は手術を生き延び，症状は和らいだ。しかし，他に失敗が何度もあって，20年間行われず，手術の可能性に反対する医師たちの意見はより確固としたものになった。

自信をもって

外科医たちは，心臓から血液を運ぶ大きな血管を含め，胸部内を手術する技量と自信を身につけた。1930年代後半から，心臓外部の主たる血管の障害をもって

Plate III.

Fig. 5.

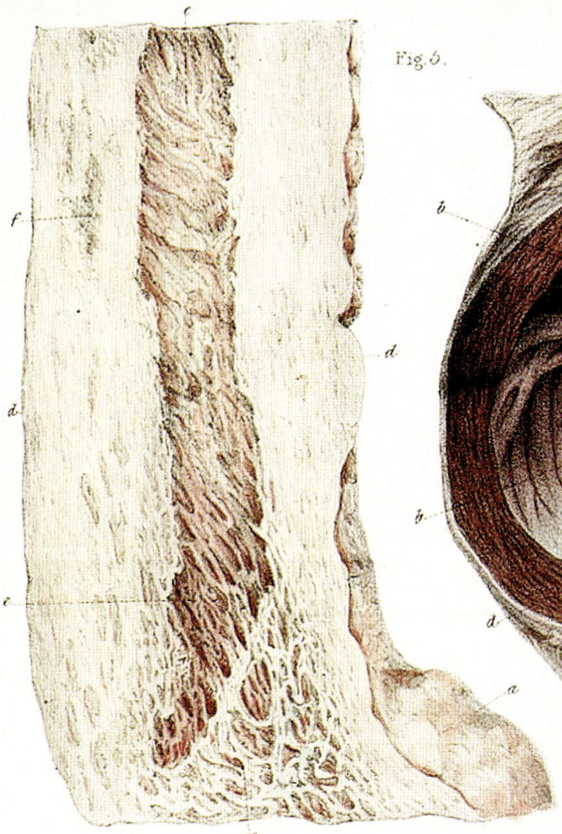

Fig. 3.

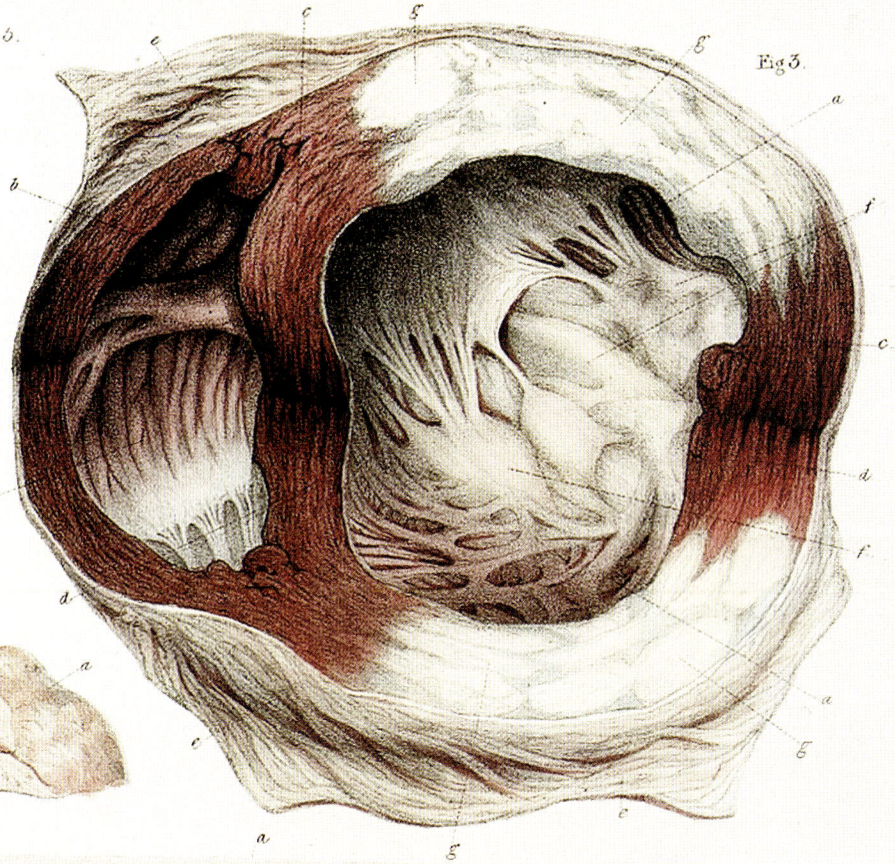

Fig. 4.

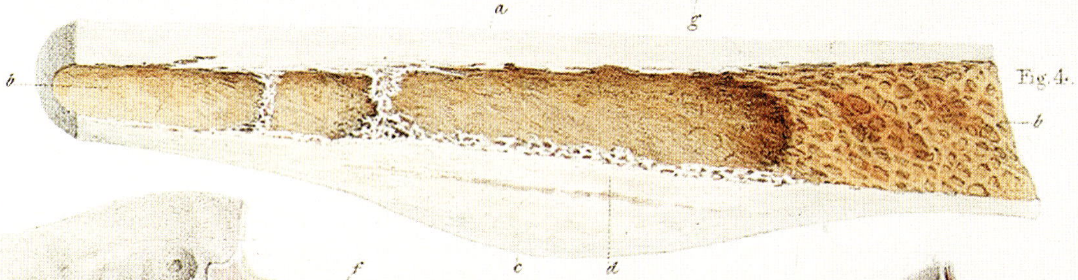

Fig. 2.

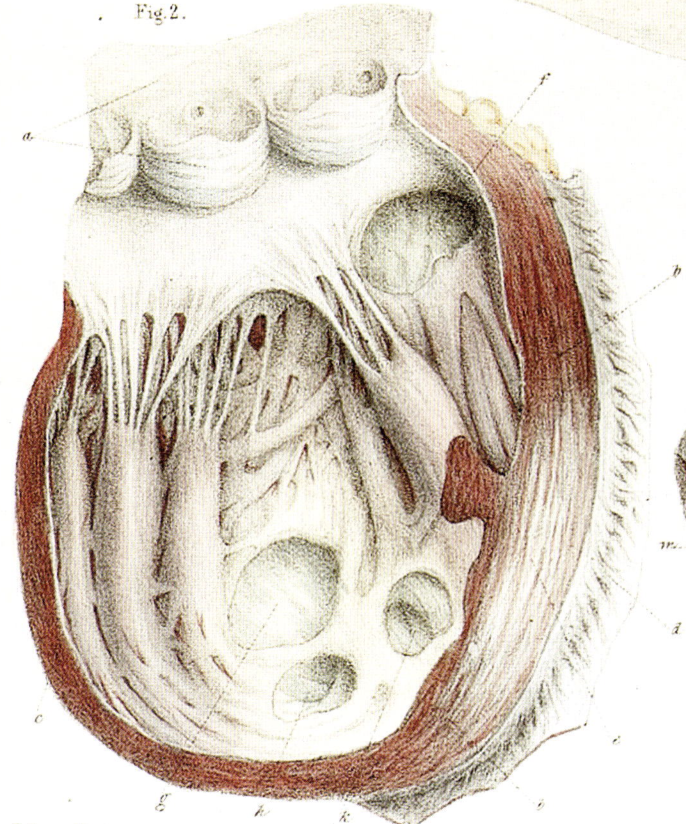

Fig. 1.

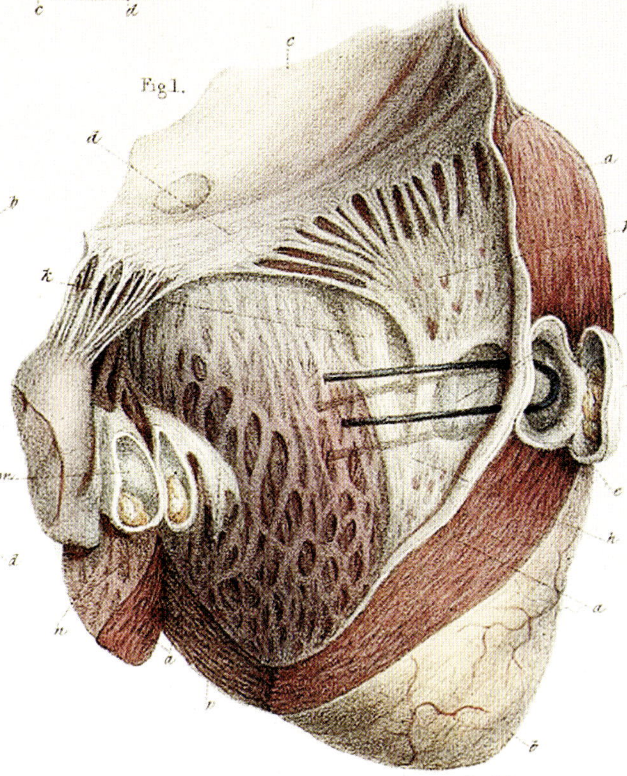

R. Carswell, ad nat. del.

Day & Haghe Lithrs to the King

生まれた子どもに対する手術の成功が，時折報告されるようになった。第二次世界大戦中に，イングランドのサイレンセスターにあるアメリカ軍病院で勤務するドワイト・ハークン（1910-93）が心臓内およびその周辺に入った弾丸や破片を取り除くため，139件の手術を行い，その中に1例も死亡例はなかった。弾丸除去のため，拍動している心臓内部に道具を入れられるのであれば，なぜ狭窄弁を開けることができないのかというのが自然な発想だった。1948年にハークンは他の2人の外科医とともに僧帽弁を開く手術に成功した。

僧帽弁手術を確立したランドマークは，イギリスの胸部心臓外科医ラッセル・ブロック（1903-80）による報告だった。彼は9件の手術を行い，そのうち7人が生き残って成功するまで自分の試みを公表しなかった。2件はボルチモアのジョンズ・ホプキンス病院で行われていた。

拡大するレパートリー

ブロックはロンドンのガイズ病院に来ていたアルフレッド・ブラロック（1899-1964）と協力関係を結び，「ブルーベビー」の手術の経験を共有した。これは，脱酸素化された血液が肺に向かわず末梢に沁みだしてしまう先天性疾患をもった子どもである。この問題を改善するためにさまざまな手術が行われたが，手術の間，子どもの心臓を拍動させて生命を維持しなくてはならないので，外科医ができることは大きく制限されていた。これが次に克服しなくてはならないことだった。

この困難に対して，4つの解決法が検討された。第1は，拍動している心臓内で作業をするための巧妙な方法を見つけることである。画像検査とカテーテルの先端につけた装置を用いる方法は今日では多くの心臓の問題を解決するのに用いられている。第2は，パイプで子どもを母親の血液循環につなぐことであった。これは確かに何件か実行された例があるが，これを行うと死亡率が200%になる可能性があるという皮肉が，この方法の限界を的確に表現している。第3は，患者を体温20℃以下に冷やすことで，これは当時すでに確立していた技法であり，現在でも血液の流れを止めなくてはならないときに脳を守る手段として用いられている。

第4が，現在では標準的になっている心肺バイパスである。すなわち，血液のすべてが機械に流し込まれ，そこで酸素を与えられ，心臓をバイパスして患者に再び戻される。フィラデルフィアにあるジェファーソン医学校のジョン・H・ギボン（1903-73）が1930年代後半に人工心肺装置を作製し始め，日常的に成功するようになったのは，1953年のメイヨー・クリニックにおい

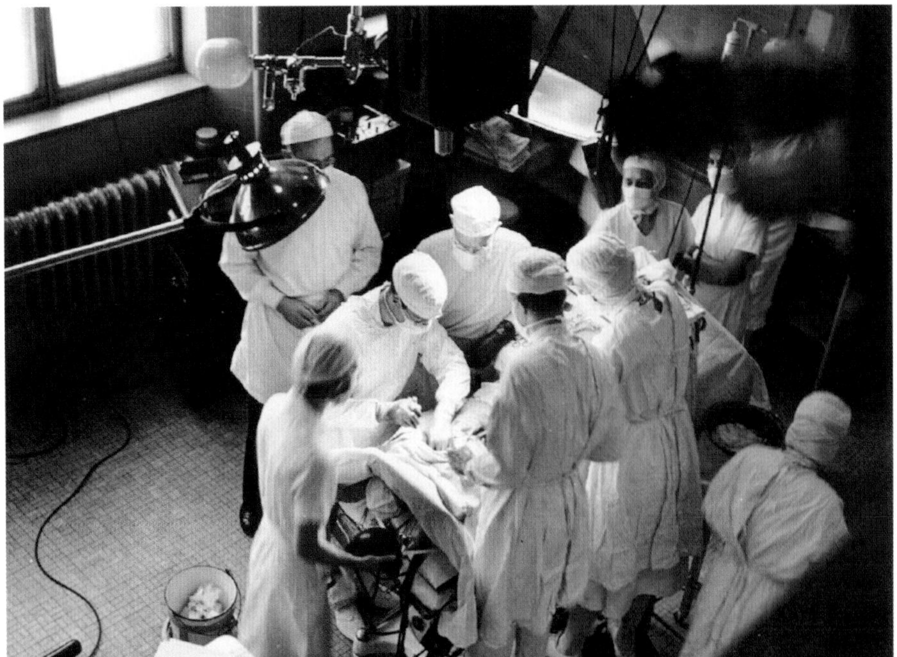

左
アルフレッド・ブラロックが1945年に「ブルーベビー」に手術を施している。技師のヴィヴィエン・トマスが傍らに立ち，縫合について助言を与えている。この手術によってブラロック-タウシグ・シャントと呼ばれる酸素を取り去った後の血液を肺に戻す通路を作り出した。

右ページ
ヘンリー・スーターが1925年に *British Medical Journal* に発表した論文から。リウマチ熱の結果狭窄を起こした心臓僧帽弁の手術を行ったことをこの論文で，報告している。

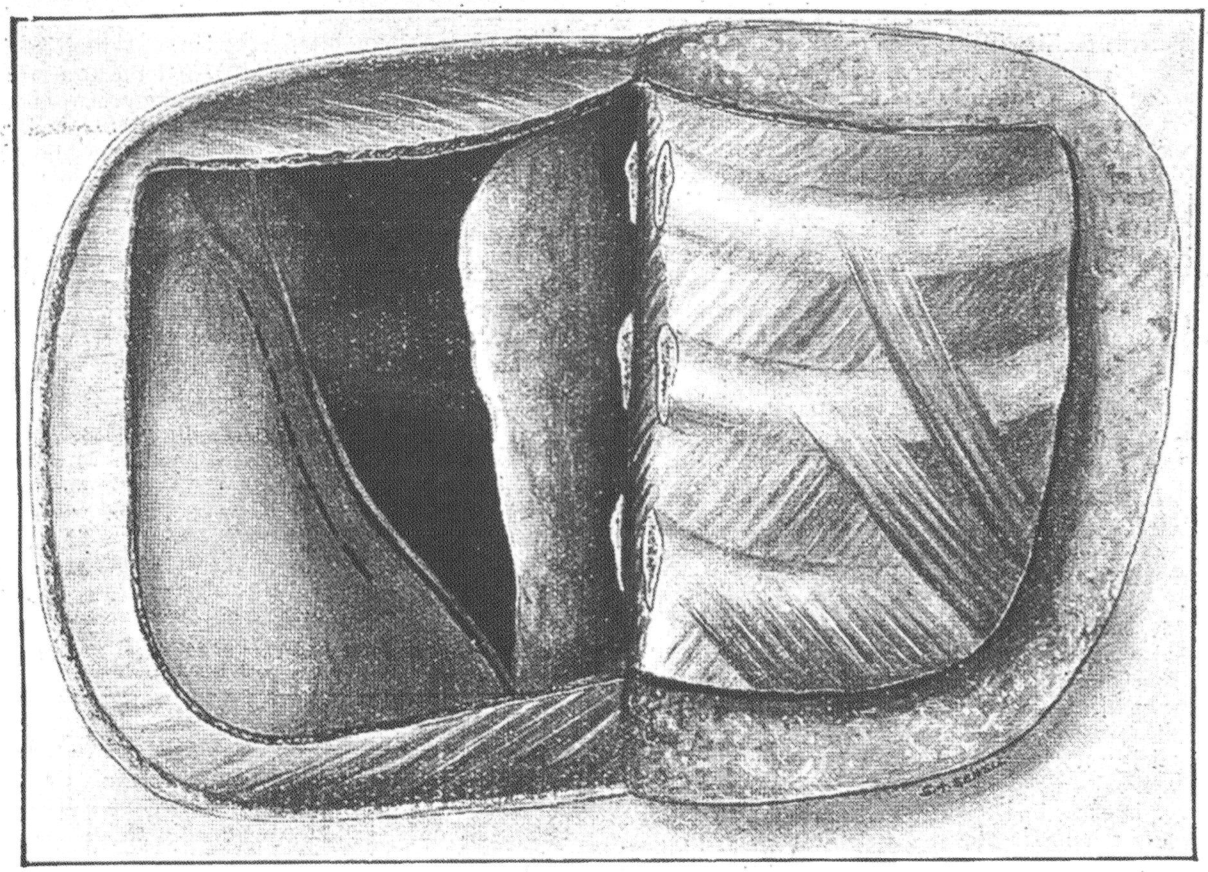

FIG. 2.—Ribs divided, and flap, formed by cutting through muscles and costal cartilages, turned back; left side of pericardium exposed.

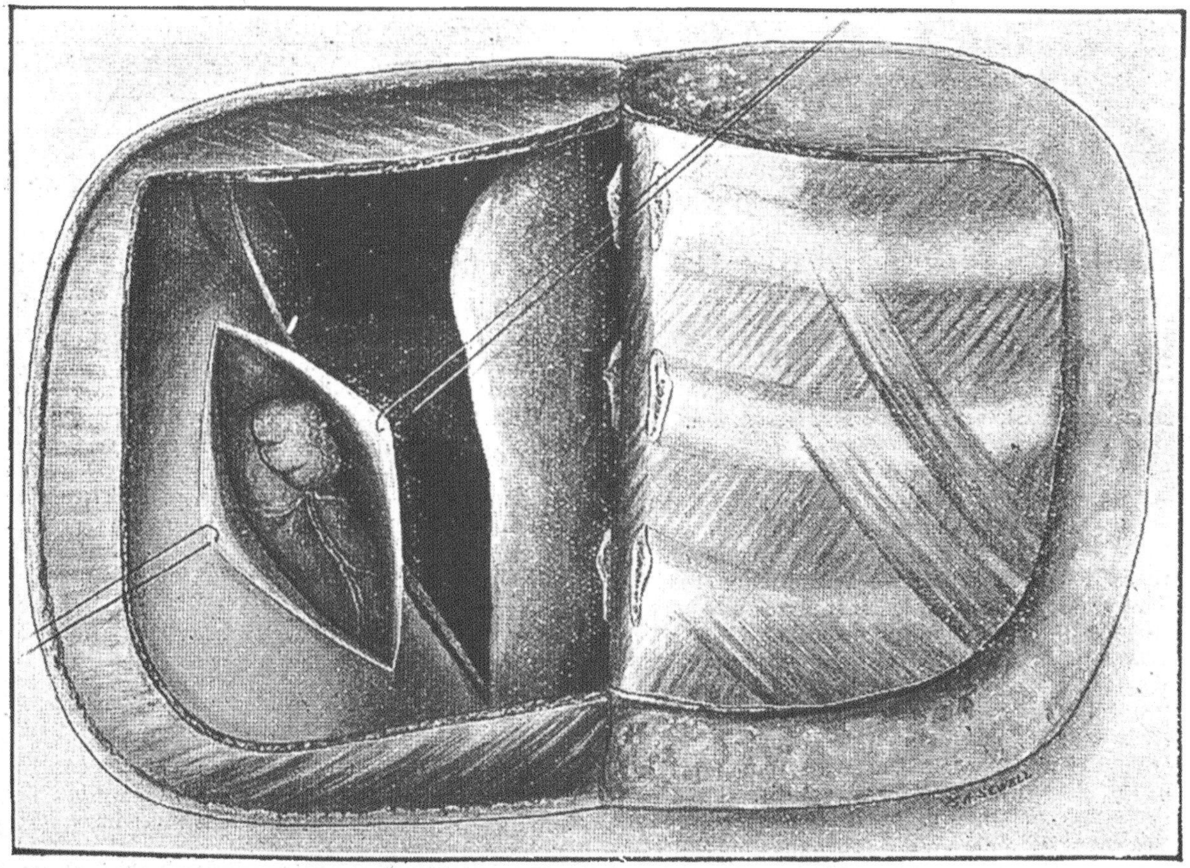

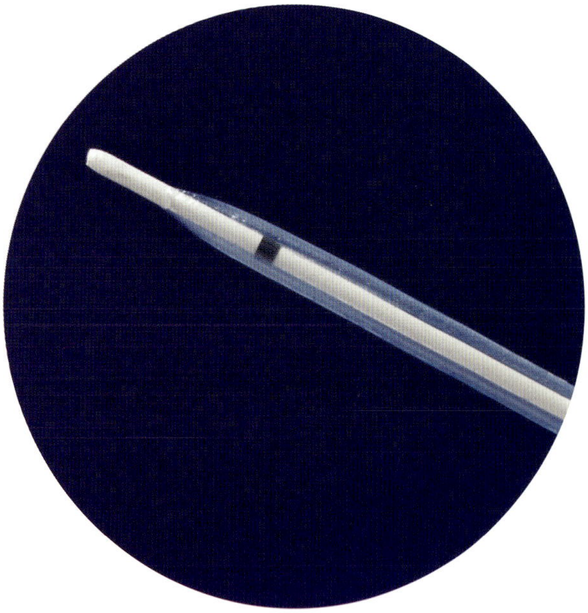

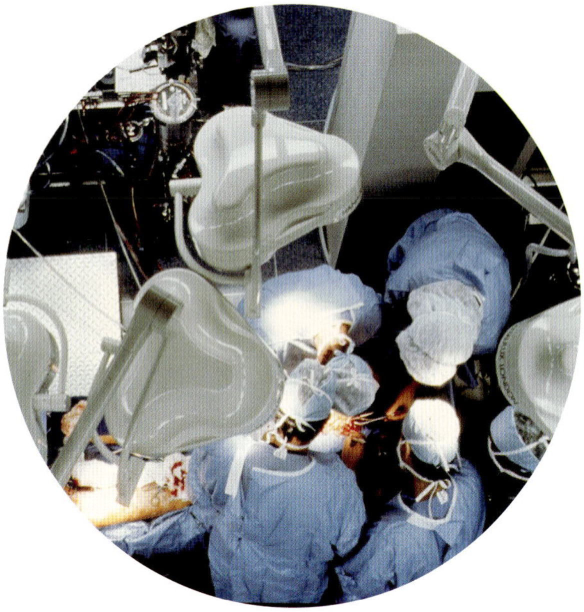

左上
極細血管形成術用バルーンカテーテル。これにより狭まってしまった血管の血流を取り戻せる。動脈に挿入し，この軟らかいカテーテルの先端を風船状に膨らませ，詰まった血管のプラークを圧縮する。バルーンカテーテルは，血管の通りをよくするために挿入するチューブと一緒に使うこともある。

右上
心臓切開手術を上から見た図。患者は左上に見える人工心肺につながれる。静脈血が心臓に入る前に血流を機械にそらして酸素を与え，それを身体に戻して行き渡らせる。

てであった。

初期の頃は，心肺バイパスはそれ自体が危険だった。しかし1960年代から1990年代にかけて素材や設計を徐々に改善させ，慣れた専門家であれば，そこに内在するリスクは非常に低くなった。この技術のおかげで，今日では出生時障害や後天性疾患からなる心臓の構造的異常で矯正できないものは非常に少なくなっている。冠状動脈手術が始まった1960年代後半には，外科医が2〜3 mmの血管を縫合するのに心肺バイパスを用いた。しかし1990年代になると，外科医の技術，経験，機器の発達により，このような手術が心拍動中に行えるようになった。

1960年代からさまざまな機械的あるいは動物組織を用いた弁が使えるようになり，心臓弁を代替することができるようになった。しかし，使用には大きな制限があった。動物組織を用いた弁はこれまでのところ7〜12年程度しかもたないため，高齢者になって手術を繰り返し行う必要が生じてしまう。機械的弁は，血液凝固をしばしば引き起こし，生涯，血液凝固を阻止し続けなく

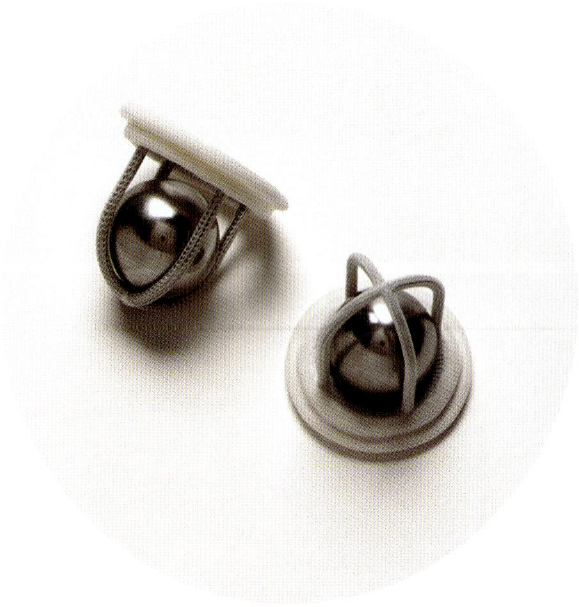

スター＝エドワーズの代替心臓弁。プラスチックと金属でできていて，無菌ケースに入っている。これはアメリカの若き外科医アルバート・スターと技師マイルズ・ロウェル・エドワーズの協力の産物である。狭窄症の大動脈弁を代替物に取り換える手術が1960年に行われた。

てはならない。ここでも興味深い逆行現象が起きている。現在では心拍動中の僧帽弁膜切開術に比べて技術的に洗練されているが，できるだけもともとの弁を保存することが行われている。

大胆不敵は報われるのか？

心臓移植手術が1967年にケープタウンでクリスティアン・バーナードによって行われ，世界を驚愕させた[60]。その後3～4年に心臓移植は150件ほど行われたが，その多くは準備不足のチームによるものであり，生存期間はいずれも短かった。成功を確保するために，死の定義を変えて，心拍停止ではなく脳死に基づいた定義を採用する必要があった。向こう見ずといって差し支えない挑戦と臨床上の失敗に続き，拍動中の心臓を取ることに関する倫理的批判の声があった結果，（国によって経緯は違ったが）結局世界的に当面心臓移植は行われなくなった。

1980年代に心臓移植が復活したのは，短期的生存率が大きく改善したことと関係がある。しかし組織の免疫的拒絶の問題は解かれていないし，移植に使う心臓を得るためには誰かが死ななくてはならないという逃れることのできない事実が移植の数を制限している。処刑された犯罪者の心臓を用いることや，金持ちだけが行える海外渡航移植は，グローバル市場における倫理と医学についての議論を引き起こしている。

過去30年間で心臓外科でもっとも大きな影響を受けたのは動脈硬化性心血管性疾患である。先進国では動物性脂肪の多い食事，喫煙，座ってばかりのライフスタイルに関連して，まるで動脈疾患の流行が起きているかのようであるが，これに冠状動脈手術が非常に有効であり，リスクも低い。しかしライフスタイルの変化とコレステロール低下薬の開発［51］によって手術件数は減少し，1980年代以来，小さなバルーンを血管のなかに入れる侵襲性を最低限に抑えた技術が改善しているので，この手術を受ける患者の数は減少している。

60. 移植手術 TRANSPLANT SURGERY

病気と臓器，自己と非自己

トマス・シュリッヒ *Thomas Schlich*

機能しなくなった臓器を取り替えようという治療法を
荒唐無稽と嘲笑うのは，まだ時期尚早ではないだろうか。

オットー・ランツ，1894-97 年

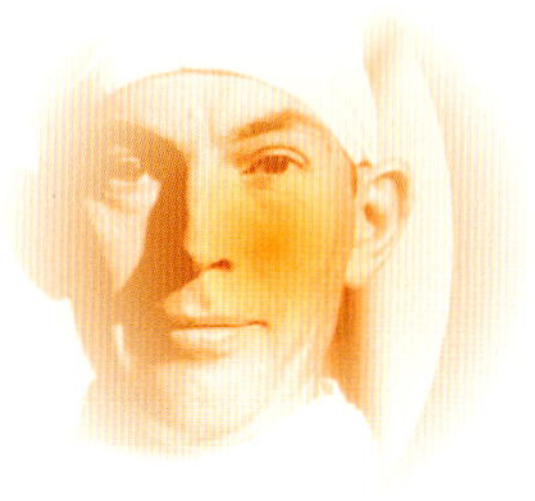

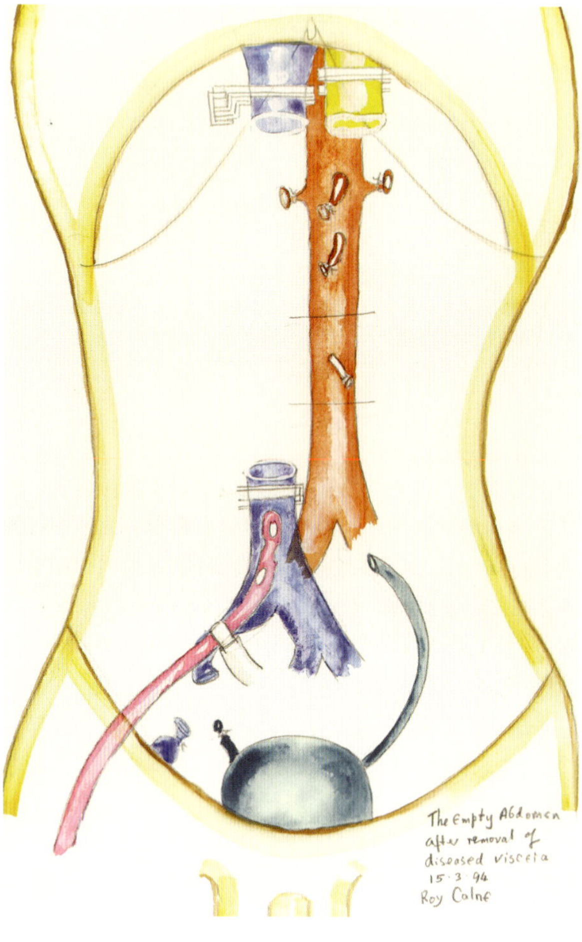

The Empty Abdomen
after removal of
diseased viscera
15.3.94
Roy Calne

1967 年 12 月 2 日，外科医クリスティアン・バーナード（1922-2001）は，交通事故で脳死状態になったデニス・ラーヴァルの心臓を取り出し，末期の心臓病［59］を患っていたルイス・ワシュカンスキーの胸に移植した。その心臓は，18 日間拍動していた。当時この手術は，現代史で世界を永遠に変えた 1 つの記念碑であり，その数週間後に成し遂げられた最初の月面着陸と同等とみなされた。実際，臓器移植は，病気の治療法と人間の身体が何世紀にもわたって理解されてきた方法，この 2 つの点において根本的断絶をもたらした。

移植手術は 2 つの前提に基づく。第 1 の前提は，臓器を入れ替えるという考えであり，これによれば，医師は複雑な内科疾患を心臓や肝臓，腎臓のような基本的には孤立している臓器を取り替えることによって治療できるという概念である。第 2 の前提は，代替可能性である。ある個人の臓器が果たすことができない機能を，別の個人の臓器が果たせるという概念である。すなわち，言葉を換えると，自己と非自己の違いがここでは克服可能だという信念である［18］。どちらも 1880 年代までは存在しなかった考え方である。19 世紀に入っても身

左上
手術衣を着たクリスティアン・バーナード。1967 年の心臓手術後，外科の象徴的人物になり，手術の数週間後に *Time* 誌の表紙を飾った。

上
イギリスの肝臓移植のパイオニアであるサー・ロイ・カーンによる水彩画。病んだ臓器に替えて数種類の移植を待っている患者の腹部を描いている。これは，内科疾患を外科的方法により治療するという移植手術特有の力を象徴している。

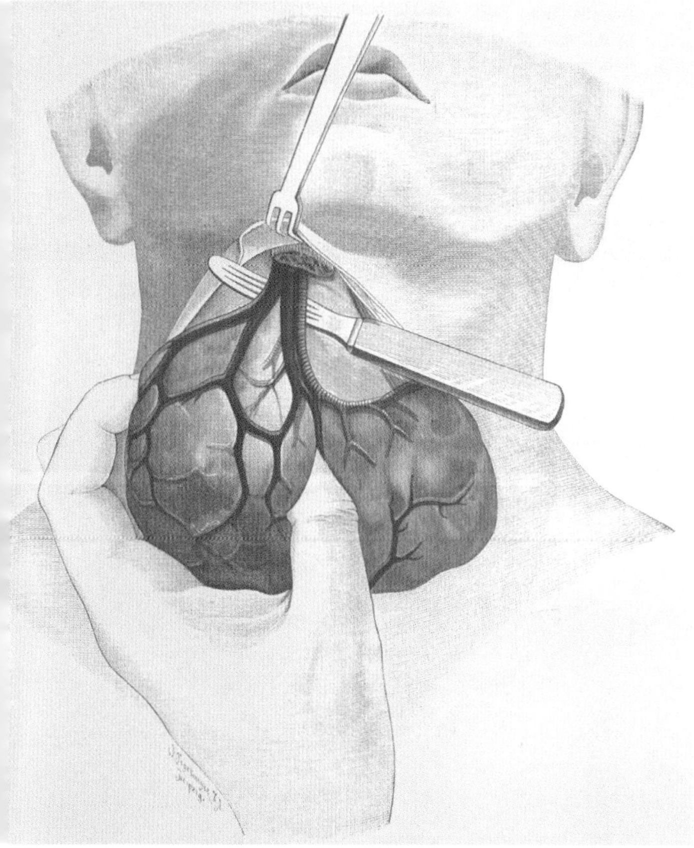

上
「甲状腺腫の外科的除去」。セオドール・コッヘルの『外科手術教程』からの図版。ここでは，甲状腺組織が多すぎる者から少なすぎる者へ移植するという彼の革命的移植手術の最初の部分が描かれている。これはコッヘルが甲状腺腫を外科的に治療したことの副産物であり，最終的には彼の甲状腺機能障害治療への外科的研究プログラムの一部となった。

体は外界と相互に機能する１つの「全体」であると考えられていた。病気とは身体の液状の構成要素，すなわち「体液」［04］の構成バランスが個人の生活様式や他の環境要因によって崩れることだった。病気の原因となる環境やライフスタイルを変えることによって治療するか，あるいは嘔吐，下痢，瀉血を通じて体液のバランスを回復することによって治療されるものだった。臓器を交換することが治療になるという考えは，多くの人々にとって意味不明だった。冒頭のランツの言葉が1894年に移植手術が人々の目にどう映ったかを象徴している。

移植への歩みの始まり

現代の外科医たちは，身体を特定の機能をもった個々の臓器と組織の集合体であるととらえている。病気はそうした構造と機能を冒すもので，外科学は病んだ構造を取り除くか，機能を回復させることにより，こうした問題を解決することができる。19世紀の半ばには，病気を切り取る戦略が特に成功した。たとえば，癌や結核に侵された関節の場合に顕著である。このような病気のもう１つの例が甲状腺腫で，それは生命を侵す危険のある甲状腺肥大である。

スイスの優れた外科医セオドール・コッヘル（1841-1917）によって甲状腺腫の切除が安全なものになった。コッヘルは手術の技法に卓絶して，患者の生命を危険にさらすことなく，甲状腺腫全体を切り取ることもできた。この根治的問題解決法は，甲状腺腫の再発のため複雑な手術を何度も受けなくてはならないような場合は特に合理的だった。当時は身体における甲状腺の役割はまったく知られていなかった。実際，コッヘルの根治手術の結果から甲状腺機能が理解されるようになった。甲状腺除去後，患者は特徴的臨床像（身体の虚弱，精神的不活発，手足と顔の浮腫，貧血）を示し，これらはすべて現在では甲状腺機能低下と結びつけられている症状である［17］。

手術が予想されなかった結果をもたらしたことに対応して，コッヘルは甲状腺切除を逆転しようとした。1883年7月，彼はある患者の甲状腺腫から甲状腺組織を取り出し，完全に甲状腺を切除した後，苦しんでいる別の患者に移植した。これはある臓器を代替することで複雑な症状を治療する試みであり，われわれの現代の意味での最初の臓器移植といえる。これが他のすべての臓器移植にとっての原型となり，臓器の代替への研究を始める号砲となった。

研究者たちは動物を対象にして甲状腺を移植し，その効果を緻密に記録し，後に臓器を再び挿入して自分たちの発見を確かめた。膵臓，睾丸（精巣），卵巣，副腎などの内分泌腺から始まり，すぐに他の臓器に同じ技法が使われるようになった。この操作を通じて，疾病症状を作り出しては自在に止め，生理学者と外科医は特定の臓器の機能を明らかにし，それまでわからなかった病気と治療をより正確に理解することができた。その1例が糖尿病であり，この研究を通じて膵臓のある部分の機能の欠如であると再定義されるようになった[65]。コッヘルは甲状腺機能の発見により，1909年にノーベル賞を受賞した。これは，外科医に対する初めてのノーベル賞授与であった。

拒絶反応という問題

そのような動物を対象とする移植実験と並行して，外科医たちは人間の患者で移植治療を始めた。多くの移植が行われ，1905年にアレクシス・キャレル（1873-1944）はニューヨークで最初の犬の心臓移植を行い，1906年にリヨンでマシュー・ジャブレ（1860-1913）が人間で最初の腎臓移植を行った。すべての病んだ臓器と組織を健康なもので取り替えることができるようになるのは時間の問題であるかのようにみえ，外科医たちはそれを可能にするための技術を急速に発展させていた。今や臓器代替の発想は一般に受け入れられるようになった。そのとき移植技術の第2の前提である身体部分の代替性が問題として現れてきた。

この問題が明らかになったのは，血管外科と移植の業績に対して1912年に外科医として2番目のノーベル賞を受賞したフランス系アメリカ人のキャレルの外科技術が完成の域に達したときであり，異なった個人の間の移植が外科的手段によっては解決できない問題で阻害されていることに気づいたのである。彼の移植実験では，同じ動物のなかで移植されている限り臓器は無限に生き続けるが，異なった個体の間で移植を行うと，臓器は間違いなくすぐに死滅する。すなわち臓器組織は，ある種の生物学的個体性を有しているように見受けられるのだ。

これは外部の組織の「拒絶」と呼ばれるようになった現象であり，免疫がこの背後にあると考えられるようになった[18]。移植された側の免疫反応を抑圧したり，

右ページ
アレクシス・キャレルが手品師として描かれている。フランスの風刺医学雑誌 *Chanteclair* より。彼は実験を重ねて，1912年にノーベル医学賞を与えられた。また組織の培養と移植で何を達成できるかについて，パロディで盛んに取り上げられた。

移植医療に関する重要年代年表

1883年	複雑な内科疾患治療のために行われた最初の臓器移植（甲状腺）
1900年頃	臓器移植の概念が一般に認められる
1902年	最初の腎臓移植が犬に施される
1905年	最初の心臓移植が犬に施される
1906年	最初の腎臓移植が人間に施される
1912年	臓器移植の際の血管縫合の革命的技術のためにアレクシス・キャレルがノーベル賞を受賞
1920～1945年	臓器移植研究停滞
1945年	臓器移植再開。ボストンでの腎臓移植
1954年	一卵性双生児間での腎臓移植の最初の成功
1962年	近親者間ではない腎臓移植の最初の成功
1967年	心臓移植の最初の成功
1968年	ハーバード大学の委員会が脳死を人の死と定義する
1969年	適合性基準により国境を越えた臓器移植の手配を行う「ユーロ臓器移植」機関設立
1982年	新たな免疫システム抑制薬の導入
1980年代	臓器移植による生存期間の改善。心臓，肺，肝臓，膵臓移植の成功

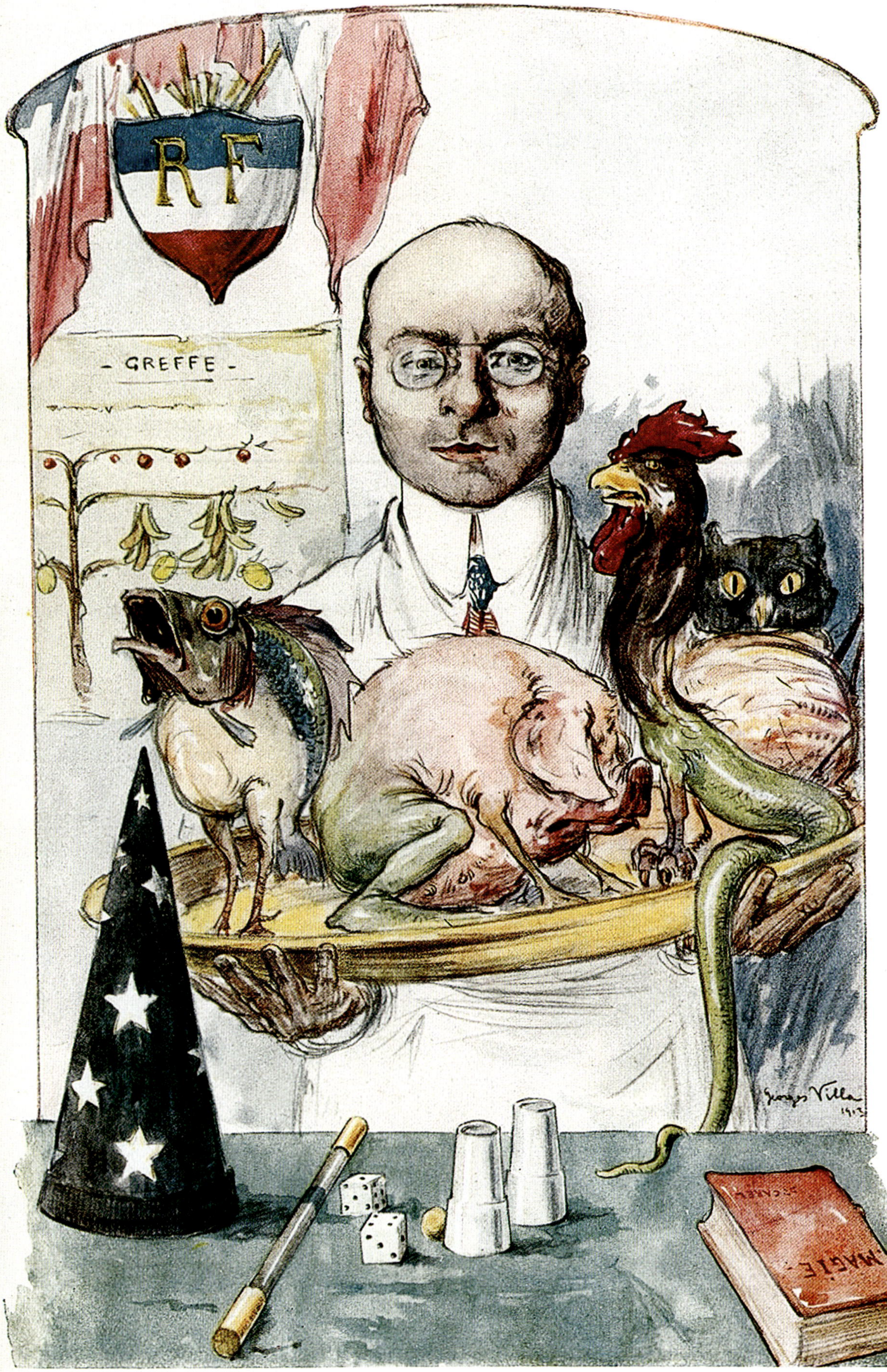

Le Docteur CARREL, de New-York

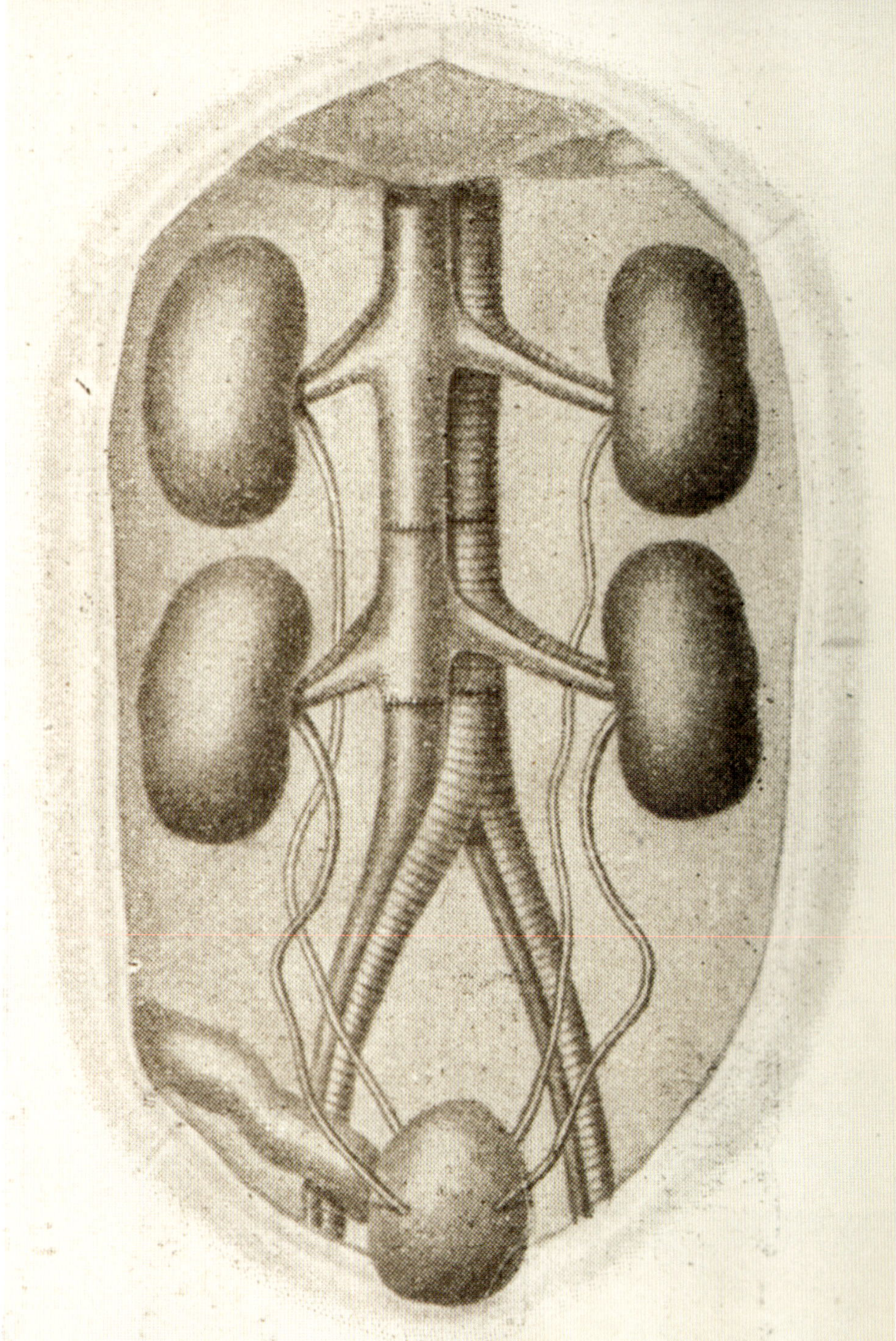

Fig. 6.

実験的に犬にもう一対の腎臓を移植した図，1910 年。さまざまな移植手術の技法を試行するための実験。

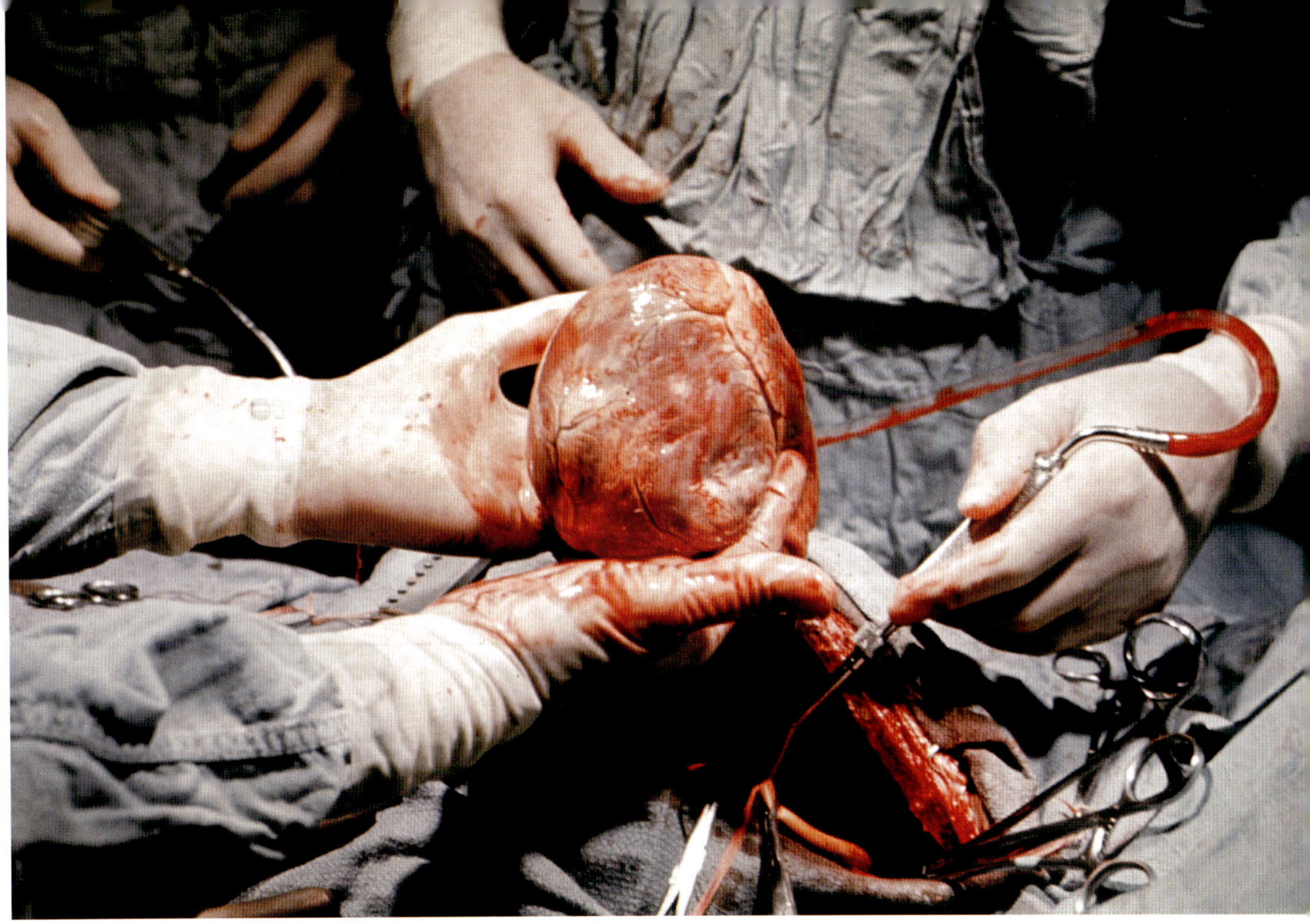

適切なドナーを選ぶことによって移植拒絶反応を防ぐ試みは，すべて失敗した。その結果，臓器移植は1920年代に徐々に放棄されていった。

そして1945年，ボストンのピーター・ベント・ブリガム病院の外科医たちが，腎不全で苦しむ女性に死んだドナーから腎臓を移植し，臓器移植の歴史に新しい局面が始まった。これも，それに続く移植も，失敗したにもかかわらず，アメリカの外科医たちは努力をやめなかった。1954年に同じボストンの病院で，一卵性双生児の健康な1人から腎臓を摘出し，重い腎疾患に苦しむもう1人に移植する手術が行われた。これは成功し，主治医ジョゼフ・E・マレー（1919–）が1990年にノーベル賞を受賞した。

臓器の代替可能性

移植手術をより広範囲で実行可能にするために，医師は移植される側が示す免疫反応を抑える方法を発見しなくてはならなかった。1962年に再びボストンで，今度は血縁ではないドナーからの腎臓移植が行われた。このときは免疫反応の抑制は，アザチオプリンという代謝拮抗物質により達成した。この方法が後に完成し，より効果的で，同時に選択的免疫抑制ができるようになった。血縁関係のないドナーから適切な臓器を選ぶ試みが行われ，代替可能性のマーカーとしてヒト白血球抗原（HLA）を用いる組織型判定が行われている。

代替可能性の問題はついに解決された。実用的見地では臓器は代替可能になった。今日では，臓器はある特定の損傷した身体部分を交換することにより，複雑な内科疾患を治療するのに使えるようになった。これこそが1967年に最初の心臓手術が世界を魅了したときに明らかにした方法そのものだった。しかし，移植は個人のアイデンティティや生命の定義などにかかわる無数の文化的倫理的問題を問い続けるに違いない。最終的には，かつては当然だと思われていた個人の身体という境界を越えることを可能にしたのは，単に技術にすぎないのだから。

生きている心臓が，心臓移植手術の最中に医師団の一人の手にとられている。これは現在では一般的手術であるが，ドナーの数が限定されている。

61. 人工股関節置換術 HIP REPLACEMENT

古い身体と新しい部品

トマス・シュリッヒ *Thomas Schlich*

プラスチックと金属を使う人工股関節置換術は，
すべての痛みを取り除き，運動性を高める。
この手術の成功率は現在 95%である。

新聞 *Independent* 1995 年 11 月 17 日付

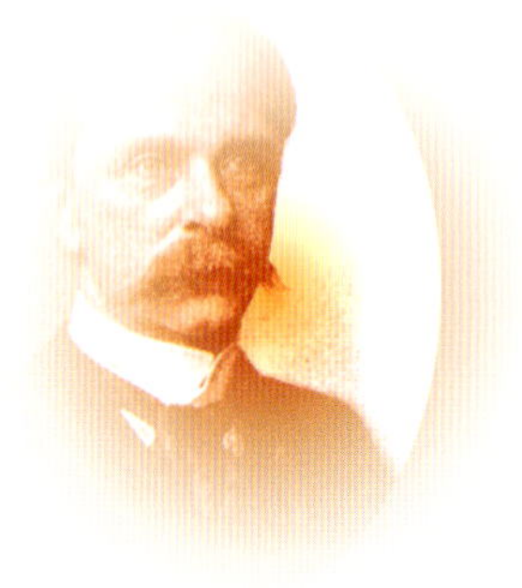

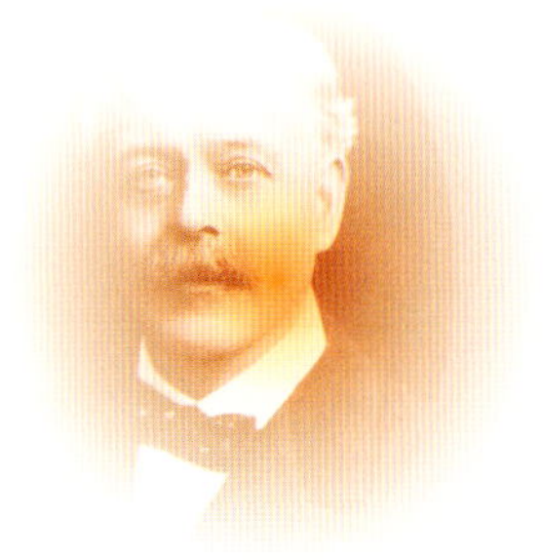

左上
テミストクレス・グルックは，最初の股関節置換術を行った整形外科医である。

右上
ロバート・ジョーンズはイギリスの指導的整形外科医であり，股関節置換術の仕事は彼がリバプール周辺で行った広範な独創的仕事の一部だった。後に標準的な股関節置換術に発展させたジョン・チャーンリーは，ジョーンズが共同設立した病院で訓練された。

冒頭の引用は，イギリスのエリザベス皇太后が 95 歳のときに慢性股関節障害に対して受けた最初の股関節置換術に関して，イギリスの関節炎リウマチ協会の代表が語ったものである。その 3 年後に，人々に慕われていた皇太后が 2 回目の手術を受けて成功したときには，股関節置換術の件数はイギリスで 46,601 件にのぼっていた。2008 年には，その数は 8 万を突破していた。

試行錯誤の時代

20 世紀になっても，股関節の慢性疾患は，痛みを伴う不自由な状態であり，頻繁にみられるにもかかわらず医学は何もすることができなかった。長いことその問題を解決しようと外科医たちは実験しており，場合によっては人工素材を用いて人工的に股関節を再形成しようとした。テミストクレス・グルック（1853–1942）が，ドイツで 1890 年に最初の股関節の関節形成術を行った。ロバート・ジョーンズ（1857–1933）は 1908 年の関節形成では金箔を用い，アーネスト・ウィリアム・ヘイ＝グローヴス（1872–1944）は，1922 年に大腿骨骨頭を象牙の人工関節で置換した。1923 年にボストンの

右ページ
チャーンリー型人工股関節。シャス・F・サックリー社が作ったコバルト合金。代替関節の球状の部分をどう設計するかという問題と，受け口にあたる部分が擦り減らずに滑らかな運動ができるようにする問題を解決しなくてはならなかった。

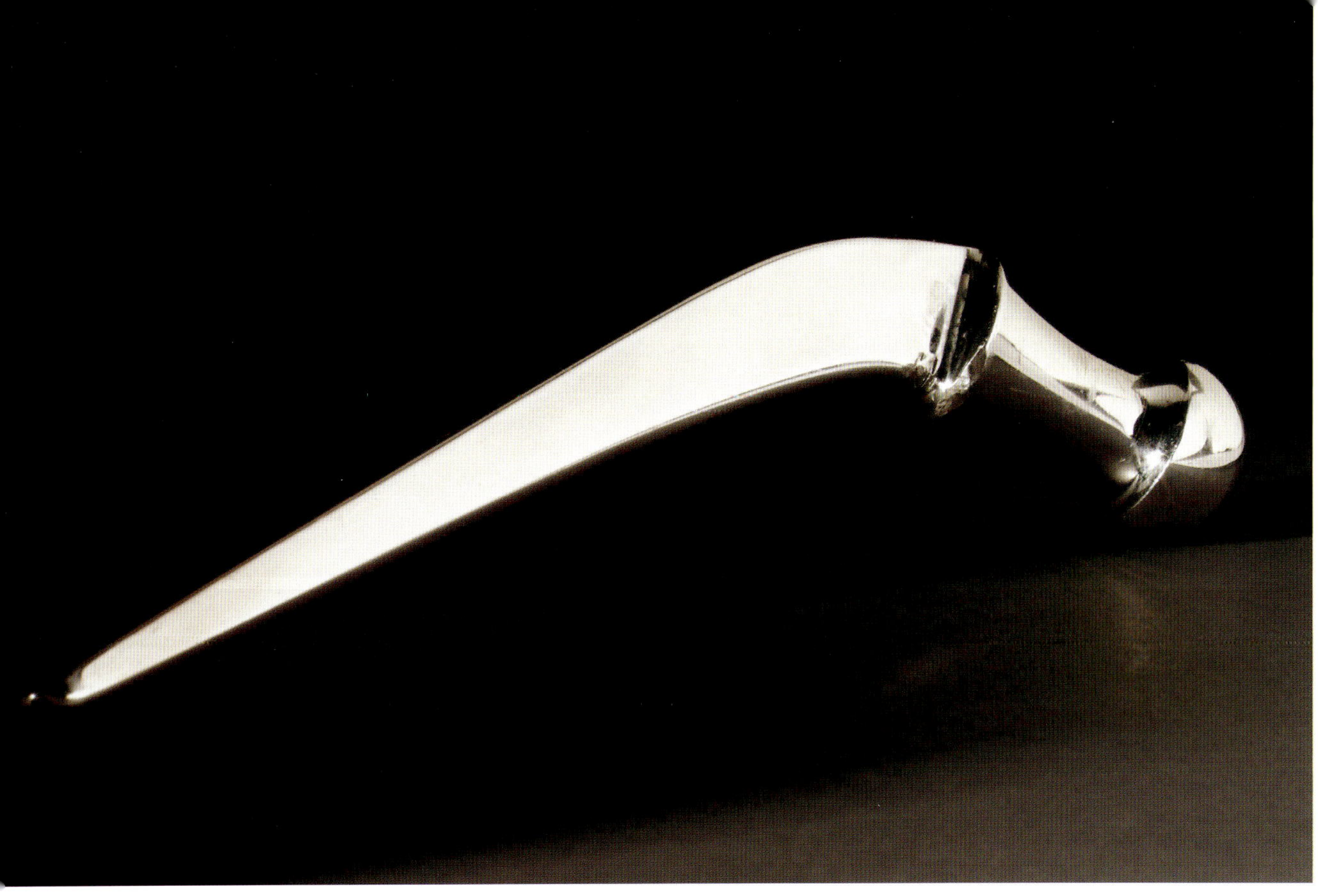

マリウス・スミス＝ピーターセン（1886-1953）はカップ状人工関節を導入し，それにはガラスが用いられた。基本的にカップが大腿骨頭の上にかぶさり，骨頭は疾患を起こしている窩ではなくカップに対して動く。

しかし，こうした実験の結果は悲惨なものだった。1946年にパリのロベール・ジュデ（1901-80）とジャン・ジュデ（1905-95）の兄弟は，大腿骨頭をアクリルの人工関節で代替した。不幸なことに，アクリルは多くの患者の体内で摩耗し壊れ，骨から離れてしまった。人工関節の形が改善され，鋼鉄，コバルトとクロムの合金，その他の素材が用いられたが，長く使えるものはできなかった。

成功

1938年にフィリップ・ワイルズ（1899-1966）は，ロンドンのミドルセックス病院の患者に最初の人工股関節全置換術を施したが，これは満足いくものではなかった。素材はステンレスを使い，大腿骨と寛骨臼の部分は骨にネジで留めた。1950年代からイギリスでは人工股関節全置換術を改善する外科医が多く現れ，もっとも成功したのはイギリスの外科発明家であるジョン・チャーンリー（1911-82）だった。彼は誰よりも股関節置換の発展に影響を及ぼした。イングランド北部ランカシャーのライティントンにあるサナトリウムで股関節手術専門の病院ユニットを作り出し，股関節置換の問題に挑戦してのことである。

最初の障害は，関節内部の過度な摩擦の問題だった。これに対応するため，チャーンリーは大腿骨頭の大きさを小さくし，素材はステンレス・スチールにした。受け口には摩擦が低いプラスチックを用いた。最初に用いられたテフロンは消耗が激しく不適切であることがわかり，高密度ポリエチレンが後に用いられた。チャーンリーが導入したもう1つの原理は，人工関節を患者の骨に固定するために歯科で使うアクリルセメントを用いることだった。チャーンリーはこのセメントについて，マンチェスター大学歯科医学校の材料科学者デニス・スミスから学んだ。この基本的構想は1980年代まで変わらなかったが，後に大腿骨頭の長さが長くなり，ステンレス強度が高まり，新しい表面素材（Vaquasheen®）が用いられるようになった。

チームワーク

人工股関節を作り出すことは，単に外科にとっての問題ではなかった。とりわけ重要だったのは，設計と素材の問題であり，バイオエンジニアと製造業者の協力によってのみ克服されるものだった。チャーンリー自身はある意味，独学のエンジニアであり，道具を作るための自前の旋盤をもっていた。しかし彼はアカデミックなエンジニアたちと共同作業を行い，ライティントンでは技術者たちからのサポートを受けていた。それに加え，マンチェスター大学と同地方の産業と協力しうる立場にあった。

股関節置換物製造にあたり，チャーンリーはそれまで彼のために道具を作っていたリーズのシャス・F・サックリー株式会社という小さな製造会社とともに仕事をすることを選んだ。多くの意味でこの関係が彼が人工関節を開発するための基礎を築いた。1966年にチャーンリーはサックリーと契約し，特許権使用料ではなく，販売した人工関節1件につき1ポンドの研究費が支払われることになった。こうしてチャーンリーは研究のための独立した基金を確保した。

チャーンリーは，人工関節に関しても手術に関しても組織的に発展させて優れたデータを集めた。他の外科医が，彼の作った人工関節を用いながらもその技術を注意深く実行しないのではないかと心配し，関節が外れる事故が起きたときに人工関節が批判され，評判に傷がつくことを恐れていた。そのため当初は，彼の人工関節の利用を個人的に認可した外科医にのみ限っていた。その後，他の同時代の整形外科のインプラントや器具の発明者のように，同僚を指導する習得コースを設置し，彼の技術を用いる外科医の世界的ネットワークを作り出した。しかしその結果，彼の方法は広範に広がり，目が行き届かなくなることになった。たとえば外科医たちは，別の製造業者に類似品作製を依頼することもあった。結局，規制を維持することはできなかった。

チャーンリーの人工関節は安定して用いることができ，先進国の多くで広く使われ，模倣されている。類似品も多くあるが，いまだに国際的標準である。世界では2010年に約959,000件の股関節置換術が行われており，股関節全置換術は整形外科繁栄の基盤であり，外科的方法で高齢者の生活改善を行う1つのモデルになっている。

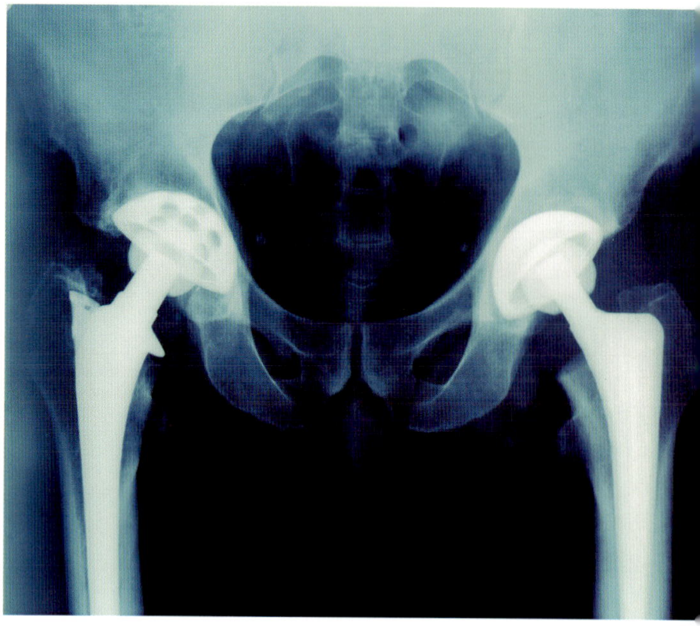

右ページ
両側の股関節置換を行った患者のX線画像。金属の人工関節が大腿骨などに付けられている。チャーンリーはこの問題を解決するのに，歯科医が義歯や充填材に用いていた素材を使った。

上
股関節置換の球と窩のX線画像。骨盤にもともとある受け口である寛骨臼が置換されている。寛骨臼から軟骨と骨が取り除かれ，カップがセメントでつけられ，一時的にネジ留めされている。

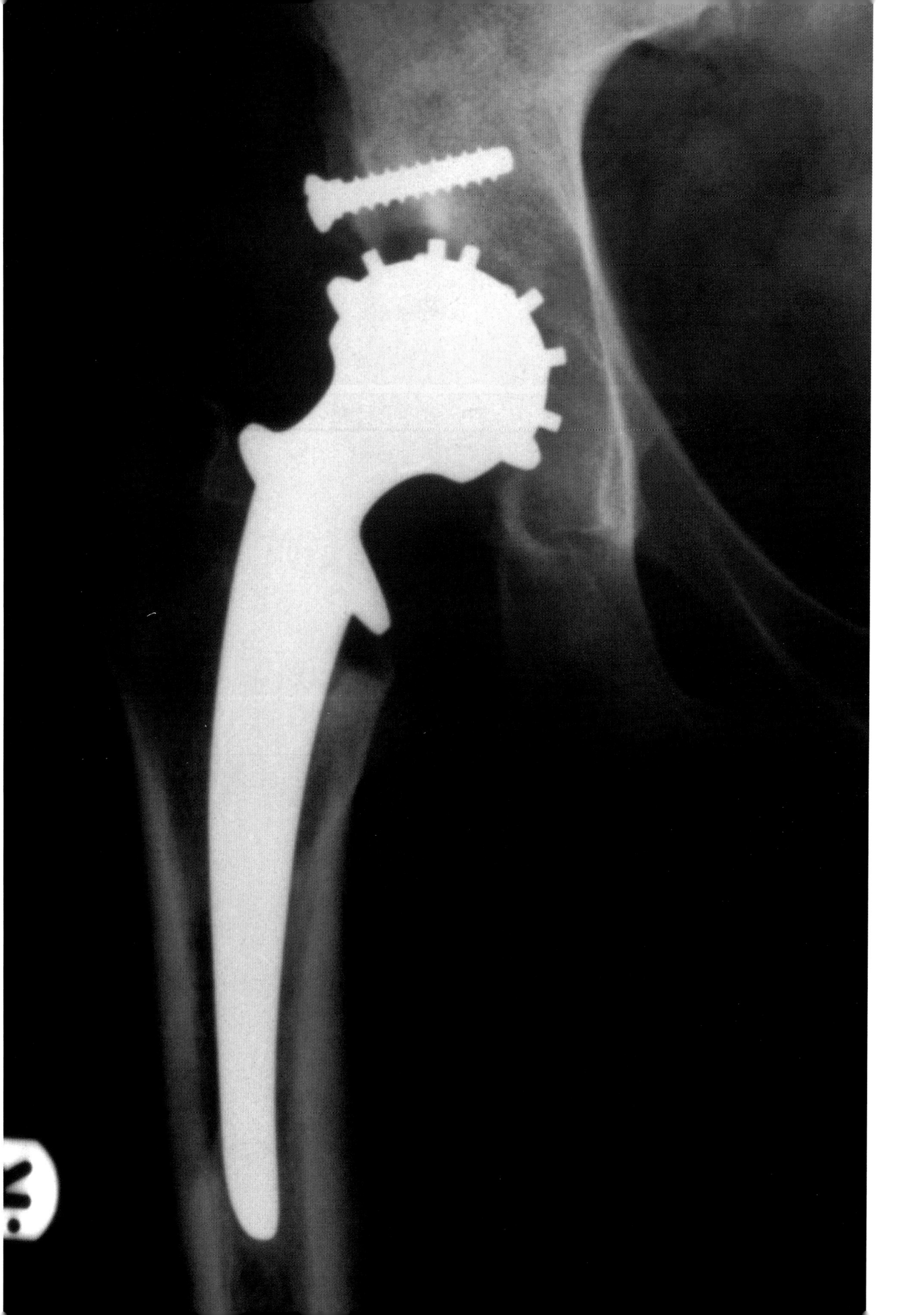

62. キーホール手術 KEYHOLE SURGERY

内視鏡を通して

トマス・シュリッヒ *Thomas Schlich*

将来，患者に益するような手術には，
切開，スポンジ，鋏，縫合糸といったものが
あるわけではないということを受け入れねばならない。

デイヴィッド・L・ナーウォルド，1989年

1990年代から切開による多くの外科手術は，侵襲度を最小にしたキーホール手術によって代替されてきた。医師は患者の体内に極小カメラを挿入し，モニターにつないでスクリーン上に映し出される拡大画像を見て，自然の開口部か腹部に開けた小さな穴から挿入した道具を操作して複雑な手術を行える。内科医たちが発達させ，次に産科医たちが診断技法，治療目的のためにキーホール技術を利用し，最後に外科医たちが利用し始めた。

19世紀に，医師たちは生体内を見るために，硬い管や軟らかい管を用いはじめた［30］。管を用いて腹腔鏡を使う試みは1900年くらいに行われ始めた。特に産科医たちがこの方法を使い，1970年代には大規模に内視鏡技術を用い，特に卵管を縛る不妊手術を行った。

1980年代，1990年代に新たな重要な発展があり，既存の内視鏡，腹腔鏡の技術がビデオの技術と結びついた。医師は内視鏡を通じて診断して，病気，あるいは問題ある組織をブレード，ヒータープローブ，電子焼灼器，レーザーを用いて簡単に効果的に蒸散させたり切

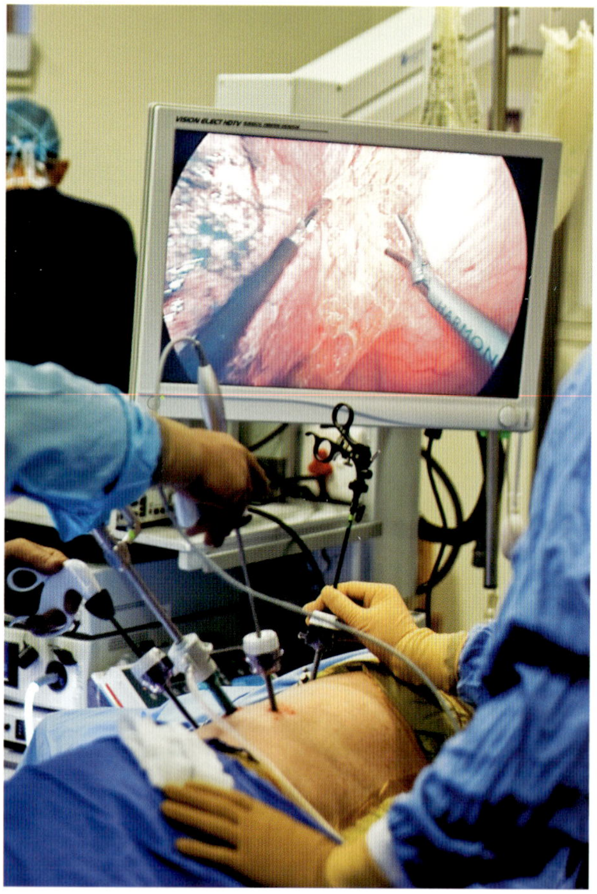

上
キーホール手術。腹腔鏡を用いてスクリーンに像を映し出すカメラと極小の道具を操作できるので，外科医は手術の際に身体を切り開く必要がなくなっている。

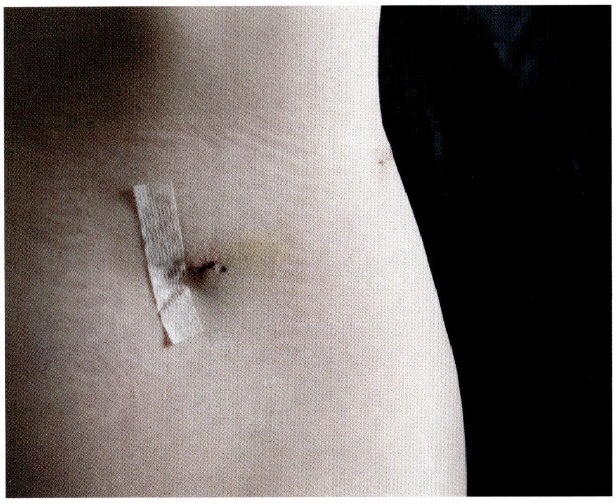

上
キーホール手術の結果，患者の内部と外部の傷が最小化され，回復時間が短く，外来ですませることができる。

下
3つの結石の版画，1702年。Aは胆石，Bは腎臓結石，Cは膀胱結石。これらは現在ならすべてキーホール手術で除去できる。

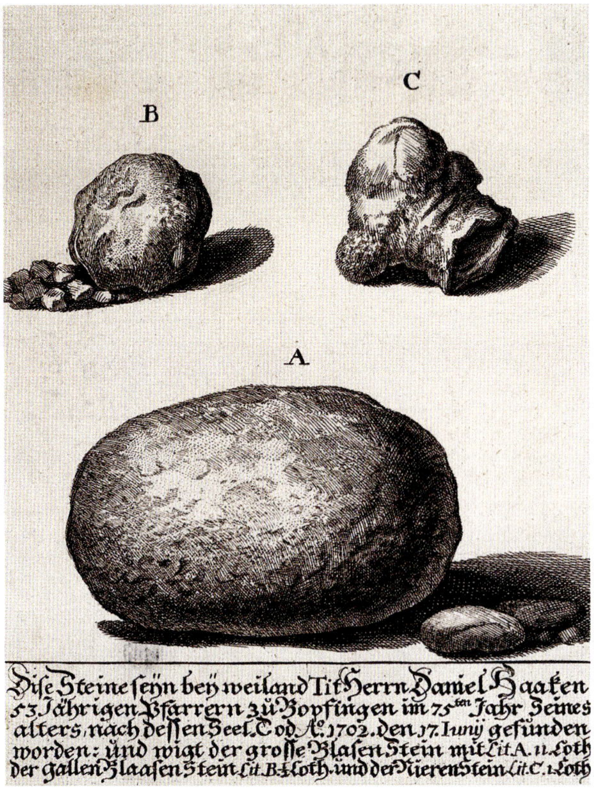

除したりすることができることを学んだ。外科医たちが驚いたことに，数年間で手術件数が爆発的に増加した。通常の外科の革新のパターンと違って，キーホール手術の急速な広がりは，主に外科医の興味というより患者の要求で進められた。

いったん侵襲度を最小化した外科手術が大規模に採用されると，外科手術における腹腔鏡は異なった方法で適用されるようになった。この技術が使われる範囲は非常に広がり，外科の基本的施術である虫垂炎，ヘルニアの手術にも用いられている。胆石を切除するのに特に成功して，1990年代には胆嚢結石の症例においては古典的な切開手術に匹敵する勢いを示している。腹腔鏡の手法は，小腸と結腸と肺の手術や，脾臓，副腎，腎臓，子宮，リンパ腺などを切除するのにも用いられている。今日では，まず侵襲度を最小にした方法が試され，うまくいかないことがわかってから切開する手術が行われている。

この傾向は21世紀に入っても続き，NOTESと呼ばれる経管腔的内視鏡手術など，器具と技術の範囲はより一層拡大した。外科医は，極小のメスを持つ内視鏡を，口や尿道や肛門などを通して体内に挿入し，胃壁などに穴を開けて，切除が必要な臓器へ到達し，手術することができるようになっている。このように，たとえば胆石は切り取って口から取り出すことができるようになっている。

医学の勝利

Medical TRIUMPHS

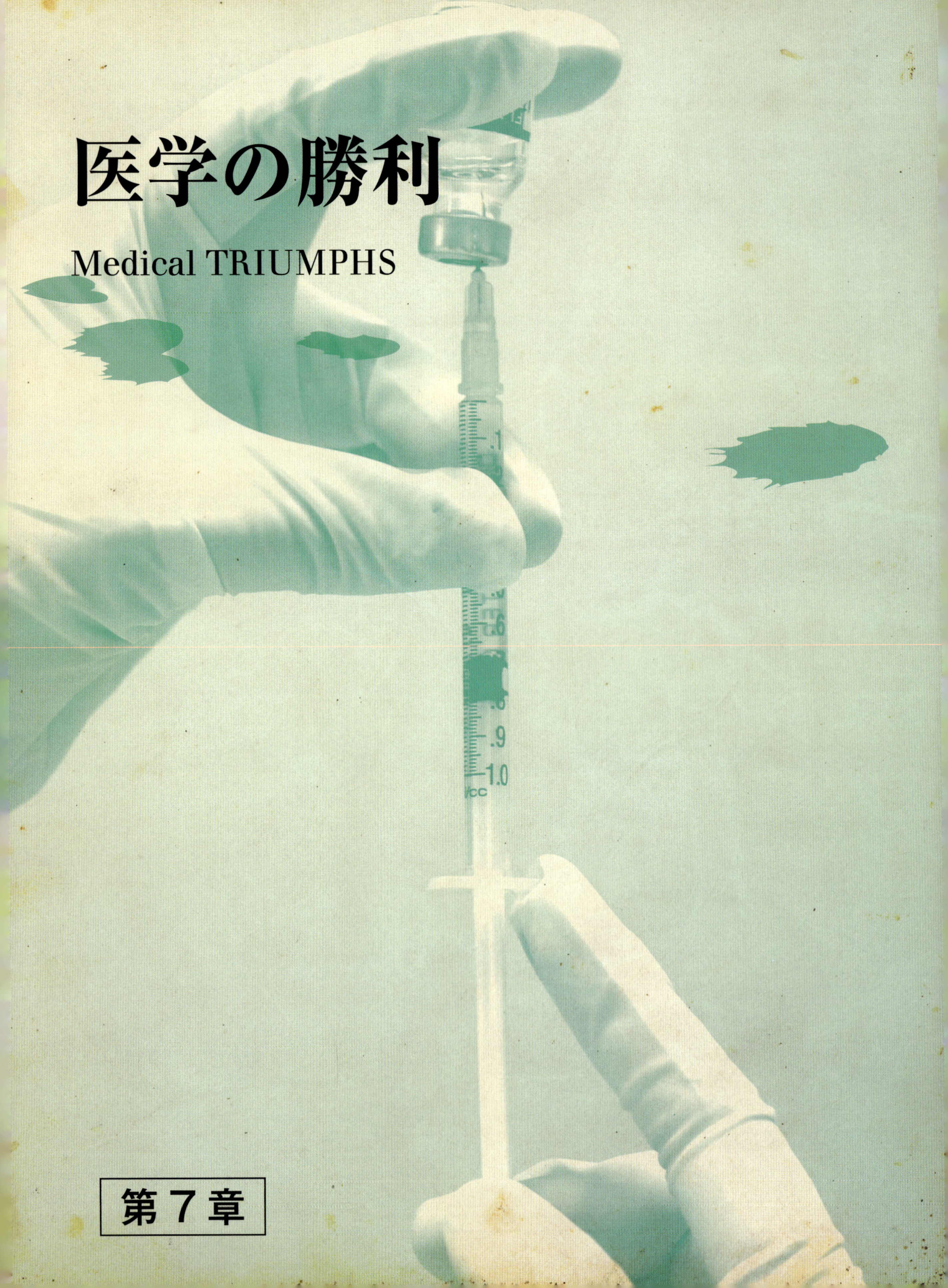

第７章

現在の先進国の人々は，祖父母の世代よりも寿命が長く，痛みは少なく，より健康な生活を送っており，状況は二世代前よりも大きく良くなっている。それなのに皮肉なことに，われわれは先祖よりも医学と医師に対する信頼を失っている。健康な長寿生活が可能になった理由は単純ではなく，20 世紀に医学が進歩したことも確かに貢献しているが，他の多くの要因が関与している。この最終章で扱うのは，長き良き人生の達成に貢献している技術，科学，臨床，社会などのさまざまな道筋である。

乳幼児の生存率改善には，小さな子どもが罹りやすい疾病を予防するワクチンが最重要である。ワクチンにより，麻疹，百日咳，ジフテリアなどの小児疾患が激減した。天然痘は根絶され，ポリオも根絶が期待されている。驚くべきことに，ウイルスが原因の１つとされることから，子宮頸癌にもワクチンが開発され，劇的な影響を与えることができる。ビタミンの発見も重要な躍進だった。特に 20 世紀の前半から，外部からの病原体侵入によって病気が起こるという細菌説が医学の世界を支配していた状況で，何かの欠如によっても病気が起きるという発想は，健康と病気に対する新しい考え方をもたらした。

ペニシリンがワンダードラッグになる 20 年前に，インスリンがすでに魔法の薬として歓迎されていた。ペニシリンは多くの場合，根治的治療となるが，インスリンは致命的な病気のコントロールを助ける。これは現代医学が達成できることのなかで，慢性疾患を管理することの初期の実例である。必ずしも病気を治すわけでなくとも，医師たちは生産的な人生を延ばすことを可能にした。先進国での高齢化を背景に，まさにそれこそが医師に求められることとなっている。インスリンに依存する糖尿病患者は，自分で気をつけて，規則正しく生活しなければならない。治らない腎不全をもつ人にとっては，人工腎臓を用いた透析は生きるための方法となる（もちろん多くの人々にとって腎臓移植を受けることが究極の目標であるにしても）。

20 世紀初頭には，喫煙は「現代風」であることの象徴となり，解放された女性と男らしい男性を意味した。これは肺癌の大流行と一致し，ほぼ一世代かかって両者の相関関係が確定した。イギリスとアメリカで 1950 年代に初期の研究が行われたが，タバコを規制するキャンペーンは今でも戦いを続けており，習慣を変えることがいかに難しいか，あるいは多国籍企業がいかに強力であるかを思い知らされている。

喫煙と健康の関係が「ライフスタイル医学」と呼ばれるものの中心にある。タバコを吸わず，適切な食事を摂り，適度なアルコールを嗜むといったことにも目を配り，現代医学は新たな道徳的役割を帯びている。同様に，夫婦などが子を授かるのを助けるのも医学の力である。生殖補助医療は，科学と，それ以上に技術に依存し，人々の人生を変えることができる。

それとは異なった種類の医学的勝利を１つあげよう。消化性潰瘍のようなよくある病気がしばしばヘリコバクター・ピロリによって起こされ，制酸薬を一生飲み続けて管理するのではなく，抗菌薬を１コース済ませれば治療できるというのは顕著な発見だった。本書のヘリコバクター・ピロリの解説は一人称で書かれている。それを発見して，ノーベル賞を受賞した科学者２名のうちの１人が執筆しているためである。伝統的な，そして比較的単純な実験により非常に重要なことを発見することがまだ可能であることを証明している。

2008 年，ベトナムのハノイでの臨床試験で，H5N1 鳥インフルエンザワクチンを注射器に装填している。ワクチンは人類の病気の経験を改善したが，益より害が少ないことを確実にするためには，他の医学的介入と同様に，厳密な試験が必要である。

63. ワクチン　VACCINES

病気の予防

ジョン・フォード　*John Ford*

病気を治すよりも，病気に罹らないようにするほうが医師として優れている。
予防は治療より優れている。なぜならそれは，
病気になるという労苦から免れさせてくれるからである。

トマス・アダムズ，1618年

免疫付与は，人間または動物が感染体に対して抵抗力を増加させ，病気にならないか，病気になってもより限定された形でしか感染しないようにする方法である。この方法を用いて天然痘は世界的に根絶され，人が命を落とす可能性があるジフテリアや麻疹のような病気をコントロールすることができるようになった。

ジェンナーを超えて

エドワード・ジェンナー（1749-1823）が天然痘［40］に対する抵抗力を上げるため病気の異なった形を用いたのと同様に，ルイ・パストゥール（1822-95）は，1880年に家禽コレラに対して鶏に免疫を与えるべく，無毒化されたバクテリアを注射した。この方法を人間に最初に用いたのが，1885年に狂犬に咬まれた少年ジョゼフ・メーステルにパストゥールが異なる毒性をもつ一連の狂犬病ワクチンを用いたときのことだった。

生ワクチンは身体の免疫システムを刺激して働き，能動免疫として知られている。結核［38］に対して用いられているワクチンのBCG（1921年に導入された）も，生ワクチンである。一方，ワクチンのなかには，殺菌した細菌を使って作られるものもある。たとえば，ワルデマール・ホフキン（1860-1930）とアレクサンドル・イエルサン（1863-1943）が導入したペスト［34］に対するワクチンがその例である。ジフテリアや破傷風の細菌は強力な毒素を発して人を病気にする［18］が，適切な抗毒素を与えると患者が守られる。これが受動免疫である。

E・W・グッドパスチャ（1886-1960）は，1931年にウイルス培養の培地として，鶏の受精卵を用いる手法を導入した。この方法を使ってジョナス・ソーク（1914-95）は，ポリオに対する不活化ワクチンを開発し，アル

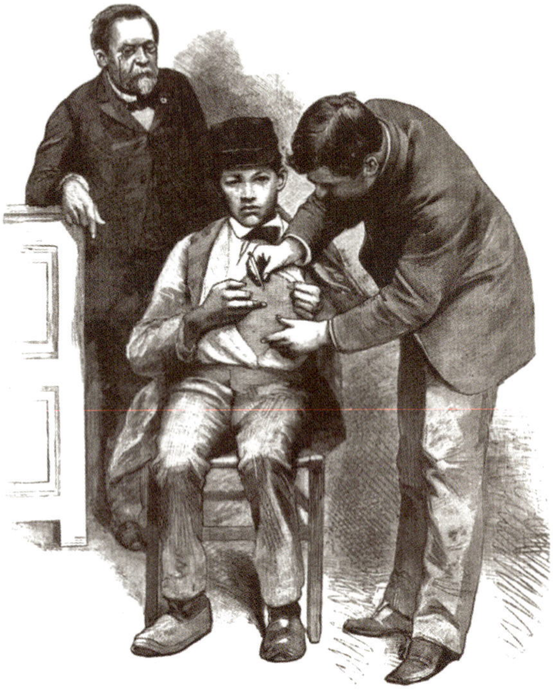

上
1885年にジョゼフ・メーステルが狂犬に咬まれた後に，狂犬病ワクチンを接種されているのをルイ・パストゥールが見守っている。パストゥールは医師ではなかったので，ワクチンを自分で打つことができなかった。メーステルは生き延びてパストゥール研究所の管理人になった。

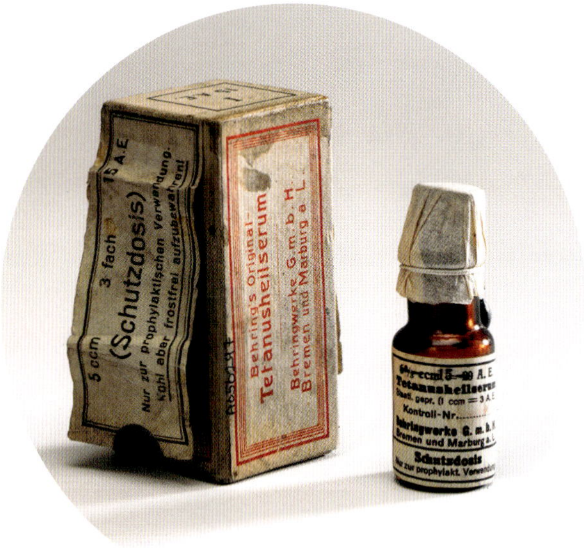

上
1915年の破傷風血清瓶とそのパッケージ。これは破傷風治療と短期的予防に使われた。北里柴三郎が発見した破傷風を起こす細菌は，深い刺創のような酸素がない状況で増殖し強力な神経毒を発する。

下
SARS（重症急性呼吸器症候群）と関連するコロナウイルスの走査電子顕微鏡画像。ウイルスの名はギリシャ語の「王冠」からとられ，ウイルスの膜の表面から蛋白質の棘のような環が出ていることによる。

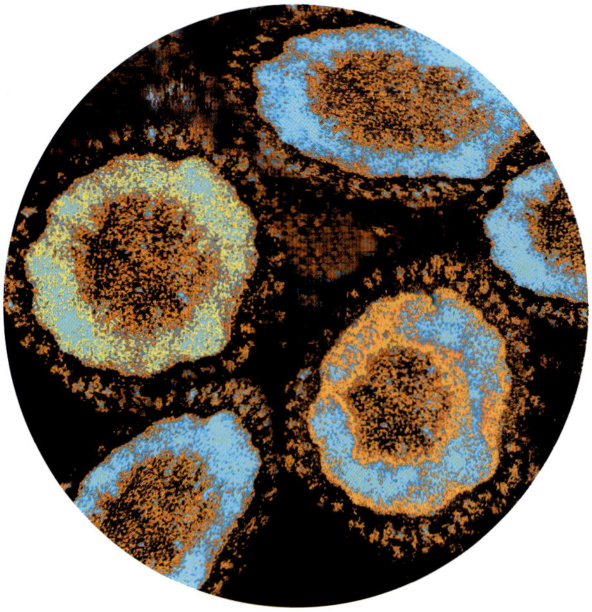

バート・サビン（1906-93）は生ワクチンを作製した［41］。この2種類のワクチンのどちらが良いかについては多くの議論があり，国によりまちまちであったが，ポリオは実際問題としてほぼ根絶された。麻疹とおたふくかぜと風疹のワクチンが単離され，それぞれの病気に対するワクチンが作られた。この3つをMMRと呼ばれる1つのワクチンにして，イギリスでは1988年に乳幼児への接種が行われるようになった。

予防と治療

インフルエンザに対する生ワクチン［39］は1960年代に生産されたが，長期免疫を与える無毒化された製品は1990年代になってやっと現れた。不幸なことにウイルスは頻繁に変異を起こすので，新しいワクチンが毎年開発されねばならず，この冬にはいったいどの株が流行するのかという予想が必要になる。流行予測とウイルス変異の問題により，ワクチン生産は難しくなっている。鳥インフルエンザウイルス（H5N1型）は1997年に最初の人間の死を引き起こし，SARSは2003年に新感染症とされ，2009年には豚インフルエンザ（H1N1）が現れた。これらの疾病に対して大規模なワクチン接種を行う計画が立てられたが，どの疾病も世界的大流行には至らず，ワクチンの多くは使われなかった。

1950年代からウイルスは腫瘍を起こすことが知られていた。肝臓癌は感染の結果起きることもあるので，A型肝炎には1996年以来，B型肝炎については1981年以来ワクチンが用いられている。ヒトパピローマウイルス（HPV）［69］は子宮頸癌を起こすので，その根絶のため，現在イギリスでは12～13歳のすべての女性にHPVワクチンを接種している。予防と治療の双方の目的で，前立腺癌のような癌に対する新しいワクチンが研究されている。ニコチンやコカインなどへの依存に対するワクチンも研究されている。

みかけほどは容易ではなく

ワクチンには問題がないわけではない。その安全性に対する心配は，偏見や間違った科学に基づいていることが多かった。アンドリュー・ウェイクフィールドがMMRワクチンは子どもに自閉症を引き起こすと主張し，イギリスではワクチン接種率が著しく減少し，そのため3つの病気が増加した。これにより，いわゆる集団免疫と呼ばれる人口における自然の防衛システムが脅

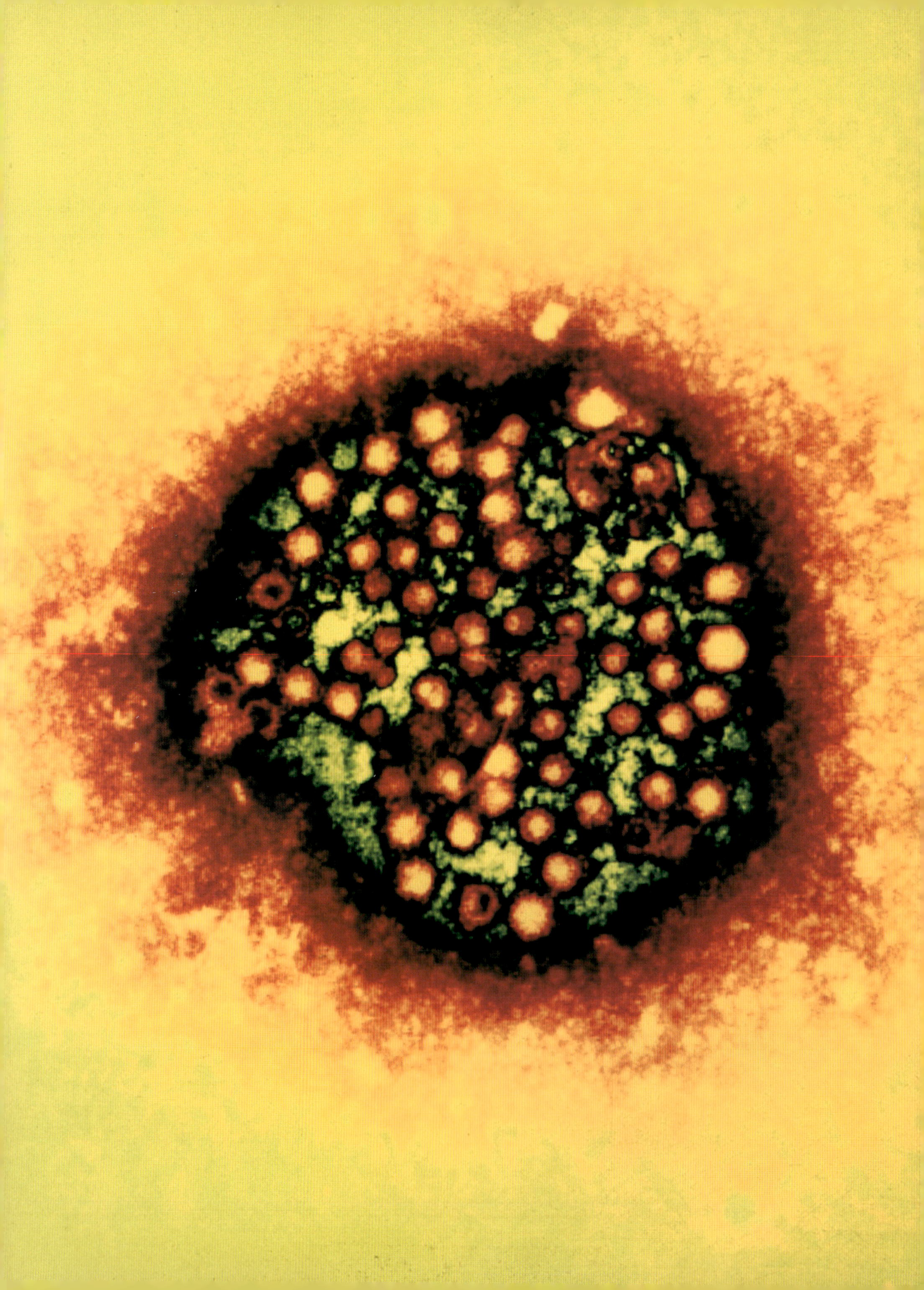

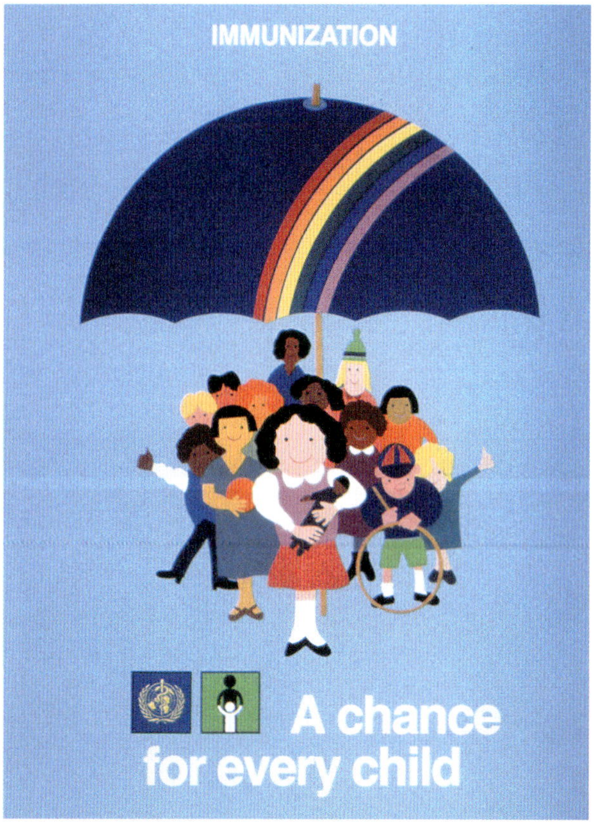

左
毎年4月7日は「世界保健デー」で，WHOが優先的に取り組む課題と長期計画を発表する日になっている。1987年にWHOは予防接種に尽力することを確認し，「すべての子どもにチャンスを」というスローガンで，すべての子がもつ可能性を予防接種は実現しうるということを強調した。

左ページ
A型肝炎ウイルス（HAV）の色補正済電子顕微鏡画像。HAVは衛生状態の悪い地域でよくみられる病気であり，不活化ワクチンが開発された。最初の注射が2〜4週間の免疫を与え，6〜12か月後に追加免疫（ブースター）を与えると，20年くらいまでの免疫が得られる。

かされるのではないかと恐れられた。多くの臨床試験を経た後，ウェイクフィールドの仮説は2010年に最終的に却下された。

ワクチンが汚染されることにより問題が起きたケースもあった。1955年にソークのポリオワクチンを製造していたカリフォルニアのバークレーにあるカッター研究所の製品が損なわれ，12万回分から56人の麻痺性ポリオが引き起こされ，5人の子どもが死ぬという惨事が起きた。

人間の免疫機構は複雑であり，ワクチンが与える免疫期間はいろいろある。生涯にわたる免疫を与えるワクチンも，赤ん坊のときに接種し10代になってブースターが必要なものも，数年ごとに再接種を繰り返す必要があるものもある。子どもの予防接種は改善ワクチンが導入されるたびに変わり，データの解釈の仕方が違うので，国際的合意はできていない。B型肝炎のようなワクチンは免疫を与えることに失敗する可能性もあり，効果を生み出すために頻繁にブースターが必要なものもある。

長年の実験が繰り返されてきたにもかかわらず，2つのもっとも危険な病気に対しては効果的なワクチンができていない。マラリアに対しては，蚊の複雑なライフサイクルゆえに研究者たちはまだ効果的なワクチンを設計できておらず，AIDSを起こすHIV［42］は1983年に発見されたが，ワクチンの開発に必要な単離と培養はまだ困難である。

旅行者を守るための計画は，常に世界中からの病気の報告に基づいて更新されている。また，それは，健康を守り，国際的な病気の広がりを防ぐために重要である。入国の際には予防接種歴を証明することが必要になり，雇用者がそれを要求することもあるだろう。

予防接種は，これまで常に政策や規制と結びついてきた。公衆衛生キャンペーンは成人と子どもを守り，人間の医学と獣医学において感染症の危険を弱めること，あるいは根絶することに成功してきた。しかし，予防接種には問題が多く残っている。そのような問題は，病気の原因となるものを遺伝子的に操作するような新しい技術によって解決することもあるのかもしれない。

64. ビタミン　VITAMINS

補助栄養素

鈴木晃仁　*Akihito Suzuki*

牛乳のような通常の食物に存在する物質を驚くほど極小量だけでも
食事に加えると，蛋白質とエネルギーを
成長のために確実に使うことができる。

フレデリック・ガウランド・ホプキンズ，1912年

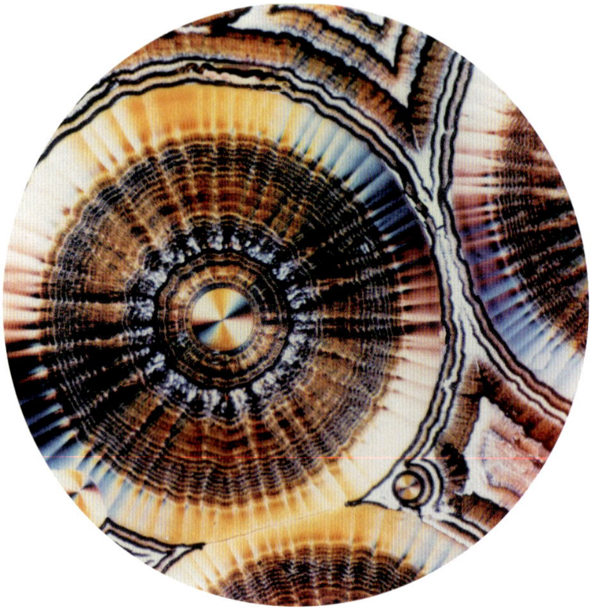

ビタミンCは水溶性であり，身体から排出される。多くの哺乳類と違って人間はビタミンCを体内で合成できないので，毎日の食事により摂取せねばならない。このビタミンが不足すると壊血病になり，死に至る場合もある。

ビタミンとは，ごく微量の栄養素として人間や動物が摂取せねばならない有機化合物をいう。現在，国際的には13のビタミンが認められている。食事にある特殊な栄養素が「欠けている」ことによって，ある病気が引き起こされることがわかったとき，ビタミンが発見される例が多い。そのような病気はまさしく欠乏症なのである。

現在ではビタミンの欠乏によって起きることがわかっている病気には，長いこと知られていたものもあるが，壊血病（ビタミンC欠乏），脚気（ビタミンB_1欠乏），ペラグラ（ビタミンB_3欠乏），くる病（ビタミンD欠乏）などの原因の解明は，19世紀後半に始まる。このような病気が兵士や囚人，精神病院の患者など「囚われの身」の人々に広まることが観察され，研究が進展した。さらに病気の厳密な原因を確定するには，動物を用いた実験が必須だった。ビタミンの役割が理解されると，ビタミン剤の大量生産が始まり，広告によって，ビタミンの概念は一般に広まった。これを通じて，われわれがもっている食べ物の理解が大きく変化した。

主なビタミン欠乏症

ビタミン	化学名	病名
A	レチノール	眼球乾燥症（夜盲症）
B_1	チアミン	脚気
B_3	ナイアシン	ペラグラ （皮膚疾患・神経機能障害など）
B_9	葉酸	貧血
B_{12}	コバラミン	悪性貧血
C	アスコルビン酸	壊血病
D	カルシフェロール	くる病
E	トコフェロール	神経障害

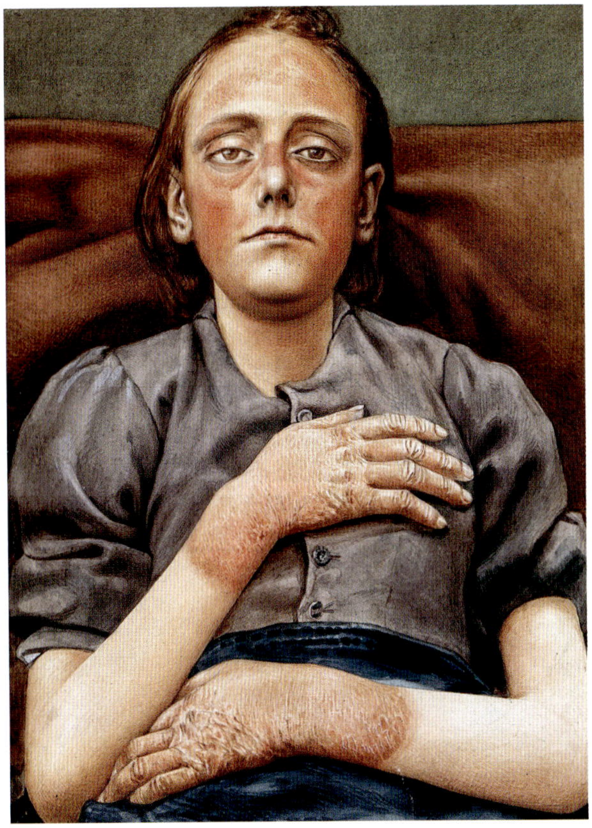

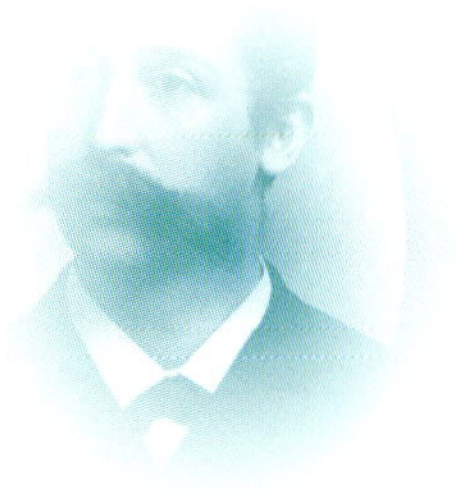

上
クリスティアン・エイクマンは，米糠がビタミン B_1（チアミン）を含み，脚気を治療，予防することを発見したが，欠乏症という概念を完全に把握することはできなかった。

左
慢性的ペラグラ（ビタミン B_3 またはナイアシン欠乏症）を病む女性。手と顔には特徴的な皮膚炎が現れている。他に下痢，不眠，運動失調，精神錯乱や認知症になることもあり，死に至ることが多い。

壊血病

壊血病は，ヨーロッパ人がアメリカや東南アジアや太平洋に長い大洋航海を頻繁に行うようになって，大きな問題として認識されるようになった。皮膚に斑点ができ，歯肉が軟化し，粘膜から出血する。しばしば死に至るが，すぐに新鮮な果物や野菜を食べると素早く治ることも知られていた。1747 年にスコットランド人でイギリス海軍の軍医ジェイムズ・リンド（1716-94）が，科学的に制御して得た実験の結果を発表し，船上の食事にオレンジやレモンが入っていると水兵の壊血病が治療されることを示した。この結果は現在では決定的にみえるが，リンドと彼の同時代の人にとっては曖昧なものだった。なぜなら，他の医薬や食物が壊血病に影響したと思われていたからである。

ジェイムズ・クックの有名な航海（1768-77）やナポレオン戦争期（1799-1815）のイギリス海軍の軍艦はレモン果汁を積み，それによって壊血病が予防されていたが，誰もそれがなぜ効くのか理解していなかった。また，レモンのビタミン C は熱や長期の貯蔵で簡単に破壊されるので，効力は常に信頼できるものであったわけではない。また，用いられていたライムが含有するビタミンの量も変わっていたからである。レモンの使用に関する疑念は長いこと続き，20 世紀初頭でもその効果を否定する理論を唱える者が多かった。経験と実験は正しい方向を指し示していたが，壊血病の厳密な因果関係は，まだ知られていなかった。

脚気

脚気の理解も似たような経路をたどった。脚気は，東アジア，東南アジアに長く存在しており，米を常食とすることと関係が深い。17 世紀の日本では脚気は「江戸病」「大坂病」と呼ばれ，大都市の人々は，味は良いが，ビタミン B_1（チアミン）を多く含む糠を取り除いた白米をよく食べるからだったと推測される。1882～1884 年に海軍軍医の高木兼寛（1849-1920）が水兵の食事を米から小麦に替えたところ，脚気の発症は劇的に減少した。この実験結果を高木は，西洋型の食事に含まれる蛋白質が鍵を握っていると解釈した。バタヴィア（現在のジャカルタ）にいたオランダ人科学者クリスティアン・エイクマン（1858-1930）により脚気の理解はさらに進展した。彼は人間の脚気にあたる鳥の病気を研究し，白米だけを与えると鳥脚気になるが，その食事に米ぬかを加えると病気が治ることを発見した。同様に，監獄や精神病院での研究も，食事に原因があることを示した。エイクマンは真実に接近したが，白米は毒性であるために脚気を起こし，米ぬかが治すのは，毒物を中和するものをもっているためだという間違った理論を立てた。

栄養学の誕生

ノルウェーの細菌学者アクセル・ホルスト（1860-1931）が導入した動物実験は，この分野に新しい厳密性をもたらした。ケンブリッジ大学でフレデリック・ガウランド・ホプキンズ（1861-1947）は，ネズミに純粋な蛋白質，炭水化物，脂肪，塩の混合物を与える実験を行った。必要栄養素をすべてもっているとみなされる混合物ではネズミは成長しなかった。しかし，これにごく少量の牛乳を加えると，ネズミの成長は正常だった。彼は 1912 年に発表した論文で，成長のカギを握る物質を「補助栄養素」と名づけた。これが欠けていると，動物は壊血病や脚気などの欠乏症を示す。1912 年にカシミール・ファンク（1884-1967）は，米ぬかに含まれる有効成分を「ヴァイタル・アミン」あるいは「ビタミン」と呼び，脚気，壊血病，ペラグラ，くる病は，食事がそのような物質を欠いているからであるという仮説を示した。動物実験が可能になり，理論的な基盤が確立すると，1920 年代からビタミンの単離は急速に進み，1932 年にはビタミン C が合成されるようになった。

科学がビタミンの神秘を明らかにすると，宣伝と商品化の大攻勢が始められた。先進国ではあらゆる母親が調理する食べ物のビタミンについて知っていることが期待されるようになった。1925 年にはアメリカのビタミン商品卸売額は 34 万 3,000 ドルであり，国の薬品売上の 0.1% を占めたが，1939 年には 4,160 万ドル（11.7%）になっていた。20 世紀半ばには，ビタミンは消費者志向型健康の風景のなかに確固たる地位を占めるようになったのである。

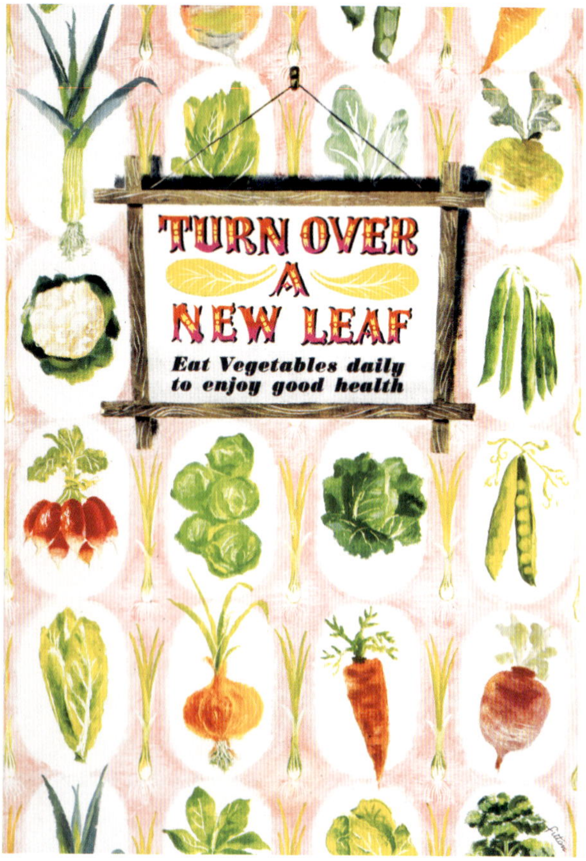
TURN OVER A NEW LEAF
Eat Vegetables daily to enjoy good health

右
1951 年頃のイギリス食品省のポスター。ジェイムズ・フィットンが野菜を描いた図柄。このポスターは，ビタミン A，C，K を含む野菜を食べることを勧めている。蛋白質や鉄，亜鉛などの微量元素に加え，これらは健康でバランスがとれた食事には必要である。

右ページ
数億円規模の産業。現代の薬局におけるサプリメント製剤にはビタミンが含まれている。新鮮な果物や野菜からよりも，このように高度に加工された形でビタミンを摂ることを好む人が多い。

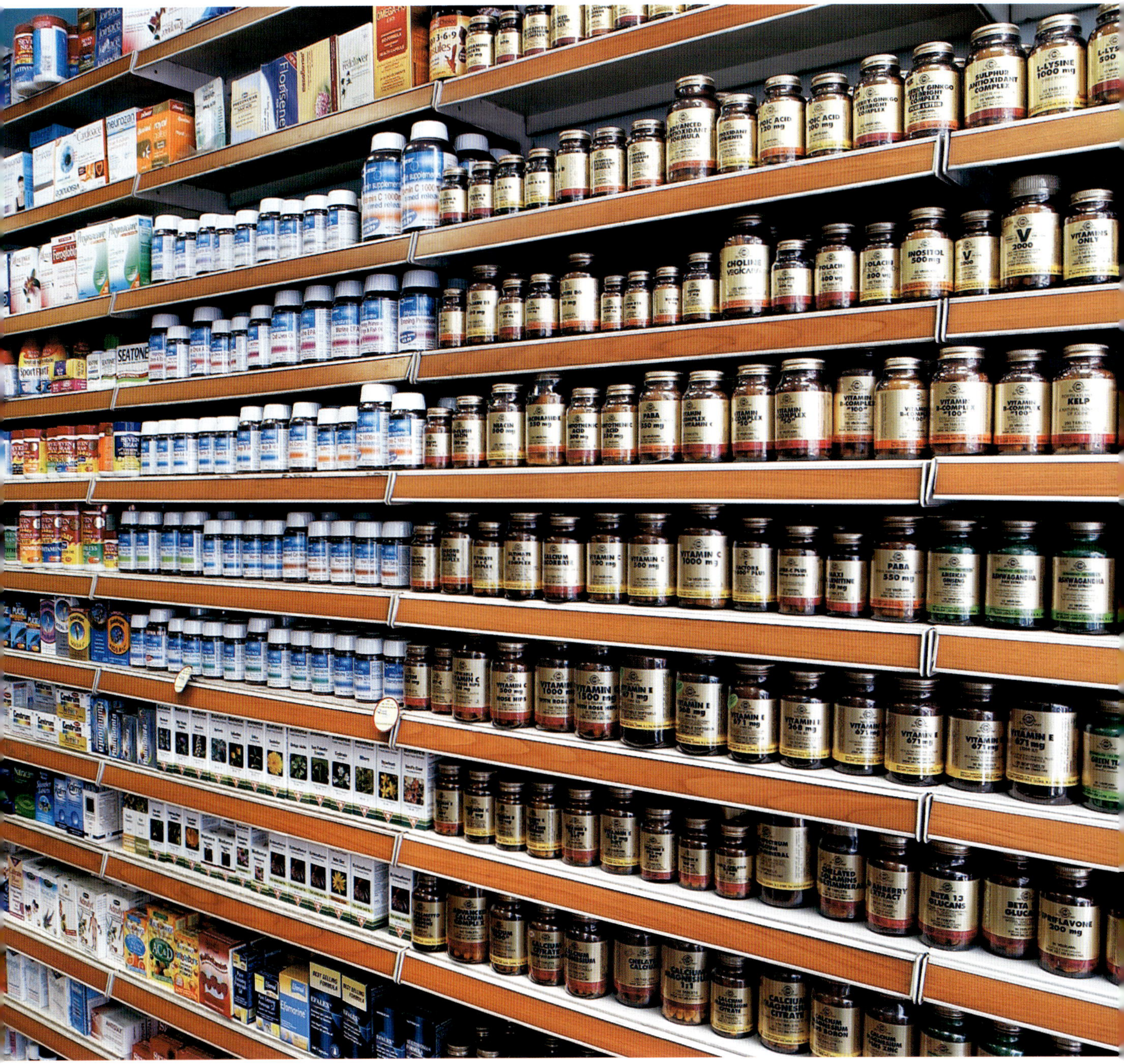
SEATONE
Florisene
neurozan
OMEGA-3
L-LYSINE 1000 mg
SULPHUR ANTIOXIDANT COMPLEX
CHOLINE
INOSITOL 500 mg
KELP
PABA 550 mg
VITAMIN C 1000 mg
VITAMIN E
BETA 1,3 GLUCANS
CALCIUM CITRATE

65. # インスリン INSULIN

「魔法の力をもつ薬」

ロバート・タタソル *Robert Tattersall*

インスリンは糖尿病を治す薬ではなく，善にも悪にも使える力をもった物質である。
インスリンは基本的には患者であれ医師であれ，賢い人のための薬であり，愚かな人には適さない。
誰もが糖尿病を抱えて長生きするには頭を使わねばならないことを知っている。
インスリンを上手に使うにはさらに頭を使わねばならない。

E・P・ジョスリン，H・グレイ，H・F・ルート，1922 年

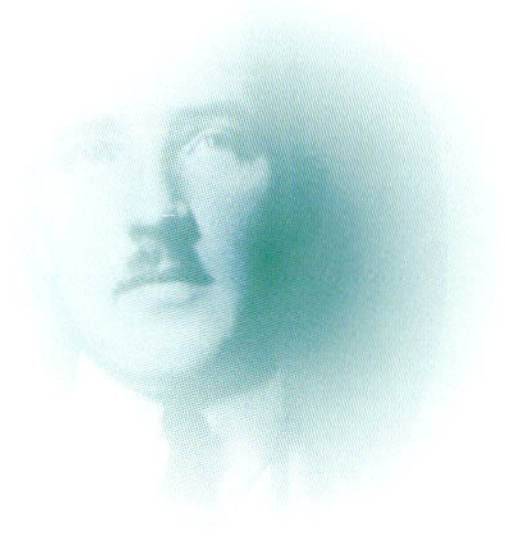

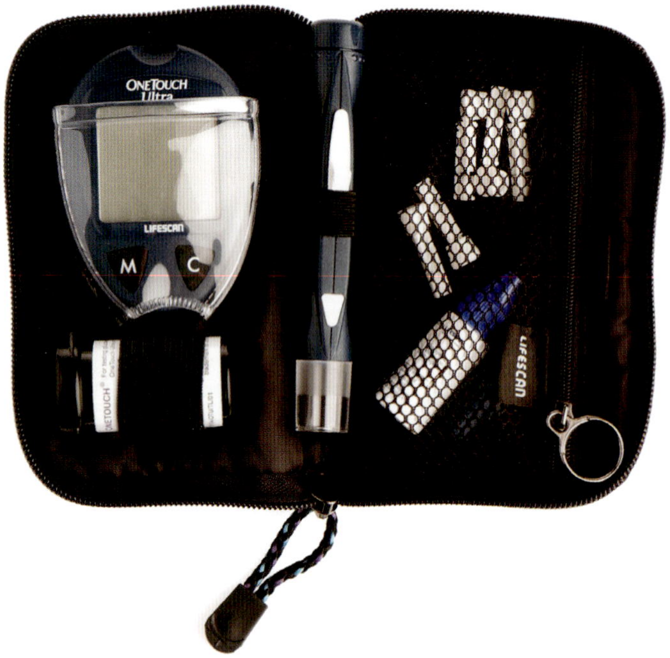

糖尿病は2,000 年以上にわたって認識されてきた病気であるが，19 世紀後半まで原因は謎だった。1866 年にイギリスの医師ジョージ・ハーリー（1829-96）は，その病気には2つのタイプがあるのではないかと示唆した。現在では2型糖尿病と呼ばれている「太って赤ら顔」の患者は肝臓で糖の過剰生産が起こっていると考えられ，炭水化物の摂取を減らすことで長期間生存することが可能である。現在1型と呼ばれている糖尿病は若い人に多く，はるかに重篤で体重の損失が急激に進み，1 年以内に死が訪れていた。ハーリーによれば，食べ物の消化が不完全なためだった。

若い人の糖尿病についての最初の手がかりは，1889 年にドイツの医師オスカー・ミンコースキー（1858-1931）が，犬の膵臓を切り取ると重篤な体重減少を起こす糖尿病になることを発見したときに得られた。すぐに膵臓のあちこちに散らばる細胞の小さなグループ（ランゲルハンス島）が内分泌を行っているという示唆があり，1891 年に経口で甲状腺からの抽出物を飲むと，甲状腺活動低下で起こる粘液水腫［17］が治ることが発見された。膵臓からの抽出物で，糖尿病患者に同じように

左上
チャールズ・ハーバート・ベストは，インスリン単離の研究におけるフレッド・バンティングの学生助手だった。ベストはノーベル賞を受賞することができず，バンティングはその不平等を認めて自分が得た賞金の半分をベストに与え，ベストは 1929 年にトロント大学の生理学教授になった。

上
インスリンは化学的伝達物質であるホルモンであり，血流からのブドウ糖を調整し，必要となるときまで貯蔵する役割を果たす。この検査キットは，糖尿病患者が自分の血糖値を測定し，適当な量のインスリンを打ってそれを調節することができる器材である。このキットには，指に傷をつけて血液採取するための「ペン」と呼ばれる道具と検査用試験紙とデジタル表示計がある。

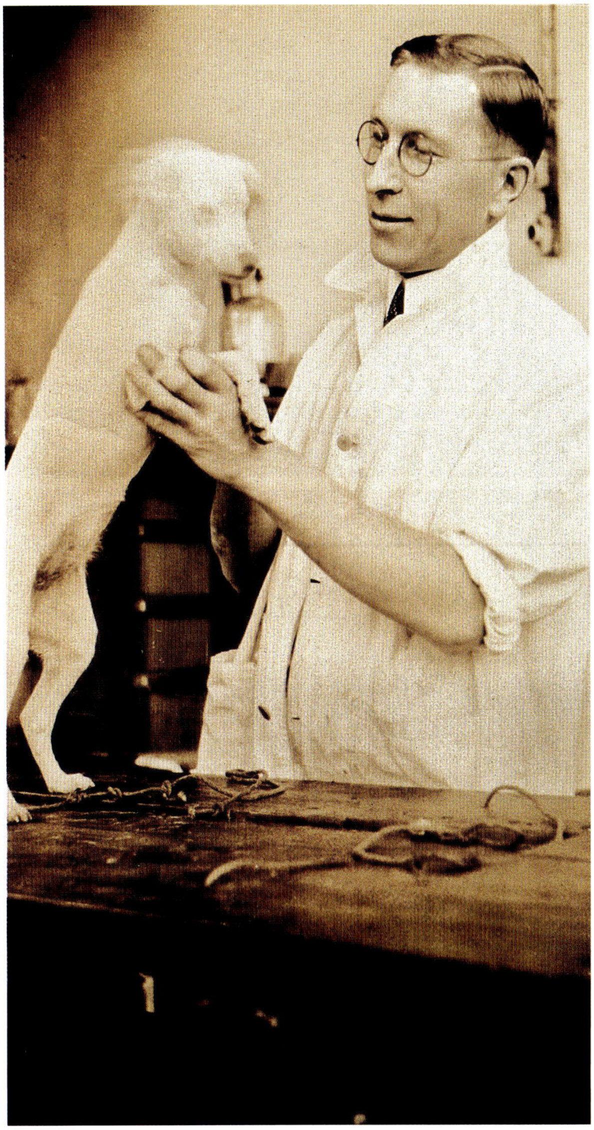

上
トロント大学の生理学実験室にて，フレデリック・バンティングとインスリン研究に用いた犬。バンティングは教授となり，彼の名を冠した研究所が設立された。彼はノーベル賞をとった研究者であることの重荷を感じていた。

奇跡的効果が期待されたが，残念なことに口から飲んだのでは効果がなかった。膵臓ホルモンという仮説に合うものを単離する試みが散発的にあり，1909年にベルギーの生理学者ジャン・ド・マイヤー（1878-1934）はそれをインスリンと命名した。1900～1921年に少なくとも5人の研究者がインスリンの発見に近づいたが，多くの医師はその望みを捨てて，せいぜい5年の延命しか可能でない苦しい飢餓療法を選んだ。

インスリンの単離

インスリンの単離という快挙は，意外なところで成し遂げられた。1921年のトロントで，若い整形外科医のフレデリック・バンティング（1891-1941）は，他の研究者が失敗したのは抽出過程で膵臓酵素によりホルモンが消化されたからだと考え，膵臓の酵素を生産する部分が機能しないように膵管を縛り，ランゲルハンス島は無傷のままで実験した。トロントの生理学教授J・J・R・マクロード（1876-1935）は最初はとりあわなかったが，バンティングに実験設備と学生助手チャールズ・ベスト（1899-1978）を与えることにしぶしぶ同意した。彼らはランゲルハンス島からの抽出物を注射すると糖尿病の犬を生き続けさせられることを示した後，牛の膵臓からとった薬を準備した。1922年1月に最初の患者を10日間治療し，その臨床症状は劇的に改善した。それ以外にも6人が治療され，すべて改善に向かった。血糖値は正常値まで下がり，患者は体重と元気を取り戻した。この発見に対してバンティングとマクロードは1923年にノーベル医学賞を授与された。

その後の問題

骸骨のように痩せこけていた子どもの命がインスリンによって蘇ったかのような写真が発表され，インスリンは間違いなく効くことが示された。牛の膵臓からのインスリンの商業的製造がすぐに続き，1923年には北アメリカとヨーロッパで用いられるようになった。当初は糖尿病を治癒させると考えられたが，1日に何度かの投与が必要であり，注射でないと効かないことが明らかになった。使用量を誤ると低血糖症で苦しみ，場合によっては死に至ることもある。

1936～1937年に24時間機能する改良インスリンが登場し，医師も患者も歓迎した。その後，血糖値を正常に保つことは不必要で，患者は好きなものを自由に食べ

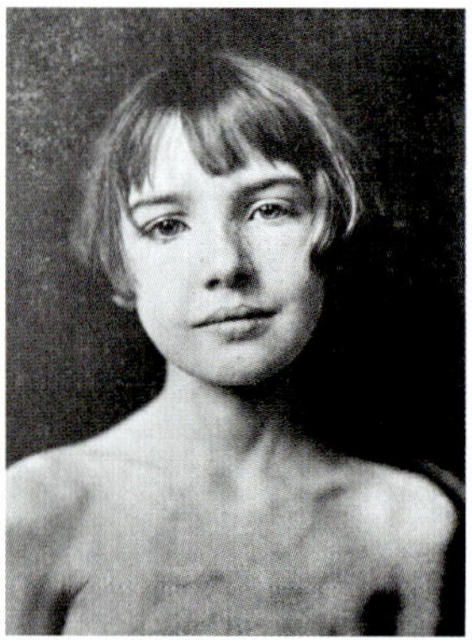

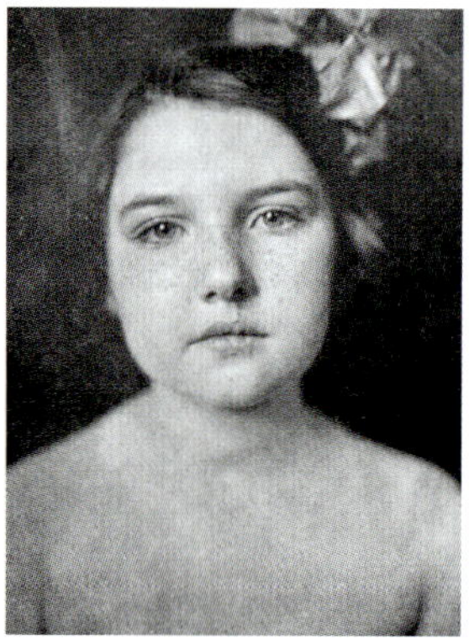

左
少女の１型糖尿病治療成功例。インスリン療法を行う前（左）と治療後（右）。1922年の *Journal of Metabolic Research* より。インスリンが魔法のような力をもつ薬と称讃されたのが納得できよう。

下
２型糖尿病患者の膵臓断面組織画像。ランゲルハンス島にある特別な細胞の多くが，ピンク色で示されている糊状蛋白質である無形アミロイドの沈着物に取って替わられている。ランゲルハンス島は，ホルモンを生産する細胞を含む膵臓の部分であり，それが部分的に破壊されると身体は必要なインスリンを生産できなくなる。

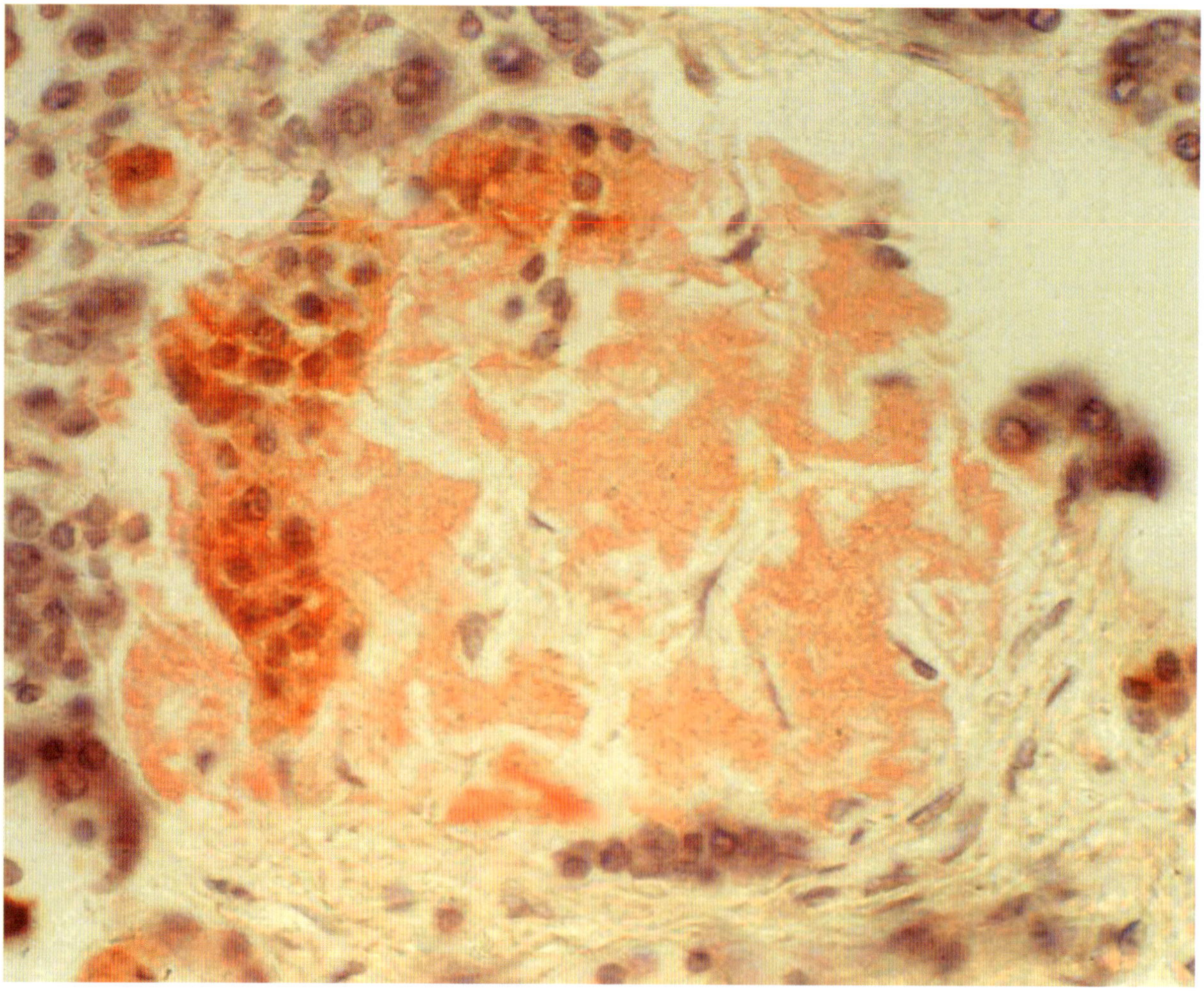

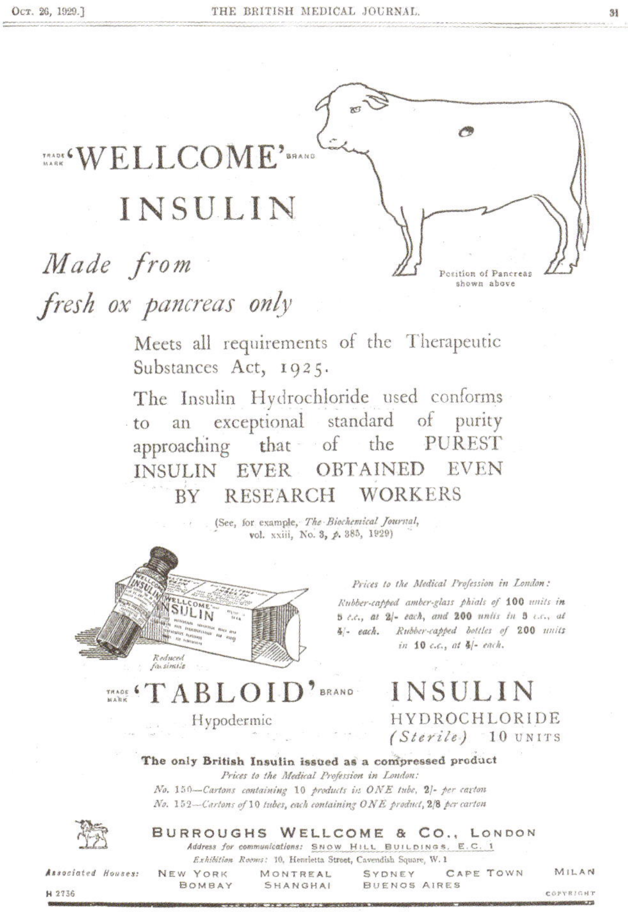

左
British Medical Journal の 1929 年の広告で，ロンドンのバローズ・ウェルカム社が牡牛の膵臓から製造した注射可能なインスリンを宣伝している。広告では，不純な製品はアレルギー反応を起こすが，この製品は純粋であることが強調されている。

下
ドロシー・クローフット・ホジキンはＸ線結晶学者である。彼女は 1964 年にペニシリンとビタミン B_{12} の構造を明らかにしてノーベル化学賞をとり，その後同じようにインスリンで行うチームを指揮した。

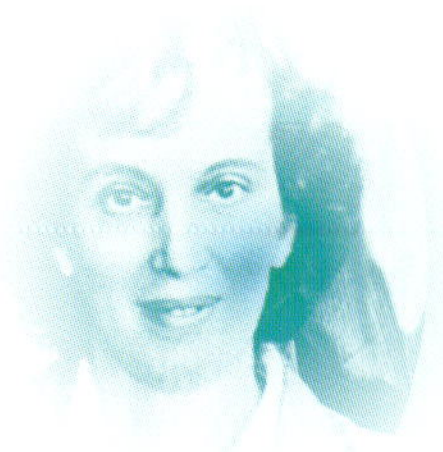

てよいと医師たちは示唆した。しかし，1920 年代に 1 型糖尿病に罹っていてインスリンによって命を救われた若者たちが失明し，腎臓障害や他の障害を起こしていることが 1940 年代に明らかになった。これらはかつては 2 型糖尿病でのみ観察された現象である。すなわち，不愉快であるが認めねばならない真実は，インスリンは 1 型糖尿病を急性ですぐ死に至る病気から長期間の障害を伴う慢性的なものに変換したということだ。しかし，そのような副作用は不可避というわけではなく，1993 年の糖尿病研究は，血糖値をほぼ正常に保つと合併症を防止できることを示している。この値のコントロールは，毎食前に速効性のインスリンを注射するような状況で達成しやすく，ペンのような注射器が発明されて行いやすくなった。

研究は続く

インスリンは蛋白質であり，ジョン・ジェイコブ・エーベル（1857–1938）が 1925 年に結晶化できることを示したとき，さらに発展した。この発見はその後 60 年間のインスリン純化の基礎になった。1955 年にケンブリッジの化学者フレデリック・サンガー（1918–）はインスリンのアミノ酸構造を完全に解明し，オックスフォードでドロシー・クローフット・ホジキン（1910–94）と助手たちがその三次元構造を解明した。1960 年代にはアメリカとドイツと中国で試験管で合成されたが，その過程は非常に込み入っていたので，商業化できなかった。

そして 1974 年にチバガイギー社が臨床試験に必要なヒトインスリンを合成し，その結果は良くはなかったが，牛や豚のインスリンよりもヒトインスリンのほうが良いと予想された。ヒトインスリンの生産は 1980 年代に遺伝子操作で可能になり，インスリンの遺伝子が細菌や酵母に挿入され，ビールの醸造と似たような仕方で生産されている。アミノ酸の配列を少し変更すると，効果の速度を変えた合成インスリンができる。

インスリン療法の 1 つの欠点は注射をすることが必要なことであり，過去 80 年間，経口あるいは吸入で有効な調合剤作製の努力がなされてきた。今までのところ，経口調剤は失敗している。吸入型インスリンが 2006 年に発売されたが，商業的には失敗した。

66. 人工透析 DIALYSIS

人工の腎臓

ジョン・ターニー，ジョン・ピックストン *John Turney & John Pickstone*

よく考えてみると，シラーズの赤ワインを尿に変えてしまうなんて，
人間とは無限の巧妙さが備わった優れた精密機械
でなければいったい何だろうか。

アイザック・ディーネセン（カレン・ブリクセン），1934年

腎臓が果たすもっとも顕著な役割は，血液から消化と新陳代謝による老廃物を除去し，尿として排出することである。腎臓機能に欠陥が生ずると，身体に体液と有毒物質が蓄積し，場合によっては死に至る。人工透析は，腎臓が果たしている排泄機能を代替し，有毒物質を除去して患者の生命を維持できる。この機械の発明により，1つの臓器全体の機能を装置が代替するということが初めて行われた。これはまさしく20世紀後半の技術的革命の新たな展開だった。

原理

人工透析のもとにある原理は，腎不全が生じた患者の血液中の有害物質を，半透膜を通して血液と類似した化学的構成をもつ溶液に拡散することである。膜を通す浸透という現象は，1826年にフランスの医師で博物学者のアンリ・デュトロシェ（1776–1847）が記述している。溶質の拡散は，ロンドンの薬剤師トマス・グレアム（1805–69）が明らかにした。彼はギリシャ語の「分離」を意味する語から‘dialysis’（透析）という語を1861年に作り出した。しかし血液の透析を可能にするような膜はなかなか見つからなかったが，1910年に包装用材として開発され，1929年にソーセージの外皮に用いられたセロファンを使うことで可能になった。人工透析が治療として可能になるためには，もう1つ必要なものがあった。血液が人工膜の表面に触れて凝固しないようにする抗凝血薬だった。初期の実験はヒルから抽出したものを用いていたが，1930年代に臨床的に用いられるようになったヘパリンのほうが安全で良好な結果をもたらし，今でも臨床の透析で使われている。

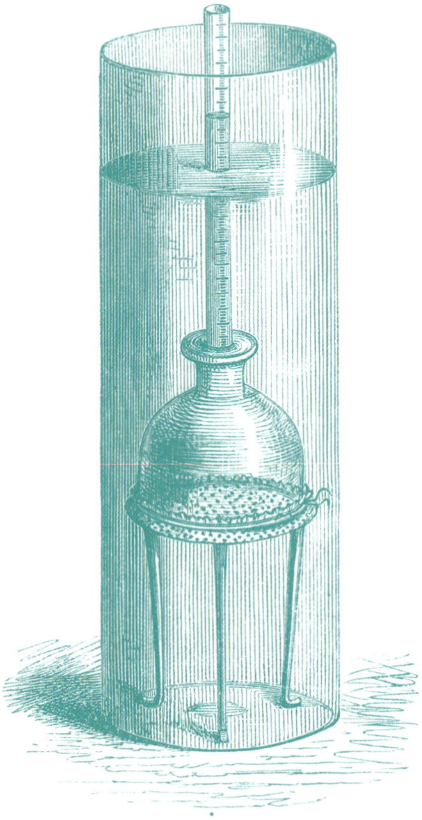

装置を発明する

人工透析装置（人工腎臓）は，オランダのウィレム（ピム）・コルフ（1911–2009），スウェーデンのニルス・アルワル（1904–86），カナダのゴードン・マレー（1894–1976）によって1940年代半ばにほぼ同時に独立に発明された。先取権は，1943年にドイツ占領下のオランダで初めて患者の治療を行ったコルフに与えられた。コルフには，素晴らしい工夫，努力，鋭い先覚が備わっていた。彼は医師としてレジスタンスの運動を助け，撃ち

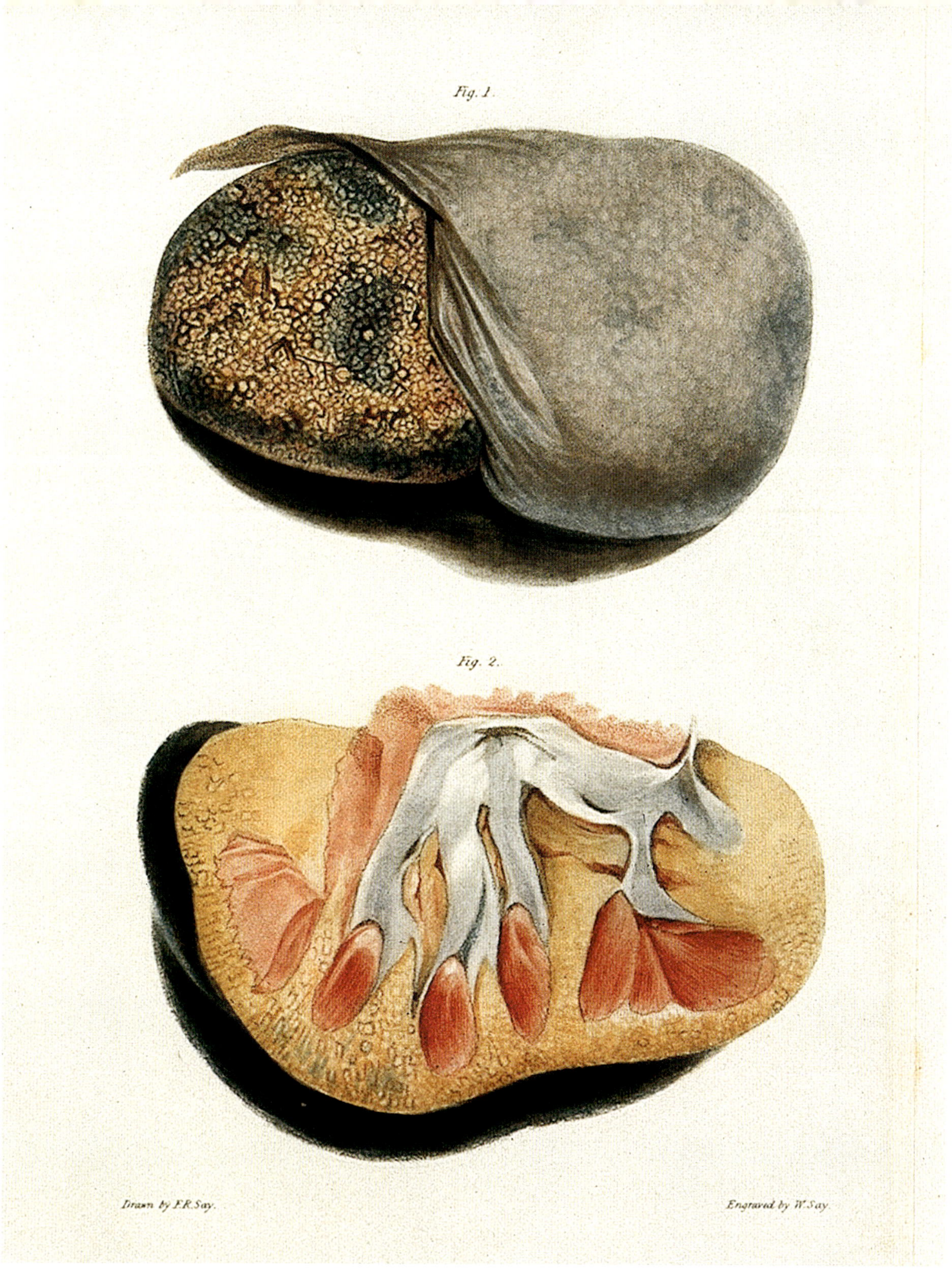

左ページ
「浸透」が透析の基本である。小さな溶質と水が半透膜を通過して，高濃度から低濃度になる。これは 1854 年頃のトマス・グレアムの溶質拡散を調べる実験器具の一部。

上
リチャード・ブライトの『症例報告集』(1827-1831 年）の腎臓の病変断面図。ブライトは患者の症状と病理解剖所見を結び付け，尿にアルブミンが出て，また過剰な水分で膨れている浮腫患者は，腎疾患を患っていると結論するに至った。

落とされた爆撃機のアルミニウムと古いフォード車のエンジン部品を使って，人工透析装置を作り上げた。それは，細長い木の板でできた回転ドラムに沿ってセロファンの管を取り付けたものだった。ドラムの回転により血液が管を流れ，水溶液槽のなかを通り，そのなかに尿に含まれる毒素が拡散する。機械は大きくて不格好で操作が困難だったが，患者の血液検査と症状どちらにおいても重要な改善をもたらした。コルフは後にアメリカに移り，最初の実用人工心臓を開発し，血液透析機を改善し続けた。原型を作るときには，以前と同じく果物缶詰の缶など手近な材料を使って実験していた。

初期の使用

極端に悪い研究環境でコルフが重要な達成をしたことは過小評価すべきでないが，初期の結果はかなりのばらつきがあった。患者の状況は確かに改善したが，生存し続けたのはやっと17人目の患者になってからだった。第二次世界大戦末までに，コルフは米英その他の医学センターに寄贈できるだけの機械を作製していたが，医師たちはこの革新的な治療を熱狂的に迎えたわけではなかった。ある臓器の機能を機械によって代替するという考えは，腎臓疾患に専門化し始めた内科医たちの多くが好んだ生理学的分析と食事療法に反していた。患者の血管から機械へ，そして機械から患者の血管へ継続的に血流を得るのは難しいので，患者個人に与えられる治療時間は非常に限られた。そのためこの機械は急性でおそらく回復可能性がある腎不全の患者にのみ使われた。

外傷後の急性腎障害は第二次世界大戦中に問題になったが，戦後には医師たちの関心は薄れ，その後10年間は腎臓透析に引き続き熱意をもつ人は少なく，目立ったのはボストンのジョン・P・メリル（1917–84）くらいだった。そして朝鮮戦争中に，メリルの学生たちが人工透析機が命を救う効果をもっていることを示して徐々に広まり，特に産科的腎疾患に使われた。

腎臓治療チーム

しかし，慢性腎不全をもつ大勢の患者にまだほとんど恩恵をもたらさず，人工透析が実用化したのは，シアトルのベルディング・スクリブナー（1921–2003）が技師ウエイン・キントンとともに動脈と静脈の間に介在物としてテフロン被膜をもつプラスチックチューブを用いてからだった。これにより透析機は，血液の「シャント」に繰り返し結びつけることができるようになった。末期の腎不全患者が長い期間にわたってある程度の健康を維持することができるようになってから，ス

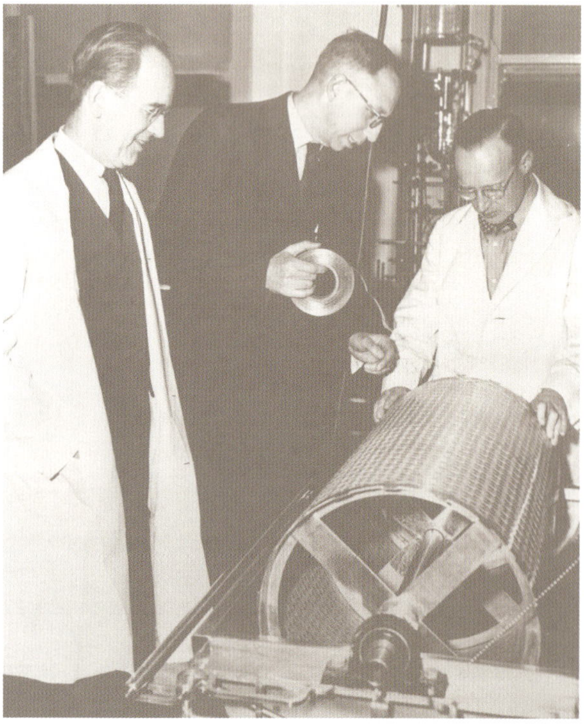

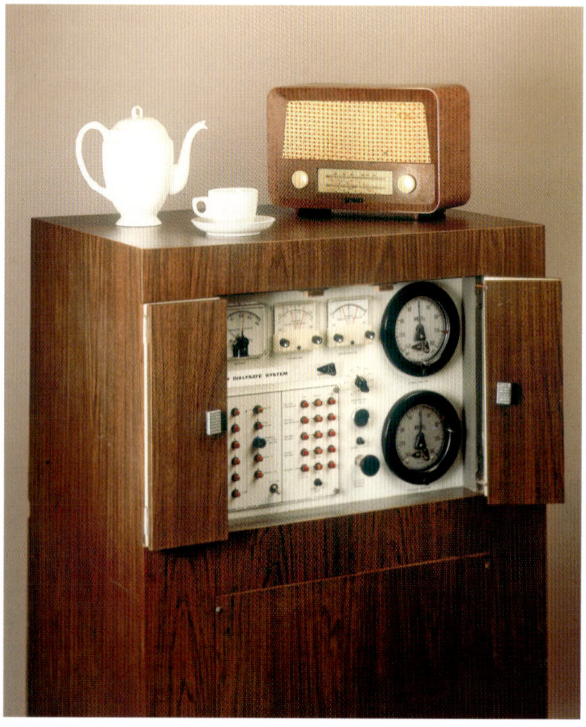

クリブナーは「腎臓治療ユニット」を運営する実用的，倫理的，経済的側面を吟味した。ここには医療の新しい実践があった。病院設備と医療スタッフの助けを得て，主として重要な役割を担うのは医学装置である。患者は通ってきてその装置に週3回繋がれた。実際の治療は看護師，技師，そして患者自身によって管理され，その結果，患者は能動的な役割を果たす。

それに対して異なった方法で人工透析を受けた患者もいる。腹膜透析は体内の半透膜を利用し有毒物を排出する「ローテク」操作で，1940年代に発見されたが，技術発展によって外来患者を長期にわたって治療できるようになる1980年代になるまであまり使われなかった。1960年代から人工透析市場が拡大し，機械とサービスは商業的発展を遂げている。今日では，安全で扱いやすく，発達した自動制御の機械によって，何万人という患者が生命を長らえている。それらの機械はコルフの先駆的装置と同じ原理で動いている。

左ページ左
1950年にオハイオ州クリーブランド・クリニックにてオランダ人ウィレム・コルフ（中央）が透析機（あるいは人工腎臓）を研究所長アーヴィン・ペイジ（左）とA・C・コーコラン（右）に示している。第二次世界大戦後にコルフはアメリカに移住した。

左ページ右
1966年頃の家庭用透析装置。アメリカの制御容量ポンプ製造業者ミルトン・ロイ製。イギリス人所有者はこの自動透析機を9年間使った。機械と技術的支援への費用は合計年間7,000ポンドにのぼったが，それでも透析のための病院通いよりまだましだった。

下
コルフの人工透析機使用中の患者，1947年。透析液を満たした容器のなかでドラムが回転し，血液は半透膜として働くセロファンの管を流れる。血液中の有毒物質が透析液槽に残り，血液は浄化される。

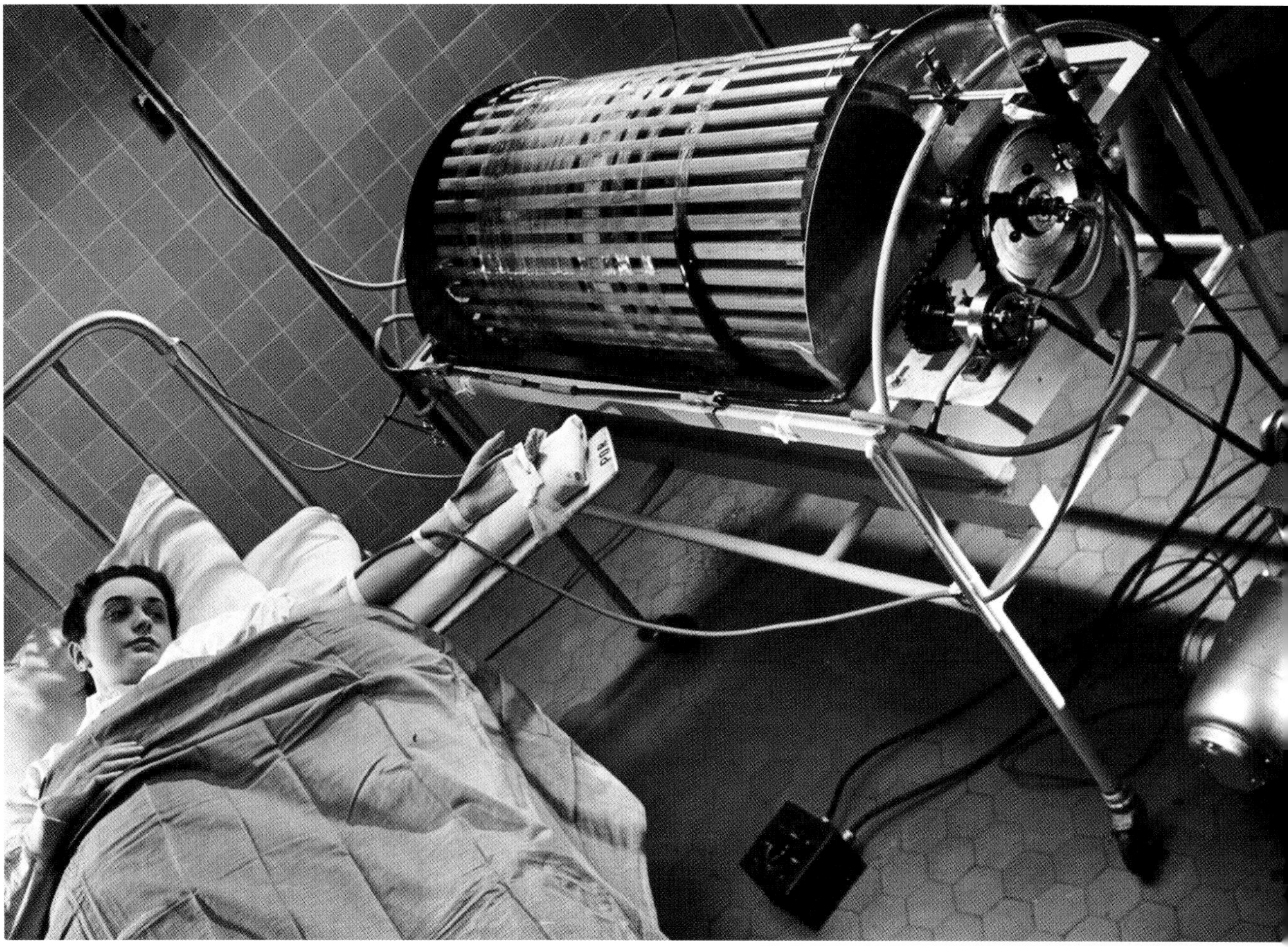

67. # 喫煙と健康 SMOKING & HEALTH

ライフスタイルと医学

スティーヴン・ロック *Stephen Lock*

喫煙量の増加に応じて，
肺癌になる危険は増大する。

リチャード・ドール，オースティン・ブラドフォード・ヒル，1950年

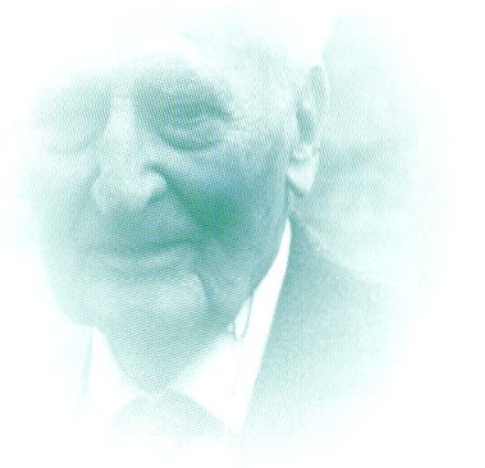

左
リチャード・ドールは（ブラドフォード・ヒルと共著の）1950年の画期的論文から50年間にわたって喫煙と健康の関連を研究した。2004年に *British Medical Journal* に発表した論文では，イギリスの男性医師らの50年にわたる研究報告を行った。

60年前にはイギリス人成人男性の4/5が喫煙していたが，今日では1/5になっている。この減少の理由は，1950年にシガレットの喫煙と肺癌の関係が証明されたことによる。この発見に続いて，癌，肺疾患，心疾患，胎児に与える害など，多くの深刻な病気との関係が証明された。NPOの圧力団体などが中心となり，ほとんどの先進国はタバコに高額の税金をかけたり，広告を禁止したり，包装に警告を導入したり，屋内公共空間での喫煙を禁止したりと，何らかの対策をとってきた。さらに医師たちは，バランスの悪い食事，運動不足，アルコール依存など，ライフスタイルと健康への脅威や早世の可能性関連へと研究を広げた。

ヨーロッパは1600年頃にタバコと出会い，最初は薬として用いたが，その後栽培する植民地にとっても課税する本国政府にとっても，重要な収入源となった。19世紀後半まで，ほとんどのタバコは咬みタバコかパイプで吸ったが，2つの革新によりシガレット形式が優勢になっていった。タバコを熟成させる新たな方法の開発と，手巻きに替わってタバコを巻く機械の考案だった。それで，1ペニーで5本のシガレットが買えるようになった。2つの世界大戦を経て，シガレット形式が好まれるようになった。第一次世界大戦時には男性が，第二次世界大戦時には（その頃，愛煙家になり始めた）女性がシガレットを好むようになった。

流行病の発見

1940年代のベテランの医師たちにとって，肺癌は学生のときに教室で学びはしたものの，まれな病気にすぎなかった。しかし1920～1930年と1940～1944年を比べると，男性では6倍，女性では3倍の増加がみられた。肺癌が劇的に増加しているという報告を受けてイギリス政府はそれに注意を向け，統計学者のオースティン・ブラドフォード・ヒル（1897-1991）と医師のリチャード・ドール（1912-2005）に調査を依頼した。彼らはロンドンの20の大きな病院を選び，1,018人の患者（半分は肺癌，半分は別の病気をもっていた）の習慣を比較した。ヘビースモーカーはタバコを吸ったことがない人に比べると，肺癌リスクが50倍であるという発見は，劇的で想定外だった。あまりにも想定外だったので，結果を発表する前に研究チームはロンドンに特有の要因が何かあるのではないかと疑って別の街で再調査する決定をしたほどだった。彼らがそうして時間

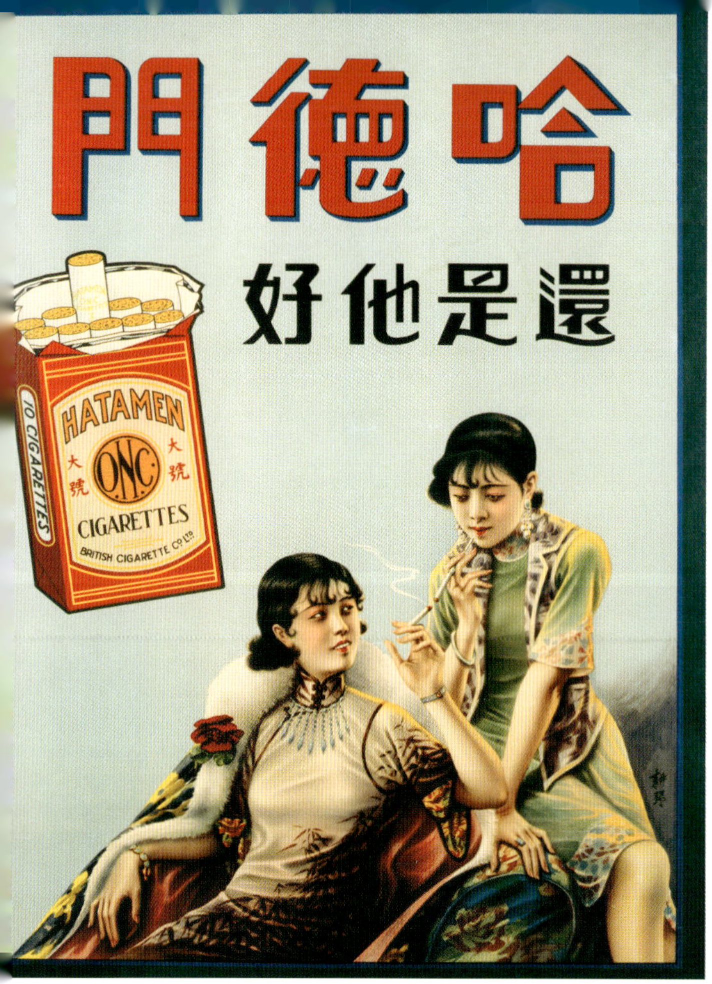

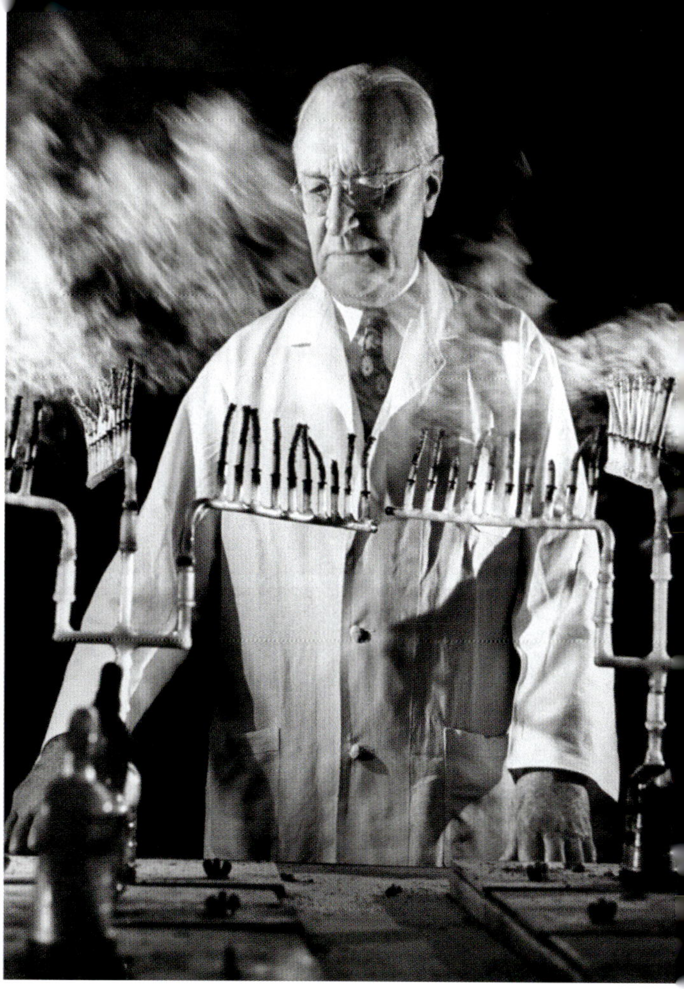

左上
独立，解放，洗練，性的魅力を得る手段としてタバコが世界中で女性たちに売りこまれた。これは1932年頃の中国の「吟徳門」タバコの広告である。

右上
エヴァーツ・A・グレアムはアメリカの外科医で，肺癌の外科的治療を行ってきたが，この病気と喫煙に関係があるのではないかという疑念をもった。グレアム自身も喫煙者で，肺癌で死亡した。

右
南北アメリカ原産のタバコ栽培種（*Nicotiana tabacum*）。タバコは，他の植物に比べて高い濃度のニコチンを葉に含む。ニコチンは，自然界で昆虫には強力な神経毒として働き，また葉が草食動物に食べられるのを防いでいる。

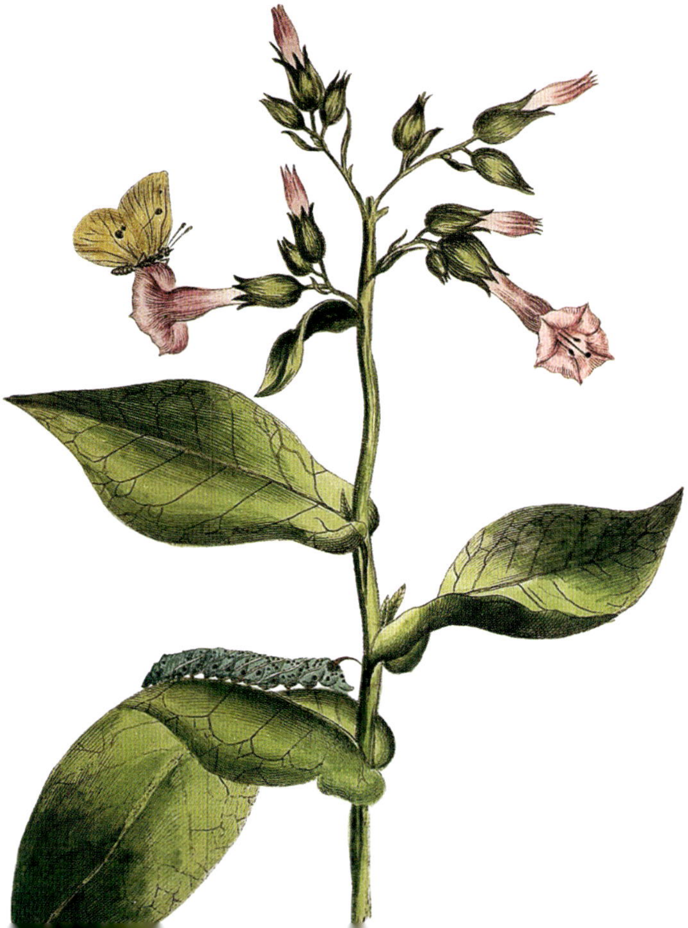

をとっている間に，アーネスト・ウィンダー（1923-99）とエヴァーツ・A・グレアム（1883-1957）というアメリカ人研究者がアメリカで似たような発見を発表した。そのためドールとヒルは発表を急ぎ，また間もなく他の地域での報告も続いた。この発見がもつ深刻な意味を検討するため，ドールとヒルは新しい方法を開発することになった。

この新しい，以前よりも厳密な研究ではイギリスのすべての正規の医師たちに喫煙習慣を尋ね，死ぬまで追跡調査した。調査を始めて数年でもともとの発見を確定する結果が現れたが，彼らは研究を長期的に行うことが適切と考えた。ドール自身が50年後に発表した最後の報告では，喫煙者は非喫煙者より平均で10年早く死に，禁煙は中年になってからであっても，平均余命を長くすると示している。

「新」発見ではよくあることであるが，それは最初の発見ではなかった。実は1930年代末にドイツの医師が関連するデータを発表しており，ウィンダーも理論を立てていたが，第二次世界大戦のためにこの説は広がることがなかった。イギリスでは19世紀にシガレットが子どもの成長を阻害すると考えられ，確固たる証拠はなかったが1908年の児童法では16歳未満の子に販売することが禁止されていた。しかし炭鉱労働と塵肺症や綿糸紡績と綿肺症など，ある種の肺疾患と粉塵が多いなかでの職業は結びつけられていたが，喫煙はあまりにも広く行き渡っていて一見無害に思え，医学雑誌にシガレットの広告が載っていたほどであった。ドールですら研究開始当初は，肺癌の流行は道路建設の

喫煙の主なリスク

- 呼吸器系
  喉頭癌，気管支癌，肺癌，気管支炎，慢性閉塞性肺疾患
- 消化器系
  食道癌，胃癌，膵臓癌，消化性潰瘍
- 泌尿器系
  腎臓癌，膀胱癌
- 循環器系
  心筋梗塞，末梢血管疾患
- その他
  勃起不全，胎児成長不良，顔面の皺

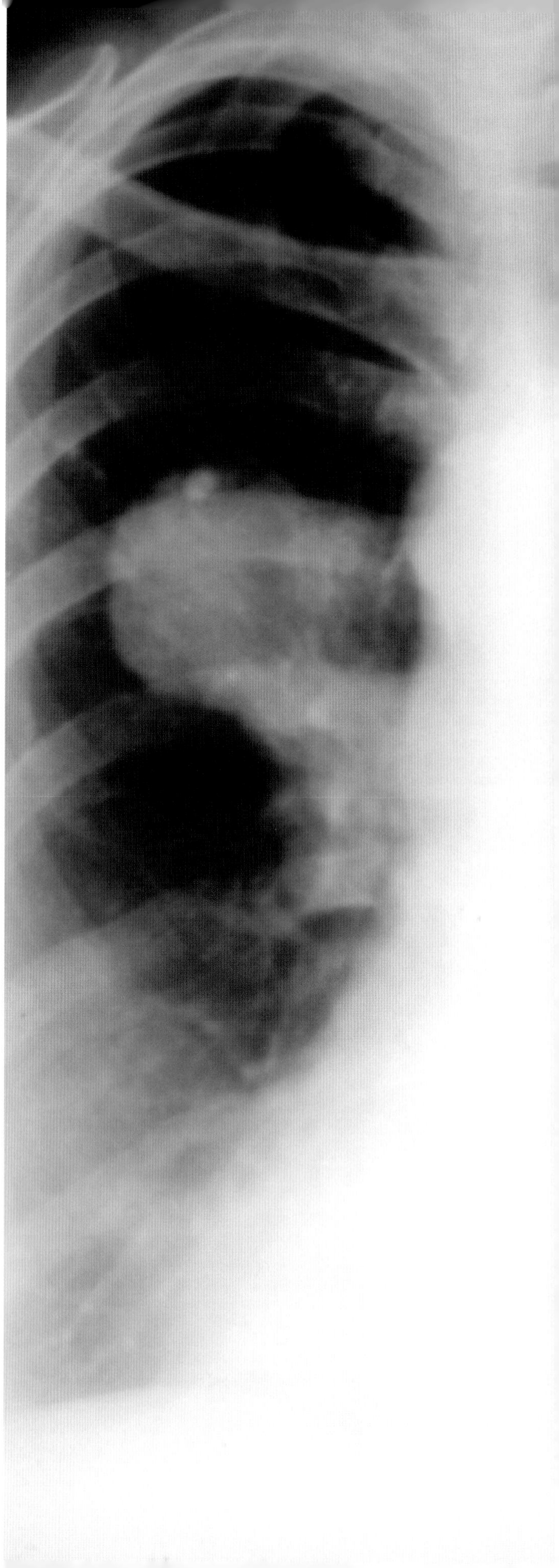

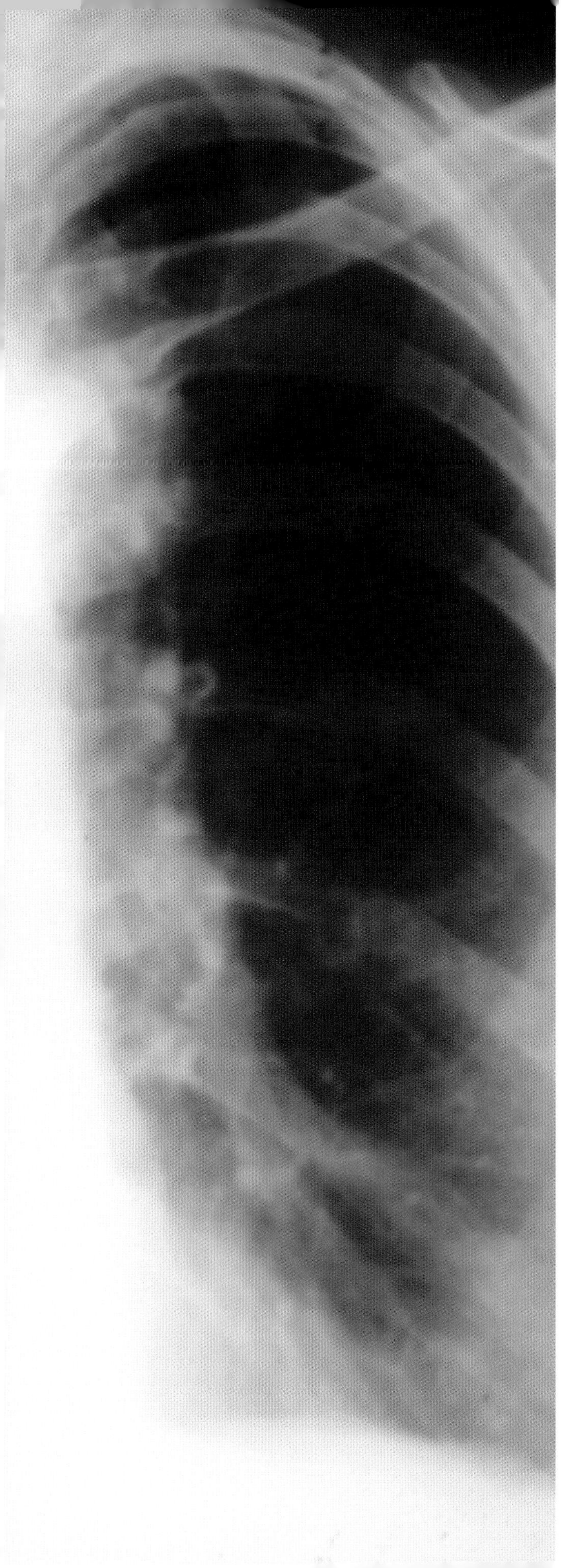

タールやディーゼルの煤煙など大気中に新たに生じたものにより引き起こされるに違いないと考えていた。

問題は続く

最初に発見が報告されてから60年経って，われわれは喫煙の主たる危険について多くを知るようになっている。詳細な報告を欠くとはいえ，証明されているのが，受動喫煙による肺癌，小児呼吸器疾患，乳幼児突然死症候群などである。タバコの煙は4,000の化合物を含み，そのうち50は発癌性があることが知られているので，これは特に驚くようなことではない。

今日の統計は赤裸々な事実を示す。毎年アメリカでは喫煙により40万人が死亡する。これはアルコール，自動車事故，不法薬物，殺人，自殺による死者を合わせたよりも多く，そのためのヘルスケアに96億ドルかかっている。イギリスでは人口の20%（850万人）が喫煙し，8万人の（予防可能な）死因となっている。他の先進国では平均35%が喫煙者で，最低はスウェーデン（19%），最高はロシア連邦（60%以上）と中国（3億人）である。

しかしいまだにパラドックスがある。タバコは成人に売られる製品のなかで死に直結するとわかっているはずであり，どの政府も健康を優先していると自称している。喫煙がもたらす健康被害へのコストは巨額であるが，社会はタバコの生産と販売がもたらす雇用，利益，税金の恩恵を被っている。また，どんな政府であれ，人々に健康的な習慣を強制するには限度があり，これはアルコール中毒と肥満についても同じことがいえる。タバコは中毒効果をもつが，意思の力やニコチンパッチや医師の指導によって多くの人がやめることができる。一方でタバコ生産者は人々が危険について知らない可能性が高い発展途上国に注意を向けた。歴史の教訓を忘れる者は，それを繰り返す運命にあるのを思い出すといい。

胸部X線写真。右胸には癌の陰影が半分ほど脊椎のほうに向かって見える。タバコの煙は無数の発癌性化合物を含み，これは吸入されると細胞のDNAを損傷し，異常に成長増殖させる。

68. 生殖補助医療　ASSISTED REPRODUCTION

体外受精と胚移植

セアラ・フランクリン，マーティン・H・ジョンソン　*Sarah Franklin & Martin H. Johnson*

試験管内で人間の卵子が成長し受精した。
この方法で受精したヒトの胚に
臨床的・科学的利用法があるのかもしれない。

R・エドワーズ，B・バヴィスター，P・ステップトー，1969 年

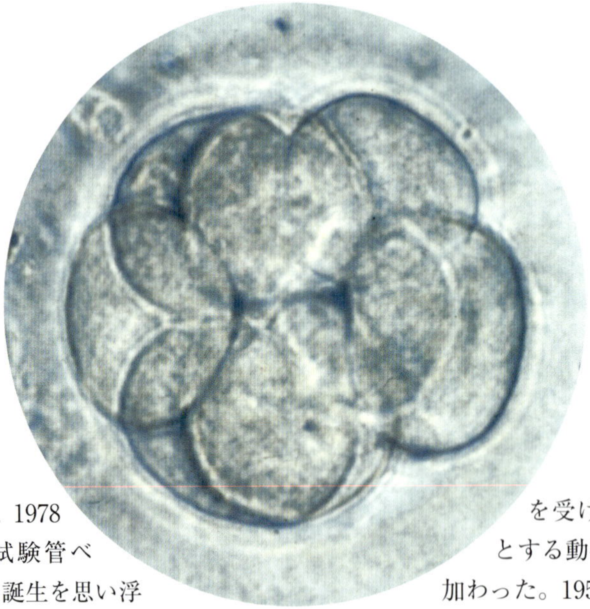

体外受精（IVF）というと，1978 年の世界最初のいわゆる試験管ベビー，ルイーズ・ブラウンの誕生を思い浮かべるが，その歴史そして胚移植（ET）の歴史は 1 世紀以上も遡る。最初の哺乳類胚移植実験は，19 世紀末にウォルター・ヒープ（1855-1929）が遺伝メカニズムの研究の一部として行った。ヒープは，1 対の白のアンゴラウサギからの胚を黒のベルギーウサギに移植し，代理母の色が子の色に影響しないことを示した。

生殖を理解する

1930 年代にグレゴリー・ピンカス（1903-67）が，生殖を理解する目的でヒープの実験を再び行ってみた。ピンカスはウサギの IVF を試みるだけでなく，受精していない卵子からの繁殖（単為発生）を誘発したと主張したので，有名になり議論を巻き起こした。1944 年にハーバードで在職保証を得ることができず，ピンカスはマサチューセッツ州シュルーズベリーでウスター実験生物学協会を設立した。そこに，ケンブリッジで教育を受け，哺乳類の生殖分析を専門とする動物学者の張明覺（1908-91）が加わった。1951 年に張は，受精能獲得と呼ばれる現象（精子が卵を受精する能力を獲得する前に子宮に媒介されて成熟する変化）を発見した。これと同じ現象を彼らとは別に C・R・（「バニー」）・オースチンも発見した。1950 年代には，ピンカスと張はハーバードの内科医ジョン・ロック（1890-1984）とともに，（後にヒトにおける IVF が成功するカギになる）ホルモンの役割と排卵誘発の経過を明らかにして，経口避妊薬［47］を開発した。

これに先立って，ロックは不妊症に関する臨床の仕事（その原因と可能な治療法について）に従事していた。ミリアム・メンキン（1910-92）と彼は受精卵と未受精卵を外科手術で患者から取り出し，1944 年に 3 つの人間の卵について，試験管内で受精と卵割（受精卵の細胞の分割）を観察したと主張した。しかし 1959 年になるまで，張は哺乳類の IVF について決定的な証拠をあげることはできなかった。その実験では，受精してい

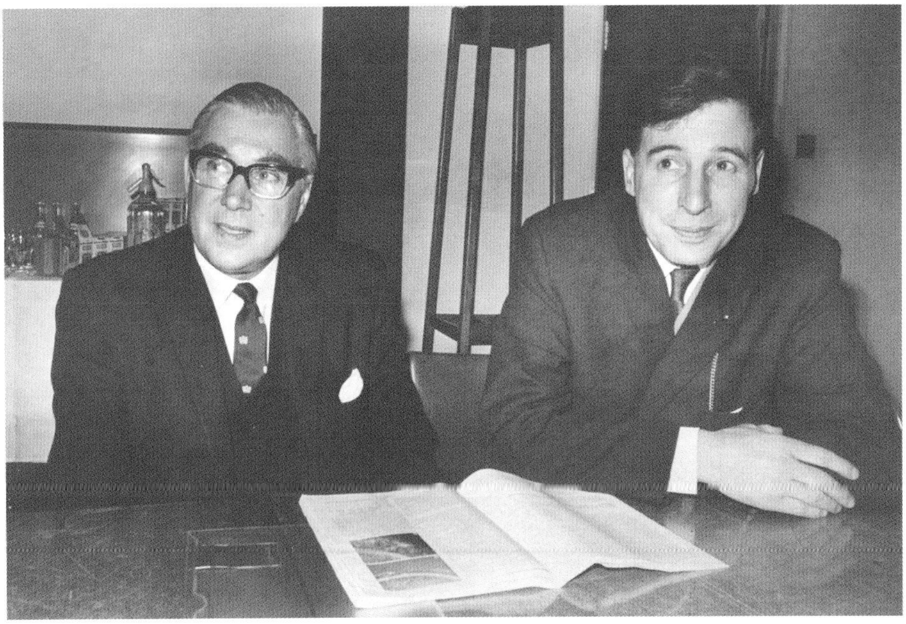

左ページ
体外受精による８細胞期のヒトの胚。この胚は質が高いので，女性の子宮に移し（胚移植），妊娠を開始することができる。

上
産科医パトリック・ステップトー（左）と生殖生物学者ロバート・エドワーズ（右）。技師のジーン・パーディとともに，1978年の世界最初の試験管ベビー（ルイーズ・ブラウン）の誕生にかかわった。エドワーズは2010年にノーベル生理学・医学賞を受賞した。

ない成熟卵をウサギからとり，受精能を獲得した精子で受精し，培養して発生した胚を他のウサギに移植し，そのウサギが子ウサギを生んだ。

ヒトの体外受精と胚移植

人間のIVFは達成が難しく，議論を呼び起こすものであったが，少数の科学者たちが追求し続けた。コロンビア大学の婦人科医ランドラム・シェトルズ（1909-2003）は，1960年代に人間の卵を取り出して一連の実験を行った。1973年にフロリダのデル・ジオ夫妻（ジョンとドリス）がIVFとETを試みることに同意したが，同僚に見つかって中止させられることになり，長い訴訟にかかわることになり，悪い評判を生んだ。

この議論が白熱するなか，1968年にケンブリッジに拠点をおくロバート・エドワーズ（1925-）は，北イングランドのオルダムの産科最上級医のパトリック・ステップトーとの協力を始めた。これまでの研究者たちが開発した方法と知識に基づき，エドワーズとステップトー，そして助手のジーン・パーディは，ヒトのIVF研究の新たな技術を開発した。エドワーズは卵成熟の時期に関する広範な経験と知識を，ステップトーによってイギリスにもたらされた技術的革新，すなわち腹腔鏡の外科的使用［62］と結びつけた。

彼の最初の実験は，麻酔下で患者の卵巣から取り出した卵母細胞を用いてヒトの卵を体外で受精させることで，1969年に成功に至った。そのように採ってきた卵をハムスターの受精の研究をしていた大学院生バリー・バヴィスターが新たに開発した保存液のなかで培養して成熟させ，受精能をもった精子によって体外で受精させた。それからエドワーズとステップトーは，体内で成熟した卵母細胞を腹腔鏡を用いて取り出し，試験管内での受精，卵割，胚盤胞期を迎えることに成功した。1974年に彼らは実験参加希望の妊娠を望む女性たちに胚移植を始めた。

進歩と危険性

彼らに先行する長い革新の歴史と，彼ら自身による進歩にもかかわらず，エドワーズとステップトーは着

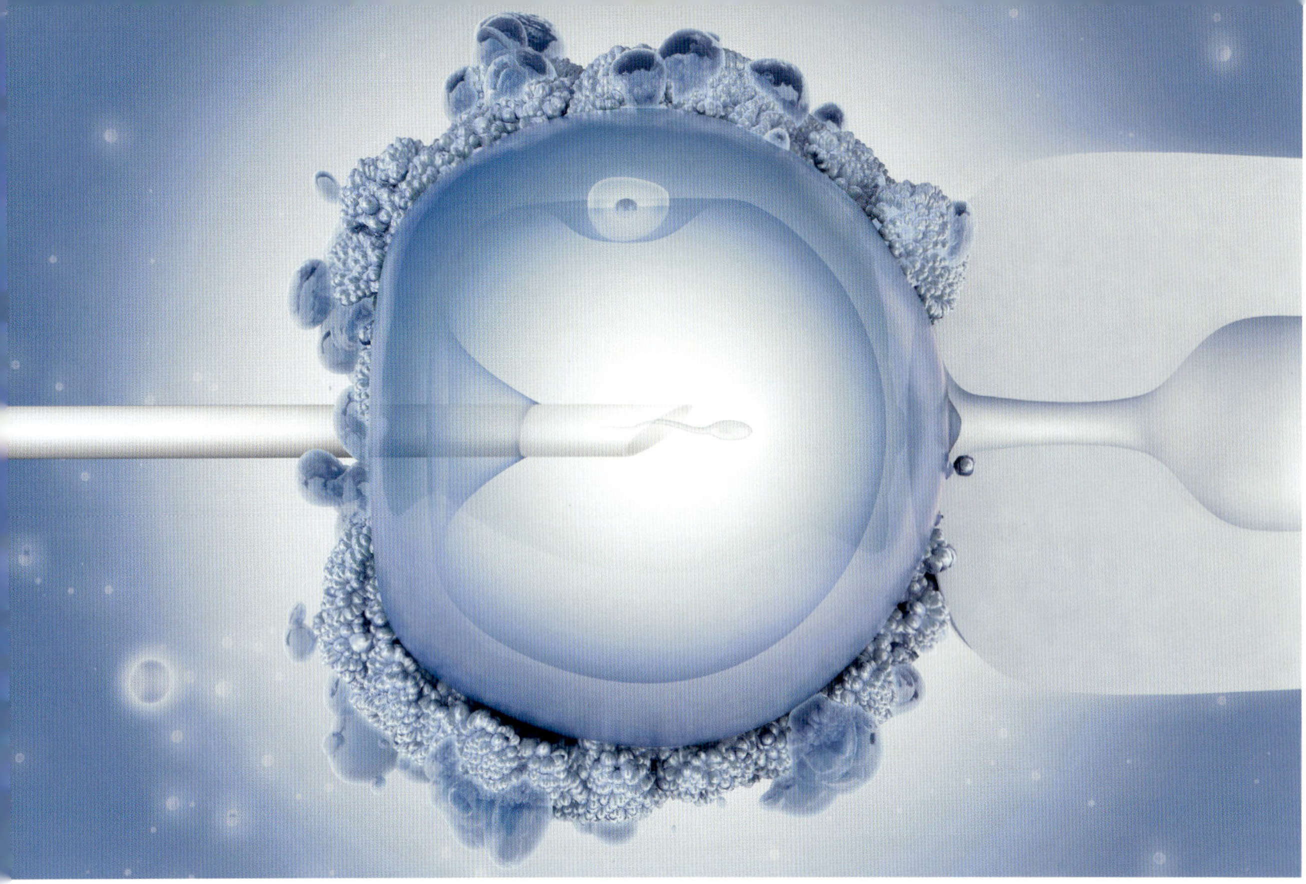

床の成功に適したホルモンの条件を見つけるのに非常に苦労した。ヒトの卵を体外で受精させることに成功したのは1969年，ルイーズ・ブラウンの誕生は1978年であり，その間には約10年が必要だった。エドワーズとステップトーはまた，大きな倫理的反対に直面して，常時メディアに監視されている状態で仕事をしていた。

1978年の彼らの成功で扉が開かれ，IVFとETが急速に臨床で広まり，世界中で何百万人もの体外受精児が生まれた。今日では，不妊症治療のための重要な技術となっている。産科学，婦人科学の基礎研究，応用研究の土台となり，1980年代には重篤な遺伝病を防ぐための研究が行われ，1990年代にはある種の男性の生殖不能を克服するために卵細胞質内精子注入法が試みられ，21世紀初頭には人間の胚幹細胞（ES細胞）研究が行われている。

しかし，ホルモンによる排卵の制御，卵の吸入技術，胚培養の方法，胚の選択と移植，胚の凍結などの技術が非常に進んだにもかかわらず，IVFとETは25～30%しか成功していない。それはまだ患者にとって，特に外科手術とホルモンを刺激する厳しい生活に耐え，小さいが重要なリスクを負わねばならない女性にとって，身体的そして心理的に負荷が重い。IVFとETに伴うその他のリスクも安心できないままである。低い成功率をカバーしようとして複数の胚を移植することにより，多胎妊娠がたびたび起きている。また疫学的研究によれば，体外受精には先天異常が生ずる可能性が若干高いことが明らかになっている。これが技術そのものによって起こされているのか，技術が克服しようとしている状態の結果であるのかは，まだわからない。

上
卵細胞質内精子注入法（ICSI）。1つの精子細胞が直接（マイクロピペットで支えられた）卵細胞に注入され，受精を助ける。ICSIは，精子の数が少ないか，運動性が低くて自然には受精しにくい場合に用いられる。

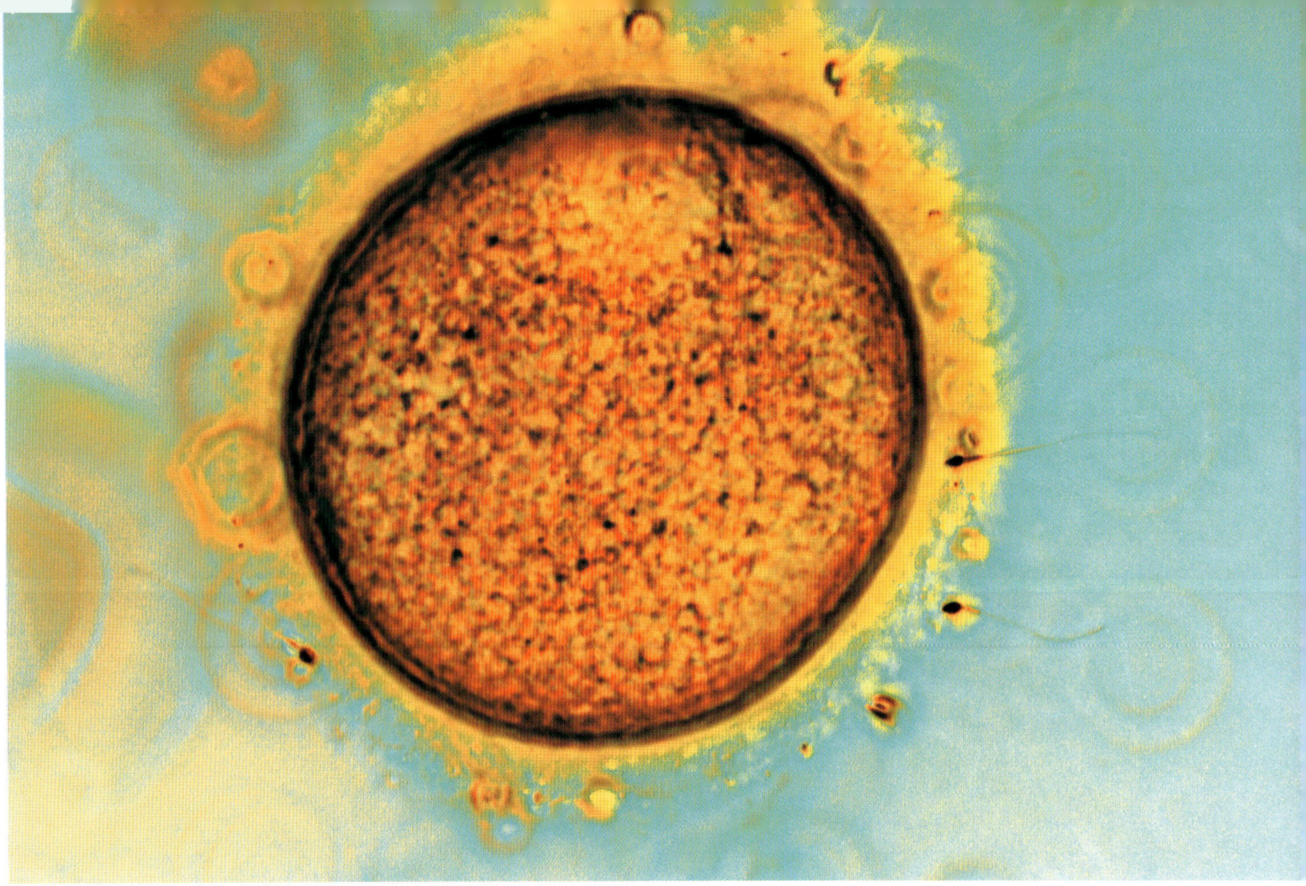

上
卵子と精子。卵は卵丘細胞（黄）に取り囲まれて保護されており，その下に透明体の保護膜（茶）がある。精子の頭部はこの膜を溶かす特別な酵素をもち，それにより受精の際には膜を溶かす。

下
キーホール外科手術による腹腔鏡を用いた手術。この方法で卵巣の表面を鮮明に見ることができ，腹膜を通して差し込んだ細い針で卵を含む小胞に穴をあけることができる。卵は，卵胞内部の吸引によって集められる。

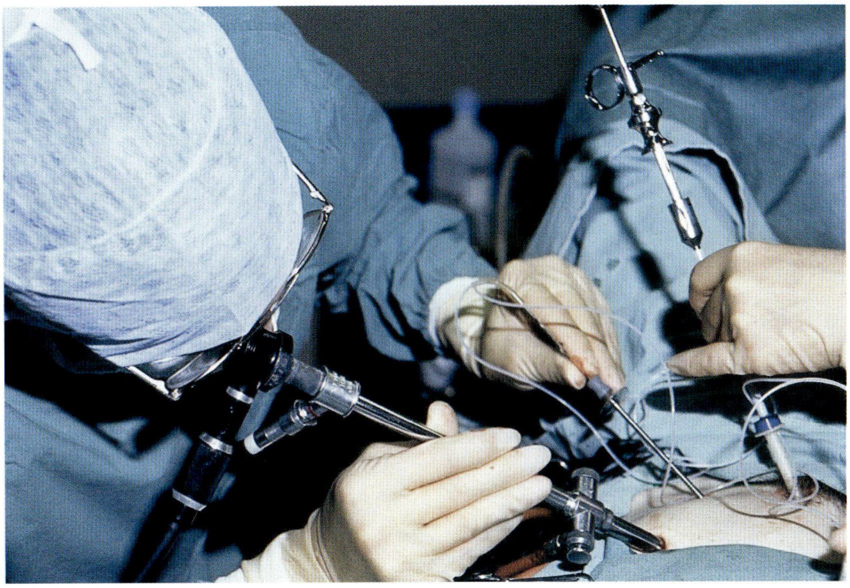

69. パップテスト

THE PAP SMEAR & HUMAN PAPILLOMA VIRUS

子宮頸癌の予防へ

アリアーネ・ドレッシャー *Ariane Dröscher*

もし簡単で安価な診断方法ができて，
癌になる年齢層の多数の女性に適用できるのであれば，
現在よりもはるかに頻繁にそのごく初期に癌を発見することができるのに。

ジョージ・パパニコロー，ハーバート・トロート，1941 年

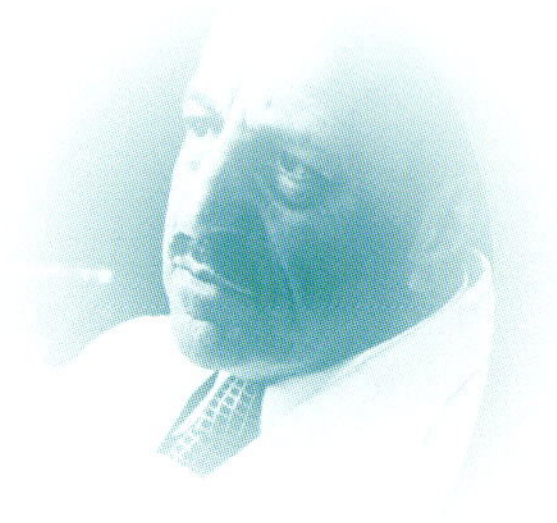

パップテストによって，子宮頸癌は女性がもっとも罹りやすい癌の1つから，もっとも発見しやすく治療しやすい病気へと姿を変えた。さらにパップテストは，産科学における細胞病理学の始まりを意味していた。癌を発見する手法の開発に加えて，子宮頸癌を引き起こすメカニズムにおけるパピローマウイルスの役割が1970 年代末から探求されている。

新しい２つの診断技法

1920 年代末に子宮頸癌を診断する２つの新しい手法が，ハンガリー系ルーマニア人の病理学者であり婦人科医のアウレル・バベス（1886-1961）とギリシャ系アメリカ人ジョージ・ニコラス・パパニコロー（1883-1962）により同時にそして別々に開発された。バベスは，1927 年１月にブカレストで開かれたルーマニア産科学会で発見を報告した。彼は女性の子宮頸部から白金耳を使って採取した細胞を乾燥させ染色した。それを用いて，病気の徴候がなくても，あるいは侵襲的外科的生検をしなくても癌細胞がわかることを証明したのである。その数日前にパパニコロー（「パップ先生」）

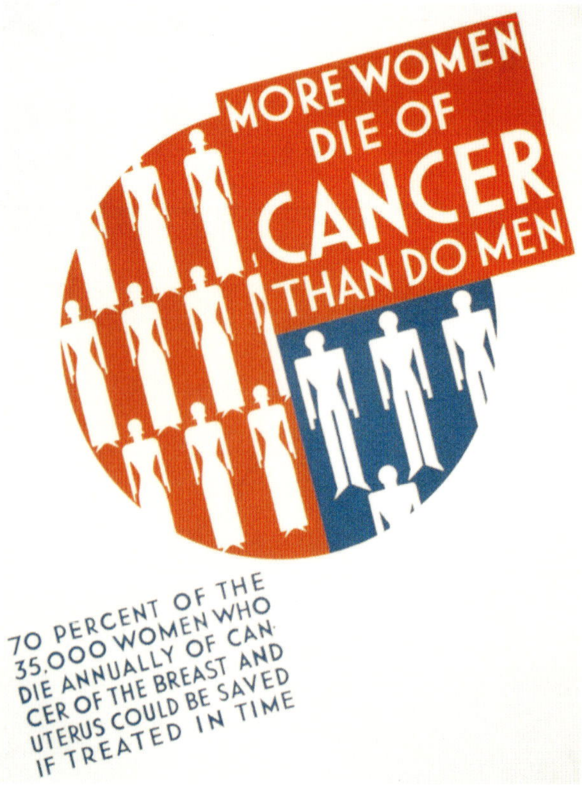
MORE WOMEN
DIE OF
CANCER
THAN DO MEN
70 PERCENT OF THE
35,000 WOMEN WHO
DIE ANNUALLY OF CAN-
CER OF THE BREAST AND
UTERUS COULD BE SAVED
IF TREATED IN TIME

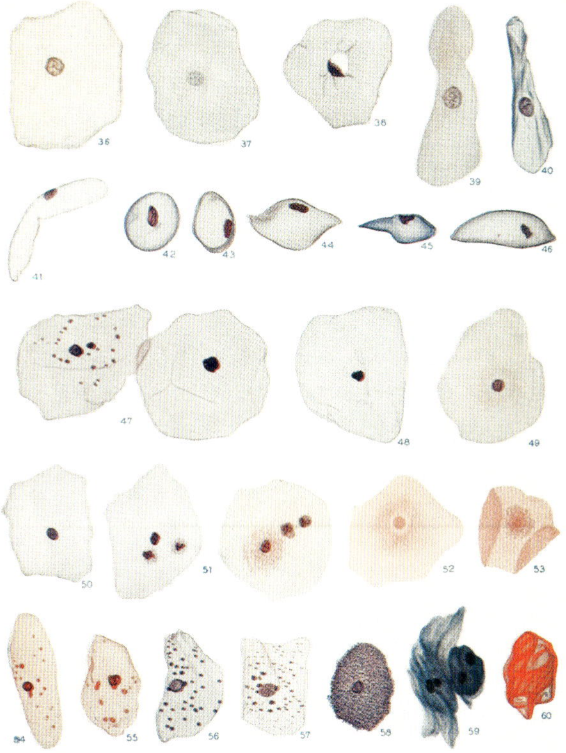

左ページ左
ジョージ・パパニコロー博士（パップ先生）は子宮頸癌を発見するためのパップテストを開発した。

左ページ右
アメリカ癌コントロール協会（後のアメリカ癌協会，ACS）が 1930 年代の健康教育用ポスターで，女性が積極的に検査を受けて胸や子宮などのデリケートな部分の癌の早期診断と治療を受けるよう呼びかけている。ACS は 1940 年代にこのキャンペーンの一環として熱心にパップテストを採用した。

上
パパニコローのパップテスト開発は，正常な生殖とホルモンによるコントロール研究の一部だった。1933 年に発表した「膣スメア（子宮頸部細胞診）標本によって明らかにされる女性の性周期」からの図。通常の人の膣スメアに発見されるさまざまなタイプの細胞を彼が描いたもの。これにより，前癌期と癌期の細胞を比較する基盤が作られた。

は，別の方法をミシガン州バトル・クリークで開かれた第 3 回人種改善学会で証明した。

パパニコローはギリシャで医師としての訓練を受け，ドイツのアウグスト・ヴァイスマンとリヒャルト・ゴールドシュミットとともに性の分化と決定の研究を行っていた。彼は，1913 年にアメリカに移住しニューヨーク病院に勤め，そしてコーネル大学医学校に移った。ここで小さな鼻鏡を使ってモルモットの膣からとった浮動性あるいは剝脱性の細胞を日々顕微鏡で観察し，モルモットの排卵期を決定する方法を開発した。その結果に彼は興奮し，最初の人間のパップテストを妻に行い，これは内分泌の変化を明らかにする素晴らしいツールであることを示した。1925 年には多数のパップテストを組織的に行うようになり，偶然，診断されていなかった癌細胞を検体の 1 人に見出した。

バベスの発表にもパパニコローの発表にも人々は強い懐疑を示したが，両者は癌の診断において画期的だった。多くの医師は，剝離した細胞のサンプルが他の場所で起きている癌細胞を示すものだとは納得しなかった。さらに，パップテストはあまりにも時間がかかり，不必要だと考えた。なぜなら，病理を示すものを見つけるために多くの正常サンプルを検査しなくてはならず，一方で比較的検査しやすい子宮の生体検査をすればより確かな結果が得られると考えていたからである。

大規模スクリーニング

子宮における前癌期の細胞を同定し，悪性腫瘍になるのを防ぐため，パパニコローは新たな染色技法を開発し，1948 年に細胞学上の悪性度分類を開発した。同僚のハーバート・F・トロートとアンドリュー・マルケッティと協力して，ニューヨーク病院の産科にかかったすべての女性の膣スメアを採取し，パパニコローが必要としていたデータを提供した。それよりも大規模なスクリーニングは，1945 年にアメリカ癌協会がパップテストを熱心に推奨し，女性人口の大部分に対して予防的ツールとして用いることになった。

しかし，大規模スクリーニングは予想より簡単ではなかった。基本的道具は，単に細胞を得るための棒か綿棒かブラシ，スライド，顕微鏡だけであるが，膣スメアを検査するためには，訓練を受けたうえ，集中力を保持することが必要だった。専門家である細胞学技師と病

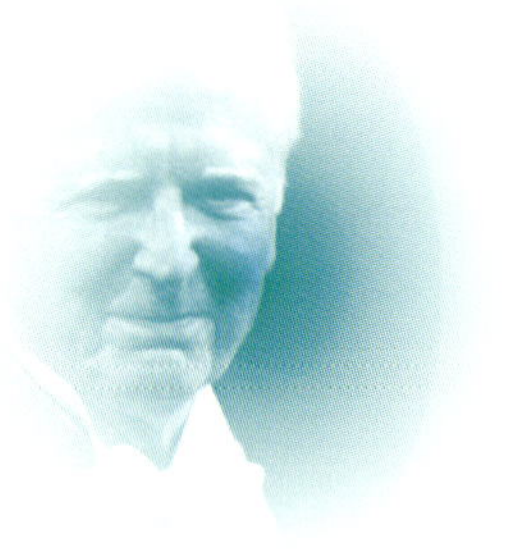

左
ハラルド・ツル・ハウゼンはヒトパピローマウイルスが子宮頸癌を引き起こす役割を研究し，2008年にノーベル医学賞を受賞した。エイズウイルス共同発見者であるフランソワズ・バレ=シヌーシおよびリュック・モンタニエ［42］と共同受賞だった。

右ページ
ヒトの子宮頸部表面からの標本であり，細胞はヒトパピローマウイルス（HPV16）に感染している。緑色で示されているウイルスからの蛋白質は，細胞の端に結びついてそのケラチン線維（赤色）を再組織する。癌の病理的過程の一部である。細胞核は青の染色で示されている。

理学者にとってもはっきりと「異常な」細胞を解釈し分類するのは難しいことだった。今日でも偽陰性の割合（癌細胞を発見できない割合）がかなり高く，1988年のアメリカでは15〜40%にのぼると考えられている。また，陽性の結果が出ても浸潤癌には至らず，次の検査で正常に戻ることすらある。それゆえ，最初の努力は前癌細胞の同定方法を改善することに傾けられた。次に，正常な細胞，細胞分裂が過度に起こっている過形成性と悪性細胞を区別するための普遍的基準になる細胞学的，形態的基準を作ることであった。第3に，パップテストをすべての女性に行うことができるような予防的ツールにするために，費用と時間を低減することに努力が注がれた。

1950年代以降にジェイムズ・W・リーガンとスタンリー・フレッチャー・パテンなどが改善を加えて，客観的細胞分類とスクリーニングの自動化にも用いることができるような再現可能な細胞学的基準を作る測定法を作り出した。しかしスメアを「読む」ことは自動化できず，また確かな結果を出すには他の診断方法との組み合わせが必要だった。分類法は標準化というより多様化していき，異なったシステムが同時に使われるようになった。

ヒトパピローマウイルス

ハラルド・ツル・ハウゼン（1936–）と彼のチームは，1970年代にウイルスが子宮頸癌を起こす原因ではないかと疑い，多くのヒトパピローマウイルス（HPV）を単離した。1983年と1984年にはHPV16とHPV18のDNAを単離し，これらが子宮頸癌生体検査の約70%に存在していることを示した。さらに癌細胞によって転写される2つの主たるウイルスの遺伝子（*E6*と*E7*）を同定した。これにより，ツル・ハウゼンは2008年にノーベル賞を受賞した。

1980年代にはアメリカとオーストラリアの実験室で子宮頸癌ワクチンを開発し始めた。1990年代初頭には，機能性ウイルス様粒子（VLP）が作られ，2007年に最初の市販ワクチンが作られた。

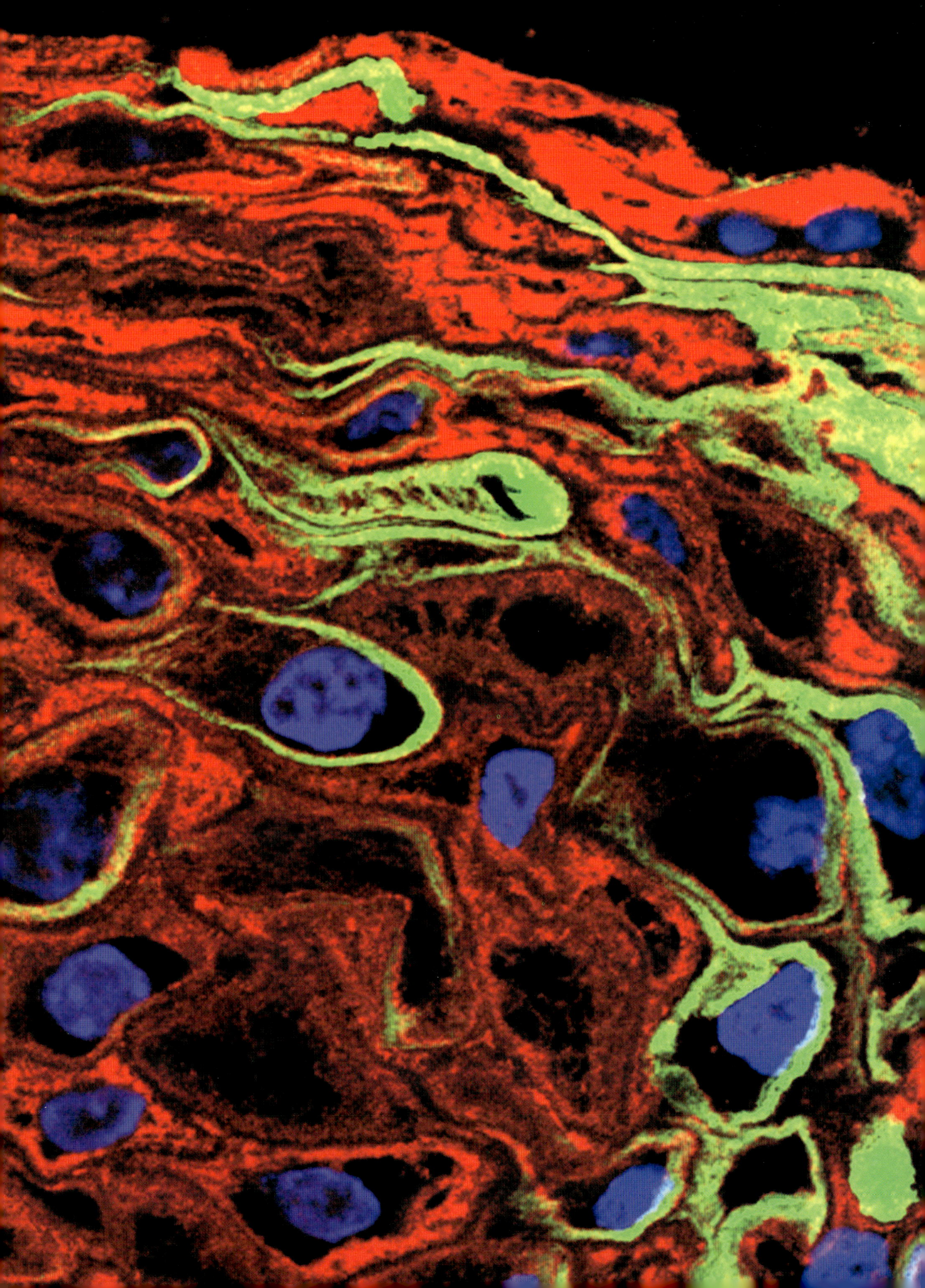

70. ヘリコバクター・ピロリ HELICOBACTER PYLORI & PEPTIC ULCER

想定外のバクテリア

バリー・マーシャル *Barry Marshall*

われわれの発見を阻害しているもののなかでもっとも大きなものは，
無知ではなく，何かを知っているという幻想である。

ダニエル・J・ブースチン，1984年

胃潰瘍は，酸に触れている消化管部分で起きる潰瘍である。典型的には胃の下部の壁か十二指腸の最初の数cmの部分に穴が開く。穴は通常直径1～2 cmで5 mmくらいの深さであるが，普通は胃壁を貫通しない。患者の人生のうちで，何か月か，あるいは何年も存在したり，現れたり消えたり予測不可能である。時折，胃潰瘍は動脈に入り込んで大出血を起こし，患者は吐血して死ぬ場合もある。潰瘍はまた，壁を突き抜けた結果，腸の内容物が腹部に漏れ出し，死に至る腹膜炎を起こすこともある。

20世紀には，人口の約10%が一生で少なくとも1回潰瘍を経験し，アメリカやイギリスの成人の2～4%が制酸薬を飲んでいた。もっとも普通に使われた制酸薬はシメチジンというH_2受容体遮断薬で，患者の生涯を通して毎日5ドルかかった。すべての医師が自分は潰瘍治療の専門家だと思うほど，ストレスを原因とする潰瘍は一般的だった。

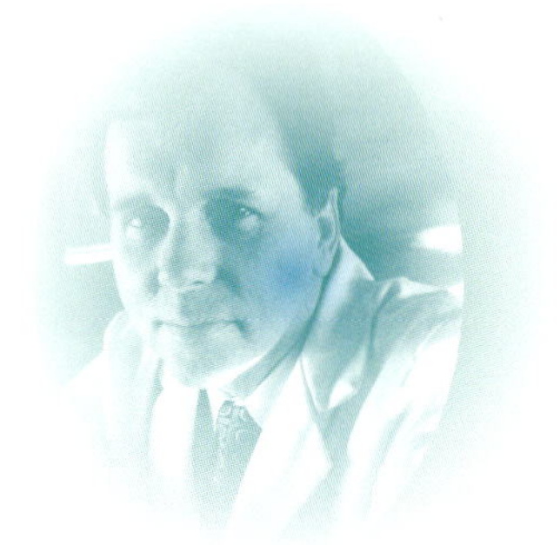

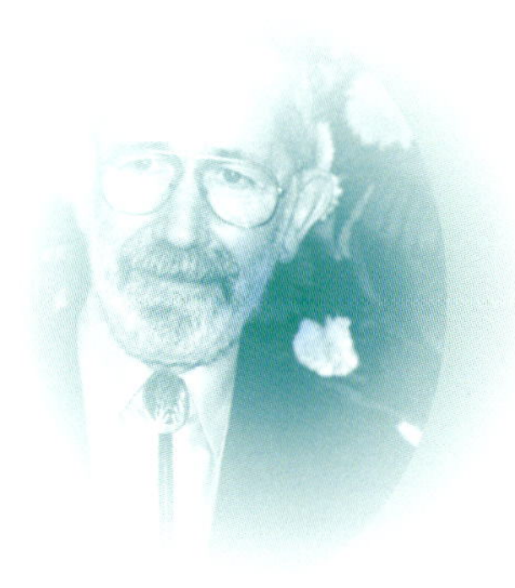

上
医師バリー・マーシャルは2005年のノーベル医学賞を共同受賞した。マーシャルはヘリコバクター・ピロリが多くの消化性潰瘍の原因だと証明しようと共同研究および孤独な自己実験を行っていた。

下
病理学者のロビン・ウォレンはバリー・マーシャルとノーベル賞を共同受賞した。ウォレンは長く胃炎に興味をもっていた。当初は胃の生検を顕微鏡で観察することがバクテリアを同定する唯一の方法だったが，今日では単純で非侵襲的方法，すなわちマーシャルが開発した尿素呼気試験がヘリコバクター・ピロリに感染した患者を見分けるのに使われている。

胃腸病学の謎

1981年7月，私は29歳で，西オーストラリアのロイヤル・パース病院で3年間のトレーニングの途中にあった。すべて順調で，1983年末には内科専門医になる予定だった。当時6か月間かかって胃腸病学研究をしていたところ，胃の生検に曲がったバクテリアと白血球がある20人の患者のリストをもってロビン・ウォレン博士が私の上司のところにやってきた。

ウォレン博士は，正常時には胃の組織が顕微鏡下でどのように見えるか，炎症を起こし（多くの白血球が存在するとき）曲がったバクテリアを見ることができるときにはどう見えるのか教えてくれた。このバクテリアは一見，好酸性で，胃の粘膜細胞に付随する0.2 mmの厚さの胃粘液層の下で生きている。この曲がった細胞

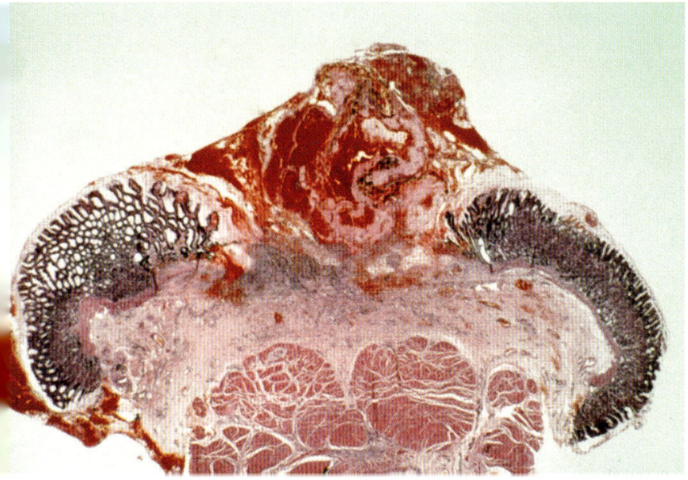

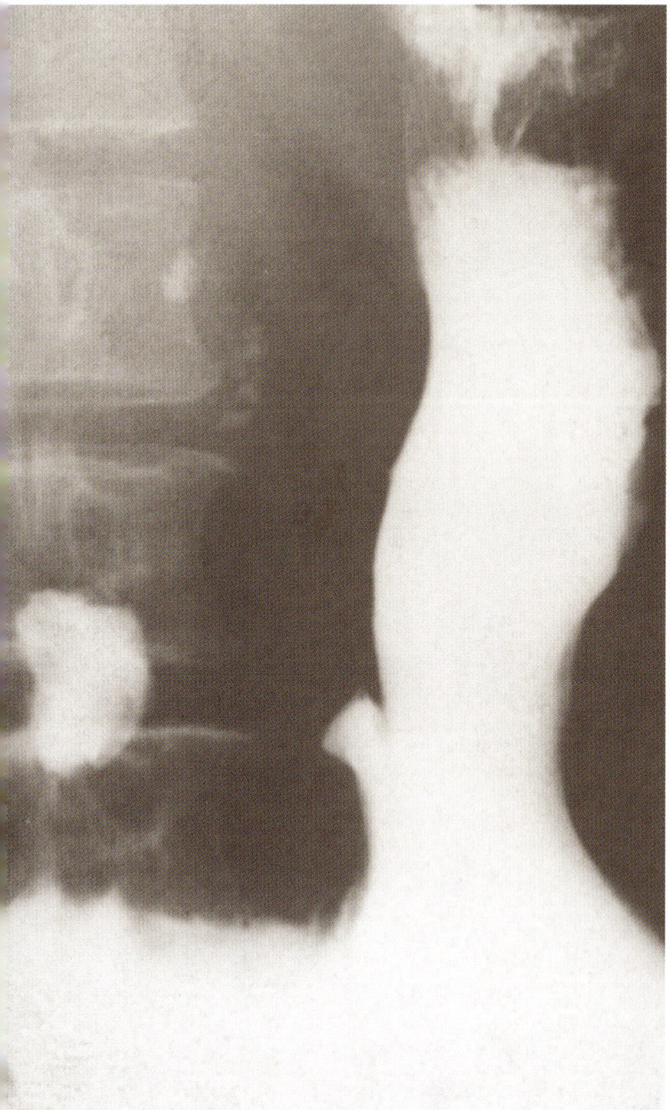

左
50倍に拡大した顕微鏡写真。穿孔性胃潰瘍が胃壁を破っている。胃の内容物が腹腔に入り，消化する酸と酵素が組織を破壊する。こうした潰瘍の90%程度をヘリコバクター・ピロリが起こす。

下
バリウムを使って撮影した小弯部にできた潰瘍のX線写真。胃の形が縦に伸びた異常な形をしており，腫瘍の侵入を示している。この場合，潰瘍はヘリコバクター・ピロリが直接起こしているものではないが，長期間のヘリコバクター・ピロリ感染は胃癌の潜在的原因である場合が多い。

は胃のピロリ弁（幽門弁）に特に多かったので，カンピロバクター・ピロリ（*Campylobacter pyloridis*，曲がったピロリ門のバクテリアの意味）と呼ばれた。後にこれはヘリコバクター・ピロリ（*Helicobacter pylori*）と名称を変えた。

8か月の試行錯誤の後，ついにこれを培養できるようになった。鍵は，生育が遅いので培養器のなかに5日間置くことだった。酵素ウレアーゼを産生し，それが尿素を分解して周囲にアンモニアを形成して酸に対する緩衝物となり，酸のなかで生存できるとわかった。

1982年の終わりに，ウォレン博士と私は飛躍的進展を経験した。このバクテリアは十二指腸潰瘍のほとんどすべての患者と胃潰瘍の患者の80%にみられたのだ。これらのバクテリアが潰瘍を起こすのだろうか？　有害で病気を起こすのか，あるいは共生してそこにいるだけなのか？　バクテリアと潰瘍はどちらが先に存在するのか？　われわれの新しい理論を信じた医師はほとんどおらず，より多くの証拠を集めるために5年間を費やすことになった。

人間モルモットと治療

まず最初に，ヘリコバクターで潰瘍が起きるかどうか確かめるために動物に感染させてみたが，おそらくヘリコバクターは人間のみに感染をもたらすことがわかった。だから，自分が実験台になることを決めた。1984年7月，私は約10億のバクテリアを含む肉汁を飲んだ。5日後，私は嘔吐し始め，10日後に内視鏡検査と生検を行った。病理学者は，私の胃はバクテリアで満ち溢れており，胃炎があると報告した。私が，新しいバクテリアは病原体であって，害がない共生者ではないということを示したということだ。

バクテリアが潰瘍を起こすとしたら，バクテリアを根絶する治療法こそが，潰瘍を永続的に治療すると私は主張した。約40%の症例を治療することができるビ

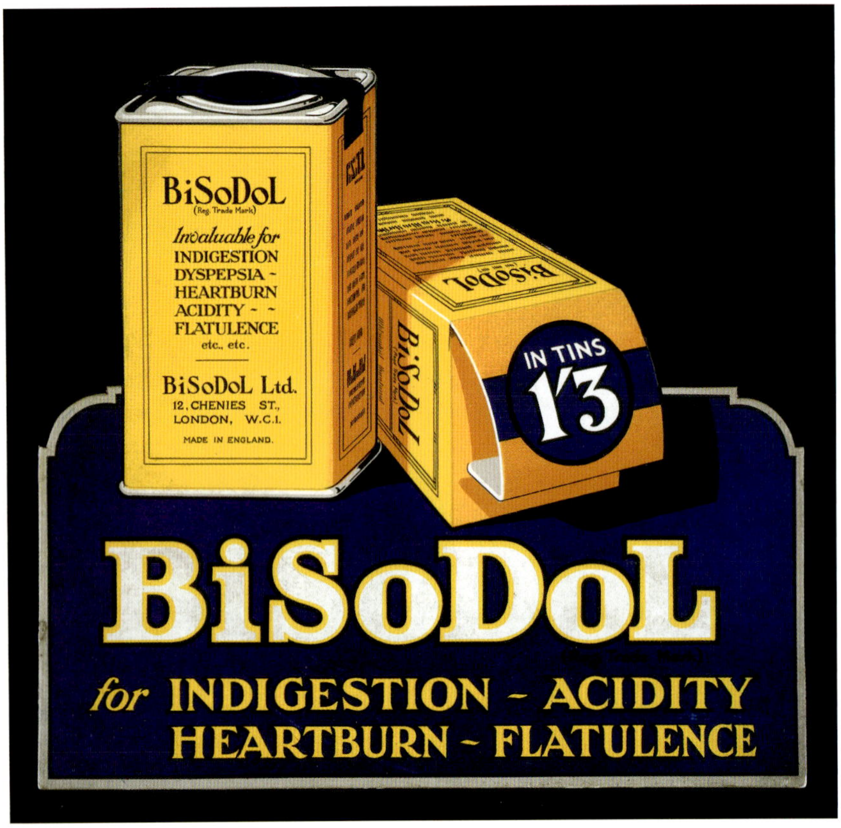

スマス（実際は次クエン酸ビスマス）という薬があった。ヘリコバクターを入れたペトリ皿にビスマスを入れると確かにバクテリアは殺された。ビスマスを飲んだ患者の生検でも，バクテリアは死んでいた。ビスマスは制酸薬ではなく，胃を消毒する抗菌薬だった。われわれの仮説は，潰瘍治療薬の作用を予測するものだった。

ウォレン博士と私は50人の十二指腸潰瘍患者に普通の治療法と抗菌薬を与えた。次の50人には普通の治療法と偽抗菌薬（つまりプラセボ）を与えた。1年後，バクテリアを死滅させた前者の患者の90％の潰瘍が治癒していた。5年後のスウェーデン人の発見によると，非常に強力な新しい制酸薬オメプラゾールは，普通の抗菌薬の働きを助けて，90％のヘリコバクター感染を1週間で治療することができた。

世界でもっとも普通の感染？

われわれは，世界人口の半分がヘリコバクターに感染していることを知っている。これは母親から子どもへ，あるいは，兄弟間で，不衛生な混雑状況で，あるいは汚染された水を飲むことで広まる。ヘリコバクターをもつほとんどの人は症状を示さないが，約10％が潰瘍となり，10％は胃炎の症状を示し，1〜2％が胃癌となる。ヘリコバクター治療は，多くの潰瘍を治し，未来の胃癌を予防するだろう。ヘリコバクターは一般医により，バクテリア抗体を用いた血液検査や胃のなかのバクテリアのウレアーゼを検出する呼気検査で簡単に診断できる。

多くの人々が消化性潰瘍は遺伝かストレスで起きる病気だと思っていたが，バクテリアの感染によるとわかった。この発見により，ウォレン博士と私は2005年にノーベル賞をいただいた。興味深いことに，アルフレッド・ノーベルは常に胃に不調を抱えていた。ヘリコバクター・ピロリによる潰瘍があったのだろう。

上
1930年代の薬 Bisodol® の広告。制酸薬とビスマスの混合で，胃の塩酸を中和するのに用いられた。Bisodol® が売れ始めた頃，多くの制酸薬は次硝酸ビスマスを含んでいた。これはヘリコバクター・ピロリを完全には治療しないが，抑制することが現在ではわかっている。

右ページ
ヘリコバクター・ピロリ。バクテリアはその先端の小さな鞭毛で動き，胃壁の粘膜下に生息する。ヒトは唯一の宿主として知られている。世界人口の約半分が胃のなかにこれをもつ。

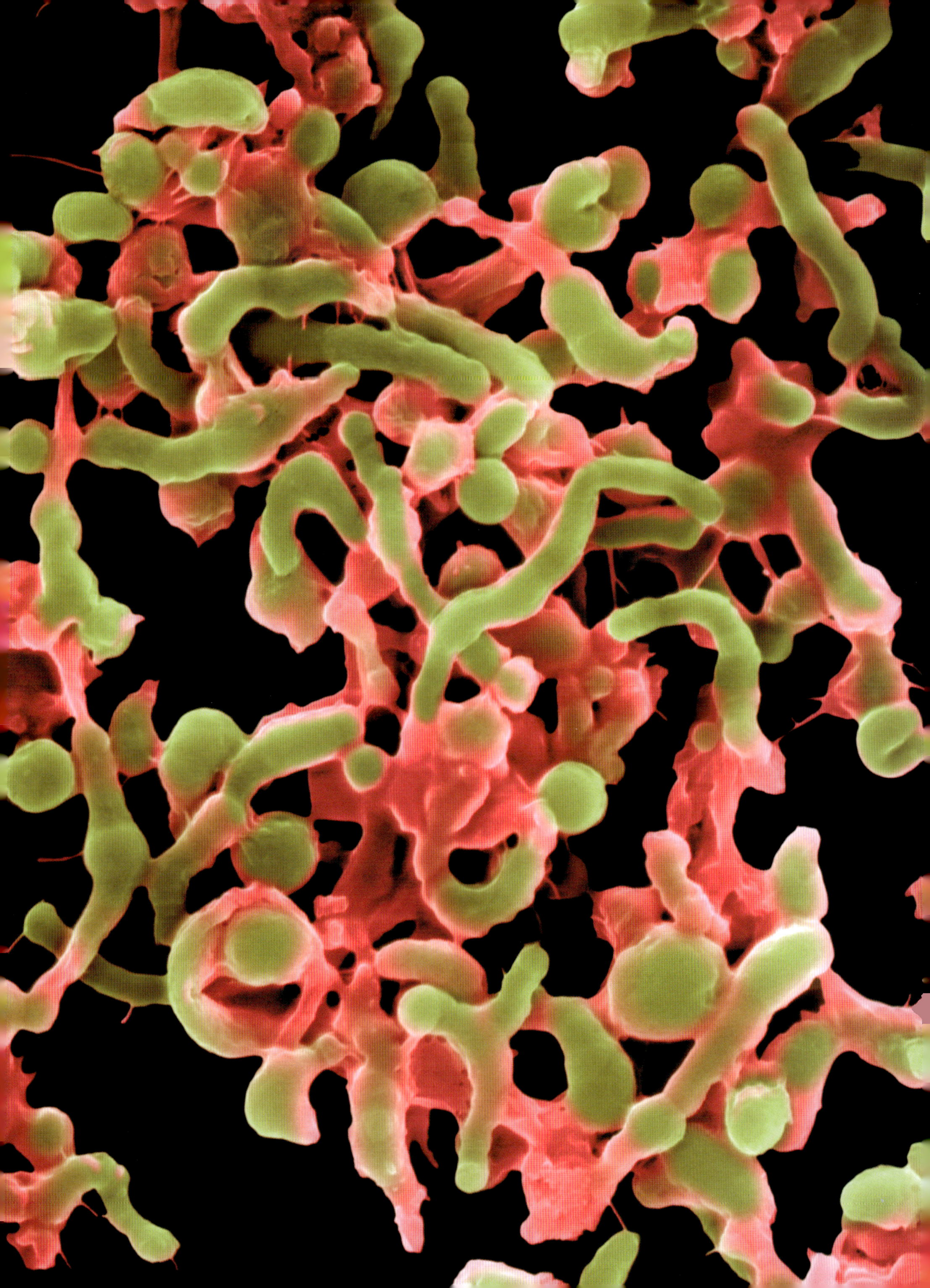

訳者あとがき

現代の医療は大きな転換期を迎えている。「医学の黄金時代」が終わり，新しい時代の医学への見通しはまだ立っていない。現在，私たちの目の前で進行していることが，将来の医療の基本的な姿を決めていくだろう。そのような時代だからこそ，医学の歴史を知ることが求められている。

「医学の黄金時代」は，いわゆる細菌学革命とともに始まるとされている。1870年代からのロベルト・コッホやルイ・パストゥールらの研究が，外部から侵入した病原体が疾病を起こすという新しい病気のモデルを確立し，結核，コレラ，ペストなど，重要な病気の病原体が続々と発見され，それらの感染経路も理解された。同時期に，それまで不治であった感染症の治療法・予防法が発見された。この急速な発展の中心にあったのは，それまで医学の主たる対象ではなかった動物や組織などを用いて，純粋培養した病原体を実験動物に感染させるテクニックであった。これを契機にして，実験室で行われる医科学の有用性が確立され，医科学が医療を進歩させる駆動力となった。

医科学の進歩の恩恵は，公衆衛生と福祉国家のメカニズムを通じて社会へと広められた。公衆衛生の制度のなかで，病気の予防のために実験室の成果が実際の社会と環境に応用され，福祉国家における医療保険などは，進んだ医療の恩恵を広範な人々が受けることを可能にした。社会のメカニズムによって，医科学は国民と人類を病気から守るものであるという正当性を獲得し，それとともに，かつての実験室の医学がもっていた，実験動物を犠牲にして知的好奇心を満足させる冷血漢の営みという道義的な曖昧さは薄れていった。これと同じパターン，すなわち，医科学が医療を改善し人々を幸福にするというパターンは，20世紀を通じて，感染症以外の病気を対象にした領域でも起きていた。医学と医療は，単なる個人の病気を治療する営みではなくなり，科学研究を通じて病気を克服する方法を発見し，地球上のすべての人々に健康をもたらすという英雄的な営みになった。「このまま進んでいけば，未来は明るい」というオプティミズムが人々に共有されたことが，「医学の黄金時代」の最大の特徴であった。

しかし，20世紀の後半から現在までの医療は，黄金時代の夢の実現という形では進まなかった。医療の進歩を支えてきた構造が崩壊したわけではないし，また，医科学が新しい発見をする能力を失ってしまったわけではない。むしろ，ヒトゲノム配列の解明を頂点とする新しい重要な発見が次々とされている。それにもかかわらず，医科学の進歩こそが未来の医療をよりよいものにするという神話は色褪せたものになった。医科学にかわって，かつては脇役であった，あるいは敵役ですらあったものが，新しい医学の重要な担い手となっている。専門家支配の理念にかわって，患者によるインフォームド・コンセントの理念が受け入れられ，その内実はともかく，「患者中心の医療」が新しい標語になった。かつては「非科学的」として正統医学に冷遇され敵視されていた代替医療は，各国で流行・復活して公的な医療制度のなかに組み込まれ，疾病や愁訴に応じて，教育程度や消費感度が高い人々が積極的に用いる商品・サービスとなった。慢性疾患と障害について，感染症のように病原体・病気を

「たたく」という制圧型の対応ではなく，それらと共存できるように医療と社会を再設計する考察が進められている。さらに，少子高齢化で人口構造が変わった社会において，医療と介護の財源の確保が先進国に共通の政治的・財政的な問題になっている。このような変化が起きている状況において，「このまま進めば医療の未来は明るい」と考えている人は少数派になっている。その意味で，「医学の黄金時代」は終焉し，医療は新しい時代に入っているのである。

「医学の黄金時代」の終焉は，むきになって否定したり，意地悪い笑みを浮かべて歓迎したりする現象ではない。それは，歴史のある時代が終わり，次の時代に移行していることであり，それ以上でもそれ以下でもない。黄金時代の輝きに幻惑されて，現在の私たちは，医学の現実と，医学のあるべき姿と，夢物語の中の医学を混同していないだろうか。逆に，医療の権威に対する過剰な反発の結果，医療の個別の失敗と，構造的な欠陥を正しく区別できなくなっているのではないだろうか。不確定な新しい時代に入っているからこそ，そのような判断を的確にするために，医学の歴史を知る必要がある。成功と失敗，プラスとマイナスの双方を含んだうえで，医学が現在に至るまで変化してきた道を知ることが，「ポスト黄金時代」の医療の成功の鍵を握っている。そんな思いで本書を訳した。

編者の1人であるW.F.バイナムは，イェール大学医学部卒，ケンブリッジ大学を経て，ロンドン大学ウェルカム医学史研究所の所長を長くつとめた。*Science and the Practice of Medicine in the Nineteenth Century*（Cambridge University Press, 1994）は名著として名高い。また，同じウェルカム研究所のロイ・ポーターと共編した2巻本の*Companion Encyclopedia of the History of Medicine*（Routledge, 1993）は，医学史研究の多くの主題を網羅した基礎的なレファレンスとして，その後の研究の進展を支える役割を果たした。もう1人の編者であるヘレン・バイナムは，ロンドン大学ウェルカム医学史研究所で学び，博士論文の主題は熱帯医学の歴史であった。リヴァプール大学の教員を経て，現在はフリーの著者・編集者である。W.F.バイナムとともに編集した5巻本の医師の伝記辞典である*Dictionary of Medical Biography*（Greenwood, 2007）は，古代から現代までをカバーし，西洋にとどまらず，イスラム圏，中国，インド，東南アジア，日本の医師も含めたレファレンスであり，グローバルな視点の医学史研究に不可欠なツールになっている。この2人のコンビは，医学の長い歴史を，その多様な主題のもとに，わかりやすく描き出す書物の編者としてもっともふさわしい。執筆陣も，一流の研究者がそろっている。

最後に，私事にわたることだが，20年来の先生であり友人である2人の編著を訳すことは，2人の訳者にとって特別な意味があることであった。この機会を与えてくれた医学書院と編集部の安部直子さんに感謝いたします。

2012年3月

鈴木晃仁

執筆者一覧

William Bynum received his MD from Yale University and his PhD from the University of Cambridge. A Fellow of the Royal College of Physicians of London, he is professor emeritus of the history of medicine at University College London. He is the author of *Science and the Practice of Medicine in the Nineteenth Century* (1994) and *The History of Medicine: A Very Short Introduction* (2008), and the editor of numerous books, including (with Roy Porter), *Companion Encyclopedia of the History of Medicine* (1993) and *The Oxford Dictionary of Scientific Quotations* (2005). ***45, 55***

Helen Bynum studied human sciences and the history of medicine at University College London and the Wellcome Institute for the History of Medicine, before lecturing in medical history at the University of Liverpool. Since then she has worked as a freelance lecturer, editor and writer. She is the author (as Helen Power) of *Tropical Medicine in the 20th Century* (1998), co-editor with William Bynum of the award-winning *Dictionary of Medical Biography* (2007) and co-editor of the Biographies of Disease series. ***29, 38***

Michael Adler is Professor, Centre for Sexual Health & HIV Research, Research Department of Infectious Diseases & Population Health, University College London Medical School. He is the editor of *ABC of AIDS* (5th ed., 2001). ***42***

Janette Allotey is Midwifery Lecturer at the School of Nursing, Midwifery and Social Work, University of Manchester, and Chair of the De Partu History of Childbirth Research Group. ***58***

Cristina Álvarez Millán is in the Department of Medieval History in the Universidad Nacional de Educación a Distancia (UNED), Spain, and specializes in medieval Islamic medicine, particularly in the study of case histories, on which she has published several articles. ***5***

Guy Attewell is a researcher at the French Institute of Pondicherry, India. He is the author of *Refiguring Unani Tibb: Plural Healing in Late Colonial India* (2007). ***3***

Jeffrey Baker is Professor and Director, Program in the History of Medicine, Trent Center for Bioethics, Humanities & History of Medicine, Duke University and School of Medicine. He is the author of *The Machine in the Nursery: Incubator Technology and the Origins of Newborn Intensive Care* (1996). ***32***

Linda L. Barnes is Associate Professor in the Department of Family Medicine at Boston University School of Medicine, and in the Division of Religious and Theological Studies at Boston University. She is the author of *Needles, Herbs, Gods, and Ghosts: China, Healing, and the West to 1848* (2005). ***2***

Virginia Berridge is Professor of History, School of Hygiene and Tropical Medicine, University of London, and head of the Centre for History in Public Health. She is the author of *Opium and the People: Opiate Use and Drug Control Policy in Nineteenth and early Twentieth Century England* (1999) and co-author (with Alex Mold) of *Voluntary Action and Illegal Drugs: Health and Society in Britain since the 1960s* (2010). ***43***

Sanjoy Bhattacharya is Reader in the History of Medicine, Department of History, University of York. He is the author of *Expunging Variola: The Control and Eradication of Smallpox in India 1947–1977* (2006) and co-author of *Fractured States: Smallpox, Public Health and Vaccination Policy in British India, 1800–1947* (2005). ***40***

Michael Bliss is Professor Emeritus of History, University of Toronto. His books include *William Osler: A Life in Medicine* (1999) and *Harvey Cushing: A Life in Surgery* (2005). ***56***

Robert Bud is Principal Curator of Medicine at the Science Museum, London, and Visiting Professorial Fellow, Queen Mary, University of London. He is the author of *Penicillin: Triumph and Tragedy* (2007). ***46***

Douglas Chamberlain is Honorary Professor of Cardiology at the Brighton & Sussex Medical School and has been involved in resuscitation medicine since 1960. He was Editor in Chief of the journal *Resuscitation* from 1991 to 1997. ***28***

Simon Chaplin is Head of the Wellcome Library, part of the Wellcome Collection, London. ***6, 52***

Angus Clarke is Professor and Consultant in Clinical Genetics at Cardiff University. His interests include genetic screening, the genetic counselling process and the social and ethical issues around human genetics. He established and directs the Cardiff MSc course in Genetic Counselling. ***19***

Gilberto Corbellini is professor of bioethics and the history of medicine at the faculty of medicine and pharmacy at Sapienza University of Rome. His interests include the rise and development of medical microbiology, malariology, immunosciences, neurosciences, medical genetics, evolutionary medicine and bioethics. ***15, 18***

Dorothy Crawford is Robert Irvine Professor of Medical Microbiology and Assistant Principal, Public Understanding of Medicine, University of Edinburgh. She is the author of *The Invisible Enemy: A Natural History of Viruses* (2002) and *Deadly Companions: How Microbes Shaped our History* (2007). ***34, 39*** (with Ingo Johannessen), ***41***

A. Rosalie David is Professor, Centre for Biomedical Egyptology, Faculty of Life Sciences, University of Manchester. She is the author of *The Experience of Ancient Egypt* (2000) and editor of *Egyptian Mummies and Modern Science* (2008). ***1***

Ariane Dröscher works at the universities of Bologna and Bolzano. She is the author of *Die Zellbiologie in Italien im 19. Jahrhundert* (1996), *Le facoltà medico-chirurgiche italiane, 1860–1915* (2002) and *Biologia: storia e concetti* (2008). ***8, 9, 23, 69***

John Ford is a medical historian and retired GP. He has served as President of the British Society for the History of Medicine and the Faculty of the History of Medicine of the Society of Apothecaries of London. His research interests include the history of primary care in the UK. ***11, 25, 63***

Sarah Franklin is Professor of Social Studies of Biomedicine and Associate Director of the BIOS Centre, London School of Economics. She is the author of *Dolly Mixtures: The Remaking of Genealogy* (2007). ***68*** (with Martin H. Johnson)

Mel Greaves FRS is Professor of Cell Biology at the Institute of Cancer Research, London. He is the author of *Cancer: The Evolutionary Legacy* (2000) and editor of *White Blood: Personal Journeys with Childhood Leukaemia* (2008). ***20***

Christine Hallett is Professor of Nursing History in the School of Nursing, Midwifery and Social Work, University of Manchester. She is the author of *Containing Trauma: Nursing Work in the First World War* (2009). ***37***

Christopher Hamlin is Professor, Department of History, University of Notre Dame. He is the author of *Public Health and Social Justice in the Age of Chadwick* (1998) and *Cholera: The Biography* (2009). ***36***

Mark Harrison is Professor of the History of Medicine and Director of the Wellcome Unit for the History of Medicine, University of Oxford. He is the author of *Medicine and Victory: British Military Medicine in the Second World War* (2004), *Disease and the Modern World: 1500 to the Present Day* (2004) and *The Medical War: British Military Medicine in the First World War* (2010). ***35***

Mark Jackson is Professor of the History of Medicine and Director of the Centre for Medical History at the University of Exeter. He is the author of *Allergy: The History of a Modern Malady* (2006) and *Asthma: The Biography* (2009). ***49***

Michael Jackson is a Specialist Registrar in Clinical Radiology working in the Southeast Scotland Deanery. He is a council member of the British Society for the History of Radiology, and has an interest in paediatric radiology. ***26***

Ingo Johannessen is a member of the Department of Clinical Virology, the Royal Infirmary of Edinburgh. ***39*** (with Dorothy Crawford)

Martin H. Johnson is Professor of Reproductive Sciences, Department of Physiology, Development and Neuroscience, University of Cambridge. He is co-author of *Essential Reproduction* (7th ed. in prep.). ***68*** (with Sarah Franklin)

Stephen Lock is the former editor of the *British Medical Journal* and co-editor of *Ashes to Ashes: The History of Smoking and Health* (1998) and *The Oxford Illustrated Companion to Medicine* (2001). ***67***

Lara Marks is Associate Lecturer at the Open University and Visiting Senior Scholar at Cambridge University and King's College, London. She is the author of *Sexual Chemistry, A History of the Contraceptive Pill* (2010, rev. ed.). ***47***

Barry Marshall FRS is 2005 Nobel Prize winner in Physiology or Medicine and Professor of Clinical Microbiology at the University of Western Australia. He is the editor of *Helicobacter Pioneers: Firsthand Accounts from the Scientists Who Discovered Helicobacters 1892–1982* (2002). ***70***

Malcolm Nicolson is Professor and Director of the Centre for the History of Medicine, University of Glasgow. He is the author of *Imaging and Imagining the Fetus: The Development of Obstetric Ultrasound* (2011). ***7, 22, 31***

Vivian Nutton FBA is Emeritus Professor of the history of medicine at University College London, and the author of *Ancient Medicine* (2004). ***4***

John Pickstone is Wellcome Research Professor, Centre for the History of Science, Technology and Medicine, University of Manchester. He is the author of *Ways of Knowing: A New History of Science, Technology and Medicine* (2000), editor of *Medical Innovations in Historical Perspective* (1992) and co-editor of *Medicine in the Twentieth Century* (2000). ***57, 66*** (with John Turney)

Andrew Robinson is an author, journalist and former Visiting Fellow of Wolfson College, Cambridge. His numerous books and articles include *The Story of Measurement* (2007), *The Last Man Who Knew Everything: Thomas Young* (2007) and *Sudden Genius: The Gradual Path to Creative Breakthroughs* (2010). ***33***

Ana Cecilia Rodríguez de Romo is Professor in the Department of History of Medicine, NAUM (Mexico) and Head of the Laboratory of the History of Medicine, National Institute of Neurology and Neurosurgery. She is the author of papers and books on the history of medical scientific discovery, Mexican medicine in the 19th and 20th centuries and biographies of Mexican physicians. ***13***

Thomas Schlich is Professor and Canada Research Chair in the History of Medicine, Department of Social Studies of Medicine, McGill University. He is the author of *Surgery, Science and Industry: A Revolution in Fracture Care, 1950s–1990s* (2002) and *The Origins of Organ Transplantation: Surgery and Laboratory Science, 1880s–1930s* (2010). ***54, 60, 61, 62***

Andrew Scull is Distinguished Professor, Department of Sociology, University of California San Diego. He is the author of *Museums of Madness: The Social Organization of Insanity in Nineteenth-Century England* (1982), *Madhouse: A Tragic Tale of Megalomania and Modern Medicine* (2004) and *Hysteria: The Biography* (2009). ***12, 16, 48***

Stephanie Snow is Wellcome Research Fellow, Centre for the History of Science, Technology and Medicine, University of Manchester. She is the author of *Operations Without Pain: The Practice and Science of Anaesthesia in Victorian Britain, 1846–1900* (2006) and *Blessed Days of Anaesthesia: How Anaesthetics Changed the World* (2008). ***53***

Akihito Suzuki is Professor of History, Keio University, Japan, and the author of *Madness at Home* (2006). ***51, 64***

Tilli Tansey is Professor of Modern Medical Sciences, Queen Mary, University of London. She is co-author of *Burroughs, Wellcome & Co.: Knowledge, Trust, Profit and the Transformation of the British Pharmaceutical Industry, 1880–1940* (2007) and co-editor of the Wellcome Witnesses to Twentieth Century Medicine series (1997–present). ***44, 50***

Robert Tattersall is Emeritus Professor of Clinical Diabetes, Queen's Medical Centre, Nottingham. He is the author of *Diabetes: The Biography* (2009). ***17, 24, 65***

Rodney Taylor is an academic gastroenterologist, former Professor of Medicine and now Visiting Professor of Bioethics, St Mary's University College; he is past-President of the Faculty of the History and Philosophy of Medicine and Pharmacy, Convenor of Examiners for the postgraduate Diploma in the History of Medicine and Junior Warden of the Worshipful Society of Apothecaries of London. ***30***

Carsten Timmermann is a lecturer in the history of medicine and biomedical science at the University of Manchester. He has published on the histories of cardiovascular disease, lung cancer, pharmaceuticals, clinical trials and other topics in the history of recent medicine. ***27***

Tom Treasure is Professor of Cardiothoracic Surgery, Clinical Operational Research Unit, University College London. ***59***

John Turney is Consultant renal physician at Leeds General Infirmary, past-President of the British Renal Symposium and member of the Executive Committee of the Renal Association. ***66*** (with John Pickstone)

David Weatherall FRS won the 2010 Lasker-Koshland Special Achievement Award in Medical Science and is Regius Professor of Medicine Emeritus and retired Honorary Director of the Weatherall Institute of Molecular Medicine at the University of Oxford. He is the Chancellor of Keele University, and Foreign Member of the US National Academy of Sciences. He is the author of *Science and the Quiet Art: Medical Research and Patient Care* (1995) and *Thalassaemia: The Biography* (2010). ***10***

James Whorton is Professor Emeritus, Department of Bioethics and Humanities, University of Washington School of Medicine. He is the author of *Nature Cures: The History of Alternative Medicine in America* (2002) and *The Arsenic Century: How Victorian Britain was Poisoned at Home, Work and Play* (2010). ***21***

Michael Worboys is Professor and Director, Centre for the History of Science, Technology and Medicine, University of Manchester. He is the author of *Spreading Germs: Disease Theories and Medical Practice in Britain, 1865–1900* (2000) and co-author (with Neil Pemberton) of *Mad Dogs and Englishmen: Rabies in Britain, 1830–2000* (2007). ***14***

図の出典

a-above; b-below; l-left; r-right; c-centre.
S&S – Science Museum, London/Science & Society Picture Library; WL – Wellcome Library, London/Wellcome Images.

1, 2–3, 5a, 5c WL; **5b** Anne Weston, LRI, CRUK/WL; **6al, 6bl, 6br** WL; **6ar** Private Collection; **7al** University of New Mexico, Albuquerque; **7b, 7r, 8, 10, 11, 12** WL; **14** New York Academy of Medicine; **15l** Science Museum, London/WL; **15r** Carole Reeves/ WL; **16, 17, 18, 19** WL; **20a** Science Museum, London/WL; **20b** WL; **21a** Mark de Fraeye/ WL; **21b** From San-ts'ai t'u-hui, 1607; **22, 23, 24–25a, 24b, 25b, 26, 27** WL; **28** British Museum, London; **29** Mark de Fraeye/ WL; **30** From Colofón Libro de Medicina de Razi, 1250–60; **31** Freer Gallery of Art, Smithsonian Institution, Washington, D.C.; **32l** S&S; **32r, 33** WL; **34** Courtesy History of Science Collections, University of Oklahoma Libraries; **35, 36l, 36r, 37, 38l, 38r, 39, 40a** WL; **40b** Courtesy History of Science Collections, University of Oklahoma Libraries; **41a, 41b, 42, 43, 44, 45a** WL; **45b** From N. Grew, *Anatomy of Plants*, 1682; **46l, 46r** WL; **47** University of Edinburgh/WL; **48a** Private Collection; **48b** WL; **49a** Ludovic Collin/WL; **49b** Isabella Gavazzi/WL; **51l** From Joseph Priestley, *Experiments and Observations on Different Kinds of Air*, 1774; **51r** Underwood & Underwood/Corbis; **52** Peter Artymiuk/ WL; **53l, 53r, 54** WL; **56l** John P. McGovern Historical Collections and Research Center, Houston Academy of Medicine, Texas; **56r, 57** WL; **58** Gordon Museum/WL; **59** S&S; **60, 61, 62, 63l, 63r** WL; **64a** Private Collection; **64b, 65, 66** WL; **67** Spike Walker/WL; **68, 69a, 69b** WL; **70a** From *The Graphic*, 1885; **70b** S&S; **71, 72, 73, 74, 75l, 75r, 76a, 76b** WL; **77l** U.S. National Library of Medicine, Maryland; **77r** U.S. National Archives and Records Administration, Maryland; **78, 79** WL; **80** bpk; **81, 82, 84, 85l, 85r, 86, 87l, 87r, 88** WL; **89** R. Dourmashkin/WL; **91** Wessex Regional Genetics Centre/WL; **92** Nicoletta Baloyianni/ WL; **93a** Sanger Institute/WL; **93b** Wessex Regional Genetics Centre/WL; **94** Professor Ott; **95** Anne Weston, LRI, CRUK/WL; **96l** Dr M.A. Konerding, Professor of Anatomy, Institute of Functional and Clinical Anatomy of the University Medical Centre, Johannes Gutenberg University, Mainz; **96r** Natural History Museum, London; **97l** Dr David Becker/WL; **97r** Dr Lyndal Kearney, Section of Haemato-Oncology, The Institute of Cancer Research, Sutton; **98, 99, 100, 101** WL; **102** D. D. Palmer, *Science, Art and Philosophy of Chiropractic*, Portland, 1910; **103** Kate Whitley, WL; **104** WL; **106** Private Collection; **107a, 107b, 108, 109a, 109b, 110** WL; **111** From Francesco Stelluti, *Melissographia*, 1625; **112** WL; **113a** M. Johnson/WL; **113b** S&S; **114** WL; **115a, 115bl** Science Museum, London/WL; **115br, 116l** WL; **116r** S&S; **117l** WL; **117r** Science Museum, London/ WL; **118, 119, 120, 121a** WL; **121b** S&S; **122l, 122r, 123** WL; **124a** S&S; **124b** WL; **125** S&S; **126, 127l, 127r** WL; **128** Bettmann/Corbis; **129a** medicalpicture/Alamy; **129b** Yang Yu/ iStockphoto.com; **130l, 130r, 131a, 131b, 132, 133, 134l** WL; **134r** Private Collection; **135** Mark Lythgoe & Chloe Hutton/WL; **136** WL; **137** Visuals Unlimited/Corbis; **138** WL; **139** Stefano Bianchetti/Corbis; **140** Library of Congress, Washington, D.C.; **141a** Intuitive Surgical, Inc.; **141b** Oliver Burston/WL; **142** WL; **144a** CDC/PHIL/Corbis; **144b, 145, 146** WL; **147** British Library, London; **148, 149** WL; **150l** Library of Congress, Washington, D.C.; **150r** U.S. National Archives and Records Administration, Maryland; **151, 152, 153, 154a** WL; **154b** Science Museum, London/WL; **155a** WL; **155b** Science Museum, London/ WL; **156l** Kunsthistorisches Museum, Vienna; **156r** National Portrait Gallery, London; **157** Kunsthistorisches Museum, Vienna; **158, 159a** WL; **159b** Science Museum, London/ WL; **160** Time Life Pictures/Getty; **161a** C.N.R.I./Photolibrary; **161b, 162** WL; **163** Library of Congress, Washington, D.C.; **164** Dr Terrence Tumpey/Centers for Disease Control and Prevention; **165l** Office of Public Health Service Historian, Maryland; **165r** U.S. Army; **166** Anna Tanczos/WL; **167** Wang Ying/EPA/Corbis; **168, 169a, 169b, 170** WL; **171l** S&S; **171r** WL; **172a** Visuals Unlimited/ Corbis; **172b** Library of Congress, Washington, D.C.; **173** Bettmann/Corbis; **174l, 174r** WL; **175** Bettmann/Corbis; **176a** R. Dourmashkin/WL; **176b** Alfredo Aldai/EPA/Corbis; **177** Carole Morgane/Corbis; **178a, 179a, 178–79b** WL; **180** Worden Sports College/WL; **182** Royal Botanic Gardens, Kew/WL; **183** S&S; **184** WL; **185l** Library of Congress, Washington, D.C.; **185r** S&S; **186, 187a** WL; **187b** Science Museum, London/WL; **188** S&S; **189, 190l, 190r, 191a, 191b** WL; **192** NMeM Daily Herald Archive/S&S; **193al, 193ar** WL; **193b** David Gregory & Debbie Marshall/WL; **194a, 194b** WL; **195l** U.S. National Archives and Records Administration, Maryland; **195r** S&S; **196** Bettmann/Corbis; **197** Annie Cavanagh/WL; **198** George Grantham Bain Collection/Library of Congress, Washington, D.C.; **199l** S&S; **199r** Henry Diltz/Corbis; **200l** S&S; **200r** Pfizer Inc.; **201** NMeM Daily Herald Archive/S&S; **202, 203, 204l** WL; **204r** Private Collection; **205** Spike Walker/WL; **206** WL; **207a** Annie Cavanagh/WL; **207b** WL; **208** Anne-Katrin Purkiss/WL; **209** WL; **210** Arran Lewis/ WL; **211l** Reid Parham; **211r** WL; **212** Tokyo University of Agriculture and Technology; **213** WL; **214** Biblioteca Casanatense, Rome; **216a** Courtesy History of Science Collections, University of Oklahoma Libraries; **217a** Universitätsbibliothek Basel; **216–17b, 218l** WL; **218r** From John Snow, *On Chloroform*, London, 1858; **219a, 219b, 220, 222, 223, 224a, 224b, 225** WL; **226** Bettmann/Corbis; **227, 228, 229a** WL; **229b** W.G. Purmann, *Lorbeerkrantz oder Wundartzney*, 1685; **230l, 230r** WL; **231a** Harvey Cushing/John Hay Whitney Medical Library, Yale University; **231b** S&S; **232** Harvey Cushing/John Hay Whitney Medical Library, Yale University; **233** Library of Congress, Washington, D.C.; **234, 235l** WL; **235r** Joe McNally/Getty Images; **236** Bibliothèque Nationale, Paris; **237, 238, 239, 240, 241** WL; **242** Johns Hopkins School of Medicine, Baltimore; **243, 244l, 244r** WL; **245** S&S; **246l** Pictorial Press Ltd/Alamy; **246r** WL; **247** From Theodor Kocher, *Chirurgische Operationslehre*, 1907; **248** WL; **250** From Borst Enderlen, *Beitrage zur Gefässchirurgie und zur Organtransplantation*, 1910; **251** Bettmann/Corbis; **252l** Private Collection; **252r** WL; **253** S&S; **254** Photomorgana/Corbis; **255** WL; **256** Gallo Images/Getty Images; **257a** Tessa Oksanen/WL; **257b** WL; **258** Kham/Reuters/Corbis; **260** From *Harper's Weekly*, 1885; **261a** S&S; **261b, 262** WL; **263** U.S. National Library of Medicine, Maryland; **264** Gwyneth Thurgood/WL; **265l** WL; **265r** Museum Boerhaave, Leiden; **266** S&S; **267, 268l, 268r, 269, 270a** WL; **270b** Anne Clark, University of Oxford/WL; **271l** WL; **271r** NMeM Daily Herald Archive/S&S; **272, 273** WL; **274l** Bettmann/Corbis; **274r** S&S; **275** Fritz Goro/Time Life Pictures/Getty Images; **276** C.J. Dub; **277al** Swim Ink 2, LLC/Corbis; **277ar** Fritz Goro/Time Life Pictures/Getty Images; **277b, 278–79** WL; **280** K. Hardy/WL; **281** Trinity Mirror/Mirrorpix/Alamy; **282** Maurizio de Angelis/WL; **283a** Spike Walker/ WL; **283b** WL; **284a** Bettmann/Corbis; **284b** Library of Congress, Washington, D.C.; **285** WL; **286** Bob Strong/Reuters/Corbis; **287** MRC NIMR/WL; **288a** Tony McDonough/EPA/ Corbis; **288b** Oliver Berg/EPA/Corbis; **289a, 289b, 290** WL; **291** Dennis Kunkel Microscopy, Inc./Visuals Unlimited/Corbis.

引用文献

p. 14 J. F. Nunn, *Ancient Egyptian Medicine* (London & Norman, OK, 1996); p. 30 Abu Marwan 'Abd al-Malik b. Zuhr, *Kitab al-Taysir fi al-mudawat wa-l-tadbir*; ed. M. Khouri (Damascus, 1983), 290; p. 34 William Hunter, *Two Introductory Lectures...* (London, 1784); p. 40 François Xavier Bichat *Anatomie générale* (Paris, 1801); p. 44 Robert Hooke, *Micrographia* (London, 1665), Observation XVIII; p. 48 W. von Waldeyer-Hartz, *Über einige neuere Forschungen im Gebiete der Anatomie des Centralnervensystems* (Berlin, 1891); p. 50 Claude Bernard, *Introduction to the Study of Experimental Medicine*, trans. H. C. Green (New York, 1957 [Paris, 1865]), 63; p. 56 William Harvey, *De motu cordis et sanguinis in animalibus* (Frankfurt, 1628); p. 60 Samuel Tuke, *Description of the Retreat, an Institution near York ...* (York, 1813); p. 64 Walter B. Cannon, 'Organization for physiological homeostasis', *Physiological Reviews*, 9, 1929, pp. 399–431; p. 64 Claude Bernard, *Lectures on the Phenomena of Life*, trans. H. E. Hoff, R. Guillemin & L. Guillemin (Springfield, IL, 1974); p. 68 Charles Singer, *A History of Biology. A General Introduction to the Study of Living Things* (New York, 1950); p. 74 Charles Chapin, *The Sources and Modes of Infection* (New York, 1910); p. 78 Richard C. Cabot, *Psychotherapy and its Relation to Religion* (Boston, 1908); p. 82 Walter B. Cannon, 'Some conditions controlling internal secretion', *Journal of the American Medical Association*, 79 (1922), 92–95; p. 86 Frank Macfarlane Burnet, 'Immunology as a scholarly discipline', *Perspectives in Biology and Medicine* 16 (1972), 1–10; p. 90 A. E. Garrod, 'The incidence of alkaptonuria: a study in chemical individuality', *Lancet* ii (1902), 1616–30; p. 94 J. Ewing, 'Pathological aspects of some problems of experimental cancer research', *Journal of Cancer Research* (1916), 1, 71, citing Virchow; p. 98 A. A. Erz, *The Medical Question. The Truth About Official Medicine...* (Butler, NJ, 1914); p. 106 René Laennec, *Traité de l'auscultation médiate et des maladies des poumons et du cœur...* (1826); p. 110 Robert Hooke, *Micrographia* (London, 1665), preface, sig. A2v; p. 114 Arthur Conan Doyle, *The Sign of the Four* (London, 1890); p. 116 Carl Wunderlich, *Medical Thermometry and Human Temperature* (New York, 1871); p. 118 Dr Henry W. Cattell, *The New York Times*, Feb. 15, 1896; p. 122 G. W. Pickering, *High Blood Pressure* (New York, 1955); p. 126 W. B. Kouwenhoven, J. R. Jude, G. G. Knickerbocker, 'Introducing the modern age of resuscitation', *Journal of the American Medical Association* 178 (1960), 1064; p. 128 Thomas Gray, 1757, *The progress of Poesy*, line 101; p. 138 Dr Pierre Budin, *The Nursling* (London, 1900); p. 140 Dr A. Menciassi, Associate Professor of Biomedical Robots, Scuola Superiore Sant'Anna, http://www.rcseng.ac.uk/museums/exhibitions/archive/sci-fi-surgery/sci-fi-surgery-medical-robots; pp. 144–45 in O. J. Benedictow, *The Black Death 1346–1353* (Woodbridge, 2004), 143; p. 148 Hans Zinsser, *Rats, Lice and History* (London, 1935); p. 152 Richard L. Guerrant, Benedito A. Carneiro-Filho & Rebecca A. Dillingham, 'Cholera, diarrhea, and oral rehydration therapy: triumph and indictment', *Clinical Infectious Diseases* (2003), 398-405; p. 156 Alexander Gordon, *The Treatise on the Epidemic Puerperal Fever of Aberdeen* (London, 1795); p. 160 John Bunyan, *The Life and Death of Mr Badman*, (London, 1680); p. 164 C. Creighton, *History of Epidemics in Britain*, 3 (London, 1965), 308; p. 168 http://www.who.int/mediacentre/news/notes/2010/smallpox_20100517/en/index.html; p. 186 Bernardo Ramazzini, *Opera omnia, medica et physica*, 1717; p. 190 William Withering, *An Account of the Foxglove and some of its Medical Uses* (Birmingham, 1785); p. 192 Ritchie Calder, *Medicine and Man. The History of the Art and Science of Healing* (London, 1958), 204; p. 202 Peter D. Kramer, *Listening to Prozac* (New York, 1993), 300; p. 206 Sir David Jack, 'Drug treatment of bronchial asthma 1948–1995: years of change', *International Pharmacy Journal*, 10 (1996), 50–52; p. 212 *New England Journal of Medicine*, 304 (1981); p. 216 Ambroise Paré, *The Apologie and Treatise, containing the Voyages made into Diverse places*, ed. Geoffrey Keynes, (1951 [1585]), 88; p. 218 Charles Darwin, Letter 1293 to J. S. Henslow, 17 January 1850; p. 222 Charles Barrett Lockwood, *Aseptic Surgery* (Edinburgh, 1896), 193; p. 228 Goethe, *Faust*, part 1 (1808); p. 230 William Osler, quoted in M. Bliss, *Harvey Cushing: A Life in Surgery* (New York, 2005), 126; p. 234 http://www.who.int/blindness/causes/priority/en/index1.html; p. 236 M. Stephen, *Domestic midwife; or, the best means of preventing danger in child-birth* (London, 1795), 23; p. 240 Stephen Paget, *The Surgery of the Chest* (Bristol, 1896); p. 246 Otto Lanz, *Zur Schilddrüsenfrage* (Leipzig, 1894–97), 55; p. 256 David L. Nahrwold, 'The surgeon and biliary lithotripsy', *Archives of Surgery* 124 (1989), 780; p. 260 Thomas Adams, *The Happiness of the Church* (1618); p. 264 F. Gowland Hopkins, 'Feeding experiments illustrating the importance of accessory food factors in normal dietaries', *Journal of Physiology*, 44 (1912), 425; p. 268 *The Times* 7 August 1923; p. 268 E. P. Joslin, H. Gray & H. F. Root, 'Insulin in hospital and home', *Journal of Metabolic Research* 2 (1922) 651–99; p. 272 Isak Dinesen (Karen Blixen), *Seven Gothic Tales* (London, 1934); p. 276 Richard Doll & Austin Bradford Hill, 'Smoking and Carcinoma of the Lung', *British Medical Journal* (1950), 746; p. 280 R. G. Edwards, B. D. Bavister & P. Steptoe, 'Early stages of fertilization *in vitro* of human oocytes matured *in vitro*', *Nature*, 221 (1969), 632; p. 284 G. N. Papanicolaou & H. F. Traut, 'The diagnostic value of vaginal smears in carcinoma of the uterus', *American Journal of Obstetrics and Gynecology* 42 (1941), 193; p. 288 Daniel J. Boorstin, *The Discoverers* (New York, 1984)

和文索引

①電話帳順配列とし，各項のなかは片仮名，平仮名，漢字（第1字の読み）の順とした．ただし，濁音，半濁音で始まる用語は清音の後に配列した．
②——でつないだ言葉はそのすぐ上の見出し語につなぐものである．
③頭がアルファベットではじまるものは欧文索引に配列し，ギリシャ文字・数字ではじまるものは欧文索引の冒頭に並べた．
④頁番号のイタリックは図説，表にあることを示す．『』は書名を表す．

あ

い

う

え

お

か

き

欧文索引